Outcome-Based Massage
From Evidence to Practice
Second Edition

循证按摩疗法
基于疗效的原理与实践
第2版

主编　〔美〕卡拉·克莉丝汀·安德拉德

　　　〔加〕保罗·克利福德

主译　赵文莉　丁沙沙　宋石林

　　　赵卫平　董　媛

主审　王　珩　赵　晔

天津出版传媒集团

天津科技翻译出版有限公司

著作权合同登记号：图字：02−2009−20

图书在版编目（CIP）数据

循证按摩疗法：基于疗效的原理与实践／（美）卡拉·克莉丝汀·安德拉德（Carla-Krystin Andrade），（加）保罗·克利福德（Paul Clifford）主编；赵文莉等译. —天津：天津科技翻译出版有限公司，2016.12

书名原文：Outcome-Based Massage：From Evidence to Practice

ISBN 978−7−5433−3631−5

Ⅰ.①循…　Ⅱ.①卡…　②保…　③赵…　Ⅲ.①按摩　Ⅳ.①R454.4

中国版本图书馆 CIP数据核字（2016）第 214506 号

授权单位：Lippincott Williams & Wilkins Inc.

出　　版：天津科技翻译出版有限公司

出 版 人：刘 庆

地　　址：天津市南开区白堤路 244 号

邮政编码：300192

电　　话：(022)87894896

传　　真：(022)87895650

网　　址：www.tsttpc.com

印　　刷：山东临沂新华印刷物流集团有限公司

发　　行：全国新华书店

版本记录：889×1194　16 开本　27.5 印张　400 千字
　　　　　2016 年 12 月第 1 版　2016 年 12 月第 1 次印刷
　　　　　定价：150.00 元

（如发现印装问题，可与出版社调换）

西方现代临床按摩系列《循证按摩疗法：基于疗效的原理与实践》是一本实用性很强的按摩学著作，我们怀着莫大的荣幸翻译了本书。按摩疗法的传承多源于经验的口传心授，理论与疗效并不能一目了然，其在复制性上也存在一定的局限性；现有的按摩学著作也多是对按摩手法的细节描述和对临床治疗的经验阐述，其疗效尚缺乏科学的评价，因此难以得到大家的公认，限制了按摩疗法更大范围地推广应用。本书主要面向临床按摩科医师、康复理疗师、医学院校的学生以及对按摩疗法具有浓厚兴趣的普通民众，是一本具有基础性、应用性以及工具性的书籍。本书重点阐述了现代西方按摩疗法的基本原理，并结合有关循证证据，对各种疗法的临床应用进行了详尽的介绍，从而对指导临床实践具有实际意义。本书语言简洁易懂，配以精美的照片、图表等，能让读者更加清晰地了解和掌握按摩疗法的精要。按摩不仅仅是一种保健方法，其对一系列相关疾病也具有治疗意义。因此，有效区别保健与治疗（即针对健康人和患者）是按摩方案设计时需要考虑的重要因素，本书旨在指导读者掌握能够有效解决临床问题的按摩方案设计方法。

专业性书籍的翻译常常存在直译内容与实际意义不相符的情况，甚至有的译文需要经过专业性的理解后转化成更容易理解的书面形式。本书的译者多具有医学背景，这就为准确还原作者的原意提供了前提保证。尽管如此，语言之间的差异性以及专业词汇之间的相互交叉依然为我们的翻译工作带来了巨大困难。例如，"Sequencing Massage"直译为"有次序按摩"，但是这样直译的意义虽然不妨碍理解，但是显然太过口语化，对按摩专业性的表述也不够清晰，而且"Sequencing Massage"在原文中明显具有特定词组的倾向，将其翻译成一个故有名词似乎更合理，因此采用"序列性按摩"或者"按摩序列"的译法可能更合适，而且"序列"不仅包含有前后次序的纵向时间关系，还包含具有设计性、逻辑性的横向层次关系，这样就显得更加专业和书面化，也符合中文的语言习惯。像这样的情况很多，我们常常列出一个词组的多种翻译方法，并将之相互对比增补，找到最好的翻译方式。

专业书籍的翻译重在体现实用性，我们的翻译任务也主要是让大家能够清晰理解原作者的学术思想。基于这个目的，我们尽自己的绵薄之力译成此书，"Try our best"以期能为这本按摩学的领航之作增光添彩。由于自身能力所限，不足之处烦请各位同道直言指出，定在后版中加以修正，以求与诸位同道共勉。

南希博士的序

非常高兴能为卡拉·克莉丝汀·安德拉德博士、理疗师和保罗·克利福德理学士、注册按摩师合著的《循证按摩疗法：基于疗效的原理与实践》撰写序言。安德拉德博士、克利福德先生、琳达·弗朗西斯编辑及其经验丰富的临床诊疗团队将严谨的循证内容作为本书的理论基础，理应获得赞誉。这本书首次将按摩疗法的目标设定为以促进科学研究及循证实践为准则。本书不仅适合作为初学者的入门教科书，而且也为临床医生提供了优秀的参考与指南。

安德拉德博士和克利福德先生为临床医生理解不同类型的按摩疗法提供了一个非常好的概念框架。他们为循证评估勾勒出不同的理论基础，同时也根据保健、锻炼以及残疾康复等不同模式对按摩技法进行了区分。此外，本书介绍了循证实践的概念，并为如何整合按摩疗法的临床应用证据提供了指南。在为评估效果提供结构性框架的同时，本书也总结了按摩接触的各类概念并将按摩疗法框架中不断发展的各类技法进行了合理分类。

作者详细总结了作为按摩疗法临床治疗最为基础的患者体检内容，着重强调了针对不同按摩治疗所采用的不同患者体检方法，也介绍了与标准体检方法的差异之处。进而，介绍了以残疾康复以及健身锻炼为目标的不同按摩疗法。

本书除提供了易于理解的按摩技法及其变化的描述，每章还为如何将理论指导临床实践提供了实例，也为读者理解从诊断到出院（包括选择评价方法、拟定治疗计划和评估治疗结果）的全过程提供了详细的临床病案。在关于拟定治疗计划的讨论中，作者清楚地描述按摩疗法只是患者总体治疗的一个方面。作者进一步强调按摩医生必须敏锐察觉或宽泛或特殊的损伤之外可能影响康复的问题。诚然，作者也将本书的内容进一步延伸到处理伦理与人际关系问题，为临床医生在进行按摩疗法操作时经常面对的棘手问题提供了解决方法。

按摩疗法不再是康复治疗中最普通的疗法。但很不幸，在现有的医疗护理环境下，很多临床医生在制定其临床干预策略时抛弃了"徒手"的治疗方法。在某些情况下，造成这一现象的主要原因是临床医生处理患者的时间缩短、收费问题、按摩疗法的消极属性或者缺乏能够支持按摩有效性的特异性生理疗效的研究证据等。然而，我们了解在安全的环境中触摸某人能带来可以测量的有益之处。基于这些原因，《循证按摩疗法：基于疗效的原理与实践》一书出版非常及时。在本书中，我们将探寻科学原理缜密地整合到了医疗保健的技术和人文两个方面之中。这一科学和实践间的联系不仅强烈地体现在本书的开篇,同时也在本书的各章节中被反复强调。本书为临床医生执行良好的临床试验以探究按摩干预疗法改善生活质量的支持证据提供了基础。

在此,我强烈推荐安德拉德博士、克利福德先生及其团队为按摩疗法准备了如此严谨的学术著作,这也是我们长期以来所欠缺的。我相信无论临床医生、教师、学生抑或某些患者都能通过学习本书受益匪浅。

南希·N.比尔哲学博士

加利福尼亚大学旧金山分校,医学院,物理治疗和康复学系教授

旧金山州立大学物理治疗研究生项目,旧金山,加利福尼亚

珍妮·卡恩博士的序

有关治疗性按摩的一些长期争论现在可以尘埃落定了,好消息就是大家都是赢家。以往认为我们的按摩和推拿在实质和科学性方面会有相互排斥性竞争,这种担忧已经被第2版《循证按摩疗法:基于疗效的原理与实践》证明是一种误导,会分散注意力,根本是错误的。正如安德拉德和克利福德在这本珍贵的书中所言,目的明确的计划和实施理论指导下的循证治疗与凭直觉和同情的施治完全是两回事。按摩给人关爱与按摩科学性彼此并不冲突,而是达到有效治疗的两个不同的重要方面。二者是和谐一致的,实际上二者的相互作用才是完善的按摩艺术。

作者还告诉我们,强身健体的按摩疗法虽然表面上与致力于修复功能的疗法不同,但二者都是精心设计且注重疗效的。为此,二者都得依赖于仔细的视诊、临床论证以及明确的目标设定。目标不同,但过程相同。《循证按摩疗法:基于疗效的原理与实践》的特色之一就是重点讲述了为健身和治疗损伤运动两种目的设计按摩方案时的异同点。

安德拉德和克利福德是富有经验与技能的教育家。他们在本书中不仅提出了要在工作中更加注重证据和疗效的理念,而且提供了实施方法。他们提供了一种评估、治疗设计和治疗实施的综合方法,并以文字、图表、图片、病例研究的形式进行了详细说明。无论哪一类读者,本书都能为他们提供所需的资料,使读者和从业者能为患者实施最好的治疗。书中的资料既适用于编制继续教育课程的资深从业者,也适用于在校学生。对于教育工作者来说,本书是进行技能教学(例如,找到相关的研究文献)和程序教学(例如,临床论证)的优质资源,在此前这些教学内容并未包括在课程培训内。我们的工作领域正在变得越来越复杂,本书将帮助我们紧跟变化步伐。

作为临床医师和从业者的我们,训练和提高临床论证与循证按摩技能有很多重要原因。我们并不是为了赶时髦或者屈从于医学范例。在应用制订治疗计划技能和评估注重效果按摩技能中,我们的职业技能也会随之得到提升。事实上,所有优秀的按摩师都是锐敏的观察者,并深谙各种治疗作业的原理。作为一名从业者,此前限制我们发展的原因之一是,我们缺少自我认知或未能把我们观察到的和我们想到的相互联系归纳总结。直觉这个词一直被用作迟钝的托词,以至于不能结合我们以往的经验及时关注于患者(姿态、触诊及语言信息),从而引导我们选择合适的治疗手法、速度及鼓励性言辞。《循证按摩疗法:基于疗效的原理与实践》能教会我们如何命名我们所发现的现象,并将这些信息系统地组织起来用于患者的保健,这样才能做到有效地按摩。

本书也为有效的科研打好了基础。临床论证和研究者的调研心态密切相关,但不同调研目的所用的技法大同小异。当我们作为临床医生把观测结果和按摩的作用原理相结合时,我们就能很专业地确定本领域的研究进程。我们能找出来自临床实践的未解之谜,并激励研究者对这些问题进行调研。因此,好的实践和好的科研是密切相关的。

其实,《循证按摩疗法:基于疗效的原理与实践》应成为非从业研究人员的必备读物。它所阐述的各种按摩手法的基本原理,能使研究者设计出更精致的临床试验方案。它对具体的按摩技法的作用及其机制

(有的经过验证,有的未经过验证)提供了目前最正确的见解。从技术角度讲述按摩如何发挥作用的有关章节,非常有价值,值得精读。

从我个人来说,我在几年前发现本书的第1版时非常兴奋。这同时也是一本方便读者使用的书,它图文并茂,内容丰富,使我很容易找到所需要的资料和图表。我已经意识到第2版一定保留了原版的所有内容并有增补。

在第2版《循证按摩疗法:基于疗效的原理与实践》出版之际,卡拉·克莉丝汀·安德拉德和保罗·克利福德否定了某些不正确的说辞,如某些按摩师称按摩不要追随科学研究文献并将日常实践与其相联系。两位作者也推翻了某些人不当的借口,他们宣称其治疗是凭直觉的(这是好的),因此不必制订计划或周密思考(这是错的);也否定了按摩培训师以强调技法(这是对的)而忽视临床论证教学和培养调研意识(这是错的)为借口对本书的质疑。取而代之的是,作者在书中为我们理性地思考按摩提供了所需的各种资料。本书是对按摩领域的重要贡献,也是送给那些关注治疗性按摩发展、帮助人类健康潜能人们的一份礼物。

珍妮·卡恩,哲学博士,NCBMT
美国佛蒙特州,伯灵顿
佛蒙特大学精神病部研究助理教授
按摩疗法研究联合会研究室主任

致词

首先，我们无法表达对琳达·弗朗西斯主编的感激之情。琳达是一位杰出的编辑，她为本书倾注了全部心血，远远超出了其职责范围。本书的每个章节都蕴含着她的贡献与指导。我们还要感激Lippincott Williams & Wilkins公司参与本书出版的所有编辑：与我们共同构思第2版的彼得·达西；对本书给予总体指导的彼得·沙巴蒂尼、艾米利·卢派施和约翰·古彻；分步指导精美视频制作的弗雷迪·帕坦和马克·佛兰德；使本书焕然一新的设计师特里·马伦和克伦·奎格利；在本书早期成书阶段给予指导的大卫·佩恩；为使本书精益求精负责审校的保罗·蒙哥马利；为我们提供有价值的营销经验的艾利森·诺普劳克、米斯·卡门、凯蒂·绍尔和克里斯坦·墨菲；以及运用制作和文字编辑技能使本书印装精美的保罗·威廉姆斯和卡洛琳·狄帆。此外，我们还应该感谢玛格丽特·比波利斯和派格·沃特纳，是他们支持了第1版的出版。

我们还想对以下各位表达我们诚挚的谢意：第1版的摄影师马克·布雷，为我们提供了历久弥新的照片；以及第1版的患者和治疗师模特，他们是克里斯托弗·阿尔杰、特里西娅·巴赫曼、乔安妮·贝克、丹·布恩、保罗·布斯诺·布赖恩·伯格斯、梅利莎·科尔、弗朗西斯·里·卡皮、拉希马·卡萨姆、迈克尔·卡替尼、艾米·纳普、弗兰克·玛里克拉、科林·乌特勒姆、莎那兹·苏特里额、詹里克·姆恰克和简·沃德。同样非常感谢为我们影像资料做模特的夏奈尔·安德拉德、艾蒂安·哈里斯、克里斯·勒米厄，感谢他们的耐心与帮助；还要感谢内德日·安德拉德把自己的住所提供给我们进行拍摄。我们真诚感谢新的捐助人翠西·德赖登和帕姆·惠誉和第1版的捐助人宝拉·坦克斯利、德丽莎·兰达尔及斯蒂芬·戈林，以及该书的校阅者与临床校阅者对本书所做的贡献。

保罗在此要感谢比尔·皮考克和雷切尔·多诺万，因为他们将此书研究作为学术更新的途径，感谢他在佛莱明学院的同事詹妮弗·保兰德·罗新、安纳特·杜斯、玛丽安·埃利奥特、克里斯蒂娜·兰斯贝利以及所有专职及兼职的工作人员在第一线的支持并提出相关问题；感谢他在阿冈昆学院的同事们与他商讨交流；感谢里·卡皮认真阅读了第14章的草稿；感谢Affirm United、PARN男子社团和老年舞蹈团，包括他们的家人和朋友们，感谢他们一起见证了这份艰苦的工作；感谢克里斯·勒米厄的耐心帮助。

卡拉·克莉丝汀还要感谢她的儿子艾伦，她的爱人莱昂，以及其他家庭成员纳得之、查纳里、尼克、麦迪逊、弗雷迪、帕特里克·埃德蒙和莫尼克，感谢他们的爱与支持，感谢她在加州大学旧金山分校/SFSU的理疗部研究与实践系的同事们的指导。

最后，很高兴我们的友谊又经历了深层的考验，我们也始终坚信对于知识的渴求和对按摩在临床上一定会发挥重要作用的信心，将指导我们继续努力。

卡拉·克莉丝汀·安德拉德
保罗·克利福德

循证按摩疗法：基于疗效的原理与实践

现代保健环境的要求是，从业者要采用循证疗法进行他们以按摩为主的治疗干预，并验证其疗效。《循证按摩疗法：基于疗效的原理与实践》向读者展示的是，我们如何巧妙地整合了临床问题的解决、手法技巧、循证治疗以及按摩的人际关系，从而满足上述要求。本书适用于准许进行按摩疗法的所有保健从业者。我们的目的是，为从业新手提供一本珍贵的教科书，并为有经验的从业者提供一本必备的临床参考，因此，使用此书的读者不必对按摩有初步的了解，只需熟悉基本的科学术语和解剖学就行了。

编写《循证按摩疗法：基于疗效的原理与实践》一书是因为我们坚信按摩的重要性，并急需一种在临床保健中应用按摩解决问题的方法。我们收集了近50年来理疗师、按摩师、护士、体育教练员和职业医师在理疗、按摩治疗和教学上的经验，并将其中最精华的知识进行了整合。当使用这本书时，你将会学到：

■ 实用的临床决策方法。你可以用这种方法检查患者，确认相关损伤及其后果，选择按摩与其他辅助技法，设计和改进干预方法，以及患者可否出院。

■ 采用按摩疗法的时间、原因和方法。以便达到产生治疗疾病和缓解疾病的30种疗效。

■ 患者按摩前准备和体位摆放所需的实用技能。

■ 用正确的手法进行神经肌肉、结缔组织、叩击、被动运动、浅反射和浅表体液按摩所需的实用技能。

■ 与其他疗法和家庭护理进行互补按摩的方法。

■ 治疗师防止过劳损伤和筋疲力尽的自我保健应对策略。

■ 如何妥善处理按摩中出现的人际关系和伦理道德问题。

■ 如何及时发现、了解、评估各种按摩手法的临床证据并提出通报。

第2版的新内容

第2版《循证按摩疗法：基于疗效的原理与实践》不只是对原版内容进行了翻新，而且还对其内容进行了扩充和调整，使其更加切题。在此版《循证按摩疗法：基于疗效的原理与实践》中，你将会发现如下改变：

■ 本书内容运用的保健行业范围更宽泛：扩充了书的内容，以满足运用按摩疗法的多种保健行业的需求，例如理疗、按摩治疗、职业治疗、塑身、脊椎按摩疗法、运动训练和自然疗法。本书还包括有更宽泛的保健行业从事按摩申领许可证及资格审核所需的内容与相关材料。例如，书中包括：①有进行治疗性按摩和塑身的国家认证考试的相关资料，包括病理学，治疗性按摩和塑身的评估和申请，职业标准和伦理道德的相关内容；②美国物理治疗协会对物理治疗毕业生所需技能考试，包括评估、治疗计划、躯体力学和体位、干预性手法治疗技能、循证治疗以及职业素养的相关内容。

■ 基础与最新内容分别阐述：每一章的基础和最新内容都按顺序分别阐述，以满足不同层次读者的学习需要。基础部分包括初步概念、基础按摩手法和临床常见情景。进一步研究与实施部分提供了先进的理论框架、更高要求的临床技法和更为复杂的临床病例。

■ **用按摩来治疗疾病损伤**：本书将教会从业者如何从采用标准的按摩程序治疗疾病的传统方法过渡到注重高效按摩疗法。书中还特别讲述了如何鉴别患者所患疾病伴发的损伤，并制订治疗这些损伤的干预措施，以达到特定的临床效果。为此，本书讲述了与肌肉骨骼、循环、呼吸、神经病学及精神神经免疫学疾病相关的30种损伤的临床意义、治疗推理、使用各种按摩手法的指导原则以及整合式疗法。

■ **按摩手法的程序示例**：作为设计序列原理的补充，本书用示例分步讲述了用于强身健体和治疗各种疾病所致损伤的短程按摩顺序、长程按摩顺序、综合按摩顺序和全身按摩顺序。

■ **按摩的生理和心理效果**：在介绍每种按摩手法如何起作用及其功效和证据的同时，更详细阐述了各种手法的生理与心理效果的可能机制。

■ **患者检查技法的综合概述**：特别设置的这一章对可用于评估为治疗各种损伤患者或希望强身健体患者的多种临床检查技法的相关信息进行了综合。

■ **健身按摩**：我们提供了一种新的整体健身模式，介绍了如何对患者进行检查和安排治疗计划，以产生有效的按摩干预，使患者达到健身的目的。这就使从业者除了标准的"全身保健按摩"之外，又有了一种更加灵活的选择。书中还提供了可用于健身干预的按摩程序分步讲述示例。

■ **如何实施按摩手法的详细说明**：我们进一步完善了先前所做的示范性分步按摩手法说明，并为近400幅按摩手法的图片和照片增加了一些新内容，使在或不在培训学校的读者都能学会这些手法。其中包括每种手法的操作顺序、应用每种手法的禁忌证与注意事项详解，以及如何将这些手法用于治疗的详细说明。我们还探讨了东西方的按摩传统。

■ **触诊训练**：我们引入了"智能性触诊"的概念，并对如何通过触诊进行检查和治疗提供了详细的指导。通过针对每种手法的各种触诊练习，教会你在治疗中如何应用触诊。

■ **理论用于实践**：每一章都包含有几个应用实例，使读者能把本章介绍的原理应用于临床实践中。在基础部分，"理论用于实践"一节包含有若干病例研究项目，用来说明如何把理论性概念应用于临床实

践。在深入研究部分，"临床病例"一节介绍了如何把理论应用于更复杂的临床病例，并阐述了患者的检查和治疗、临床决策制订以及绘制临床检查结果的方法。关于关键性结局"一些值得思考的问题"一节，用于培养学员对基础性和高级内容的临床决策技能。

■ **循证施治**：书中介绍了循证施治的概念，以及从业者可用于发现、了解、评估和应用按摩手法理解证据的步骤。书中还对当今的按摩理论与研究现状进行了综述，并讨论了有关创建按摩实践主体证据的问题。

■ **证据用于实践**：书中向从业者介绍了如何把现有证据与他们日常临床实践结合起来的几种方法。例如，第7~12章的"验证"部分，对每一种手法都讲述了如何在每日实践中了解与应用这些证据。此外，在第7~12章的"按摩手法如何起作用的"部分，还对用以说明每种按摩手法可起到疗效的现有证据做了总结。

■ **临床决策与临床文件的综合**：本书采用流程图和大量的临床病例，说明了决策过程以及与临床决策过程相关的评估、治疗、治疗计划和出院阶段的文件记录（采用SOAP格式）。

■ **按摩中的道德和医患关系问题**：按摩手法的身体接触，常会使从业者与患者之间形成高度信赖。为了处理好这个问题，本书用了一整章来讲述道德和医患关系问题。这一章包括治疗关系的细节、三阶段的治疗过程、治疗师与患者权利的概述以及几种临床情景，帮助从业者了解这些问题及其相关行为总则。

■ **临床范围**：我们调整了本书的涉及范围，使治疗范围不仅包括健身和缓解病痛，还扩展到治疗疾病所需的资料。

■ **扩大了词汇表**：本书扩大了词汇表，使其包括大量与按摩相关的术语及形态。我们还提供了课文和词汇表的相互参照，使读者容易确认词汇表中定义的词汇。

■ **语言**：我们意识到不同保健从业者将使用本书。为了化繁为简，书中交互使用诸如从业者、治疗师和临床医师等术语称呼他们不同的身份。从业者为客人或患者的治疗还取决于其从业设施。因此，书中将交替使用客人与患者来称呼接受按摩的个体。

独特的编排及特点

我们教授按摩疗法的方法依据的是，我们发现，从业者既需要有临床决策技能又需要有操作手法，而

不仅仅是机械的"施展双手"就能有效地运用按摩技法。《循证按摩疗法：基于疗效的原理与实践》将指导读者完成四阶段临床决策模式的全过程：评估、制订治疗计划、治疗与出院。

第1部分：患者检查和制订治疗计划

这一部分介绍形成临床治疗基础的临床决策初始阶段。

■第1章，"健身和治疗损伤的按摩"，简述了指导循证按摩的基本体系，例如，世界卫生组织对功能、残疾及健康的国际分类，我们的保健是互动模式，临床治疗要素的Danabedian框架，以及我们的智能触诊框架。本章还介绍了按摩手法的分类系统，它依据于你所治疗的组织层面以及所获得的疗效，而不是习惯用的"传统"和"现代"之分。

■第2章，"按摩的证据"，介绍了循证按摩实践概念以及从业者可用以发现、了解、评估及运用现代按摩手法依据的步骤。

■第3章，"按摩的临床决策"，详述了本书的四阶段临床决策过程，并用临床示例说明了如何将此过程用于临床治疗。详细说明了如何检查患者，分析并记录检查结果，制订临床问题清单，达到相应的效果，选择适当的按摩与辅助手法，建立并记录治疗计划，推进干预的进展，并最终使患者健康出院。

■第4章，"按摩中的医患关系和道德规范问题"，阐述了临床治疗中应用按摩中的医患关系，包括患者与临床医师的互动、患者对治疗的情感反应以及界限问题。它还测试了从业者在实施按摩时必须注意的一些道德问题。

■第5章，"患者的按摩治疗检查"，确定了患者按摩前检查的特定项目，并综述了评估与按摩技法相关的身体结构与功能、功能活动度及生存质量问题的各种触诊与非触诊方法。

第2部分：治疗及出院

这一部分着重讲述了精神运动性技能，并论述了用于完善和推进干预治疗的临床决策技能。

■第6章，"按摩的准备及体位调整"，讲述了从业者如何做好治疗前的心理与身体准备，并分步讲述了器材准备步骤，以及患者治疗中的体位摆放及调整铺

单方法。

■第7章至第12章，介绍了相关按摩技法的类型：浅反射技术、浅表体液按摩技法、神经肌肉技法、结缔组织技法、被动运动技术及叩击技术。这几章的结构相同，详述了治疗干预中运用17种按摩技法所需的认知和精神运动技能。每一章都包含该技法的基础和先进内容。

■第13章，"按摩法的序列性"，讲述了从业者在设计按摩技法的顺序以及推进包括有按摩技法的干预治疗（从初始干预到出院）所遵循的原则与进程。

■第14章，"运用按摩疗法获取临床疗效"，提供了通常把按摩手法用于治疗疾病特定人群的另一种选择。它整合了按摩手法各章的资料，并说明了如何应用按摩疗法去医治常见的肌肉骨骼、神经、循环、呼吸和精神神经免疫疾病中伴发的损伤。

专业术语：本书的最后提供了大量专业术语，并对在正文中出现的临床概念进行了进一步解释。

作者

要想合理恰当地处理好《循证按摩疗法：基于疗效的原理与实践》中所展现的各种虽然不同但又互补的临床决策和操作手法，需要对不同的背景资料综合运用。按摩师保罗撰写了按摩方法和制订治疗计划部分，这是他经过大量手法训练、不同情况下的临床按摩实践以及教授按摩师的经验所积累而成。理疗师卡拉·克莉斯汀，根据她在临床理疗实践、从事科研以及教授理疗师、按摩师、护士、体育教练员和职业医师的广泛经验，详细阐述了利用框架、疗效、临床决策来指导治疗计划制订和临床应用按摩的方法。

结束语

据我们所知，本书是第一部缩小传统按摩方法差异的按摩专著，它采用标准化的按摩顺序进行治疗安排，用对症施治的方法设计操作顺序，以达到治疗损伤或健身的目的。我们希望本书能让正在复兴的有价值的古老项目在现代保健中获得更重要的地位，做出应有的贡献。我们竭诚欢迎你的指导，我们的信箱是：ckandrade@yahoo.com或pcliffor@flemingon.ca。

目录

"想要正确应用按摩疗法，就
必须将其作为达到功能恢复的这
一结果的方法而全面考虑。所做的
每个动作均应考虑到这个结果。按
摩师应能详细说明希望达到的效
果、手或手指的每个动作，以及期
望达到的那些效果会起到功能恢
复的作用。"

Dr. Tames B. Mennell. *Massage:*
Its Principles and Practice. and Ed.
Philadelphia, PA: Blakistons; 1920:4.

第 1 部分

患者检查和制订治疗计划

　　第 1 部分的各章为循证按摩疗法划定了框架，介绍了临床决策过程的前两个阶段：评估阶段和制订治疗计划阶段。第 1 章"健身和治疗损伤的按摩"解释了健康、失能和功能恢复模式，以及保健等模式的不同效果。同时还介绍了临床医师可以用按摩方法达到 30 种效果。第 2 章"按摩的证据"介绍了循证施治的原理及其在按摩方面的应用。第 3 章"按摩的临床决策"详细说明了四阶段临床决策过程步骤，用以指导评估阶段、制订治疗计划阶段、治疗阶段和出院阶段等全过程中运用循证按摩的方法。第 4 章"按摩中的医患关系和道德规范问题"介绍了治疗过程的各个阶段：建立信任、仔细检查感觉及获得健康的相互配合关系。同时，本章还详细阐述了临床医师在治疗过程中必须要处理的建立有益于健康的关系所遇到的一些重要医患关系问题和道德问题。第 5 章"患者的按摩治疗检查"明确了按摩前患者检查的特点。同时，本章还综述了运用触诊和非触诊方法评价患者身体结构和功能的做法，以及与按摩手法相关的功能限制。

第 1 部分的目标

学习完第 1 部分之后，读者将获得以下所需信息：

1. 描述了世界卫生组织的"健康、失能和功能恢复"模式。

2. 描述了健身的相互作用模式。

3. 区分开临床疾病治疗和健身干预的目标和过程。

4. 明确了临床护理的结构、过程和效果。

5. 列出了临床施治所需依据的来源。

6. 描述了临床施治依据的查找和评估方法。

7. 定义了以下术语：有益于健康的关系、治疗协议和以患者为中心的护理。

8. 描述了治疗过程的各个阶段。

9. 描述了由于患者在治疗室内精力不足，以往的触摸经历，以及他们对治疗和临床医师的情感反应所引起的医患关系问题。

10. 识别出医患关系中的移情和反移情的征兆。

11. 描述了临床医师可以采取以下措施来增强医患关系：保持有道德的行为举止，关注患者对触摸的情感反应，以及增强患者对治疗方案的依赖性。

12. 描述了循证按摩疗法临床决策过程中的 4 个阶段：评估阶段、制订治疗计划阶段、治疗阶段和出院阶段。

13. 描述了如何明确表达并选择实验检查和测量方法，以确定一个关于患者临床状态的临床假说。

14. 编排了综合临床所见以及列出临床问题表的步骤。

15. 列举出临床医师可通过按摩来治疗的损伤，以及能达到的效果。

16. 明确说明损伤和功能恢复有关效果。与所用按摩手法相关。

17. 概述了如何选择按摩手法来医治损伤、增强体质，以及达到认同的功能效果。

18. 确定了临床医师利用对患者进行再检查所见来修改、完善和提高干预效果的步骤。

19. 描述了如何认同患者的出院要求、出院计划和让患者出院。

20. 描述了按摩前患者检查的特殊要素。

21. 讨论了如何进行触诊。

22. 确定了用触诊可以评估的损伤。

23. 描述了评估与按摩相关损伤的各种非触诊方法。

第 1 章

健身和治疗损伤的按摩

治疗师可以用循证按摩疗法来达到健身和治疗损伤的效果。为了让治疗师做好准备，本章用临床情景来解释效果的概念，并提供框架以指导治疗师用按摩手法来达到健身和治疗损伤的效果。

健身和治疗损伤的按摩：基本原理

循证按摩疗法

过去，按摩作业都要用常规按摩方法来达到特定的治疗效果[1]。循证按摩疗法就是建立在这一基础上的，为来自不同健康护理专业的治疗师提供了一种把按摩手法组合用于他们的临床实践的策略。循证按摩疗法有一些明确的特点（框1-1）。首先，这种方法是依据循证施治、医治效果、人体功能和健身的原则的解决问题方法。它还提出了一个依据治疗和达到疗效的组织层面对按摩手法进行分类的系统。最后，循证按摩疗法还涉及要采用系统化的临床决策过程，以及一个识别效果、依据证据选择按摩手法，并用有效的心理活动技能来实施这些手法的明确程序。

按摩效果

按摩效果可以是单用按摩手法进行干预的结果，也可以是治疗计划中所有干预的整体结果[2]。虽然按摩手法会产生多种可能的效果，但这些效果并非对某一特定的患者进行按摩干预都适宜。因此，理疗师需要采用3个步骤来确定某位患者适宜的治疗效果。首先，理疗师必须了解按摩的潜在治疗效果以及这些效果的证据。然后，必须确认患者的哪些身体结构和功能适合用按摩手法来治疗。这一步通常与最后一步密切相关，最后一步要决定的是理疗师对患者的损伤进行治疗还是提供健康干预。

各种按摩手法的治疗效果

一种按摩手法能产生多种治疗效果。这些疗效可发生于局部，即仅发生于按摩部位；抑或发生于患者的全身。按摩手法的治疗效果可分为6类：力学疗效、生理疗效、心理疗效、反射性疗效、心理神经免疫疗效和"能量疗效"（表1-1）[1,3,11]。力学疗效源于理疗师通过按压、伸展（拉紧）、剪切、弯折或揉捏对患者身体组织的按摩活动。在反射性疗效的情况下，患者的神经

框1-1	重疗效循证按摩的明确特征

- 以"智能性触诊"概念为指导
- 以功能、失能、健康模式以及健身模式为基础
- 依据进行治疗的组织层面和达到的效果对按摩手法进行分类
- 应用系统化临床决策过程来确认治疗效果
- 应用按摩手法来达到特定的治疗效果
- 依据疗效证据来选择按摩手法
- 修改干预措施来满足患者的人际关系和身体需要
- 运用有效的按摩技能将按摩手法纳入干预治疗中

系统会传递调解治疗性改变。生理疗效是指患者体内生化过程的改变。另一方面，心理疗效则发生在患者的精神、情感或行为方面。心理神经免疫疗效是激素水平或免疫功能伴随患者的情感状态的改变而发生相应变化的疗效。因此，"心理神经免疫"这一术语强调的是心情状态，如放松，实际上表示各种复杂的多系统现象。最后，能量疗效是指作用于患者生物磁场的直接疗效，而且可能是作用于患者身体结构和功能的间接疗效。

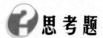 **思考题**

理疗师为包含按摩手法的干预治疗建立效果表时必须考虑哪些问题?

身体结构和功能

循证按摩对患者的身体结构和功能是有所区别的。身体结构是指人体的各种解剖结构和系统(表1-2)[4,5]。而身体功能则是指这些解剖系统的生理功能(表1-2和框1-2)。按摩手法对某些身体结构和功能比其他一些更适用。因此，表1-3详细列出了按摩手法适宜的身体结构和功能，以及理疗师使用这些按摩手法能达到的相关效果。

健身干预和损伤的治疗

尽管健身干预和损伤的治疗在许多方面有所不同，但是二者的主要区别是治疗的重点是否为患者身体结构或功能的损伤。这种损伤可以是因某种疾病的病理生理所导致的患者身体结构或功能的任何缺失或异常[6,7]。健身干预关注的不是治疗患者的损伤。相反，损伤治疗的目的是减轻与疾病相关的损伤。本章后面部分将会详细阐述与健身和损伤治疗具体效果

表1-1	按摩手法的总体疗效[1,3]	

疗效[a]	说明	疗效举例
力学疗效[b]	■ 通过按压、伸展(拉紧)、剪切、弯折或揉捏活动患者的身体组织所产生的疗效	■ 使淋巴回流加快 ■ 使支气管分泌物移动
反射性疗效[b]	■ 由神经系统调节功能改变	■ 镇静或唤醒 ■ 促进骨骼肌收缩
生理疗效[b]	■ 涉及人体生化处理过程的改变	■ 促进结缔组织塑形 ■ 减少肌肉痉挛
心理疗效	■ 疗效发生于精神、情绪或行为方面	■ 促进社会交往 ■ 改善自我形象
心理神经免疫疗效	■ 伴随激素水平或免疫功能的改变而发生的感觉状态改变；这个术语强调的是"纯粹的"心情状态，如放松，表示各种复杂的多系统现象	■ 降低焦虑和皮质醇水平 ■ 增强T细胞功能
能量疗效	■ 对患者生物磁场的直接疗效以及对患者身体结构和功能可能的间接疗效	■ 改进生物磁场模式 ■ 促进能量流

[a] 任何给定按摩手法都会产生多种疗效，而且这些效果是通过同时起作用的几种机制达到的。

[b] 这些疗效可为局部性，即仅发生于按摩部位；或者是发生于患者全身。

表1-2	国际功能、失能和健康分类(ICF)规定的身体结构和功能一览表[4,5]

身体结构	身体功能
神经系统:大脑、脊髓和周围神经	■ 知觉 ■ 定向力(时间、地点、人物) ■ 智力 ■ 能量和驱动功能 ■ 睡眠 ■ 注意力 ■ 记忆力 ■ 情感功能 ■ 感知功能 ■ 高级认知功能 ■ 语言 ■ 疼痛
眼睛、耳朵及相关结构	■ 视觉 ■ 听觉 ■ 前庭功能(包括平衡功能)
与声音和说话有关的结构:鼻子、嘴、咽和喉	■ 发声 ■ 发音 ■ 韵律和节奏功能
心血管、造血、免疫以及呼吸系统	■ 心功能 ■ 血压 ■ 造血功能 ■ 免疫(变态反应过敏)功能 ■ 呼吸
消化、新陈代谢和内分泌系统	■ 消化功能 ■ 排便 ■ 维持体重 ■ 内分泌腺功能(激素变化)
泌尿系统和生殖系统	■ 排尿功能 ■ 性功能
与运动有关的神经骨骼肌结构:头颈部、肩部、上肢(手臂、手)、骨盆、下肢(腿、脚)、躯干和脊柱	■ 关节活动度 ■ 肌肉力量 ■ 肌肉张力 ■ 不随意运动
皮肤及相关结构(皮肤腺体、指甲、头发)	■ 防护功能 ■ 修复功能 ■ 感知

框1-2	身体功能举例

神经骨骼肌和运动相关的功能

关节和骨的功能

■ 关节的活动:关节的活动范围和放松功能

■ 关节的稳定性:保持关节结构完整性的功能

■ 骨的活动性:肩胛骨、骨盆、腕骨和跗骨的活动范围和放松功能

肌肉功能

■ 肌肉力量:与某一块肌肉或肌群收缩所产生动力相关的功能

■ 肌肉张力:与放松状态肌肉的张力和试图让肌肉被动运动时产生的阻力相关的功能

■ 肌肉耐力:与要求的时间内让肌肉保持在收缩状态相关的功能

有关的问题。

治疗损伤的按摩

健康的定义

　　理疗师常应用按摩来改变疾病造成的损伤,以便帮助患者回到最理想的健康状态。然而,理疗师所用的健康定义往往含糊不清。世界卫生组织(WHO)1948年明确了"健康是一种身体、精神和社会交往的安乐状态,而不仅仅是无疾病和不虚弱[8]。"此后这个健康的定义又有了进一步发展。如今,理疗师将健康视为一种涉及诸多领域的动态过程,其中包括个体的生理、情感、社会和智力因素[9]。此外,有些健康的定义还包括个体担任其他社会角色以及应对环境紧张性刺激的能力[10]。理疗师可以应用这些定义以及他们赞同的框架去了解患者的健康状况和功能,并确定身体结构、身体功能、活动能力和参与方面的局限性是如何产生的。这些框架也可以指导理疗师确定出不同水平人类功能的康复效果,并确定出最有效的干预方法。

国际功能、失能和健康分类

　　世界卫生组织提出的"国际功能、失能和健康分类(ICF)",旨在清除早期的一些观念。首先,它将重点从人类的失能转移到健康水平。它同时清除了隐藏在早期失能模式下的一些概念,即人们从健康到失能是沿着线性过程变化的,以及失能的开始便是健康的终止(在本章的"健康和失能模式"一节讨论)。此外,世界卫生组织也摒弃了这一概念,即残疾人和健全人是不同的分类人;而认为是,每个人都会经历某种程度的健康衰退以及随之而来的失能。最终模型将人类功能、健康和失能描述为个体、疾病过程和人体的生存环境之间的一种相互影响(图1-1)。本版《循证按摩疗法:基于疗效的原理与实践》采用功能、失能和健康国际分类模型来指导损伤治疗按摩。

　　在"国际功能、失能和健康分类"中,无论患者经历怎样的损伤,强调的重点都是健康和社会功能[4]。这一模式对个体患者用3个层面进行描述:身体结构和功能,活动,以及参与。正如上文所述,身体结构是指身体的各种解剖结构和系统(表1-2),身体功能是指这些解剖系统的生理功能(表1-2和框1-2)。活动是指个体在理想状态下对任务或动作的执行情况(表1-4)。最后,参与是指个体对生活状态的参与程度,或者他或她在其环境下执行任务的能力(表1-4)。个体的健康状况,患有疾病或不适,同时影响着3个层面的身体功能。同时,个体的人为和环境因素,即此处列举的所有因素,都会对个体的身体结构和功能、活动及参与产生影响。

　　ICF包括一个对身体结构和功能、活动、参与及环境因素的分级系统[4,8]。身体结构损伤和身体功能损伤分别用标度来分级(框1-3),0表示无损伤,4表示完全损伤(8和9表示未具体说明或不可用的数据)。此外,ICF还用第2个尺度(改变的性质)对身体结构存在的问题用10分尺度进行了评估(框1-4)。ICF对活动受限和参与限制在同一领域内进行了评估(框1-5),在这一尺度中,0代表无困难,4代表完全困难(8和9表示未具体说明或不可用数据)。这两种概念的不同之处在于要评估任务尺度。对于活动受限,治疗师关注的是个体在无辅助下完成任务或动作的能力。这代表该个体的最大可能功能水平。另一方面,参与限制反映的是个体在其目前环境下完成任务的程度(包括有别人帮助)。治疗师关注的是个体执行任务能力与他在目前环境下能力之间的差异,这是评估环境因素的一条线索。这些环境因素包括:产品和技术,自然环境,人类对环境造成的改变,支持和人际关系,他人的态度,以及服务、系统和政策。他们接受了如下分级:0代表完成个体功能无障碍或无辅助,4代表完成个体功能完全有障碍或有辅助。最后,ICF还记录了人为因

表1-3　适于进行按摩治疗的身体结构和功能及其相关疗效	
身体结构和功能损伤	疗效
肌肉骨骼	
■ 粘连/瘢痕	■ 增加组织活动度
	■ 减少瘢痕
■ 损伤的结缔组织完整性：筋膜受限；结缔组织密度异常；神经鞘束缚，以及皮肤与深、浅肌筋膜的活动度降低	■ 肌筋膜的分离与拉长
	■ 促进致密结缔组织重塑
	■ 增强结缔组织的活动度
■ 关节完整性受损：关节囊或韧带发炎；关节囊和韧带受限	■ 减轻关节囊、肌腱或韧带的炎症
	■ 减轻关节囊及韧带的受限
	■ 提高关节活动度
	■ 增强关节完整性
■ 关节活动度受损：自主活动范围减小	■ 提高关节活动度：增大自主活动范围
■ 肌肉完整性受损：肌肉延展性降低；肌肉弹性下降；肌腱病；疼痛激发点；肌肉拉伤和撕裂	■ 增大肌肉延展性
	■ 改善肌肉弹性
	■ 减轻肌腱炎症指征并促进肌腱愈合
	■ 降低疼痛激发点活性
	■ 提高关节活动度
	■ 减轻肌肉炎症指征并促进肌肉愈合
■ 肌肉性能（强度、力量、耐久性）受损	■ 提高肌肉性能得益于肌肉延展性的增加、疼痛的减轻、肌肉痉挛的减轻、减小肌肉的静息紧张度、关节活动度的增大、关节完整性的恢复、疼痛激发点活性降低等
	■ 主动肌／拮抗肌功能的平衡
	■ 活动轻松且有效
■ 肌肉静息张力异常和肌肉痉挛	■ 减轻肌肉痉挛
	■ 肌肉静息张力恢复正常
	■ 增强关节活动度
	■ 活动轻松且有效
■ 姿态错位	■ 姿态对位恢复正常
	■ 增强健康意识
	■ 延长适应性缩短
■ 肿胀：水肿、关节积液	■ 减少关节积液
	■ 减轻水肿
	■ 增强关节完整性
	■ 提高关节活动度
多系统	
■ 继发于神经卡压症或神经根压迫的感觉受损	■ 通过减轻由肌筋膜受限、姿态错位和疼痛激发点造成的神经及神经根压迫，使感觉恢复正常
■ 疼痛	■ 通过对功能紊乱（如活动性疼痛激发点）的基础治疗减轻疼痛
	■ 抗刺激镇痛
	■ 系统性镇静剂使疼痛感减轻

（待续）

表 1-3(续)　适于进行按摩治疗的身体结构和功能及其相关疗效	
身体结构和功能损伤	疗效
神经病学	
■ 神经肌肉紧张性异常:痉挛、强直、阵挛	■ 神经肌肉紧张性恢复正常
	■ 通过本体感受和体外感受刺激技术改善运动反应
	■ 主动肌/拮抗肌功能平衡
	■ 活动轻松且有效
心血管系统	
■ 动脉供血减少	■ 增加动脉供血
■ 静脉回流减少	■ 增加静脉回流
■ 血压升高	■ 降低血压
■ 肿胀:淋巴性水肿	■ 增加淋巴回流
	■ 增加静脉回流
	■ 减轻水肿
	■ 增加关节活动度
肺部	
■ 气道清除力受损	■ 增加呼吸/气体交换
	■ 增加气道清除力/分泌物疏通
	■ 减轻呼吸困难
■ 呼吸困难	■ 减轻气道清除能力增加而导致的呼吸困难
	■ 减轻可见舒张增加导致的呼吸困难
■ 胸腔活动度减低(非骨性异常)	■ 增大胸腔活动度
	■ 增大胸肌延展性
	■ 增强换气
心理神经免疫学	
■ 压力	■ 系统性镇静
	■ 增强可见舒张
	■ 降低皮质醇、肾上腺素和去甲肾上腺素的水平
	■ 增高 5-羟色胺和多巴胺的水平
	■ 增强压力对生理及心理影响的监控能力
■ 抑郁	■ 改善情绪
■ 体像改变	■ 改善体像和生理的自我认可
■ 免疫抑制	■ 刺激免疫功能
■ 睡眠方式改变	■ 改善睡眠数量与质量
胃肠道	
■ 久坐造成的胃肠不蠕动	■ 刺激胃肠道蠕动
中枢神经系统	
■ 注意力减低	■ 系统性唤醒和提高注意力
■ 高危新生儿生长不足	■ 通过增强迷走神经活性,感知组织促进体重增加和发育
■ 嗜睡	■ 感觉唤醒和增强警觉性
精力方面	
■ 未达到最佳生物磁场模式	■ 改善生物磁场模式
■ 能量流减少	■ 改善能量流

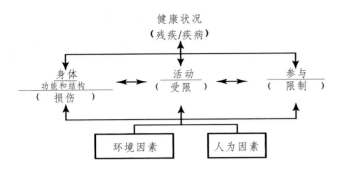

图1-1　ICF:功能、失能和健康国际分类。(Reprinted from World Health Organization. Towards a common language for functioning, disability and health : ICF : the International Classification of Functioning, Disability and Health. Geneva, Switzerland:World Health Organization；2002；with permission from the World Health organization.)

素,例如生活方式、习惯、教育程度以及生活经验,以此作为了解其他因素（可能影响个体功能水平的因素)的途径。

用ICF对患者进行检查

执业要领1-1a阐明了ICF的术语[4,5]。

患者有姿态错位,会影响她的身体结构、功能、活动以及参与。涉及身体结构有腰椎和腹肌、髋关节屈肌以及竖脊肌。身体结构的伴发损伤有腰椎脊柱前凸过度和肌肉系统短缩。身体功能方面的损伤,例如疼痛和肌无力,是身体结构改变的结果。有两个关键的相关因素影响患者。人为因素包括患者不喜欢运动和生活质量明显下降。繁忙人生中的环境障碍,使患者

表1-4	ICF 划分的活动与参与领域[4,5]

知识的学习和应用	■ 饮水
■ 看	■ 照料自身健康
■ 听	**家庭生活**
■ 学习阅读	■ 采购商品和寻求服务(购物等)
■ 学习书写	■ 制备膳食(烹调等)
■ 学习计算(算术)	■ 做家务(打扫房间、洗碗、洗衣、熨衣等)
■ 解决问题	■ 辅助他人
一般性任务和要求	**人际交往和关系**
■ 承担单项任务	■ 基本人际交往
■ 承担多项任务	■ 复杂的人际交往
交流	■ 与陌生人交往
■ 交流—获取—语言信息	■ 正式关系
■ 交流—获取—非语言信息	■ 非正式社会关系
■ 语音	■ 家庭关系
■ 生成非语言信息	■ 亲密关系
■ 交谈	**重要生活领域**
活动性	■ 非正规教育
■ 举起和搬运物体	■ 学校教育
■ 良好的双手应用能力(拣拾、抓握)	■ 高等教育
■ 行走	■ 有报酬的工作
■ 使用器械(轮椅、滑轮等)辅助行走	■ 基本经济业务
■ 使用运输工具(轿车、公交车、火车、飞机等)	■ 经济自立
■ 驾驶(骑自行车或摩托车、开汽车等)	**社区、社会和公民生活**
自理	■ 社区生活
■ 自我清洗(洗澡、烘干、洗手等)	■ 娱乐与休闲
■ 各身体部位清理(刷牙、剃须、打扮等)	■ 宗教与精神生活
■ 如厕	■ 人权
■ 穿衣	■ 政治生活与公民权
■ 吃饭	

框 1-3	身体结构和功能损伤的分级标准[4,5]
分级	**标准**
0	无损伤：正常人
1	轻度损伤：不适时间不足25%，患者能忍受，且近30天偶尔发生
2	中度损伤：不适时间不足50%，干扰了患者日常生活，且近30天时有发生
3	重度损伤：不适时间超过50%，部分打乱了患者日常生活，且近30天常有发生
4	完全损伤：不适时间超过95%，完全打乱了患者日常生活，且30天每天都有发生
8	未规定：确定损伤严重程度，目前尚无充分信息
9	不适用：不适用于某一特定代码

数字与原始 ICF 测评表中相同。(Adapted with permission from world Health Organization. *ICF Checklist.* Geneva, Switzerland: World Health Organization; 2003.)

框 1-4	身体结构的附加分级[4,5]
分级	**标准**
0	结构无改变
1	结构完全缺失
2	结构部分缺失
3	附加部位
4	偏离维度
5	不连贯性
6	偏离位置
7	结构性质改变
8	未规定
9	不适用

数字与原始 ICF 测评表中相同。(Adapted with permission from world Health Organization. *ICF Checklist.* Geneva, Switzerland: World Health Organization; 2003.)

执业要领1-1a

姿态不正患者

患者简介	■ 女性，50岁，职业为销售经理。近期由于出差频繁，发作腰痛。她由于工作和家务繁重，没时间锻炼造成超重。她也不喜欢运动
医疗问题 主观表现	■ 姿态不正(脊柱前凸过度)和腰骶部肌肉痛 ■ 腰部肌肉痛 ■ 端坐、驾驶和站立超过30分钟疼痛加重 ■ 进行休闲活动(如陪子女看电影和玩保龄球)的能力下降 ■ 作为销售经理经常要乘飞机或汽车外出，履行其职责能力下降 ■ 由于她的工作部分是委托业务且业务极为繁忙，繁重的工作安排难以避免
客观发现	■ 脊柱前凸过度 ■ 腰部竖脊肌紧张 ■ 腰部竖脊肌一触即痛 ■ 双侧髂腰肌肌肉紧张 ■ 腹部肌肉弱，不能做2次以上仰卧起坐

更多地从事于加重疼痛而减少锻炼和治疗时间的职业，从而限制了患者能够达到的功能水平。身体结构和功能、疾病及相关因素间相互影响的结果使患者进行与工作相关的业务活动和休闲活动的能力受到限制。此外，她还感到参与日常生活活动受到限制，也就是说进行并享受社会角色(销售经理和家长)的各项活动的能力降低了。

执业要领1-1b列出的问题综述了该患者的损伤和限制因素，由此构成决定其按摩效果的基础。

损伤的按摩效果

按摩师最后一步是确定哪些治疗效果与患者的需要和干预的目的有关。在对损伤进行治疗干预时，

按摩师要将身体结构和功能损伤以及损伤治疗有关效果、康复和预防二次损伤列一个清单[11]。执业要领1-1c列出了患者的身体结构和功能损伤，以及一些相关的治疗效果。

损伤和相关疗效的列表中包括一些不能直接通过按摩达到的治疗效果。因此，从业者在最终确定预期治疗效果列表之前，应选择适于用按摩治疗的损伤。用表1-3作为指导，右表是损伤和按摩疗效表。

按摩师可根据按摩疗效表，选择能达到满意疗效

框1-5	活动度与参与度的分级标准[4,5]

能力分级

人在执行一项任务或活动时的困难程度,表示为活动度受限程度

0　无困难,意味着没有问题

1　轻度困难,指的是不适时间不足25%且患者可以忍受,近30天偶尔发生

2　中度困难,指的是不适时间不足50%且影响了患者的日常生活,近30天时有发生

3　重度困难,指的是不适时间超过50%且部分破坏了患者的日常生活,近30天常有发生

4　完全困难,指的是不适时间超过95%且完全破坏了患者的日常生活,近30天每天都发生

8　未确定,目前信息不足以确定困难的严重程度

9　不适应用,不适用于某一特定代码

活动分级

人在当前环境下执行一项任务或活动时困难程度,表示为参与受限程度

数字与原始的 ICF 测评表中的相同。(Adapted with permission from World Health Organization. ICF Checklist. Geneva, Switzerland: World Health Organization；2003.)

执业要领1-1b

ICF 列出的患者健康问题

1. 身体结构损伤
   - 脊柱前凸过度
   - 腰部竖脊肌紧张
   - 双侧髂腰肌紧张
   - 腹围增大
2. 身体功能损伤
   - 腰部肌肉疼痛
   - 腹部肌肉减弱
3. 活动受限
   - 作为销售经理要经常乘飞机和汽车外出履行其职责的能力减弱
   - 陪子女看电影及打保龄球等进行休闲活动的能力减弱
4. 参与受限
   - 无能力从事销售经理的工作
   - 无能力履行家长的社会角色
5. 环境因素
   - 要有繁忙外出的工作安排
6. 个人因素
   - 不喜欢体育锻炼
   - 生活质量以及从事并享受销售经理工作和家长社会角色的能力明显降低

执业要领1-1c

损伤治疗按摩的效果

身体结构及功能损伤	效果
■ 姿态不正:脊柱前凸过度	■ 使脊柱姿态正常 ■ 提高姿态意识
■ 腰部竖脊肌紧张	■ 增大竖脊肌的肌肉延展性 ■ 降低竖脊肌的肌肉静息张力
■ 双侧髂腰肌紧张	■ 增大髂腰肌的延展性
■ 腰部肌肉疼痛	■ 降低腰部竖脊肌的疼痛程度 ■ 全身疼痛,降低疼痛知觉
■ 腹部肌肉弱	■ 增强腹部肌肉的功能力量;功能活动时能进行腹部支撑并保持正确的骨盆对位
■ 主动肌与拮抗肌功能失衡	■ 增强主动肌与拮抗肌功能的平衡性

身体结构和功能损伤	按摩疗效
■ 姿态不正:脊柱前凸过度	■ 增强体位意识
■ 腰部竖脊肌紧张	■ 增强竖脊肌的延展性 ■ 降低竖脊肌的静息肌张力
■ 双侧髂腰肌紧张	■ 增强髂腰肌的延展性
■ 腰部肌肉疼痛	■ 缓解腰部竖脊肌的疼痛 ■ 全身镇静降低疼痛程度
■ 腰区和骨盆区的主动肌与拮抗肌功能失调	■ 增强腰区和骨盆区的主动肌与拮抗肌功能的平衡

的按摩手法。按摩手法各章都包括有通过具体按摩手法能产生的疗效表,可指导按摩师做出临床决策。

　　最后,按摩师还需要考虑某种治疗方法预期能使患者的活动水平和参与能力发生的改变。这些功能效果(表1-5)为患者提供了有意义的改变,也验证了按

表1-5	功能疗效例证	
日常生活能力		**全身效果**
■ 提高了自理能力,如洗澡及穿衣		■ 提高了自我护理能力
■ 提高了进行工作相关任务的能力,如举物和键盘操作		■ 降低了病情复发的风险
■ 提高了进行休闲活动的能力		■ 提高了对健康问题的判断能力
■ 提高了姿势转变能力,如从坐位站起		■ 降低了医疗服务的资费和占用
■ 提高了床上活动能力,如翻身或挪位		■ 降低了对适应性、辅助性、支持性、保护性或矫正性器械或设备的需求
■ 提高了行走和行动能力		■ 能识别病情复发并能寻求干预
■ 提高了从事功能性活动能力,如如厕和洗浴活动		■ 降低了护理需求程度
■ 提高了进行烹饪的能力		
■ 提高了功能活动时的动作质量或数量		
■ 增强了功能活动时的安全性		
■ 降低了从事任务时所需的监护水平		
■ 增强了姿势与活动的忍受性		

执业要领1-1d

处理活动和参与受限的功能效果

■ 患者可以轻松进行功能活动,而不会担心疼痛
■ 患者在乘坐汽车或飞机旅行时能坐30分钟以上而不抱怨疼痛
■ 患者能提公文包步行走20分钟以上而不抱怨疼痛
■ 患者能滚木球30分钟以上而不抱怨疼痛

摩这种有偿服务的正当性。执业要领1-1d以姿态不正和腰肌疼痛患者为例列出了相关的功能效果。记住:功能效果是应用按摩手法的间接效果,而不是应用某种按摩手法的特定效果。

思考题

按摩师可采取哪几个步骤来确保他可以通过应用一组选定的按摩手法使患者达到预期效果?

康泰按摩

通常会错误地认为"康泰按摩"(wellness massage)并不需要有坚实的临床判断基础知识以及系统的疗效干预方法。在康泰领域执业的按摩师,当他们提供的按摩干预旨在达到康泰效果而不是针对"背部伤痛"时,能更好地帮助患者达到最佳的康泰效果。明确的康泰定义和模式是有效应用按摩来达到康泰效果的基础。

康泰的定义

保健专家目前将康泰(wellness)定义为既包括"心理、身体和精神"之间的平衡,即全面健康(身心健康),还包括对于健康的自我感知,这不同于以往的"健康"状态[10,12]。换句话说,即使一个人有某种疾病,使他在一个或多个健康领域状态欠佳,但他仍可以认为自己的康泰水平很高。例如,患有慢性病、失能或老年性疾病的人,仍然能够感受到自己的康泰水平很高。此外,对其疾病的治疗也有助于提高其整体康泰水平。

康泰互动模式

由于健康定义的延伸,康泰和健康的区别已经变得不太好定义。然而,有一些康泰模式对治疗的看法与损伤治疗相关模式不同。

为"循证按摩"创立的康泰互动模式(Wellness Interactions Model,WIM)依据的是ICF[4]。它并不是通过改变疾病等级或健康到康泰的连续体或进展过程,而是向我们展示了一个人的自身、康泰和他(她)的环境之间的进展性相互作用(图1-2)。在这一模式中,一个人的康泰水平会对其生活中任何时刻的任何方面都产生影响,反之亦然。同时,生存在对康泰有利和不利因素共存的环境中的个体,也会影响他(她)的康泰水平。

在WIM中,人是多方面的:精神、大脑和身体的结

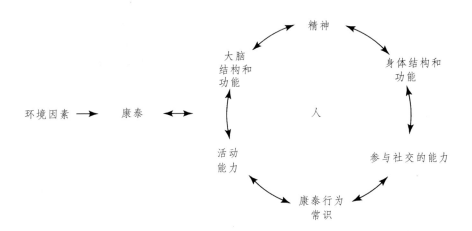

图 1-2　康泰互动模式。

构和功能、行动能力、社会参与能力以及康泰行为举止。精神并不是健康传统模式中的一部分，它是指能驱使人超越物质世界人的非体力部分[12-14]。正如ICF中所述，身体和大脑结构是指身体和大脑的各种解剖结构系统。另一方面，身体和大脑功能是指各解剖系统的生理功能（表1-2）。然而在康泰的情况下，相关的身体结构和功能均无损伤（0级）（框1-3）。行动能力是指一个人在理想状态下完成一项任务或动作的能力（表1-4）。此外，社会参与能力是指一个人在他（她）所处环境内完成任务的表现（表1-4）。康泰行为举止作为个人因素，是在康泰中起核心作用的个人因素，例如，自我调节、健康生活方式、应变能力以及对健康的关注[11,15,16]。最后，WIM强调了环境因素的重要性：一个人在其社会环境中遇到的有利于和不利于康泰的因素。影响康泰的因素有许多，并且各不相同，包括社交态度、可利用的健康服务、教育程度以及个人经济状况[4]。

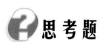 **思考题**

康泰和健康的区别是什么？

利用康泰互动模式对患者进行检查

在这种情况下，患者并不会提出继发于某种疾病的身体结构和功能损伤。而患者的一些身体结构和功能反而会成为康泰干预的重点（执业要领1-2a）。按摩师要检查结构和功能以确认患者没有损伤，然后再开始对这些部位进行康泰干预。

健康按摩的疗效

如果没有疾病造成的损伤，按摩师准备一份相关身体结构和功能以及有关康泰效果的清单。这些效果

旨在使患者的身体结构和功能达到最佳状态。执业要领1- 2b确定了康泰按摩达到的效果。

参照表1-3，执业要领1-2b中患者的全部效果都可以用按摩手法实现。因此，确定患者康泰干预效果的手法达到最后一步便告完成。

执业要领1-2a	
用康泰互动模式进行患者检查	
检查项目	**细节**
患者概况	■ 65岁退休男性。他对自己拥有的好体型感到自豪；他每天跑步并定期进行负重训练和瑜伽
主观表现	■ 他有很多康泰目标： 　■ 预防应激相关症状 　■ 提高体位意识 　■ 提高运动后的恢复速度 　■ 保持肌肉力量
客观表现	■ 肌肉骨骼系统在正常范围
相关身体结构	**相关身体功能**
神经系统结构	心理功能
■ 大脑	■ 能量和驱动功能 ■ 情绪功能
神经肌肉骨骼和与行动有关的结构	神经肌肉骨骼功能和与行动有关的功能
■ 脊柱	■ 关节的活动性
■ 骨盆	■ 关节的稳定性
上下肢和躯干的肌肉	■ 肌肉力量功能 ■ 肌肉静态张力

执业要领1-2b	
患者的康泰效果	
身体结构或功能	**康泰最佳效果**
能量和驱动功能	■ 全身镇定性提高
	■ 放松感觉加强
	■ 皮质醇、去甲肾上腺素和肾上腺素水平降低
神经肌肉骨骼和与行动有关的结构	
■ 脊柱	■ 体位意识提高
■ 骨盆	■ 肌肉静态张力正常化
■ 上下肢和躯干的肌肉	■ 肌力提高
	■ 放松和运动效率提高

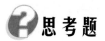

思考题

按摩师如何确定患者的身体结构或功能是适合康泰干预还是适合损伤治疗？

康泰按摩和治疗损伤按摩之间的比较

康泰按摩和治疗损伤按摩之间有许多相似和不同之处（表1-6）。两者在临床推理分析、患者检查和效果设定方面的相似之处非常重要。无论是损伤治疗按摩，还是康泰按摩都需要临床推理分析，在这个过程中，按摩师要为患者做系统检查并明确治疗效果以指导干预。如本章上文所述，损伤治疗和康泰干预之间的主要区别是患者有无损伤。在某人患某种疾病后进行损伤治疗按摩，以便治疗这种疾病造成的身体结构和功能的损伤（1~4级）（执业要领1-1）。按摩师要列出损伤清单和损伤疗效清单，重点是损伤治疗、康复以及预防二次损伤。这与康泰按摩完全不同，康泰按摩的重点是未受损伤的身体结构和功能（执业要领1-2）。在这种情况下，按摩师要列出身体结构和功能，以及这些身体结构和功能达到最佳状态的清单。尽管损伤治疗和康泰干预之间有此差异，但是在日常执业中，很多按摩师将治疗应力相关紊乱称之为"康泰"。从定义上来说，这种应力相关紊乱（例如焦虑或肌张力增加）的治疗属于"损伤治疗"，而预防损伤并使身体功能达到最佳状态的应力管理干预应属于"康泰"干预。

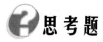

思考题

按摩师打算进行康泰干预和损伤治疗干预时，二者的临床问题和相关效果清单有何不同？

循证按摩的临床框架

在循证按摩中，两个框架对按摩手法的临床应用起到了指导作用。首先，智能抚触（intelligent touch）明确了按摩师成功实施按摩手法所需的技能。其次，本章所讲的按摩手法分类学是与循证按摩目的相一致的按摩手法新分类法。

表1-6　损伤治疗干预和康泰干预的比较

	损伤治疗	康泰干预
干预的时间	■ 疾病发生之后	■ 任何时间
干预的重点	■ 疾病的体征和症状	■ 身体结构和功能损伤 0 级（无损伤）
	■ 1~4 级身体结构和功能损伤	
患者检查	■ 检查身体结构和功能	■ 检查身体结构和功能
	■ 明确疾病所引起的损伤	■ 明确与患者康泰目标有关的身体结构和功能
干预总体目标	■ 确定并治疗疾病引起的损伤	■ 从生理、心理、精神和社会层面使身体达到最佳状态
临床推理过程	■ 完成临床推理过程	■ 完成临床推理过程
效果	■ 具体效果与确定的身体结构和功能损伤有关	■ 具体效果与已确定的身体结构和功能有关
	■ 取决于按摩的具体治疗效果	■ 取决于按摩的具体治疗效果

智能抚触

"智能抚触"框架定义了按摩师成功应用按摩手法前必须掌握的6项技能。这些技能包括：注意力、专注力、辨别力、鉴别力、问诊和意图。这种模式的前提是，如果按摩师缺乏这些技能或者能力不足，就不可能顺利达到按摩手法的预期效果。因此我们建议，一个有能力的按摩师不仅要学会这些技能，而且要不断地进行实践。

注意力与专注力

注意力与专注力是指按摩师对他们主要但非唯一通过手获得的感官信息的关注能力，按摩师必须学会将注意力集中在选定的手敏感区，并对所获得的多种信息不断地进行分析和整理。组织温度、质地和张力是按摩师可以通过各种组织层和不同的解剖学结构感觉到并进行比较的最基本特征。按摩师机械地或盲目地进行按摩，而没有连续地关注可获得的广泛感官信息，就不会达到最佳效果。

辨别力

"循证按摩"中的辨别力，是指按摩师区分感官信息细微程序差异的能力。通过实践，按摩师能开始识别更细微的感官信息，例如组织特征以及对运动或所施外力的反应。新按摩师之间的辨别能力有很大不同，但会通过教育培训而提高。此外，尽管辨别能力是一种共享的天赋，但新按摩师仍需要进行长时间的按摩练习，才能具备独立进行临床按摩的辨别能力。

鉴别力

按摩师必须能区分健康的和功能不良的组织状态。除此之外，他们还必须能鉴别各种结构及其对所施外力的反应。鉴别力是智能抚触不可或缺的一部分，这种能力大多是从正式的解剖培训获得的，其中包括骨骼检查和活体触诊，当然是最好参照描绘准确的解剖图谱进行尸体解剖。

问诊

智能抚触也就是探查式抚触。好的按摩师总是不停地提出问题。应用按摩也不例外。探查式抚触并不意味着按摩师抚触患者是试探性的或缺少确定性。它反而反映出智能抚触要了解的问题无穷无尽，如这是什么组织？这个组织的感觉怎样和患者的病史联系起来？它如何和患者的症状联系起来？它如何与患者其他身体部位的同类组织的感觉相比较？它如何与此前我触诊过的其他健康组织和功能障碍组织相比较？问诊的过程要求按摩师不断地对正在触诊的组织之间、患者身体的其他组织之间以及与其记忆的此前触诊过的其他组织进行比较。

意图

智能抚触的最后一个要素是意图。意图是指按摩师的目的是用按摩手法使患者的组织或其他结构产生更加正常化反应。因此，意图取决于按摩师对应用某种按摩手法过程中可能引起的组织功能和其他结构的改善有清醒的感知意向。按摩师还需要了解这种改进后的感觉如何与身体结构和功能的效果以及功能性效果联系起来。具有明确意图的按摩师知道健康组织和功能不良组织对按摩的反应。此外，鉴于患者性格和临床条件的限制，他们会尽可能达到接近于理想组织反应的效果。

按摩手法分类

一些系统对按摩师的动作进行了古典（瑞典）按摩手法命名，即滑动、控揉、按摩、抖动和击打。按摩师给这些基础术语补充了许多"现代化"的术语，新术语通常都参照了创始人的名字或外语描述词。我们认为，其最终效果是不协调的，并且没有完全的临床依据。我们保留了《循证按摩疗法：基于疗效的原理与实践》(第1版)的分类系统，旨在避免这两种分类系统的某些局限性。

本书有意避免使用将按摩分为"古典式"和"现代式"的分类方法。这样做是因为我们认识到，一些创新的按摩或"塑身"方法已经从实质上对当代按摩业产生了影响，并且对这些方法给予应有的认可。不过，我们可以将几乎所有的现代和古典手法分成6类相关技法(框1-6)，并给这6类技法命名了我们相信读者会认可的名称。

按摩师要按特定的方式实施有条理的按摩抚触以获得预期的治疗效果。因此，在划分按摩技法的类别时，治疗效果或者可能的技法效果很重要。然而，技法不能仅依据其治疗效果来分类，因为某种特定技法能产生多种效果。因此，我们依据解剖、手术需要和效果对按摩技法进行分类。首先，我们提出了针对表层

<table>
<tr><td>框1-6</td><td>按摩技法分类</td></tr>
</table>

浅反射技法（Superficial reflex techniques）
浅表体液技法（Superficial fluid techniques）
神经肌肉技法（Neuromuscular techniques）
结缔组织技法（Connective tissue techniques）
被动运动技法（Passive movement techniques）
叩击技法（Percussive techniques）

组织的技法。其次，我们提出了影响深层组织的技法。第三，我们提出了影响多个组织层的技法。此外，我们还将要求按摩师进行触诊和观察类似现象的方法汇总在一起。最后，我们提供了一些要求按摩师在获得需要复杂技能的技法之前要掌握简单技能的技法。

我们用这些标准定义了4大类按摩技法，涉及一些特殊类型的组织：浅反射技法、浅表体液技法、神经肌肉技法和结缔组织技法。这些标准还提出了两类涉及多个组织层面的技法：被动运动技法和叩击技法。这6大类技法的每一项技法都有其特定的治疗效果。另外，前5类技法可能会产生精神神经免疫学效应，例如减压[14]。

浅反射技法

这类技法只涉及皮肤，并且可能产生反射效应，例如过度刺激无痛觉，但是无力学效应。

浅表体液技法

这类技法涉及皮肤、表层筋膜和一直延伸到深筋膜围膜层的皮下脂肪。它们对表层淋巴管会产生力学效应，并可能对静脉循环产生此效应。

神经肌肉技法

这类技法涉及肌肉及其包含的组织。它们对收缩成分的功能、结缔组织水化和淋巴回流产生影响。也可产生复杂的反射效应。

结缔组织技法

这类技法涉及浅表层和深层结缔组织。它们在力学上影响结缔组织的水合作用、延展性和塑形，也可能产生复杂的反射效应。

被动运动技法

这类技法在对患者身体不施力的情况下可使组织或关节产生实质性活动。它们涉及多个组织和结构，并且对体液流动、结缔组织和肌力的神经控制产生广泛影响。

叩击技法

这类技法可使组织快速变形和放松。它们涉及不同的组织，取决于按摩师对各组织所施的力。按摩师将这些技法主要用于心肺功能康复，用机械方法协助支气管引流和呼吸道清理。这些技法也可以产生有效的神经肌肉反射效应。

复习基本原理

国际功能、失能和健康分类和康泰互动模式、循证医学的原理以及智能抚触的概念组合构成了"循证按摩"的理论框架。在循证按摩中，按摩师要对患者的身体结构和功能、活动和参与水平以及相关因素进行评估，并用这些信息来确定哪些身体结构和功能需要进行干预。当存在相关性时，他们就用有关患者活动和参与受限方面的发现来确定预期可以通过按摩干预理应获得的功能效果。在治疗损伤的模式中，医师把治疗患者身体结构和功能的损伤看做是提高患者活动和参与水平以及减少患者损伤的途径。在康泰干预中，按摩师将直接针对患者的身体结构和功能进行干预，将其作为达到最佳康泰的途径。在这两种方法中，医师都需重新评估患者的身体结构和功能，以完善他们从6类技法中选择的治疗技法。最后，他们要再次评估患者的身体结构和功能以及活动和参与水平，以便根据患者获得预想治疗效果的进度来决定何时结束治疗。

健身和治疗损伤的按摩：深入研究与实践

按摩干预的结构、程序和效果

前面各节介绍了临床治疗效果的概念。临床医师在对患者进行检查和干预的同时就为他们提供了临床治疗。尽管按摩干预产生了令人满意的效果，但是这些效果只是Donabedian定义的临床治疗三要素之一[2]。另外两个要素同样重要，它们是临床治疗结构和程序(图1-3)。这一节将利用执业要领1-3a更详细地讨论临床治疗三要素的每一个要素，以便阐明其要点。

治疗结构

根据Donabedian的定义[2]，治疗结构是指用于提供治疗的人力、物质和经济资源。其中包括医护人员、临床环境以及其他来源的组织资助。通常情况下，尽管临床医师的意图极好，她提供治疗的治疗结构也会对她的治疗方法产生影响。假设临床医师治疗的是一名患有腕管综合征的患者(执业要领1-3a，b)，而此时门诊繁忙，医疗报销额度有一定限制，治疗时间为20分钟，而协助进行治疗的助手较多。这种环境带来的限制和好处，不同于临床医师在职业伤害中心现场进行45分钟的治疗时的限制和好处，后者没有助手而且补偿服务结构灵活不固定。在繁忙

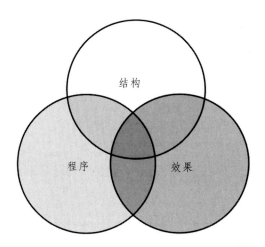

图1-3 临床治疗三要素。(Adapted from Donabedian A. Evaluating the quality of medical care. *Milbank Q.* 1966;3:166–206; with the permission of *Milbank Quarterly.*)

的门诊时间治疗一名工伤患者的临床医师不可能有时间将他使用的按摩技法进行扩展；而且自理教育部分要多于现场职业康复治疗。因此，临床医师要清楚地意识到治疗患者的环境，即使它不会成为治疗计划的一个明确组成部分。

治疗程序

治疗程序是指临床医师进行治疗的方式[2]。它是

执业要领1-3a	
腕管综合征患者	
患者简介	■ 30 岁男性，数据输入员，由于长时间键盘操作，右手腕患有慢性腕管综合征
疾病和病理生理学	■ 腕管综合征
	■ 腕管区腕部和手指屈肌腱发炎
	■ 炎症导致正中神经通过腕管时受压
主观表现	■ 手指和手部疼痛
	■ 不能进行与工作相关的常规动作，特别是打字、存档和书写
	■ 不能做休闲运动：打壁球
	■ 不能完成日常活动，特别是需要做抬起动作的穿衣打扮和家务劳动
	■ 对功能活动时的疼痛恐惧
	■ 不能履行数据输入员和壁球俱乐部会员的社会角色
	■ 治疗腕管综合征的医疗保险金额有限
客观表现	■ 腕管区域水肿
	■ 在正中神经分布区手指感觉异常
	■ 腕部和手指活动范围减少
	■ 掌肌和蚓状肌无力和萎缩
	■ 腕部肌肉无力
	■ 装有腕部夹板

<table>
<tr><td colspan="2"></td></tr>
</table>

执业要领1-3b

临床护理结构的示例

人力资源

■ 医护人员团队	■ 跨学科团队
■ 人员的数量和分布	■ 6名临床医师,1名助手,2名管理人员
■ 人员的资质和培训	■ 1名医师,1名理疗师,1名职业病医师,1名按摩师,1名康复助手

物质和财政资源

■ 设施规模	■ 单层6个房间
■ 场所的地理位置	■ 在大型软件公司所在地
■ 场所构成	■ 中心健身房、接待区和4个治疗室
■ 可用设备	■ 装备齐全的治疗室
■ 正规资金供给	■ 软件公司和职业康复公司签订的合同

指临床医师和患者之间的活动如何进行。治疗程序有两个方面:一是技术方面,也就是临床医师如何进行治疗;二是医患关系,也就是医师和患者之间的互动。治疗程序的重要性没有得到足够的重视。医师要了解为患者进行的治疗程序,以便提高其干预效果。了解治疗程序还能使其确认通过改变治疗程序(即治疗方式)是否能提高治疗效果。

治疗程序的技术方面

医师对患者所做检查的适宜性和恰当性,医师对患者现有问题的评估,医师所做的干预计划以及医师选择和提供的干预都是治疗程序中与施治医师密切相关的技术因素[2]。检查、评估、治疗计划和干预是临床决策过程中相互依赖的过程。例如,医师对患者疾病相关的损伤未进行充分评估将会导致对患者损伤的无效干预。因此,损伤导致的功能限制不太可能通过治疗而好转。对于腕管综合征患者(执业要领1-3a),如果医师仅对其力量和异常感觉进行了评估,那么其提供的治疗就不可能解决限制患者功能活动能力并引起其他症状的疼痛问题。正如后面各章所述,医师可以通过对患者身体情况的常规复查来监测其为患者提供的干预是否充分。这将使医师有机会优化干预和提高治疗程序的技术。

治疗程序的医患关系方面

患者和临床医师通常是临床治疗程序的重要角色[2]。他们共同构成一种临床关系,即通常所称的治疗关系。执业要领1-3c中的治疗程序医患关系清单有助于记忆治疗关系重要性以及它对临床治疗效果的影响。

治疗过程中的医患关系由三方面组成[2]。临床治疗的核心是患者及其要进行的治疗项目,例如,生理和心理特征、家族史、生活方式、工作和家庭环境以及信仰。另外,患者是带着对治疗和结果的期待而来,医师是否询问这些期望将对治疗过程产生影响。医师对待患者的方式是第二个方面。医师的主要目的不仅仅是完成治疗计划。事实上,医师在治疗过程中的参与、教育、激励和支持患者的能力是医师技术能力的一个重要因素。患者和医师之间的相互作用是第三个方面。良好的相互作用可以提高患者的依从性,激励患者积极参与治疗,并且在很多方面可改善治疗计划的效果。因此,医师最好让患者参与治疗过程,征求和尊重患者对治疗计划和治疗效果的意见,考虑患者生活

执业要领1-3c

临床治疗程序的各个方面

技术方面

- ■ 采用的模式
- ■ 适当转诊
- ■ 补充诊断
- ■ 由医生履行的适当检查和评估
- ■ 由医生选择和提供充分干预治疗
- ■ 由医生设定的相关治疗目标
- ■ 由医生提供的治疗方案

医患关系方面

患者

- ■ 患者身体和心理特点
- ■ 患者对治疗的期望
- ■ 患者参与治疗的程度

医生

- ■ 医生的人际技能
- ■ 医生的教育技能
- ■ 医患交往
- ■ 医患交流
- ■ 患者依从治疗计划的程序

和工作的环境,并在整个治疗过程中寻求患者的反馈意见。这对按摩技法的临床应用尤为重要,因为用抚触能引出与人的脆弱性、对治疗的情感反应以及患者和医师之间要设定合适身体界限等相关问题。

临床治疗相互作用过程不大可能仅局限于医患之间;这个过程通常会发生在一个更大的社会环境中(图1-4)[2]。首先,医疗保健机构包括有各种医护专业人员,医师和患者与他们都会有相互作用。此外,患者也有一个包括看护人员、亲属以及参与或影响临床治疗过程的其他人员构成的社交网。相互作用的复杂性将会随着临床设施、患者以及患者主诉的疾病而变化。例如,正在康复医院为一名脑卒中老年患者做治疗的医师,在治疗过程中就得应对许许多多相互作用。这些交往包括在康复室与患者、患者家属及治疗团队其他成员的交往,以及与该家庭社区人员的交往。另一方面,在现场职业损伤救护中心治疗腕管综合征患者的医师(执业要领1-3a)仅需要与患者、接诊医师和患者监护人进行交往。

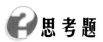

思考题

护理结构和治疗程序的区别是什么?

治疗效果

正如上文所述,治疗效果可以是单独用按摩手法取得干预效果,也可以是整体治疗计划各种干预的效果。衡量治疗效果的方法有许多种。管理者也许更关注于成本效益、治疗效果和患者的满意度。而医师可能更重视治疗对患者身体结构和功能、活动和参与水平以及整体健康情况的长期和短期疗效。患者也可以就治疗对损伤、功能受限和生活质量的相关作用表达自己的看法。

临床医师无论选择哪种治疗效果,都必须慎重,切不可过分强调效果而忽视治疗结构和程序。实际上,临床医师必须了解和评估治疗结构和程序以便确定干预成功或失败的原因。此外,风险始终存在,因此医师可以抛弃一种可能有疗效的干预手段,因为正在进行干预的方式本来就有些问题,达到的效果自然欠佳(治疗程序)。因此,以患者为中心的全部介入应考虑临床护理结构、过程和结果。

思考题

哪些治疗因素会影响医师获得的治疗结果?

康泰和失能模式

上文介绍了ICF。在ICF模式之前,已有很多其他健康和失能的理论框架。这一节将检查医师用于指导医护干预的失能模式。

失能模式

在强调失能模式之前,医师使用的是医疗模式,其关注的是检测和治疗患者主诉的损伤,而对患者的其他个人因素不作特殊的考虑。这种方法已逐渐进展为失能模式,为考查临床治疗提供了新的视角。这一视角扩展了医师检查、评估和治疗的方法,除了患者主诉的损伤还将患者的功能受限和失能纳入其中[6,7]。此外,对于社会作为一个整体对患者潜在功能水平的影响也有了更多的了解。例如,应用医疗模式对患者进行治疗的医师在制订临床治疗计划时会考虑到患者的生理损伤。相反,应用失能模式对患者进行治疗的医师还会对患者的功能和社交受限进行评估,并在制订治疗计划时把这些评估结果考虑在内。

改进的Nagi模式(图1-5)是早期的一种失能模式[6]。美国国立康复研究中心(NCMRR)[7]制订的失能模式(图1-6)纳入了损伤、失能和残障的国际分级(ICIDM)和Nagi功能受限模式[6,7]。改进的Nagi模式和NCMRR定义了失能过程的4个基本要素:病理生理学、损伤、功能受限和失能。NCMRR模式纳入了第5个要素,即社会活动受限,并将患者的失能及其康复过程放在该模式图中央,以强调其重要性。

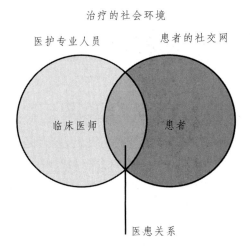

治疗的社会环境

医护专业人员　　　患者的社交网

临床医师　　　患者

医患关系

图 1-4　治疗的社会环境。

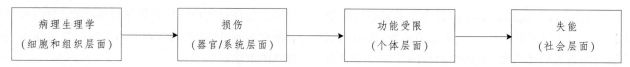

图1-5　改进的 Nagi 失能模式。(Reprinted with adaptations from Pope A, Tarlov A, eds. *Disability in America*: *Toward a National Agenda for Prevention*. Washington, DC: National Academy Press; 1991:9; with the permission of the National Academy Press.)

Jette[17]在失能模型中添加了与健康相关的生活质量。他将与健康相关的生活质量,定义为患者健康状态受损时履行社会角色的能力以及从中获得的乐趣。他还纳入了患者的主观和客观经历。在最终模式中(图1-7),与健康相关的生活质量与功能受限和失能均有相关性。

在《循证按摩疗法》(第1版)和《物理治疗实践指南》(第2版)采用的这些失能模式中,失能过程遵循着一种线性过程,有些是双向相关[6,7,17,18]。病理生理学改变发生在细胞层面,指的是影响人体的正常结构或生理过程的疾病、综合征或病变。原发性或继发性病理生理改变,会导致受影响个体的生理、解剖、认知或情绪结构或功能发生损伤、缺失或异常。生理和心理损伤会导致功能受限:在正常的器官或系统的活动范围内患者进行活动的能力受到限制。当个体无法承担其社会确定的任务、活动或角色时,便会发生失能。此时便将其视为社会活动受限:由于社会上的实体或态度障碍,导致患者的功能水平受限。最后,与健康相关的生活质量解释了患者所经历的功能受限与失能是如何导致其认识到自己生活质量下降或履行并享受其社会角色的能力下降。

应用失能模式进行患者检查

把失能模式用于患有腕管综合征的数据录入员的临床情境(执业要领1-3a)产生了下列几项内容。在腕管综合征的病例中,病理生理学改变包括腕管部位的腕部和手指屈肌腱发炎。炎症导致正中神经在穿过腕管时受压。正中神经受压反过来又导致鱼际肌和蚓状肌出现疼痛、感觉异常、肌力减弱和肌肉萎缩等原发损伤。这些原发损伤会引起一些继发损伤,如腕部关节活动范围减少以及腕部和手部肌肉由于失用而引起的危险。由于上述这些原发和继发损伤,该患者的手和腕部关节已不能进行在正常活动范围和肌力下的相关活动、休闲活动及日常生活活动。当患者无法完成预期的社会规定任务、活动或角色时,则被认为失能。该患者已不能履行其数据录入员和壁球俱乐部成员的社会职务。此外,由于降级健康保险的社会限制,该数据录入员可以获得的康复治疗数额受到限制,从而限制其能达到功能恢复水平。最后,与健康相关的生活质量解释了该数据录入员所经历的功能受限和失能是如何使其认识到他的生活质量下降或履行并享受数据录入员和壁球俱乐部会员社会角色的能力下降。

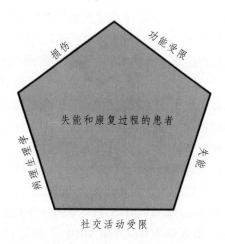

图1-6　美国国立康复医学研究中心的失能过程各要素模式。(Reprinted with permission from the National Institute of Child Health and Human Development. Research plan for the National Center for Medical Rehabilitation Research. Public Health Service NIH Publication No. 93-3509. Bethesda, MD: National Institutes of Health, US Department of Health and Human Services; 1993.)

失能模式与ICF模式的比较

与失能模式不同,ICF模式还提出,患者是逐渐从损伤进展到功能受限再进展到失能和残障[6,7]。执业要领1-3d显示了失能模式和ICF模式的临床问题清单之间的区别与相似之处。虽然,乍一看ICF好像只是用一些新的术语来说明现有概念(框1-7),其实与结构的重新命名相比提供了更多的内涵[4,5]。ICF为康

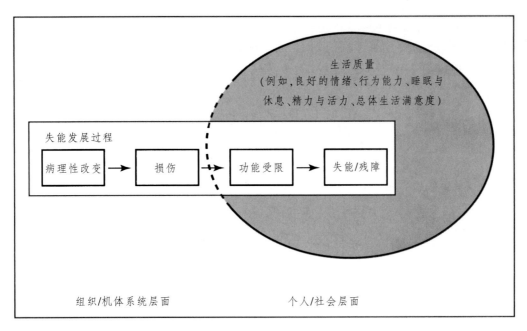

图 1-7　生活质量概念模式。(Reprinted from Jette AM. Using health-related quality of life measures in physical therapy outcomes research. *Phys Ther.* 1993;73;528-537; with the permission of the American Physical Therapy Association.)

泰模式提供的基本原理比失能模式更为广泛。这方面重要的是把疾病到残障的线性进展改变为相互作用模式,强调了环境因素和人为因素的影响。按身体结构和功能损伤进行分类以及相关的分级系统,使临床医师能确认损伤评分为0分或无损伤患者的身体结构和功能。同时,ICF还在其有关活动和参与受限的概念中采纳了功能受限和功能疗效的现有观点。对患者执行任务的能力以及在所处环境下完成任务的表现进行比较,临床医师关注于通过哪种干预方法能解决患者的环境障碍。最后,引入人为因素

执业要领1-3d	
失能模式和ICF模式的患者临床问题清单比较	

失能模式	ICF 模式
1. 损伤	1. 身体结构损伤
▨ 疼痛	▨ 腕管区水肿
▨ 腕管区水肿	▨ 正中神经受压
▨ 感觉异常	▨ 腕和手指关节活动
▨ 腕部和手指关节活	范围减小
动范围减小	2. 身体功能损伤
▨ 手和腕部肌力减弱	▨ 疼痛
2. 功能受限	▨ 感觉异常
▨ 不能完成常规工作	▨ 手和腕部肌力减弱
相关活动,特别是打	3. 活动受限
字、文件归档和书写	▨ 无法完成常规工作
▨ 不能从事打壁球的	相关活动,特别是打
休闲活动	字、文件归档和书写
▨ 无法从事日常生活	▨ 无法从事打壁球的

动,特别是带有提举动作的穿衣打扮和家务
▨ 害怕疼痛加剧而限制其进行功能活动
3. 失能
▨ 无法从事数据录入员的工作
▨ 无法承担壁球俱乐部会员的社会角色
4. 社会限制
▨ 有限的医疗保险
5. 生活质量
▨ 感到履行并享受数据录入员和壁球俱乐部会员社会角色的能力降低了

休闲活动
▨ 无法从事日常生活活动,特别是带有提举动作的穿衣打扮和家务
4. 参与受限
▨ 无法从事数据录入员的工作
▨ 无法承担壁球俱乐部会员的社会角色
5. 环境因素
▨ 有限的医疗保险
6. 个人因素
▨ 害怕疼痛加剧而限制其进行功能活动
▨ 感到履行并享受数据录入员和壁球俱乐部会员社会角色的能力降低了

框1-7	残疾模式与功能、残疾和健康国际分类模式的术语对比

残疾模式	功能、残疾和健康国际分类模式
疾病和病理生理学	身体状况
损伤	身体结构和身体功能：损伤被分为 0~5 级
功能受限/残疾	活动力：活动能力的受限情况
残障	参与：在所处环境中从事活动的限制
无类似术语	个人因素
无类似术语	环境因素：阻碍或促进因素

也支持了对健康生活方式和感知健康都是康泰模式重要内容的分析结论。

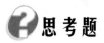 **思考题**

　　失能模式、康泰相互作用模式和ICF模式之间的区别是什么？

康泰模式

连续性康泰模式

　　有多种康泰模式，分别受对疾病与健康不同的理解方式所支持。这些模式的范围从依据健康与疾病为连续体的Travis原始康泰模式到采用为循证按摩而制订的ICF的康泰相互作用模式。本节介绍上文提到的康泰相互作用模式的康泰模式。

　　Travis和Ryan[19]最初将康泰从概念上定义为最佳的健康和幸福状态。他们将康泰描述为一个连续体，从一端的早产儿死亡，经历不同程度的疾病，到另一端高康泰水平(图1-8)。在此模式中，每个个体都要经历认知、教育和成长各阶段而发展到高康泰水平。此外，为身体健康进行治疗干预属于医疗模式，而为身心康泰进行干预则属于康泰范围，二者之间有一致的中性点。理论工作者对不同形式的康泰和疾病提出了不同的干预程度，并对此康泰模式进行了补充完善[10]。

执业要领1-3e

腕管综合征患者的康泰效果

相关的身体结构	相关的身体功能
神经系统结构	精神功能
■ 大脑	■ 精力和驱动功能
	■ 睡眠
呼吸系统结构	呼吸系统功能
■ 呼吸系统	■ 呼吸
神经肌肉骨骼系统和运动相关结构	神经肌肉骨骼系统和运动相关功能
■ 头部和颈部区域	■ 肌肉静息张力
■ 肩部区域	

身体结构或功能	治疗效果
■ 大脑	■ 睡眠的质和量均提高
	■ 精力增强
■ 呼吸系统	■ 肺活量增大
■ 头部、颈部和肩部区域的肌肉	■ 肌肉静息张力恢复正常

　　在所有这些模式中，正如上文所述的失能模式，个体要经历一个线性演变过程即从濒临死亡到高康泰水平。

患者的康泰效果

　　康泰相互作用模式强调了这样一个事实，即患病个体也可以拥有无损伤的身体结构和功能，因而适宜进行康泰干预。尽管这名30岁的腕管综合征患者有疾病引起的损伤以及活动和参与受限，但仍然会有医师能确定康泰效果的身体结构和功能。例如，他的睡眠模式、精力水平以及肩部和颈部肌肉的静息张力尚在正常范围，因此，其能够使身体结构和功能达到最佳的康泰目标，如执业要领1-3e所示。

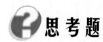 **思考题**

　　什么情况下不适合确定患者的康泰目标？

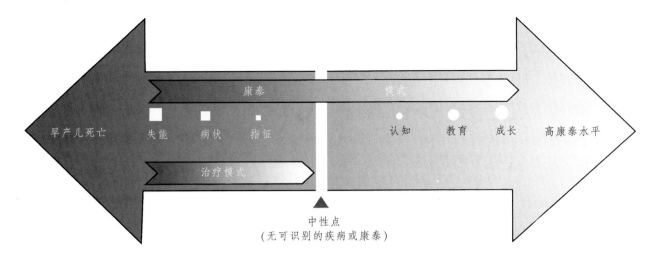

图 1-8　康泰连续体。(Reprinted with permission from Travis J, Ryan R. *Wellness Workbook*: *How to Achieve Enduring Health and Vitality*. 3rd ed. Berkeley, CA: Celestial Arts; 2004.)

参考文献

1. Field TM. Massage therapy effects. *Am Psychol*. 1998;53:1270–1281.
2. Donabedian A. Evaluating the quality of medical care. *Milbank Q*. 1966;3:166–206.
3. Oschman JL. *Energy Medicine: The Scientific Basis*. Edinburgh: Churchill-Livingston; 2000.
4. World Health Organization. Towards a common language for functioning, disability and health: ICF: the International Classification of Functioning, Disability and Health. Geneva, Switzerland: World Health Organization; 2002.
5. World Health Organization. ICF Checklist. Geneva, Switzerland: World Health Organization; 2003.
6. Nagi S. Disability concepts revisited: implications for prevention. Executive summary. In: Pope A, Tarlov A, eds. *Disability in America*. Washington, DC: National Academy Press; 1991:1.4.
7. National Institute of Child Health and Human Development. Research plan for the National Center for Medical Rehabilitation Research. Public Health Service NIH Publication No. 93-3509. Bethesda, MD: National Institutes of Health, US Department of Health and Human Services; 1993.
8. World Health Organization. Preamble to the Constitution of the World Health Organization as adopted by the International Health Conference. International Health Conference, New York, June 19–22, 1946.
9. O'Donnell MP. Definition of health promotion. *Am J Health Promot*. 1989;3:5.
10. Schuster T, Dobson M, Jauregui M, Blanks R. Wellness lifestyles I: a theoretical framework linking wellness, health lifestyles, and complementary and alternative medicine. *J Altern Complement Med*. 2004;10:349–356.
11. Tappan FM, Benjamin P. *Tappan's Handbook of Healing Massage Techniques*. 3rd ed. Stamford, CT: Appleton & Lange; 1998.
12. Nemcek MA. Self nurturance: research trends and wellness model. *AAOHN J*. 2003;51:260–266.
13. Oxford University Press. *Oxford English Dictionary*. Oxford: Oxford University Press; 2006.
14. Hillman J. *A Blue Fire*. New York: Harper Paperbacks; 1991.
15. Moore T. *Care of the Soul*. New York: Harper Paperbacks; 1994.
16. Prochaska JO, DiClemente CC. Transtheoretical therapy: toward a more integrative model of change. Psychother Theory Res Pract. 1982;19:276–288.
17. Jette AM. Using health-related quality of life measures in physical therapy outcomes research. *Phys Ther*. 1993;73:528–537.
18. American Physical Therapy Association. *Guide to Physical Therapist Practice*. 2nd ed. Alexandria, VA: American Physical Therapy Association; 1999.
19. Travis J, Ryan R. *Wellness Workbook: How to Achieve Enduring Health and Vitality*. 3rd ed. Berkeley, CA: Celestial Arts; 2004.

第 2 章

按摩的证据

证据是指研究人员和理疗师按系统方式收集的有关临床治疗的信息。这些证据通常是有关治疗效果的,有时也与临床治疗过程有关。作为医护信息和服务的提供者和使用者,理疗师每天都要受到有关证据的各种形式质问,有的来自医学专业刊物,有的来自互联网和公共论坛。患者也要处理一系列令人困惑的同样见解和信息。这些信息不是解答问题,而往往是提出一些新的问题,比如"什么证据是可靠的证据?""做临床决策时什么是最佳证据?"本章将对这些问题做出解答,并将阐述证据是如何帮助理疗师更好地对患者进行治疗。最后将介绍发现、认识、决定性评估和应用最佳证据到临床实践中各操作步骤的相关概念。

按摩的证据:基本原理

按摩师为什么需要证据

Menard[1]认为,循证方法在医疗护理中是必不可少的,并提出了用证据来指导临床实践的几点理由。首要的是,按摩师需要证据才能为患者提供尽可能好的治疗。证据为一种学科的理论基础提供支持,并且有助于按摩师成为审慎思考的人。证据也有助于理疗师正确区分哪些是有用且安全的操作方法,哪些是可能对患者有害的操作方法。此外,还有助于按摩师及患者了解哪些按摩和治疗干预方式能实施,哪些不能实施。其次,证据可促进大众认可并接受按摩以及其他辅助性医疗护理技术,并且提供一种共同的语言以便于按摩技术的交流。最后,证据能使按摩师与时俱进,活到老学到老,使其也成为医疗护理的更好受益者。

随着按摩被越来越广泛的接受[2,3],作为一种医疗护理干预方式,越来越多的消费者、医护从业人员、政府专门机构、专业协会以及研究人员对按摩的安全性和有效性提出了许多重要问题[4,5]。此外,按摩干预应用的增多以及随之而来的赔偿案件增多,对按摩师应承担的责任也有了更高的要求。因此,按摩师必须清楚,哪些患者在何种情况下采用哪种按摩手法才能取得最佳疗效。

就个人而言,按摩师出于职业道德也应终身学习,在从业实践中要自我反思,不断提高和完善技能、知识和职业态度。在这个过程中,证据将引导按摩师做出正确的临床决策并在职业上取得进步。

循证实践或循证医学

在临床决策中系统的应用证据是循证实践或循证医学的基础。Sackett等人[6]将循证医学(EBM)定义为"可靠的研究证据与临床专业技能和患者评价的统一体"。根据这个定义,最可靠的研究证据是指可用于临床上的以患者为中心的最佳研究结果,用以检测诊断和评估试验、预后标记和治疗干预的精确性、安全性和有效性。临床专业技能是指按摩师应用临床技能及经验的能力,以确定患者的特定健康状况以及每个病例所用干预方法的潜在危险和效果。患者评价是指患者对医患关系的特殊偏爱、目标和期望。Sackett等人建议,按摩师必须将以上所有因素整合为一体,才能熟练进行循证医学实践。

Greenhalgh[7]将循证医学进一步定义为"通过系统设计一些可回答的相关问题并且运用数学手段对可能性和风险进行估计,以提高按摩师在诊断、治疗、预防和其他相关领域的传统技能"。这就给Sackett等人的定义增加了两个重要概念。其一,按摩师必须学会如何在开始时向患者提一些可回答的但又不唐突的问题。其二,按摩师必须了解设计和进行研究的基本概念。

循证实践的批评者提出了许多理由,认为难以依据"可靠证据"做出临床决策[8,9]。他们坚持认为,有时几乎没有什么证据,而有时证据又太多。此外,他们认为按摩师没有那么多时间去搜寻和研读研究论文,并且将那些鱼目混珠的论文区分出来。最后,他们还指出,如何将新的信息运用到临床实践中也令人恐惧。尽管有这些障碍,循证按摩疗法仍然认为,采纳循证实践方式是按摩师的一个重要奋斗目标。

启用循证实践

对于学生和按摩师来说,启用循证实践第一步可能是开发其运用不同来源证据的能力。进行研究的4种基本能力是发现、理解、关键性评估以及将研究所得证据应用于实践的能力(框2-1)[1]。尽管为如何培养这些研究技能提供广泛的信息已超出本书的范围,但我们仍将用此必备能力清单和执业要领2-1至执业

要领2-5来引导对循证实践的介绍。

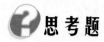

思考题

支持和反对按摩师把循证方法用于临床实践的观点各是什么?

为实践寻找证据

证据来自第一手或第二手资料[1,10]。第一手资料直接记录的是由按摩师或研究人员进行的原始研究的结果。原始研究的类型包括:临床试验,调查研究,人种论以及各种其他研究设计。第一手资料通常指的是专业期刊、会议报告以及个别教科书。第二手资料是第一手资料所提供信息的综述。第二手资料包括对原始研究进行综述并提出结论的间接研究,如非系统性的文献回顾、系统性的文献回顾和荟萃分析。第二手资料的其他类型也多种多样,如教科书、大众媒体、互联网、专业教程和专业期刊。

来自第二手资料的证据

第二手资料通常比第一手资料更容易获取。因此,学生或者刚刚接触循证医学实践的按摩师在搜寻实践证据时首先想到的往往是从互联网和媒体上进行搜索。然而,谁也不能够保证这些第二手资料准

框 2-1 研究所需的技能

1. 为实践搜寻证据的能力
- 能区分推荐期刊和其他出版的信息源
- 具有通过互联网进行文献搜索获取信息的能力

2. 分解研究证据的能力
- 能描述不同研究和证据的性质、变化及价值
- 能区分各种研究的方法设计
- 能确定并了解统计学基本概念

3. 严格评价研究证据的能力
- 能识别和了解各种研究和证据中隐含的假定和偏见
- 能识别和了解各种统计方法中隐含的假定和偏见

4. 将研究证据运用于临床实践的能力
- 能提出可供用于研究临床实践的问题
- 能依据可靠证据肯定、修改或改变实践
- 能通过各种方式向患者和其他人传播信息和研究发现来增加共享知识和推荐的选择

密思考、批判的眼光来阅读所有的出刊物。相比之下，没有经过同行评审的刊物、会议报告和专业教程，其审查过程是不太严格的。

思考题

1. 第一手资料和第二手资料有哪些共同点和不同点？

2. 第一手资料和第二手资料的优点和缺点分别是什么？

确地报道了原始发现。因此，在应用以下几点二手资料时必须要注意以下几点。首先，按摩师必须谨慎阅读媒体（如报纸、期刊）上的信息，因为原始研究的发现可能由于出版偏见和报道技术而被人为操纵或歪曲。其次，虽然互联网是目前发展最快的公众信息储存库，但要搜索到相关资料需要掌握有效的搜索技巧。众所周知，互联网上的所有信息都是通过一个关键词点击搜索的。如果一个人想在互联网上搜索有关按摩的有价值研究，只要把关键词"按摩"输入搜索引擎，就会发现想要在互联网上找到好的证据是多么具有挑战性。此外，互联网上的信息从研究人员对自己工作的描述到普通人发帖子获取个人感兴趣的信息，其间会变化。因此，按摩师们要验证互联网上所获信息的来源是否可靠。最后，虽然对教科书比对媒体的审查更为严谨，但是在判断教科书所提供的证据和其中所引用的第一手资料是否精准上，仍然没有一个明确的标准。同样的问题也适用于从专业期刊和教程中获得的第二手资料。

来自第一手资料的证据

获得第二手资料固然很容易，但按摩师们将会发现，证据的最精确报道还是研究人员的原始工作文件。按摩师可以从与科学和健康相关的信息资料库中获得第一手资料（框2-2）。即使在第一手资料中，信息的质量也是分等级的。由同行审过的专业期刊是金标准。同行评审是出版发行前的必经过程，由行业内的一组专家独立审查研究论文的科学价值、参与者安全性、道德准则和其他标准。然后他们对这些论文是否符合出版标准作出评价。经过同行评审的期刊都规定了刊载标准，因此，按摩师能对出版物中可能有的隐含假定或偏倚做出有根据的选择。尽管同行专家评审提示了出版优质研究资料的可能性，按摩师仍要以周

了解实践证据

了解证据要求按摩师增强对研究的基本理解力，并能评价研究中隐含的假定和偏见。进行研究有两种基本方式：定量研究和定性研究[1,10]。定量研究方法是从基础的科学研究中逐渐形成的，通过收集和分析数值资料进行研究。定性研究方法则是由社会科学研究传统方法发展而来，通过收集和分析来自经验和观察的文字资料，而不是用数值进行修改。

定量和定性研究的假设

定量和定性研究的5个基本假设不同（表2-1）[11]。第一个假设与现实的性质有关。在定量研究中，隐含的假设是，现实是独立于人之外而存在的。这一观点与定性研究迥然不同。定性研究的假设是，人决定现实。第二个假设的主要内容是研究人员和研究对象之间的关系。定量研究依据的信念是，研究人员可以置身于现实之外考虑问题，以便用"客观"的仪器观察和记录。另一方面，定性研究人员则认为他们自己是正在研究的现实当中的一部分。因此他们提出，观察者和他所观察的对象之间并没有区别，并且认为研究人员在研究现实的同时也改变着现实。

这些主要的不同之处为定量和定性研究者提供了判断的依据，即"真象"、事实和价值间的关系，以及调查的目的[11]。定量研究的基础是只有唯一的"真象"，即现实的准确表达。这与定性研究中的假设恰恰相反，定性研究关于研究现象的理论多种多样，每一种都能被平等地接受。在定量研究中，研究人员所采用方法的优势将决定哪种理论最接近于"真象"。此外，定量研究人员还要用专门的科学方法来排除偏见，并证明他们的研究结果并非偶然出现的。这些

框 2-2	健康和科学期刊的数据库示例

私营期刊

Alt-HealthWatch

内容简介：Alt-HealthWatch是一个全文本数据库，汇集了定期刊物、同行评审刊物、学术和专业出版物、杂志、消费者简报和报纸、研究报等以及关注补充、替代和联合医护和身心康泰的社团简报上的所有文献

CINAHL（Cumulative Index to Nursing and Allied Health Literature）

内容简介：护理文献的综合索引和相关健康领域的选择性索引；包括500余种杂志以及精选的专题论文、会议公报、媒体和专业实践的标准

AMED

内容简介：AMED是由英国图书馆保健信息服务提供的独特书目数据库。它还选择了一些有关健康专业、另类医学及传统治疗期刊

PsycARTICLES

内容简介：PsycARTICLES是一个数据库，它收录了美国生理协会（APA）、APA教育出版基金会、加拿大生理协会、Hogrefe和Huber出版的期刊（43种以上）的全部论文。这个数据库包括这些纸质刊物的所有资料

Hooked on Evidence

内容简介：美国理疗协会的Hooked on Evidence网站收录了有关

理疗干预效果的现有研究证据。该网站有一个数据库，可查询理疗领域有关论文摘要，网上资源名录及数据在文献系统综述的临床实践指南

公共和（或）免费刊物

PubMed

内容简介：PubMed（http://pubmed.gov）是美国国家医学图书馆管理的面向公众开放的专门资料库，包括1600多万篇从MEDLINE和其他生活科学刊物上摘录的引文、可与一些全文本论文的链接以及20世纪50年代以来的相关资料

ERIC

内容简介：教育资源信息中心（ERIC）是由美国教育部教育科学研究院主办的教育相关资料数字或图书馆。其中包括ERIC从1966年至2003年选入的期刊和非期刊论文的电子版书目记录，以及全文本论文

CHID

内容简介：CHID是美国国立卫生研究所各分部的书目数据库，可提供健康信息和健康教育资源相关文章的标题、摘要和实用信息

PEDro

内容简介：PEDro是理疗循证数据库。由循证理疗中心建立，可快速查阅理疗相关随机对照临床试验、系统综述和循证临床实践指南的书目信息与摘要

执业要领2-2

为实践搜寻证据

这名按摩师开始查阅临床教科书（第二手资料），以增加自己对骨关节炎相关病理和临床问题的了解。然后他又查阅了对骨关节炎所致疼痛的不同治疗方法。他惊讶地发现，用于患者的治疗方法与按摩疗法相左。因此，他决定仔细查看这些研究论文。由于他不熟悉数据库搜索，所以他先找了教科书参考文献中列出的一些论文。有些论文已经过时了，而且没有专门针对采用按摩疗法治疗骨关节炎疼痛的论文。所以他不得不搜索资料库。他选择从PubMed开始，这样在工作时可用电脑查询。输入了关键词"按摩""软组织手法""骨关节炎""疼痛""另类医学"和"缓解治疗"后，他找到了一些文献。他仔细查看了这些文献，最终找到了一些近期出版的关于骨关节炎患者进行按摩干预的研究文献。

方法包括对临床设施和参与者的管理、征象检测、尽可能控制好环境条件，以及应用统计学分析方法。这种策略支持他们的原则，也就是如果研究者采用同样的客观程序进行其他研究，则可以重现这些结果。而定性研究人员并不是想验证一种现象只有一个"真象"，因此他们只是观察自然状态下的现象，记录他们对观察对象的见解。他们的资料包括采访、直接观察和杂志之类的印刷品。此外，定性研究人员不用"客观性"，即通过重复他人研究方法来验证其发现是否正确，作为评价他人的工作标准。这些关于真象以及事实与价值间关系的假设让我们了解了研究的目的。

定量研究人员的目的是发现有关现象因果的法则，并将其推广至其他情况。由于定性研究人员接受

表2-1 定量和定性研究的假说

	定量研究	定性研究
现实的性质	现实是独立于人之外而存在的	现实是由人定义的
研究者和研究对象间的关系	研究者和研究对象是互相独立的	研究者在研究过程中可以影响研究对象
真象的性质	真象是最接近于"现实"的	每个人都有自己的见解,因此不存在单一"真象"
事实、价值和研究之间的关系	就研究人员而言客观性是金标准	研究者在研究和学习什么反映出他的价值观和兴趣
研究的目的	为了发现可推广至其他情况的现实法则	文化和解法:对所观察的群体或现象的理解

Adapted with permission from Lincoln Y, Guba E. *Naturalistic Inquiry*. Newbury Park: Sage; 1985; and Smith JK. Quantitative versus qualitative research: an attempt to clarify the issue. *Educational Res.* 1983; 12: 6–13.

多种理论同时并存的理念,因此他们不会致力于找出广泛适用的法则。定性研究人员的目的是更深入了解他们所观察的对象。定量和定性研究的这些不同假设,使他们收集和分析数据的方法完全不同。

定量和定性研究的设计

定量研究的设计有多种类型[8,10]。描述性研究可提供对事件或活动的记录或描述。研究人员可以用这些设计提出假说或陈述,并通过收集和分析数据来验证其真伪。描述性研究设计包括:病例报告、病例系列以及相关研究。另一方面,解释性研究旨在阐释事件或变量之间的联系,并仔细检查其原因和效果。研究人员用这些研究方法来验证假说。解释性研究设计是实验性或类实验性研究。实验性研究包括随机临床试验和其他随机化设计,以及有对照组的变异类型。相比之下,类实验性研究是没有随机化和对照组的,如自身对照研究。在有关研究方法的教科书[1,10,12,13]中,对用于按摩及相关医护方法的定量研究设计相关的术语、程序和统计量进行了更详细的讨论。

定性研究的类型也有许多种,其中最常用的是实据理论、人种论和现象学研究[1,10,11]。数据采集通常是在研究对象实际产生行为和现象的自然环境中进行的,而不是像定量研究那样在实验室或高度控制的临床环境中进行。由Glaser和Strauss[14]所提出的实据理论,需从参与者的反应形成理论。换句话说,研究人员要对参与者的反应进行收录、分类和整合,以识别其样式并形成理论。人种论描述和解释的是有着共同特征的一类人的行为。现象学研究描述的是一类人某一特定方面的经历,关注的是个体如何解释和理解他们

的经历,而不是简单地描述这些经历。有关定性研究方法和术语的教科书包括Lincoln和Cuba[11]以及Glaser和Strauss[14]的著作。

按摩研究的设计

进行按摩是一种涉及生理、心理、社会及精神等多方面因素的综合干预。要想把按摩的特殊功效(如神经或心血管效果)与非特殊功效(包括医患关系和环境)区分开,是相当困难的。那么,究竟哪种研究方法适用于对按摩技法的研究呢?是定量研究,还是定性研究?这取决于所提出的研究课题。有些研究课题可以用一种方法或另一种方法得到解决,但是有些研究课题最好联合应用定量和定性研究。请考虑一个为特定人群应用某种特定按摩干预的有效性的研

执业要领2-3

了解实践的证据

执业者决定先从《内部科学档案》中"膝部骨关节炎按摩疗法"的随机临床试验(RCT)开始,因为他听说RCT更为严密。他决定不舍弃有关单个患者的检测和病例报告,因为他觉得从中也能找到重要的信息。

在读这篇文献之前,他先看了一本教科书中有关阅读研究资料的指南。他注意到,在众多研究方法中,RCT要检测的是假说,并且运用随机化和对照组来减少偶然性表现的可能性。

Perlman A. Sabina A. Williams A, Njike V. Katz D. Massage therapy for osteoarthritis of the knee. *Arch Intern Med.* 2006; 166: 2533–2538.

究课题："对于卧床休息的高危孕妇,每天进行按摩干预是否可以改善她的妊娠期状况?"研究人员最好采用定量设计来回答这个问题。然而,研究人员可以用定性研究方法更好地完成有关患者接受按摩重要性的研究课题(例如,"对于卧床休息的高危孕妇,每天进行按摩干预有什么感知和体验?")。越来越多进行按摩技术研究的人意识到,现行的研究方法不能解决关于按摩的关键问题。因此,研究人员正在开发一种按摩研究的新方法。例如,整体系统研究是一种把按摩干预或按摩实践的特异性和非特异性疗效之间复杂的相互联系作为一个整体进行检验的方法[15]。

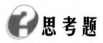

思考题

举例说明,用定量设计、定性设计和整体系统设计分别解决哪些问题最合适?

对实践证据的评价

当被问及"什么是好的证据?"时,聪明的人回答说:"这取决于提问者。"意思是说,证据既不是中立的,也不是无偏见的。处于特定历史和社会条件下的人们会对按摩技术提出不同证据。因此,与其他所有知识形式一样,这种信息并非完全无偏见或错误。知道这是现实中的人在不理想的真实环境下产生的证据,并不意味着按摩师就不能够凭借这些证据做出正确的临床决策。但按摩师必须要以训练有素、严谨的方式来使用这些证据。因此,他们必须对获得证据所用的方法做进一步评价。他们还应该仔细考虑:研究课题是如何以及为什么提出的,证据是如何获得以及由谁获得的,是谁资助和进行研究的,谁会从研究中获益。在临床决策过程中,对证据的相对效力、薄弱之处和偏见进行权衡考虑,是至关重要的。

证据等级和证据库

评价证据的指导方针有多重来源。Sackett 等[6]创立了一种叫做证据等级的研究设计等级制度和一种评价证据的系统方法(框2-3)。这种等级制度对几种不同的研究类型进行了分级[6,16]。系统综述对各项研究的发现进行评估,并运用统计学方法对这些发现进行综合分析。随机对照试验采用对照组,将参与者随机分到试验组或对照组。在队列研究中,有一组接受

框2-3		Sackett 的证据等级示例
推荐等级	证据等级	研究类型
A	1a	随机对照试验(RCT)的系统审查
	1b	可信度疑问
	1c	全或无病例案例
B	2a	对照研究的系统审查
	2b	个体对照研究和低质量RCT
	2c	疗效研究
	3a	病例对照研究的系统审查
	3b	个体病例对照研究
C	4	病例系列和劣质对照研究以及病例对照研究
D	5	无明确批评意见专家评价,或者依据生理学、纯学术研究或"首要原则"的意见

Adapted with permission from Sackett D, Straus SE, Richardson WS, Rosenberg W, Haynes B. *Evidence-Based Medicine：How to Practice and Teach EBM*. Edinburgh：Churchill Livingstone；2000；7–8; and Glaros S. All evidence is not created equal：a discussion of levels of evidence. *PT Magazine*. 2003；11：42–49,52.

干预的受试者和一组身体情况类似但是未接受干预的受试者,研究人员将对他们的实验结果进行跟踪监测。在病例对照研究中,研究人员要对产生相似疗效的个体进行标记等,检查他们的病史,以便判断他们是否接受了相同的干预。病例系列是对一组相似体征或接受相同干预的受试者进行总结,但不参照对照组的表现。Sackett的等级制度中最高级别的研究,可以对干预和疗效之间的因果关系提供最强有力的证据,反之亦然。

对这种方法持批评态度的人指出,这种对研究设计按证据等级分级的制度适用于定量研究方法[7-9]。他们注意到,在Sackett 等人[6]划分的证据等级中,最高级别是随机对照试验(RCT),由于实验对照和受试者随机化程度而被认为是最严格的实验设计。而描述性研究,由于其对照和随机程度不高,被排在此等级制度的最底部。这种传统的证据等级制度,在按摩技术研究中值得关注,因为它表明按摩的许多证据都来自于那些排在较低证据级别的传统研究,因此不是十分严格。为了解决这一问题,Jonas[9]提出建立一个包括多种严格的研究方法的"证据库",而不是Sackett所提出的那种等级制度模式。他认为,包括有多种研究方法(如定性研究方法)可以为按摩的组成和工作原理提供更为均衡和完整的蓝图。

阅读并评价研究论文

可获得的研究证据数量很多,往往令人无从下手。一些专业的期刊旨在收集、总结、评论最新的论文,使按摩师能保持与时俱进。这种二次研究的有些类型,如荟萃分析,应用严格的标准来评估对特定对象的所有相关研究,因此对按摩师来说可能是一种有效方法,同时可评论大量相关研究结论。另外,Sackett等人[6]还为系统分析研究论文及评判其严谨性提供了指导方针。

按摩师必须要避免在研读一篇研究论文时,看完简介就直接跳到讨论和结论部分。对研究论文的可信度应有一个系统的评估,有助于按摩师准确判断,并把论文所提供的证据应用到临床实践中。在本章的开始部分提到的"如何批判地阅读研究论文",概述了一个基本的程序,可以为循证按摩方法使用研究文献中的证据提供一个出发点。尽管深入讨论

分析研究文献过程已超出了本书的范畴,但在有关治疗技术的章节中,仍会简要介绍对证据案例的分析来说明这种方法。

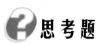 **思考题**

在什么情况下,随机临床试验不能为按摩技术的应用提供可靠的证据?

将证据应用于实践

把最佳证据应用于实践可为复杂的执业实践过程提供一组有用的线索。Sackett 等人[6]概述了循证实践方法是如何将最佳研究证据、临床专业技能和患者的评价观整合为一体的。把循证方法应用于实践的过程，要求按摩师必须对自己的假设、偏见和知识基础有所了解[17]。一个有职业道德的按摩师在其整个职业生涯中会不断地检验和充实自己的知识、技能和看法。她会为实践寻找最好的证据，批判地进行评估，然后应用相关的信息验证、修正或改变她的执业实践方法。自从意识到将来的研究可能会证明目前被大众所接受的治疗方法有些是无效的，她便乐于挑战传统方法并独立思考。最终她意识到，获得研究能力和发展循证实践，并不是仅仅为了单一用途而学习一些特殊的技能，而是为了在她整个职业生涯的各个方面都结合批判的思考，用证据来提升自己的专业成就，给患者带来安宁与健康。框2-4简单介绍了一些活动，按摩师可用来促进自己把循证实践方法应用到临床实践中。

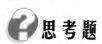

思考题

下个月你会合理地安排框2-4中所列的哪些活动？写出你需要着手执行这些活动的步骤，并付诸实施。

基本要点回顾

众所周知，按摩是将身体、心理、精神三方面整合在一起。把最佳证据整合到临床实践中，是否会使按摩师不重视感觉和运用自己直觉？思考和感觉如何把患者的特定需求和偏好协调一致，正是按摩的艺术和科学性。许多杰出且富有创造性的解决方法都来源于预感直觉和感觉。当按摩师的审慎思考能力、感受能力以及同时遵循自己直觉的能力提升后，循证实践就能发挥最好的作用。由于上述原因，按摩师要有意识地培养自己探寻、领会、审慎评价和将研究结果应用于实践的能力。他们必须用审慎的眼光，从第一手和第二手资料中选择研究成果。当全神贯注于这些研究成果时，按摩师必须熟悉这些源自定性、定量，和整体系统方法的研究方法，并且要考虑它们对证据级别和证据库的贡献程度。最后，按摩师还必须要终身学习，在其职业生涯中不断将新的证据应用到临床实践中。

框 2-4	有助于循证实践的活动

■ 向患者解释有关实践价值的特定问题
■ 寻找最佳证据
■ 对最佳证据进行审慎的评估
■ 以证据为指导采取行动
■ 思考
■ 明确表达思考的问题
■ 审慎阅读
■ 和他人讨论和学习
■ 验证、改变或修正临床实践
■ 不断学习和自我评价
■ 抽出时间阅读期刊和思考实践
■ 抽出时间上网搜索；注意关注新信息
■ 订购期刊/简讯
■ 加入同龄人监督组
■ 加入你的专业组织
■ 研究资料的读写能力和研究工作能力
■ 寻找专业监督或导师
■ 加入循证专业组织
■ 审慎评价自己的执行过程
■ 保证要终身学习
■ 为患者创建循证简讯
■ 在所在社区进行讨论或信息分享会议
■ 把病例报告和最佳证据评价写出来并发表
■ 与一些公认的学术研究人员合作参与研究项目

Adapted with permission from Gibbs LE. *Evidence-Based Practice for the Helping Professions: A Practical Guide with Integrated Multimedia.* Pacific Grove. CA: Thompson, Brooks, Cole; 2003: 19.

将证据应用于实践

这位执业者仔细思考了他从中学到了什么,并试图弄清楚在治疗骨关节炎患者中这些信息会给他提供什么帮助。他凭借临床教科书和自己的临床经验列出了如下指导方针。

适于按摩的主要身体结构和功能损伤

1. 急性感受性和慢性疼痛
2. 肌肉延展性降低
3. 肌肉痉挛
4. 关节活动度减小,主诉晨僵
5. 肌肉静息张力增大
6. 扳机点
7. 体位不正
8. 慢性疼痛导致的睡眠模式改变
9. 体形改变

主要功能受限

1. 步态问题
2. 功能性活动(如行走、站立体位提绳)时疼痛
3. 疼痛、无力和代偿运动导致的活动耐受性降低

按摩技法的主要临床效果

1. 轻抚法
   - 镇静
   - 降低疼痛程度
2. 揉捏法
   - 降低肌肉静息张力
   - 镇静
   - 增加肌肉延展性
   - 扳机点降低的边缘使疼痛减轻
3. 叩击法
   - 不适用于骨关节炎疼痛的主要损伤
   - 提高警觉性
4. 拨法
   - 通过降低疼痛扳机点的活动以减轻疼痛

5. 特定部位按压
   - 降低扳机点活动性
6. 关节活动/松动技法
   - 简单的止痛手法,可减轻疼痛
7. 补充的技法包括
   - 拉伸
   - 冰敷或热敷
   - 医疗体操
   - 功能活动

他列举了几项研究提供的按摩技法的疗效

1. 叩抚法
2. 轻抚法
3. 揉捏法
   - 增大活动范围
   - 减轻疼痛
   - 增强感觉功能
   - 减轻明显的僵硬
   - 改善步态

这位执业者依据他对证据的评估、临床经验和患者需求的,而不是1小时的全身瑞典按摩干预,因为患者仅一或两个关节接受了治疗。他还认为,联合采用其他按摩手法和补充技法的局部治疗可以使他的治疗更有效。

下一个决定是要确保其所做的临床检查能确诊骨关节炎所致身体结构与功能的主要损害,为其选择按摩和其他补充技法提供一个更好的框架。令他感到困惑的是,这项研究联合应用了3种有着不同临床效果的按摩手法,而没有应用这些手法的具体指导方针。他依据临床知识认为,揉捏法是三种方法中最有效的,因为叩抚法的主要作用是刺激,而轻抚法作为入门按摩技法更有效。此时他还针对患者所表现的身体结构和功能损伤,加入了拨法、特定部位的按压、关节活动和松动技法,以及补充技法。他的最终决定是重读研究文献,以便获得有关揉捏法、拨法、特定部位按压和关节活动手法对一般患者及骨关节炎患者疗效的更多信息。

按摩的证据:深入研究与实践

这一部分简述研究方法领域的一些高深问题和按摩研究趋势。

按摩证据的发展趋势

虽然按摩的研究刚刚起步不久,但高质量的按摩研究近年来层出不穷。大部分研究调查的是按摩的安全性和有效性。大多数研究关注的是疼痛缓解、心理效果及免疫系统的效果。因此,对按摩技法的其他生理效果,如肌肉张力、结缔组织完整性或体液方面的研究为数不多。最后,研究人员还对按摩研究进行了荟萃分析和其他系统回顾,以确认各种按摩技法的最

普遍报道和确认的效果。

按摩与疼痛

目前不断增多的临床试验表明，按摩能够缓解头痛[28,29]、腰背和其他骨外科疼痛[30-33]、骨关节炎[34]、怀孕与生产[35]以及成人和小儿癌症等患者的疼痛[36-40]。此外，Furlan等人[33]在他们对按摩和腰背痛进行的Cochrane系统评论中提出了一些结论。他们认为，有适度证据表明，与安慰剂相比，按摩可以减轻慢性腰背痛患者的早期疼痛的强度和性质，他们还发现有适度证据表明，按摩可以减轻慢性腰背痛患者的疼痛强度并改善其功能。总的来说，他们认为按摩疗法通过减少医护就诊次数、止疼药的使用以及背部护理费用可以节省患者开销[41]。此外，他们还认为，按摩对慢性腰背痛患者的效果是长期的(最少可以持续1年)。最后，如果按摩是由持证医师实施并配合锻炼和健康教育，将会提高其效果[42]。

按摩的心理效果

越来越多的证据表明，按摩技法对许多不同人群可以在心理上产生显著的效果，例如，减轻压力、抑郁和焦虑[43-47]。在Moyer等人[47]对按摩研究的荟萃分析中，按摩研究了采用医学模式的局限性，并从心理治疗视角采用了一种革新的方法。他们得出结论，应用多种按摩均可减轻感性疼痛。此外他们还指出，只有轻微忧虑和抑郁是文献记载的最佳按摩心理效果，其按摩技法干预所产生的效果与心理治疗的效果类似。

按摩和免疫功能

许多研究都发现按摩对免疫功能的各项指标有显著的正向效果，但是这项发现还没有得到一致认可[45-63]。举例来说，目前关于压力的生化指标(如皮质醇、血清素和多巴胺水平)在按摩治疗之后是否会发生改变仍有争议。迈阿密大学触觉研究学院的一些研究表明，皮质醇水平在按摩后会降低，但另一些研究并未证实这些发现，因此提示还需要对这方面进行进一步的研究。

按摩的其他生理效果

下面选择了一些按摩的其他生理效果，但有关这方面的研究并不多。首先，近期一些研究报告指出，按摩对各种疾病人群的疲劳以及睡眠的质量都有正向效果[64-98]。另外，一些研究还表明，按摩技法可以改善静脉和淋巴回流，但是需要做更多的研究来支持这个论点[94-103]。这与用按摩来加快动脉血流类似；其研究群体少并且自相矛盾[87,104-111]。此外，近来的一小部分研究趋向于证实传统的运用叩击法对气道清理有效[112-116]，不过医疗器械可能有同样效果。令人奇怪的是，关于按摩降低健康肌肉静息张力的效果尚没有可用的研究结果，而这正是大多数人选择按摩的最常见原因。这也许是由于人们并不了解生理进程对健康肌肉静息张力的作用以及可靠评估静息张力存在的问题[117]。最后，目前支持用按摩来降低某些神经系统疾病导致的肌张力肉静息升高的证据还很有限[118-120]。

正如下一节"按摩研究中存在的问题"中所述，缺乏按摩疗效证据主要反映出方法学的局限性，而不是真正缺乏潜在疗效。只要临床医师清楚地了解按摩的优势和局限性，仍然可以从阅读现有按摩研究文献中获益。

按摩研究中存在的问题

补充和替代保健的研究以及总体医护研究所存在许多相同的方法学问题，目前正妨碍着有关治疗效果的研究。这些问题包括：

- 缺乏相关的疗效测定。
- 研究方法无说服力。
- 干预程序界定不清。
- 样本混杂或数量不足。

但是，这些局限性不会阻止这一领域的进步。相反，了解现存的局限性能促进按摩技术研究的进步。此外，临床医师还应注意到，精心设计的研究，包括系统记录了按摩技法正向效果的随机临床试验，已经呈现出持续增多的态势。

现行研究方法中存在的问题

Haraldsson等人[121]针对按摩颈部力量功能失调患者的疗效进行了Cochrane系统回顾，表明现行的按摩研究存在一定的局限性。首先他们发现，研究的方法学质量低，19项研究中有12项被认为是低质量研究。此外，研究参与者的多样性也不利于研究结果的统一归纳。好的一面是，对研究参与者特征做了详细报道。相反，这些研究对按摩干预和医师治疗经历都很少描述。对干预的描述常常将多种技法混在一起，而省略了对具体技法及其原理的描述。有些研究中还包括了医师认为不适用于所调查疾病的按摩干预技法。此外,在19项研究中只有11项提供了充分的详细资料来证实实施按摩干预的人究竟是谁。最后,按摩技法和研究方法的变动使作者不可能对按摩是否能缓解颈部疼痛和改善功能得出结论。

设计和报道按摩研究的趋向

认识到研究中存在的局限性,便可以着手制订更加明确的设计和报道按摩研究指南。这些努力中有一些是为了使各学科和期刊相互融合,旨在提升按摩技法证据的整体质量。

在研究设计领域,为了改善现有设计而提出了一些关键性问题,包括:

■ 增加关于疗效的研究数量。

■ 提出按摩方案或干预方式的明确定义,包括干预的量和频度。

■ 评估具体的按摩技法,而不是评估联合应用多种技法的全面干预。

■ 简述治疗医师和其他研究人员的资质。

■ 检验按摩的非特异性复杂效果,如医患关系和临床环境。

■ 制订并运用可测定按摩潜在疗效的测定手段。

■ 增加研究的受试者人数,或者应用适于小样本研究的系统方法。

■ 采用更加系统和严密的研究设计进行定量、定性或全面系统研究。

经过同行评审的期刊为报道研究结果提供了指导方针。此外,一些组织也正在制订适用于多种期刊和学科的标准。例如,CONSORT报告就采用一种重证据方法来提高随机试验报告的质量[122]。这个报告有多种语言版本,并且已被一些著名的医学期刊,如《柳叶刀》《内科学年鉴》和《美国医学会杂志》所认可。CONSORT由一份清单和流程图表组成,为研究人员提供一种标准的报道试验方法。清单中包括要求研究人员在其报告中依据证据标明的项目。为了补充清单流程图,还为研究人员提供了一个受试者在试验中进程的清晰图像,从随机分组时间点直至他们参与此节目结束。其目的是使试验程序的报道更为清晰,以便使这些资料的使用者能更有效地对此作出评估。

正如本章上文所述,有职业道德的医师在其整个职业生涯中会不断地检验和提高自己的知识、技能和

看法。审慎评估我们在按摩研究中使用的方法是提高按摩技法研究质量和证据质量的另一项要素,以此来支持把按摩技法用于临床实践。

如何审慎阅读研究论文

在阅读研究论文时,医师可以通过询问一些有益的问题来评估研究的相对优缺点[1,6,9,37,38,121,123]。表2-2列出了一些医师可用来指导其阅读的问题。

引言

医师可以从引言中明确该项研究目的。定量研究通常也会在这一部分对研究所验证的假说进行概述。通过阅读引言,医师可以判断在为课题提供有充分依据的研究中是否存在明显的临床问题或缺陷。另外,还可以检验研究涉及的临床人群和临床问题,并判断其是否与自己的临床实践相关。

研究方法

无论是定性研究还是定量研究,方法部分往往是研究可靠性的关键。临床医师新手有一些重要问题要考虑。首先,明确的干预步骤以反对进行干预的临床医师的培训,将有助于临床医师对下列问题做出决定:①干预方式是否与其临床人群相关;②研究人员是否能正确进行适当干预;③在自己的临床实践中,是否能再现这些干预。其次,医师可以认真考虑研究样本的特性,并判断这些特性是否很好地表现了临床人群,或者研究人员是否为了歪曲研究结果才选择他们。第三,医师可以细读研究程序,以判断这些研究程序描述得是否详细,是否符合逻辑,以及能否让研究人员解答他们在引言中提出的问题或预期目的。最后,医师不能对资料分析部分避而不谈。即使没有统计学高级知识,医师也可以理解分析的基本意图,评价研究人员是否对相关资料进行了分析。例如,如果研究人员声称要确认分数间的关系,那么他们是否用某种方式测定过这种关系呢?或者,如果研究人员声称对不同组的表现进行了比较,那么他们是否用试验对各组分数的差异进行过验证?

研究结果

无论结果是以叙述、表格、图表还是其他图解形式进行表述的,都必须精心编排且要易于理解。医师的主要问题是,研究人员是否采用了他们所述的程序

表2-2	阅读研究论文时要考虑的一些问题

引文

■ 是否清楚表述了研究中存在的临床问题或缺陷？

■ 作者是否提供了完整的最新的文献评论？

■ 作者是否检查过设计、调查人群和结果相似的其他研究？

■ 文献评价是否支持其临床问题或研究缺陷？

■ 研究的问题是否与临床相关？

■ 作者是否提供了形成这项研究理论基础的确定模式或范例？

■ 是否清楚地陈述了研究的目的或问题？是否有文献资料的支持？

■ 定量研究是否提出了明确的假说或预见？

定量研究方法

■ 是否详细描述了受试者？他们是否代表临床适宜人群？

■ 作者是否提供了有关样本及取样方法的充足信息，使你能判断在取样过程中不存在偏见？

■ 研究方法是否能使研究人员达到其研究目的？

■ 研究设计是否与业内公认的历史、成熟度或试验标准产生矛盾？

■ 是否清楚地描述了各项干预(独立变量)和预期反应或结果(非独立变量)，使你了解作者想要测量什么？

■ 作者是否清晰地描述了所采用的测量手段，并提供了有关类似可靠性、有效性以及其他心理特性的信息？

■ 是否清楚作者用每一种测量手段解答什么问题？

■ 作者对干预手段(独立变量)是否进行了系统的控制或实施？

■ 是否清楚地描述了治疗过程和对实施治疗人员的培训，使你能重复这些步骤？

■ 作者对研究步骤是否描述得足够清楚，使你能评估其是否符合逻辑和可否重复操作？

■ 作者对所有重要资料都进行分析了吗？

■ 对资料进行的分析是否与课题的设计和目的相吻合？

定性研究方法

■ 是否很好地描述了受试者及其所处的环境？

■ 研究人员是否有资质使用研究中所描述的方法？比如说，他们是否是有经验的调查人员？

■ 作者是否清楚地描述了所选样本以及取样方法，使你能判断正确并在选受试者中不存在偏见？

■ 是否清楚地描述了治疗过程和对实施治疗人员的培训，使你能重复进行？

■ 研究方法是否能使研究人员达到研究的目的？

■ 研究人员是否采用了严谨而适当的方法来收集高质量数据？

■ 研究人员是否对所用技法进行了描述，以提高所得结果和相应说明的质量？

■ 研究人员是否对所有受试者都进行了说明？受试者当中是否有人中途退出研究？

■ 数据分析是否与研究的设计和目的相吻合？

结果

■ 作者是否清楚报道了数据分析的主要发现，是否有数据丢失？

■ 这些发现是否与所述目的和步骤相一致？

■ 在定量研究中，作者是否明确所得结果具有统计学还是临床意义？

■ 研究人员能否用所述程序合理获得所报道的结果？

■ 对于定量研究，你是否相信效果或响应(非独立变量)的变化是由治疗(独立变量)所致？

■ 对于定性研究，考虑到上述问题和方法，其结果是否可信？

讨论/结论

■ 你认为作者给出的结果和研究目的中，能得出什么结论？

■ 在定量研究中，作者是否说明了所提出的假说被认可还是被否定？

■ 作者在解释其结论时，是否将其发现与现有文献和临床实践联系起来？

■ 作者对其研究结果或缺乏预期结果，是否给出了符合逻辑的解释？

■ 作者是否能对其设计的局限进行概述，并且提出改进？

■ 作者是否从其研究中找出了未来的研究方向？

■ 在此研究基础上，你是否会改变自己的实践方式？

普遍问题

■ 这是经同行评审阅者盲审过的期刊吗？

■ 研究人员的背景和经历是否适合此项研究？

■ 是否有来自资助该项研究的机构的偏见？

Adapted from Menard MB. *Making Sense of Research: A Guide to Research Literacy for Complementary Practitiones*. Toronto: Curties-Overzet; 2003; and Dumholdt E, Malone T. Evaluating research literature: the educated clinician. *Phys Ther*. 1984;65:487–491.

合理获取了预期结果。医师可由此确定研究人员所报道的正面和负面发现。医师最好在阅读"讨论和结论"时再重新去看"研究结果"部分，以便了解研究人员的发现是否确实支持他们的结论。

讨论和结论

通过对研究的基本分析，医师可以用审慎的眼光

对研究人员的结论进行审核。作者是否为其研究发现或是欠缺发现给出了合乎逻辑的解释？他们是否用现有的文献来支持其论点？他们的结论是否有逻辑分歧，研究设计是否有局限性？这些都是医师要考虑的问题。最后，医师应重点关注这些研究发现是否可用于自己的临床实践。

参考文献

1. Menard MB. *Making Sense of Research: A Guide to Research Literacy for Complementary Practitioners.* Toronto: Curties-Overzet; 2003.
2. Eisenberg DE, Davis RB, Ettner SL, Appel S, Wilkey S, Van Rompay M, Kessler RC. Trends in alternative medicine use in the United States, 1990–1997: Results of a follow-up national survey. *JAMA.* 1998;280:1569–1575.
3. Ramsey SD, Spencer AC, Topolski TD, Belza B, Patrick DL. Use of alternative therapies by older adults with osteoarthritis. *Arthritis Rheum.* 2001;45:222–227.
4. Dryden T, Achilles R. Massage Therapy Research Curriculum Kit. Evanston, IL: American Massage Therapist Foundation; 2004.
5. Dryden T, Findlay B, Boon H, Verhoef M, Mior S, Baskwill A. Research requirement: literacy amongst complementary and alternative health care (CAHC) practitioners. Ottawa: Natural Health Products Directorate, Health Canada; 2004.
6. Sackett D, Straus SE, Richardson WS, Rosenberg W, Haynes B. *Evidence-Based Medicine: How to Practice and Teach EBM.* Edinburgh: Churchill Livingstone; 2000.
7. Greenhalgh T. How to read a paper. *BMJ.* 2001;322:3–5.
8. Lewith GT, Jonas W, Walach H. *Clinical Research in Complementary Therapies: Principles, Problems and Solutions.* Edinburgh: Churchill Livingstone; 2001.
9. Jonas WB. The evidence house: something we can all live in. *West J Med.* 2001;175:79–80.
10. Portney L, Watkins M. *Foundations of Clinical Research: Applications to Practice.* Norwalk, CT: Appleton & Lange; 1993.
11. Lincoln Y, Guba E. *Naturalistic Inquiry.* Thousand Oaks, CA: Sage Publications; 1995.
12. Hymel G. *Research Methods for Massage and Holistic Therapies.* St. Louis: Elsevier, Mosby; 2005.
13. Guyatt G, Rennie D. *User's Guide to the Medical Literature: Essentials of Evidence-Based Clinical Practice.* Chicago: American Medical Association Press; 2001.
14. Glaser BG, Strauss AL. *The Discovery of Grounded Theory: Strategies for qualitative Research.* New York: Aldine de Gruyter; 1967.
15. Ritenbaugh C, Verhoef MJ, Fleishman S. Whole systems research: a discipline for studying complementary and alternative medicine. *Altern Ther Health Med.* 2003;9:32–36.
16. Glaros S. All evidence is not created equal: a discussion of levels of evidence. *PT Magazine.* 2003;11:42–49, 52.
17. Gibbs LE. *Evidence-Based Practice for the Helping Professions: A Practical Guide with Integrated Multimedia.* Pacific Grove, CA: Thompson, Brooks, Cole; 2003:19.
18. Benjamin BE, Piltch C. Ben Benjamin's corner. Massage therapists need to embrace research. *Massage Ther J.* 2005;44:32–35.
19. Cassidy CM. Methodological issues in investigations of massage bodywork therapy. Part IV: experimental research designs. *J Bodywork Movement Ther.* 2003;7:240–250.
20. Cassidy CM. Methodological issues in investigations of massage/bodywork therapy. Part III: qualitative and quantitative designs for MBT and the bias of interpretation. *J Bodywork Movement Ther.* 2003;7:136–141.
21. Cassidy CM. Methodological issues in investigations of massage/bodywork therapy. Part II: making research designs and data credible: model fit validity, combining scientific soundness with the explanatory model of massage and bodywork therapies. *J Bodywork Movement Ther.* 2003;7:71–79.
22. Cassidy CM. Methodological issues in the scientific investigation of massage and bodywork therapy. Part I. *J Bodywork Movement Ther.* 2003;7:2–10.
23. Hymel GM. Integrating research competencies in massage therapy education. *J Bodywork Movement Ther.* 2005;9:43–51.
24. Hymel GM. Advancing massage therapy research competencies: dimensions for thought and action. *J Bodywork Movement Ther.* 2003;7:194–199.
25. Richardson J. Developing and evaluating complementary therapy services. Part 1: establishing service provision through the use of evidence and consensus development. *J Altern Complement Med.* 2001;7:253–260.
26. Stuttard P. Working in partnership to develop evidence-based practice within the massage profession. *Complement Ther Nurs Midwifery.* 2002;8:185–190.
27. American Physical Therapy Association. *Guide to Physical Therapist Practice.* 2nd ed. Alexandria, VA: American Physical Therapy Association; 1999.
28. Quinn C, Chandler C, Moraska A. Massage therapy and frequency of chronic tension headaches. *Am J Public Health.* 2002;92:1657–1661.
29. Hernandez-Reif M, Dieter J, Field T, Swerdlow B, Diego M. Migraine headaches are reduced by massage therapy. *Intern J Neurosci.* 1998;96:1–11.
30. Tsao J. Effectiveness of massage therapy for chronic, non-malignant pain: a review. *eCAM Advance Access.* Published

online on February 5, 2007. Available at http://ecam.oxford journals.org/cgi/content/full/nel109v1.

31. Dryden T, Baskwill A, Preyde M. Massage therapy for the orthopaedic patient: a review. *Orthop Nurs.* 2004;23:327–332.

32. Cherkin D, Eisenberg D, Sherman K, Barlow W, Kaptchuk T, Street J, et al. Randomized trial comparing traditional Chinese medical acupuncture, therapeutic massage, and self-care education for chronic low back pain. *Arch Intern Med.* 2001;161:1081–1088.

33. Furlan A, Brosseau L, Imamura M, Irvin E. Massage for low-back pain: a systematic review within the framework of the Cochrane Collaboration Back Review Group. *Spine.* 2002;27:1896–1910.

34. Perlman AI, Sabina A, Williams L-A, Njike JV, Katz D. Massage therapy for osteoarthritis of the knee: a randomized controlled trial. *Arch Intern Med.* 2006;116:2533–2538.

35. Chang M, Wang S, Chen C. Effects of massage on pain and anxiety during labour: a randomized controlled trial in Taiwan. *J Adv Nurs.* 2002;38:68–73.

36. Gecsedi R. Massage therapy for patients with cancer. *Clin J Oncol Nurs.* 2002;6:52–54

37. Cassileth B, Vickers A. Massage therapy for symptom control: outcome study at a major cancer centre. *J Pain Symptom Manage.* 2004;28:244–249.

38. Fellowes D, Barnes K, Wilkinson S. Aromatherapy and massage for symptom relief in patients with cancer. *Cochrane Database Syst Rev.* 2004;2:CD002287.

39. Post-White J, Hawks R. Complementary and alternative medicine in pediatric oncology. *Semin Oncol Nurs.* 2005;21:107–114.

40. Phipps S, Dunavant M, Gray E, Rai SN. Massage therapy in children undergoing hematopoietic stem cell transplant: results of a pilot trial. *J Cancer Integr Med.* 2005;3:62–70.

41. Cherkin D, Sherman K, Deyo R, Shekelle P. A review of the evidence for the effectiveness, safety, and cost of acupuncture, massage therapy, and spinal manipulation for back pain. *Ann Intern Med.* 2003;138:898–906.

42. Preyde M. Effectiveness of massage therapy for subacute low-back pain: a randomized controlled trial. *Can Med Assoc J.* 2000;162:1815–1820.

43. Hanley J, Stirling P, Brown C. Randomised controlled trial of therapeutic massage in the management of stress. *Br J Gen Pract.* 2003;53:20–25.

44. Field T, Pickens J, Prodromidis M, et al. Targeting adolescent mothers with depressive symptoms for early intervention. *Adolescence.* 2000;35:381–414.

45. Field T, Diego MA, Hernandez-Reif M, Schanberg S, Kuhn C. Massage therapy effects on depressed pregnant women. *J Psychosom Obstet Gynaecol.* 2004;25:115–122.

46. Bost N, Wallis M. The effectiveness of a 15 minute weekly massage in reducing physical and psychological stress in nurses. *Aust J Adv Nurs.* 2006;23:28–33.

47. Moyer C, Roungs J, Hannum J. A meta-analysis of massage therapy research. *Psychol Bull.* 2004;130:3–18.

48. Shor-Posner G, Hernandez-Reif M, Miguez M, et al. Impact of a massage therapy clinical trial on immune status in young Dominican children infected with HIV-1. *J Altern Complement Med.* 2006;12:511–516.

49. Boylan M. Massage boosts immunity in breast cancer patients. *J Aust Trad Med Soc.* 2005;11:59–62.

50. Hernandez-Reif M, Ironson G, Field T, et al. Breast cancer patients have improved immune and neuroendocrine functions following massage therapy. *J Psychosom Res.* 2004;57:45–52.

51. Shor-Posner G, Miguez MJ, Hernandez-Reif M, Perez-Then E, Fletcher M. Massage treatment in HIV-1 infected Dominican children: A preliminary report on the efficacy of massage therapy to preserve the immune system in children without antiretroviral medication. *J Altern Complement Med.* 2004;10:1093–1095.

52. Goodfellow LM. The effects of therapeutic back massage on psychophysiologic variables and immune function in spouses of patients with cancer. *Nurs Res.* 2003;52:318–328.

53. Lovas JM, Craig AR, Raison RL, Weston KM, Segal YD, Markus MR. The effects of massage therapy on the human immune response in healthy adults. *J Bodywork Movement Ther.* 2002;6:143–150.

54. Diego MA, Field T, Hernandez-Reif M, Shaw K, Friedman L, Ironson G. HIV adolescents show improved immune function following massage therapy. *Int J Neurosci.* 2001;106:35–45.

55. Field T, Cullen C, Diego M, et al. Leukemia immune changes following massage therapy. *J Bodywork Movement Ther.* 2001;5:271–274.

56. Birk TJ, McGrady A, MacArthur RD, Khuder S. The effects of massage therapy alone and in combination with other complementary therapies on immune system measures and quality of life in human immunodeficiency virus. *J Altern Complement Med.* 2000;6:405–414.

57. Field T, Hernandez-Reif M, Diego M, Schanberg S, Kuhn C. Cortisol decreases and serotonin and dopamine increase following massage therapy. *Int J Neurosci.* 2005;115:1397–1413.

58. HernandezReif M, Field T, Krasnegor J, Theakston H, Hossain Z, Burman I. High blood pressure and associated symptoms were reduced by massage therapy. *J Bodywork Movement Ther.* 2000;4:31–38.

59. Hart S, Field T, Hernandez-Reif M, et al. Anorexia nervosa symptoms are reduced by massage therapy. *Eating Disorders.* 2001;9:289–299.

60. Furlan AD, Brosseau L, Imamura M, Irvin E. Massage for low-back pain: a systematic review within the framework of the Cochrane Collaboration back review group. *Spine.* 2002;27:1896–1910.

61. McRee LD, Noble S, Pasvogel A. Using massage and music therapy to improve postoperative outcomes. *AORN J.* 2003;78:433–442, 445–447.

62. Taylor AG, Galper DI, Taylor P, et al. Effects of adjunctive Swedish massage and vibration therapy on short-term postoperative outcomes: a randomized, controlled trial. *J Altern Complement Med.* 2003;9:77–89.

63. Okvat HA, Oz MC, Ting W, Namerow PB. Massage therapy for patients undergoing cardiac catheterization. *Altern Ther Health Med.* 2002;8:68–70, 72, 74–75.

64. Hernandez-Reif M, Field T, Krasnegor J, Theakston H. Lower back pain is reduced and range of motion increased after massage therapy. *Int J Neurosci.* 2001;106:131.

65. Tiffany Field. Fibromyalgia pain and substance P decrease and sleep improves after massage therapy. *J Clin Rheumatol.* 2002;8:72–76.

66. Smith MC, Kemp J, Hemphill L, Vojir CP. Outcomes of therapeutic massage for hospitalized cancer patients. *J Nurs Scholarsh.* 2002;34:257–262.

67. Escalona A, Field T, Singer-Strunck R, Cullen C, Hartshorn K. Brief report: improvements in the behavior of children with autism following massage therapy. *J Autism Dev Disord.* 2001;31:513–516.

68. Tsay SL, Rong JR, Lin PF. Acupoints massage in improving the quality of sleep and quality of life in patients with end-stage renal disease. *J Adv Nurs.* 2003;42:134–142.

69. Field T, Hernandez-Reif M, Diego M, Feijo L, Vera Y, Gil K. Massage therapy by parents improves early growth and development. *Infant Behav Dev.* 2004;27:435–442.

70. Williams AF, Vadgama A, Franks PJ, Mortimer PS. A randomized controlled crossover study of manual lymphatic drainage therapy in women with breast cancer-related lymphoedema. *Eur J Cancer Care (Engl).* 2002;11:254–261.

71. Cullen LA, Barlow JH. A training and support programme for caregivers of children with disabilities: an exploratory study. *Patient Educ Couns.* 2004;55:203–209.

72. Field T. Massage and aroma therapy. *Int J Cosmetic Sci.* 2004;26:169–170.

73. Shen P. Two hundred cases of insomnia treated by otopoint pressure plus acupuncture. *J Tradit Chin Med.* 2004;24:168–169.

74. Soden K, Vincent K, Craske S, Lucas C, Ashley S. A randomized controlled trial of aromatherapy massage in a hospice setting. *Palliat Med.* 2004;18:87–92.

75. Weze C, Leathard HL, Stevens G. Evaluation of healing by gentle touch for the treatment of musculoskeletal disorders. *Am J Public Health.* 2004;94:50–52.

76. Dieter JN, Field T, Hernandez-Reif M, Emory EK, Redzepi M. Stable preterm infants gain more weight and sleep less after five days of massage therapy. *J Pediatr Psychol.* 2003;28:403–411.

77. Wang XH, Yuan YD, Wang BF. Clinical observation on effect of auricular acupoint pressing in treating sleep apnea syndrome. *Zhongguo Zhong Xi Yi Jie He Za Zhi.* 2003;23:747–749.

78. Barlow J, Cullen L. Increasing touch between parents and children with disabilities: preliminary results from a new programme. *J Fam Health Care.* 2002;12:7–9.

79. Ferber SG, Laudon M, Kuint J, Weller A, Zisapel N. Massage therapy by mothers enhances the adjustment of circadian rhythms to the nocturnal period in full-term infants. *J Dev Behav Pediatr.* 2002;23:410–415.

80. Field T. Massage therapy. *Med Clin North Am.* 2002;86:163–171.

81. HernandezReif M, Field T, Largie S, et al. Parkinson's disease symptoms are differentially affected by massage therapy vs. progressive muscle relaxation: a pilot study. *J Bodywork Movement Ther.* 2002;6:177–182.

82. Tsay SL, Chen ML. Acupressure and quality of sleep in patients with end-stage renal disease: a randomized controlled trial. *Int J Nurs Stud.* 2003;40:1–7.

83. Agarwal KN, Gupta A, Pushkarna R, Bhargava SK, Faridi MM, Prabhu MK. Effects of massage & use of oil on growth, blood flow & sleep pattern in infants. *Indian J Med Res.* 2000;112:212–217.

84. Shen P. Two hundred cases of insomnia treated by otopoint pressure plus acupuncture. *J Tradit Chin Med.* 2004;24:168–169.

85. Deng G, Cassileth BR, Yeung KS. Complementary therapies for cancer-related symptoms. *J Support Oncol.* 2004;2:419–429.

86. Ironson G, Field T, Scafidi F, Hashimoto M, Kumar M, Kumar A, et al. Massage therapy is associated with enhancement of the immune system's cytotoxic capacity. *Intern J Neurosci.* 1996;84:205–217.

87. Williams AF, Vadgama A, Franks PJ, Mortimer PS. A randomized controlled crossover study of manual lymphatic drainage therapy in women with breast cancer-related lymphedema. *Eur J Cancer Care (Engl).* 2002;11:254–261.

88. Cassar M. The application of massage in psychogenic disorders. *Positive Health.* 2004;24:45–45.

89. Richards K, Nagel C, Markie M, Elwell J, Barone C. Use of complementary and alternative therapies to promote sleep in critically ill patients. *Crit Care Nurs Clin North Am.* 2003;15:329–340.

90. Cho YC, Tsay SL. The effect of acupressure with massage on fatigue and depression in patients with end-stage renal disease. *J Nurs Res.* 2004;12:51–59.

91. Yang JH. The effects of foot reflexology on nausea, vomiting and fatigue of breast cancer patients undergoing chemotherapy. *Taehan Kanho Hakhoe Chi.* 2005;35:177–185.

92. Cassileth BR, Vickers AJ. Massage therapy for symptom control: outcome study at a major cancer center. *J Pain Symptom Manage.* 2004;28:244–249.

93. Deng G, Cassileth BR, Yeung KS. Complementary therapies for cancer-related symptoms. *J Support Oncol.* 2004;2:419–426.

94. Kohara H, Miyauchi T, Suehiro Y, Ueoka H, Takeyama H, Morita T. Combined modality treatment of aromatherapy footsoak, and reflexology relieves fatigue in patients with cancer. *J Palliat Med.* 2004;7:791–796.

95. Post-White J, Kinney ME, Savik K, Gau JB, Wilcox C, Lerner I. Therapeutic massage and healing touch improve symptoms in cancer. *Integr Cancer Ther.* 2003;2:332–344.

96. Rexilius SJ, Mundt C, Erickson Megel M, Agrawal S. Therapeutic effects of massage therapy and handling touch on caregivers of patients undergoing autologous hematopoietic stem cell transplant. *Oncol Nurs Forum.* 2002;29:E35–E44.

97. Offenbacher M, Stucki G. Physical therapy in the treatment of fibromyalgia. *Scand J Rheumatol Suppl.* 2000;113:78–85.

98. Field T, Quintino O, Henteleff T, Wells-Keife L, Delvecchio-Feinberg G. Job stress reduction therapies. *Altern Ther Health Med.* 1997;3:54–56.

99. McNeely ML, Magee DJ, Lees AW, Bagnall KM, Haykowsky M, Hanson J. The addition of manual lymph drainage to compression therapy for breast cancer related lymphedema a randomized controlled trial. *Breast Cancer Res Treat.* 2004;86:95–106.

100. Harris SR, Hugi MR, Olivotto IA, Levine M, Steering Committee for Clinical Practice Guidelines for the Care and Treatment of Breast Cancer. Clinical practice guidelines for the care and treatment of breast cancer: 11. Lymphedema. *CMAJ.* 2001;164:191–199.

101. Andersen L, Højris I, Erlandsen M, Andersen J. Treatment of breast-cancer-related lymphedema with or without manual lymphatic drainage: a randomized study. *Acta Oncol.* 2000;39:399–405.

102. Badger C, Preston N, Seers K, Mortimer P. Physical therapies for reducing and controlling lymphedema of the limbs. *Cochrane Database Syst Rev.* 2004;4:CD003141.

103. Johansson K, Albertsson M, Ingvar C, Ekdahl C. Effects of compression bandaging with or without manual lymph drainage treatment in patients with postoperative arm lymphedema. *Lymphology.* 1999;32:103–110.

104. Shoemaker JK, Tiidus PM, Mader R. Failure of manual massage to alter limb blood flow: measures by Doppler ultrasound.

Med Sci Sports Exerc. 1997;29:610–614.

105. Tiidus PM, Shoemaker JK. Effleurage massage, muscle blood flow and long-term post-exercise strength recovery. *Int J Sports Med.* 1995;16:478–483.

106. Sabir'ianov AR, Sabir'ianova ES, Epishev VV. Trends in slow wave variability of the central circulation in healthy individuals in response to massage of the collar cervical region. *Vopr Kurortol Fizioter Lech Fiz Kult.* 2004;6:13–15.

107. Liu Y, Xu S, Yan J, et al. Capillary blood flow with dynamical change of tissue pressure caused by exterior force. *Sheng Wu Yi Xue Gong Cheng Xue Za Zhi.* 2004;21:699–703.

108. Tsarev AI, Ezhova VA, Kunitsyna LA, Slovesnov SV, Chukreeva LN, Kolesnikova EI. Aromamassage of the cervical collar region in the combined treatment of patients with atherosclerotic dyscirculatory encephalopathy. *Vopr Kurortol Fizioter Lech Fiz Kult.* 2004;5:6–7.

109. Drust B, Atkinson G, Gregson W, French D, Binningsley D. The effects of massage on intra muscular temperature in the vastus lateralis in humans. *Int J Sports Med.* 2003;24:395–399.

110. Sabir'ianov AR, Shevtsov AV, Sabir'ianova ES, et al. Effect of reflex-segmental massage on central hemodynamics in healthy people. *Vopr Kurortol Fizioter Lech Fiz Kult.* 2004;2:5–7.

111. Prilutsky B. Medical massage and control of arterial hypertension. *Massage Bodywork.* 2003;18:62.

112. Varekojis SM, Douce FH, Flucke RL, et al. A comparison of the therapeutic effectiveness of and preference for postural drainage and percussion, intrapulmonary percussive ventilation, and high-frequency chest wall compression in hospitalized cystic fibrosis patients. *Respir Care.* 2003;48:24–28.

113. Oermann CM, Sockrider MM, Giles D, Sontag MK, Accurso FJ, Castile RG. Comparison of high-frequency chest wall oscillation and oscillating positive expiratory pressure in the home management of cystic fibrosis: a pilot study. *Pediatr Pulmonol* 2001;32:372–377.

114. Fink JB. Positioning versus postural drainage. *Respir Care* 2002;47:769–777.

115. Maa SH, Sun MF, Hsu KH, et al. Effect of acupuncture or acupressure on quality of life of patients with chronic obstructive asthma: a pilot study. *J Altern Complement Med.* 2003;9 659–670.

116. Hess DR. The evidence for secretion clearance techniques *Respir Care.* 2001;46:1276–1293.

117. Simons DG, Mense S. Understanding and measurement o muscle tone as related to clinical muscle pain. *Pain.* 1998;75 1–17.

118. Hernandez-Reif M, Field T, Largie S, et al. Cerebral palsy symptoms in children decreased following massage therapy *Early Child Dev Care.* 2005;175:445–456.

119. Duval C, Lafontaine D, Hérbert J, Leroux A, Panisset M Boucher JP. The effect of Trager therapy on the level of evoked stretch responses in patients with Parkinson's disease and rigidity. *J Manipulative Physiol Ther.* 2002;25:455–464.

120. Siev-Ner I, Gamus D, Lerner-Geva L, Achiron A. Reflexology treatment relieves symptoms of multiple sclerosis: a randomized controlled study. *Mult Scler.* 2003;9:356–361.

121. Haraldsson BG, Gross AR, Myers CD, Ezzo JM, Morien A Goldsmith C, Peloso PM, Bronfort G, Cervical Overview Group. Massage for mechanical neck disorders. *Cochrane Database Syst Rev.* 2006;3:CD004871.

122. CONSORT Statement. Accessed February 18, 2007. Available at http://www.consort-statement.org/.

123. Dumholdt E, Malone T. Evaluating research literature: the educated clinician. *Phys Ther.* 1984;65:487–491.

第**3**章

按摩的临床决策

临床决策程序指导着按摩师对患者进行检查、治疗和批准出院的整个过程。为循证按摩法提出的临床决策程序要解决的是一些把按摩技法用于临床实践的特定问题。本章将讨论下列4个阶段的临床决策:评估阶段、治疗设计阶段、治疗阶段和患者出院阶段。这为按摩师提供了指导方针,用以提示其所计划并提供的患者检查、护理计划以及干预的适当性和适宜性。

注意:图3-1至图3-4中的步骤编号与在执业要领3-1至执业要领3-27以及本章的许多标题中的步骤编号是一致的。

按摩的临床决策:基本原理

临床决策过程

临床决策、临床推理和临床问题解答这些术语,用于描述按摩师分析患者信息并为患者设计和执行治疗方案的过程[1-6]。本章中所讨论的循证按摩临床决策模式是将临床推理模式和前两章讨论的按摩框架相结合产生的。

虽然我们将这个模式作为带有编号的步骤用图表形式表述的,但这并不是说按摩师要完全按照这样的顺序一步一步进行操作。研究表明,实际上进行临床决策的按摩师,通常都是同时进行几个决策步骤[4]。此外,按摩师采用的是一种迭代式决策程序,而不是线性程序。换句话说,他们多次重复采用决策程序的几个相同步骤,每次重复能扩展他们的信息,从而完善他们的假说。

临床决策阶段

临床决策模式包括4个不同阶段:评估阶段、治疗设计阶段、治疗阶段和患者出院阶段,每个阶段都有其特定的目的和过程。这些阶段共同引导按摩师通过系统程序使治疗技法更符合患者所表述的病情。最终将会提高按摩师的治疗质量、患者的疗效及满意程度。

评估阶段为临床治疗过程奠定了基础。这一阶段的各个步骤都围绕着有关患者临床问题或健康目标构想并确定临床假设。首先要通过收集患者检查中的资料,还包括确认临床问题或明确健康目标,总结临床发现,并决定是否继续治疗。

治疗设计阶段的步骤包括:确定适于治疗的身体结构和功能,以及选择能改善患者身体结构和功能损伤、功能受限或全面健康情况的治疗技术[5]。循证按摩法治疗设计阶段首先要总结评估阶段的临床发现,最终形成书面的医护计划。

治疗阶段是按摩师完成医护计划后开始进行的一种治疗、复查和治疗改进循环过程。这一阶段并没有一个明确的终点,而是一个从治疗阶段向患者出院阶段的渐变过程。

最后一个阶段是患者出院,包括患者由按摩师护理变为自我护理或者转由另一位按摩师护理的过程。这一阶段开始于患者出院日期之前,从计划让患者出院开始到真正出院那一天为止。

身心健康干预的临床决策

按摩师可以将这种4阶段临床决策过程用于身体结构和功能损伤的治疗,以及身心健康干预。损伤治疗和身心健康干预的临床决策主要区别在于是否需要解决身体结构和功能损伤。这些损伤可能是患者身体结构或功能的缺失或异常,是由某种疾病的病理生理引发的[1]。损伤的治疗是在患者经过了某种疾病之后进行的,解决的是该疾病引起的身体结构和功能损伤(1~4级)。在评估阶段,按摩师要列出损伤清单,同时要列出效果清单,主要是损伤治疗的疗效、恢复和避免继发损伤。这与身心健康干预的临床决策完全不同。身心健康干预关注的是无损伤的身体结构和功能。在这种情况下,按摩师应在评估阶段列出的身体结构和功能清单,以及使其达到最佳的效果。颈部疼痛的"执业要领"详细说明了损伤治疗中循证按摩临床决策过程的具体步骤。读者可以应用有关损伤治疗和身心健康干预临床决策的不同之处的信息,得出后者的操作指导。

评估阶段

评估阶段的重要性怎样强调也不过分。当患者临床就诊,通常是因为身体出了问题。通过对患者的检查和对临床发现的评估,按摩师可以明确患者的临床问题,并确定患者的相关损伤和功能局限性。然后通过这些信息来确定效果和设计治疗方案。因此,适当、准确的综合评估阶段将会提高干预手段的潜在功效。

患者检查

评估阶段始于患者检查,包括病史采集、全身系统检查、收集患者的健康状况以及临床情况的信息[7]。按摩师和患者的特性会影响检查的范围。相关的按摩师特性包括:执业范围、专业领域以及所选择的检验类型。患者的特性包括:患者的诊断和总体健康水平,临床环境的性质,患者病情的剧烈程度、严重性、复杂性和稳定性(表3-1)。例如,一名髌骨软化症青少年患者在骨科门诊接受的临时检查远比不上帕金森症老年患者在住院部接受的初步综合神经检查全面细致,后者涉及的范围更广,获得的详细资料更多。

进行主观检查(第1步)

在采集患者病史之前,按摩师要确认患者的转诊单有无特定的诊断。如果已有特定的诊断,那么按摩师在病史采集和主观检查时应包括与该诊断有关的问题,主要关注能证实或推翻患者现有诊断的信息。另一方面,如果患者转诊单上没有医学诊断结果,按摩师应首先收集全面信息,以便明确患者存在的问题,然后提出临床诊断。第5章"患者的按摩治疗检查"提出了采集按摩病史时需要注意的问题。按摩师可将患者的病史写入书面保健计划,或单独写出来。

提出初步临床假设(第2步)

现行的临床诊断模式包括某种方式的资料采集以及临床假设的陈述和检验[1-5]。在现行模式中,按摩师要依据患者转诊单上的诊断以及从病史和主观检查中收集的信息,对患者的主要临床问题提出初步临床假设。

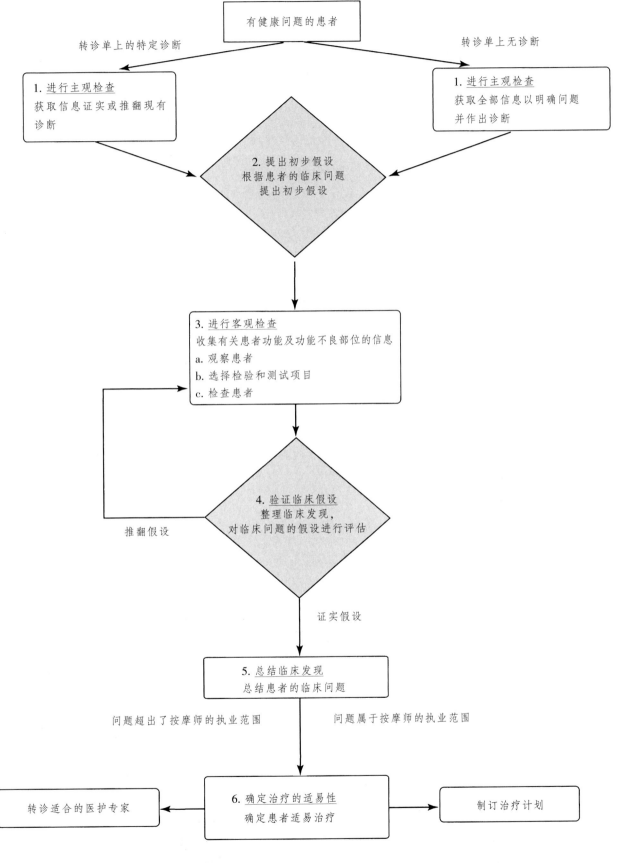

图3-1 临床决策模式:评估阶段。

表 3-1	患者检查内容与范围			
	初始检查	临时性检查或复查	出院检查	随访检查
范围	■ 详细的探索性检查	■ 重点是与损伤或功能受限相关确认疗效有关的检查	■ 对所提供的干预相关以及患者达到的有关损伤与功能受限疗效的详细检查	■ 重点是有关(a)保持前期达到的有关损伤与功能受限疗效或(b)是否需要继续治疗的检查
时机	■ 在开始治疗前进行	■ 在开始治疗后不时进行	■ 在干预期结束时和患者出院前进行	■ 看护患者出院后进行
目的	■ 证实或推翻患者的现有诊断	■ 识别与测量患者的损伤与功能水平相对于初始检查确定的基线值所发生的变化	■ 通过测定疗效的进展来确定患者能否出院	■ 识别与测量患者健康状况、损伤和功能水平相对于最近的出院检查所确定基线值所发生的变化
	■ 识别和测量患者的损伤、功能受限和功能区域，为治疗计划的制订以及临时性检查基线的确立提供依据	■ 确定患者可获得的治疗效果	■ 识别与测量患者的出院需求	■ 确定患者的安全水平以及对所处环境的适应情况
	■ 识别与测量患者先前以及现在的功能水平，为确定合理的治疗效果提供依据	■ 确定患者对治疗进程的准备情况 ■ 确定是否需要修改护理计划或疗效	■ 识别与测量患者的损伤与功能水平相对于初始检查确定的基线值所发生的变化	■ 确定患者是否需要进一步治疗
项目	■ 询问病史收集信息，以证实或推翻现有诊断，如未给出诊断则可为其建立诊断	■ 检查和测量，以确定损伤及功能受限的变化	■ 询问病史以总结治疗情况 ■ 讨论所感觉到的患者出院需求	■ 询问病史，收集有关健康状况、安全性和环境适应性等方面的变化信息
	■ 检查和测量，(a) 证实或推翻现有诊断，若未给出诊断则可建立诊断；(b) 识别与测量损伤及功能受限		■ 检查和测量，以确定出院时患者的损伤与功能水平	■ 检查和测量，以确定损伤与功能受限的变化情况

进行客观检查(第3步)

观察患者

一旦按摩师提出了初步临床假设，就要仔细观察患者，找出能支持其假设的线索。在检查的早期阶段，按摩师要避免眼界过于狭窄。观察患者必须要全面，以便能提供支持另一种假设的信息，这样按摩师才能确定出与其假设一致的特异性临床体征。观察包括体对线、肌肉大小和轮廓以及本章和各项技术章节列出的其他部位。依据观察结果，按摩师便可进一步完善其对患者临床问题所作出的假设。

选择试验和测量项目

接着按摩师便可着手收集资料的下一步，以确定或否定某临床假设：选择并进行试验和测量。试验和测量的类型依患者的特性和情况而异。换句话说，按摩师需用不同的检验方法来检查神经系统疾病、

进行主观检查

由于转诊单上并没有提供特异性诊断,医师询问的问题重点在于清楚患者是神经根病变还是软组织损伤。这些问题包括:

■ 疼痛的放射性
■ 24小时内的疼痛表现
■ 姿势对疼痛的影响
■ 是否有感觉异常

患者对颈部疼痛的反应并不包括肘部以下的放射性疼痛、感觉异常或者疼痛在颈部伸展或侧屈时加重。

患者报告:

■ 隐匿性发作的颈肩局部疼痛
■ 颈部僵硬其活动范围减小
■ 颈部肌肉紧张
■ 颈部肌肉痉挛
■ 一过性头疼

肌肉骨骼疾病、心肺疾病或精神神经免疫性疾病的患者。举例来说,理疗的肌肉骨骼检查可包括体位分析、目测检察、活动度测试、肌力测试或触诊。与此相反,理疗的心肺检查可包括目测检查、触诊、叩诊和听诊。检查成年人、儿童和老年患者时还要做附加的相应修正。

选择合适的检验和测试方法是进行检查中难度

提出初步临床假设

依据对患者病史及主观检查表现,医师假设其症状源于存在活动性肌筋膜疼痛激发点。

肌筋膜疼痛激发点是骨骼肌肉的一个高应激点,在紧张带内伴有一个高度敏感可触及的结节[8]。疼痛激发点会造成疼痛、神经压迫性损伤或肌无力,并使活动范围明显受限。活动性疼痛激发点在没有受到触压时也会发作疼痛,引起以下情况:

■ 肌肉柔韧性和肌力降低
■ 受压时牵涉性疼痛加重,在此情况下,可造成该疼痛激发点特异性的牵涉性痛,并产生牵涉性运动和自主神经反应
■ 活动性疼痛激发点区域的肌肉纤维受刺激时会产生局部性抽搐反应

观察患者

医师收集对患者的观察数据以鉴别其所患疾病是颈部肌筋膜疼痛而非神经根病变。

观察包括:

■ 颈部或肩带肌肉无萎缩
■ 前伸头位
■ 右上斜方肌部位可见肌肉痉挛

医师用这些信息来完善临床假设,确认患者的右上斜方肌并且肩胛提肌可能还有活动性疼痛激发点。

选择检验和测试方法

医师选择检验和测试方法,以便为证实或推翻存在肌筋膜疼痛激发点提供信息。检验和测试方法包括:

■ 斜方肌和肩胛提肌触诊
■ 颈部活动范围检查
■ 上肢皮区检查
■ 上肢肌节检查
■ 颈部加压和放松试验
■ 功能活动情况检查

最大的工作。问题不在于缺乏信息,而在于按摩师面对如此多的特异性检查项目和临床指征时有可能会不知所措。按摩师所面对的挑战是,要回想各种适合的检查技术、关注患者的反应并且要对临床发现做出正确的解释。对患者的问题提出一两个假设会有助于按摩师完善其对检查技术的选择。

检查患者

为保证所收集的数据保持在处理水平,按摩师最好先选择并进行几种他们比较常用的检验来证实或推翻现有的判断。如果检查结果为阳性,按摩师便可收集有关患者损伤、功能受限和功能范围的更全面的信息。如果经几项证实假设的试验结果为阴性,按摩师则要确定是需要进行附加测试还是要修改假设。当按摩师尚无明确的临床假设时,扫描检查提供一种快速确定患者各系统的完整性和评估症状性质的方法[9]。第5章"患者的按摩治疗检查"提供了一些有按摩的检查技术,读者可以用来指导他(或她)选

执业要领3-3c

检查患者

1. 医师通过对患者斜方肌和肩胛提肌的触诊来检查激发点的征象。
■ 有紧张带或结
■ 发生痉挛反应
■ 特别方式的疼痛转诊
2. 医师通过下述的测试检查患者的颈椎:
■ 活动范围:会注意到患者颈部的主动活动范围有所降低
■ 肌力:记录患者右肩抬高和放下(斜方肌和肩胛提肌)的肌力降低
3. 医师经过检查排除神经根病:
■ 上肢皮区和肌节
■ 颈部加压
■ 颈部放松
　记录这些测试的阴性结果
4. 因为可以用患者的功能区补偿功能不良区,医师可评估患者的功能水平。他会发现患者难以完成作为一名出纳员与其工作相关的本职工作,包括:
■ 驾车去工作
■ 用右臂抬举和转动物体
■ 触摸头上方物体

择检查技术。

评估检查结果

证实临床假设(第4步)

在结束患者检查时,按摩师应分析起源于患者临床病情的损伤,并证实或推翻其临床假设。有些健康护理专家把分析患者检查结果并将其症状或症状簇的整理过程和结果称之为治疗诊断[7]。如果患者的检查结果不支持按摩师的临床假设,按摩师则要重新做出临床假设,并重复选择过程并进行相应的检查和测量。这种情况往往是患者未能提供明确的临床病情。在此情况下,按摩师最好把制订治疗计划的重点放在改进患者现有损伤和功能受限的总体目标上,而不是识别与治疗某一具体的临床病症[7]。

总结相关的临床表现(第5步)

按摩师确认了临床假设之后,就可以对患者的损伤与功能受限进行总结。这项总结可以记录在护理计划中,也可以单独记录。在循证按摩中,当其联合其他

临床治疗方法时,如未能识别出造成患者功能受限的损伤,会导致采取的治疗干预方式不能有效地获得预想的功能效果。在该临床示例中,按摩师认为患者的功能受限源于神经根病变,所以他提供的治疗方案不可能缓解患者症状,或者改善患者的功能水平。

确定合适的治疗(第6步)

并非所有转诊治疗的患者都需要治疗。因此,按摩师必须复查患者的检查结果并以此判断患者是否能从治疗(如直接应用某些疗法、患者教育或配套服务)中获益。一旦按摩师确定患者适合进行某种治疗,在开始制订治疗计划之前,按摩师应该明确自己对患者的临床病情是否有合法的治疗权利以及是否能胜任相应的治疗。

除了与治疗权相关的法律问题外,按摩师还必须对患者所述病情的能力做出符合伦理的决定。这是一种主观决定,医师在权衡考虑对临床技能以及客观评价自身临床专长局限性的的基础上,进行干预或者允许采用选定的技法。换而言之,按摩师的执业条例允许对某种疾病进行干预,或者允许采用选定的技法规定方式进行临床操作干预治疗或仅仅做到合理是不够的,还必须经过充分培训才能够恰当、安全、有效地实施这些临床护理。

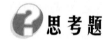 **思考题**

转诊记录提示患者在近期摔倒后"后背痛"。在询问病史时,怀疑患者有背部损伤和腘绳肌腱劳损。那么,在评估阶段应按照何种步骤解决这两个问题?

执业要领3-4

确认临床假设

执业者确认患者的主要损伤源自其病情。他确认了如下临床假设,伴发的临床体征继发于右上斜方肌和右上肩胛骨提肌的活动性肌筋膜激发点:
■ 颈部疼和头疼
■ 痉挛
■ 肌肉紧张
■ 活动范围减小
■ 力量降低
■ 不能提举和伸展

执业要领3-5 列入图表的项目	
总结相关的临床表现	
主观检查	疼痛： ■ 静止时、在活动范围终端时以及在功能活动期间颈部疼痛；患者主诉直观类比标准上的疼痛强度为 8/10 ■ 由于颈部疼痛加重，患者已无法驾车，现金出纳机前等候付款不能超过 10 分钟 ■ 苏醒后和疲劳时颈部肌肉僵硬 ■ 一过性头疼（颞部） 功能受限： ■ 由于颈部疼痛加重无法驾车超过 10 分钟 ■ 由于颈部疼痛，患者右上肢无法在站立位反复运动超过 10 分钟（如需要时在现金出纳机前等候付款） ■ 患者无法进行其工作所需的提举和转运任务
客观检查	观察： ■ 头部前伸位 触诊： ■ 可触及右斜方肌痉挛 ■ 可触及斜方肌和肩胛提肌的肌肉紧张带 ■ 触诊右侧斜方肌激发点时报告的牵涉性疼痛阳性 ■ 触诊右侧肩胛提肌激发点时报告的牵涉性疼痛阳性 ■ 触诊上斜方肌和肩胛提肌的激发点时出现抽搐反应 活动范围： ■ 颈部主动活动范围减小程度：屈曲 50%，背伸 75%，右旋 75%，左侧屈 50% ■ 右斜方肌和右侧肩胛提肌肌肉紧张 ■ 肩部、肘部、腕部和手部的活动范围在正常范围内 肌力： ■ 肌力减弱：肩胛抬高试验时，右侧肩胛提肌=4−级；肩胛抬高与回缩试验时，右侧斜方肌=4−级 ■ 肩部、前臂和手部其他肌肉的肌力=5/5

功能活动：

■ 由于颈部疼痛，患者无法举起右臂够取头上方 1 英尺（1 英尺约 0.3m）处的物品（如要求取回头上方帽子上的物品）

■ 由于颈部疼痛，患者无法用右臂将 5 磅（约 2.3kg，1 磅约 0.45kg）重的物品举过肩部上方（如要求将衣服箱子放置于头顶上方架子上）

■ 由于颈部疼痛，患者无法用右臂提举和转运 15 磅（约 6.8kg）重的物品（如要求患者将所购物品放入购物车中）

■ 由于颈部疼痛，患者无法用右臂在腰位高度重复 3 次以上的提举和转运 3 磅（约 1.4kg）重的物品（如要求患者将所购物品依次结账然后装入购物袋中）

制订治疗计划阶段

分析检查结果并制订临床问题清单（第7步）

按摩师在开始选择治疗方法之前，应该把有关患者损伤与功能受限的临床表现列入临床问题清单，以指导治疗计划的制订。首先，按摩师必须将患者功能正常和功能不良区域，也就是对直接应用治疗技法有反应的区域与那些没有反应的区域区分开。不要因为功能正常区域无需治疗而不加以考虑，按摩师最好识别出那些对有效治疗无反应的损伤的区域。该治疗策略的示例在本章后面部分描述。

一旦按摩师识别出功能不良的区域，重要的是要

执业要领3-6	
确定合适的治疗	
在此临床情况下，执业者应在激发点治疗方面经过培训，而且认为治疗该颈部肌筋膜疼痛患者属于其执业和临床技能范围。如果该颈部疼痛患者伴有潜在的代谢功能不良或明显神经根病变的体征或者任何不常见的临床表现，最好将患者转诊到内科医师处做进一步的检查与治疗。	

将患者的损伤与功能受限区分开。损伤可以是患者身体结构或功能的任何缺失或异常，而功能受限是指患者在其所处环境下执行任务的能力受限[1]。循证按摩，用于制订治疗计划的策略可用来选择对识别出的损伤进行治疗的技法，并将确认的功能受限程度作为设定功能效果的基线值。完成了上述工作之后，按摩师就能拟定出临床问题清单。

确认功能效果(第8步)

按摩师现在可以确认与患者合作，共同关注相关功能效果，并预测达到这些效果需要的时间。这些效果应该与检查患者期间记录的功能受限程度一致。表1-5(第1章)给出了功能效果的示例。按摩师应依据下列因素来确定要达到的效果及所需的时间：

- 患者目前及以前的功能水平。
- 患者病情的严重性、复杂性、稳定性与紧急性。
- 患者的出院目的地。
- 有关此类患者的预后文献。
- 按摩师从临床经验判断，患者有可能达到哪些效果[7]。

此外，按摩师还可以从专业期刊、临床医学教材、通用医学专业实践指南或针对特定临床情况的大量实践指南中发表的有关临床实践和临床研究的文章中寻找临床指南。在某些健康护理专业领域，这种预测患者康复水平与所需时间的过程被称为治疗预后[7]。

目前尚不能确认患者的远期功能效果，但按摩师必须确认其短期效果并预测在给定时间框架内患者能够获得的改善程度。这一点非常必要，因为虽然长期功能效果有益于判断患者的出院意愿，但是对于评估患者对治疗的即刻反应与持续反应作用不大。患者通过阶段性治疗所能获得的近期效果为确定干预的有效性提供了一个有效的早期基准，而且对治疗的进一步完善和改进非常有利。这些近期效果所需的时间随以下因素而异：患者病情的紧急性、严重性、复杂性和稳定性，患者功能水平的预期改变率；干预的频次，预期的治疗持续时间，以及诊所的临床设施等。按摩师的目标是：设定的治疗效果要可测量而且提高量要有意义，而且要让患者在安排的时间段内易于达到。例如，按摩师为那些预期经过短期治疗功能会有明显改善的急症住院或门诊患者设

定每周甚至每天的治疗效果，这样比较合适。相反，对于特护室接受慢性病治疗的老年患者按月设定治疗效果更有意义。

常见的疑问是："按摩师是如何能确定某些功能效果是否适于按摩？"实际上，这个问题是按摩师为达到功能效果必须处理的损伤是否适用于按摩作为主要干预方法进行治疗。有关适宜进行按摩的损伤的相关决策，将在此阶段决策过程中进行论述。

识别可治疗的损伤及相关效果(第9a步)

一旦按摩师确定了功能效果，应重新进行如下识别：

- 为了有助于达到功能效果哪些损伤必须治疗。
- 哪些损伤会对积极治疗有反应。
- 哪些损伤因为对积极治疗无反应而需设计代偿。
- 按摩师要治疗的每种损伤的相关疗效。

传统上，按摩师制订的治疗目标和选择治疗技术仅依据其在检查期间所观察到的患者损伤情况。在医疗护理中采用功能、失能和健康模式已将关注点扩展到包括治疗对患者身体结构、身体功能、活动水平和功能受限的影响方面[1]。现在，按摩师们要识别和治疗患者的潜在损伤并且要处理其活动水平与功能受限问题[5]。尚不明确的是，改善后的损伤与功能水平改善之间是否存在直接关系。制订治疗计划的一种折中方法是，将识别和治疗患者损伤看作是有助于达到功能效果的一种方式，而不是仅仅关注损伤和功能受限。

虽然按摩师要将确定的功能效果作为判断患者疗效进展的主要方法，但是确定损伤相关的效果对其亦有裨益。如果缺少功能效果，按摩师就可以用患者损伤的相关效果的治疗进展作为依据来确定患者对其提供的治疗技法是否有反应。表13-1(第13章)列举了一些损伤相关效果的例子。

设计代偿策略(第9b步)

按摩师还应区分开哪些损伤对积极治疗有反应，哪些损伤需要设计代偿方法。颈部肌筋膜疼痛患者的临床病例简单易行，患者的所有损伤通过积极治疗都有反应。若是更为复杂的病例，例如，一名65岁的患者

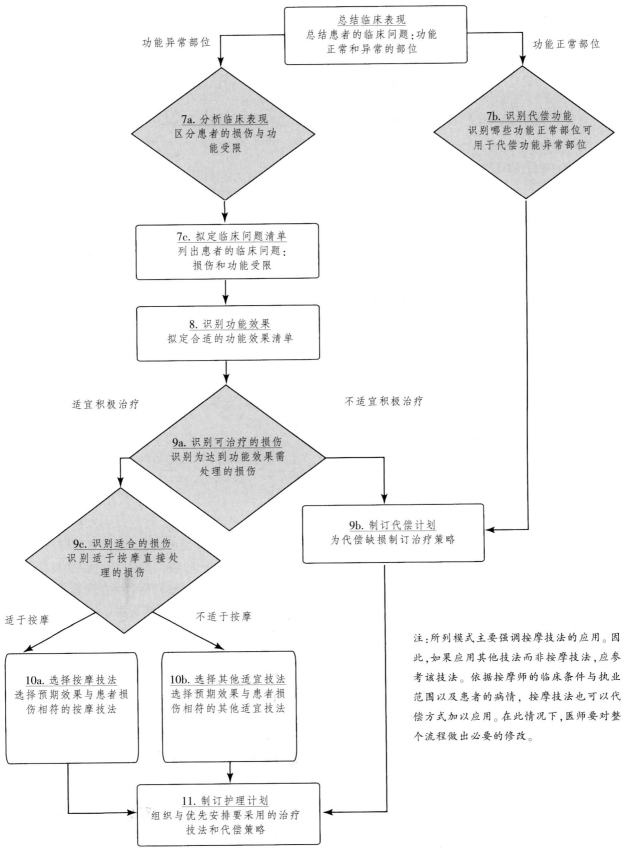

图 3-2 临床决策模式：制订治疗计划阶段。

执业要领3-7	列表项目

分析临床表现并拟定临床问题清单

损伤	■ 疼痛：颈部疼痛和颞部头疼
	■ 肌肉延展性减低：斜方肌和肩胛提肌肌肉紧张
	■ 体位不正：头前伸位
	■ 肌肉静息张力：右侧斜方肌肌肉痉挛
	■ 颈部主动活动范围减小
	■ 肌力下降：右侧斜方肌和右侧肩胛提肌肌力和耐久力下降
	■ 肌肉完整性下降：右上斜方肌和肩胛提肌有活动性疼痛激发点
功能受限	■ 由于颈部疼痛加重患者无法驾车 10 分钟以上
	■ 由于颈部疼痛，患者在站立位右上肢无法反复活动 10 分钟以上
	■ 由于颈部疼痛，患者无法用右臂够取头上方 0.3m 处的物品
	■ 由于颈部疼痛，患者无法用右上肢将 2.3kg 重的物品举过肩部
	■ 由于颈部疼痛，患者无法用右臂提举和转运 2.3kg 的物品
	■ 由于颈部疼痛，患者无法用右臂在腰部水平反复 3 次以上提举并转运 1.4kg 重的物品

6. 由于颈部疼痛，患者无法用右上肢在腰位高度反复3次以上提举并转运1.4kg重的物品(如要求患者将所购物品依次结账然后装入购物袋中)

功能效果

短期效果(2周)

1. 能开车半小时而不抱怨疼痛

2. 能适当不间断地在现金出纳机上从事结账工作半小时而不抱怨疼痛

3. 能举起2.3kg重的物品并将其放在与肩同高的架子上，重复做一次不抱怨颈部疼痛

4. 能用右臂够取放在头上方0.3m高的物品而不抱怨颈部疼痛

5. 能用右臂在腰位高度提举并转运3.6kg重的物品而不抱怨疼痛

6. 能用右臂在腰位高度提举5次并转运2.3kg的物品，而不抱怨疼痛

远期效果(出院后4周)

1. 能驾驶汽车1.5~2小时而不抱怨颈部疼痛

2. 能在现金出纳机上适当间断从事结账工作2小时而不抱怨颈部疼痛

3. 能举起3.6kg重的物品并将其放在与肩部同高的架子上，重复5次而不抱怨颈部疼痛

4. 能用右臂够取放在头上方0.6m高的物品而不抱怨颈部疼痛

5. 能用右臂在腰位高度提举并转运6.8kg重的物品而不抱怨颈部疼痛

6. 能用右臂在腰位高度反复15次并转运2.3kg重的物品而不抱怨颈部疼痛

执业要领3-8	列表项目

确定功能效果

功能效果是依据以下情况确定的：①患者所述的功能受限；②检查前了解到，患者是一位健康的青年女性，除了颈部肌筋膜疼痛以外无其他疾病，而且在疼痛发作两个月以前，各项功能正常。

功能受限

1. 由于颈部疼痛加重，患者无法驾车超过10分钟

2. 由于颈部疼痛，患者的右上肢无法在站立位反复活动超过10分钟(如要求在现金出纳机前等候结账)

3. 由于颈部疼痛，患者无法举起右臂够取头上方0.3m处的物品(如要求取回头上方的物品)

4. 由于颈部疼痛，患者无法用右上肢将2.3kg的物体举过肩部上方(如要求将衣物箱放置于头顶上方架子上)

5. 由于颈部疼痛，患者无法用右上肢提举和转运6.8kg重的物品(如要求患者将所购物品放入购物车中)

右侧脑血管意外已3个月了。按摩师确诊患者的原发性损伤为左足下垂、左侧身体无力、原始运动模式、躯干和受累肢体张力增加、疼痛性左侧肩关节半脱位以及左手水肿。其中，左足下垂已显示再无恢复的征象，对积极治疗不再会有反应。所以按摩师需要做进一步检查，以排除周围神经损伤或胫骨前肌的其他局灶性损伤。然后，即可确认为左足下垂，需要采用踝-足矫形器和助步器进行代偿性治疗。除了使用外用的矫形器械，按摩师还可利用患者的一处可用的功能部位来代偿这种损伤；例如，用功能较好的髋部和下肢肌群进行步伐训练以便在行走期间对下垂足起代偿作用。

确定适合用按摩技法治疗的损伤(第9c步)

在循证按摩的临床决策模式中，治疗计划制订阶段还应包括确定最适合用按摩技法治疗的那些损

执业要领3-9a

识别可治疗的损伤和相关效果

功能受限	伴发损伤
无法完成驾驶任务	■ 疼痛:颈部疼痛伴颞部头疼 ■ 体位不正:头前伸位 ■ 颈部主动活动范围减小 ■ 右侧斜方肌肌肉痉挛 ■ 肌肉完整性降低:右侧斜方肌和肩胛提肌有活动性疼痛激发点
无法在站立位完成上肢重复性运动	■ 疼痛:颈部疼痛和颞部头疼 ■ 体位不正:头前伸位 ■ 颈部主动活动范围减小 ■ 右侧斜方肌肌肉痉挛 ■ 肌肉能力下降:右侧斜方肌和右侧肩胛提肌肌力量和耐久性下降 ■ 肌肉完整性降低:右侧斜方肌和肩胛提肌有活动性疼痛激发点 ■ 肌肉延展性下降:斜方肌和肩胛提肌肌肉紧张
无法完成提举任务	■ 疼痛:颈部疼痛和颞部头疼 ■ 肌肉延展性下降:斜方肌和肩胛提肌肌肉紧张 ■ 右侧斜方肌肌肉痉挛 ■ 肌肉能力下降:右侧斜方肌和右侧肩胛提肌肌力量和耐久性下降 ■ 肌肉完整性降低:右侧斜方肌和肩胛提肌有活动性疼痛激发点

执业要领3-9b

识别可治疗的损伤和相关效果

损伤	效果
■ 疼痛:颈部疼痛和颞部头疼	■ VAS 量表报告的疼痛评分=0/10
■ 体位不正:头前伸位	■ 颈部和头部体位正常化
■ 肌肉完整性降低:右侧斜方肌和肩胛提肌有活动性疼痛激发点	■ 触诊斜方肌和肩胛提肌时无活动性疼痛激发点征象;无可触及的肌索带,无阳性牵涉性疼痛或阵挛指征
■ 颈部主动活动范围减小	■ 颈部主动活动范围:屈曲100%,伸展 100%,右旋100%,左侧屈 100%
■ 右侧斜方肌肌肉痉挛	■ 右侧斜方肌无可触及的肌肉痉挛
■ 肌肉能力下降:右侧斜方肌和右侧肩胛提肌的肌肉力量和耐久性下降	■ 肌肉力量:肩胛抬高中右侧肩胛提肌肌力=5 级;肩胛抬高、回缩时,右侧斜方肌肌力=5 级
■ 肌肉延展性下降:斜方肌和肩胛提肌肌肉紧张	■ 右侧斜方肌和右侧肩胛提肌恢复正常延展性

伤。按摩师依据自己对这些按摩技法预期疗效的认识及其是否会对患者的损伤产生直接或间接作用决定来治疗决策。通常按摩的影响包括有3种:按摩对损伤有直接治疗作用;按摩对损伤有间接治疗作用;按摩对损伤无治疗作用。确认对损伤有直接治疗作用和无治疗作用的按摩技法,有助于按摩师的治疗干预,改善患者的功能效果并优选治疗干预的技法。如果某种按摩技法对损伤的治疗效果在文献中无记载或论述,按摩师就没有理由将其引入治疗干预中。表1-5(第1章)所列出的预期效果综述,有助于按摩师确定什么时候适合用按摩手法来治疗损伤。

如前所述,在治疗决策的过程中,按摩师即可决定哪些按摩技法适于治疗患者的损伤。

选择治疗技法(第10a、10b节)

一旦按摩师确认患者的损伤可以用按摩技法取得直接或间接效果,就要着手选择治疗干预中使用的按摩技法。按摩师针对患者的损伤选择相应的按摩技法,要考虑3个因素:

1. 按摩技法对损伤的预期效果要与患者的损伤相匹配。

2. 依据患者的临床病情来确定采用该技法的禁忌证或注意事项。

3. 按摩师应用该技法的合法权利和资格。

关于按摩技法,各章描述了每种按摩技法的预期效果,有助于按摩师选择按摩技法。

简单将损伤与按摩技法的效果相匹配不足以保证所用的技法适合该患者的病情。在实施任何按摩技法之前,按摩师需要考虑应用该技法治疗患者临床病情的一般注意事项及禁忌证(表3-2)[10-23]。按摩技法

执业要领3-9c

识别适用于按摩技法的损伤

损伤	按摩的作用
疼痛:颈部疼痛和头痛	■ 由于存在活动性激发点,对疼痛有直接作用
斜方肌和肩胛提肌的肌肉延展性下降	■ 对肌肉延展性有直接作用
体位不正:头前伸位	■ 延长短缩的颈前肌和对躯干肌有直接的作用
	■ 因为疼痛的减轻能最大限度减小激发点疼痛引起的代偿性体位改变,所以还会有激发点灭活所引起的间接作用
右侧斜方肌痉挛	■ 对肌肉痉挛有直接作用
颈部主动活动范围减小	■ 对造成颈部活动范围减小的颈前肌和躯干肌短缩有直接的延长作用
	■ 由于活动范围减小部分是激发点疼痛和代偿性肌力所致,因此还会有激发点灭活所引起的间接作用
肌肉能力下降:右侧斜方肌和右侧肩胛提肌的肌肉力量减弱	■ 由于肌无力可能继发于激发点疼痛和失用,因此可产生间接作用
肌肉完整性下降:右侧上方斜方肌和肩胛提肌有活动性疼痛激发点	■ 对活动性肌筋膜疼痛激发点有直接作用

的各章包括有各种具体按摩技法的相关临床考虑、注意事项和禁忌证。

在考虑该治疗注意事项和禁忌证时可参考表3-2内容。按摩师还要判断患者是否要应用该种按摩技法。一种有效的经验是,如果患者的病情需要由另一位专业医护人员进行进一步治疗,按摩师则应咨询该专业医护人员,为其提供有关治疗注意事项和禁忌证的指导原则。

按摩师还应考虑患者身体的解剖学结构在施行按摩技法中是否会造成损伤[10-24]。例如,在摩擦或按压某一部位的外周神经时,如果该部位靠近皮肤表面,就会引起神经性行为[25]。有些文献将人体和"易受损部位"称之为禁忌用直接或持续按压的部位(表3-3)[10-26]。按摩师也可以自己判断决定这些部位是否禁忌其他按摩技法。缺乏经验的学生和见习按摩师在进行按摩治疗时,应采用保守的方法对易受损部位实施按摩技法,对于某种技法有特殊注意事项或紧急的病例也应如此。

制订医护计划(第11步)

医护计划不可能只包括按摩技法。为了达到预期治疗效果,按摩师还必须选择其他治疗方式,如医疗体操、电疗方法、有关功能活动的教育与训练。这些治疗技法要根据健康护理专业范围进行调整。

治疗技法清单并不等于医护计划,按摩师还要在患者的书面医护计划中详细说明和记录各项治疗参数。该治疗时段(现行治疗期)的持续时间和施治频度应考虑下列因素:患者临床病情的严重性、稳定程度、复杂性和急性程度,患者的耐受度,患者的预后,以及确定的效果。影响治疗的持续时间和施治频度的其他因素还包括患者的认知状态、既往疾病、出院的潜在目的、全身健康状况以及长期损伤的可能性[7]。按摩师还必须确定治疗干预中按摩技法的持续时间、频度和范围。"运用按摩疗法获取临床疗效"一章对这方面问题进行了更为详细的介绍。最后,按摩师还需要考虑患者的家庭或工作环境、社会关系以及对治疗的期望,以确保能有效处理这些因素。否则可能会对患者进行自我护理以及参与医护计划的依从程度产生负面影响。

执业要领3-10a,3-10b

选择治疗技法

按摩技法	其他适宜的治疗技法
■ 特效按压	■ 激发点疼痛的湿热敷
■ 浅表轻抚	■ 急性肌痉挛冰敷
■ 浅表叩击	■ 斜方肌和肩胛提肌的特效拉伸
■ 揉捏	
■ 广泛触压	■ 体位再教育
■ 拨法	■ 主动活动范围锻炼
■ 用手握按摩器械进行自我特效按压	■ 强身锻炼
	■ 自我护理教育
	■ 功能活动

表 3-2	反射和施力按摩技法的推荐注意事项与禁忌证[10-23,25,26]

局部病症	全身病症
禁忌证	**禁忌证**
■ 关节炎症急性发作：类风湿性关节炎、系统性红斑狼疮、赖特综合征等	■ 需要急救的急性病症：过敏反应、癫痫发作、气胸、心肌梗死、晕厥、气喘危象、脑血管意外、糖尿病性昏迷、低血糖休克、阑尾炎
■ 急性神经炎	■ 晚期肾衰竭*
■ 动脉瘤	■ 晚期呼吸衰竭*
■ 局部感觉改变或损伤	■ 贫血(取决于病因)*
■ 贝克囊肿	■ 糖尿病并发症*
■ 宫外孕	■ 子痫
■ 食管静脉曲张	■ 血友病*
■ 冻疮	■ 出血性疾病*
■ 局部传染性皮肤病	■ 高转移性癌
■ 局部感染	■ 中毒
■ 局部过敏性皮肤病	■ 肝衰竭*
■ 恶性肿瘤	■ 败血症
■ 开放性外伤或溃疡	■ 严重动脉粥样硬化*
■ 外周神经病变	■ 休克
■ 静脉炎、血栓性静脉炎、动脉炎	■ 重复发热(高于 101.5°F 或 38.3℃)
■ 抗炎药注射后(24~48 小时)	■ 系统性触染或传染病
■ 近期烧伤	■ 不稳定性脑血管意外
■ 未确诊的肿块	■ 不稳定性高血压
	■ 不稳定性心肌梗死
注意事项	**注意事项**
■ 急性椎间盘突出症	■ 哮喘
■ 急性炎症	■ 动脉粥样硬化
■ 润滑剂和清洁剂过敏	■ 癌症
■ 抗炎药注射部位	■ 慢性充血性心力衰竭
■ 血栓闭塞性脉管炎	■ 慢性肾病
■ 慢性腹部或消化系统疾患	■ 患者正在服用影响神经、心血管、精神或肾功能的药物
■ 慢性关节炎性病变	■ 昏迷
■ 慢性腹泻	■ 药物戒断
■ 慢性或长期性浅表血栓	■ 肺气肿
■ 挫伤	■ 癫痫
■ 子宫内膜异位症	■ 高血压
■ 弛缓性瘫痪	■ 低血压
■ 骨折——石膏固定时以及拆除石膏后	■ 免疫抑制
■ 疝气	■ 关节炎
■ 关节失稳或活动性过大	■ 大手术或腹部手术
■ 肾感染或肾结石	■ 多发性硬化
■ 乳腺炎	■ 骨质疏松症
■ 小手术	■ 脑血管意外后
■ 盆腔炎	■ 心肌梗死后
■ 压凹性水肿	■ 怀孕和生产
■ 门静脉高压	■ 精神病
■ 置针或钉	■ 近期头部外伤
■ 长期便秘	■ 痉挛或强直
■ 近期流产或阴道分娩	
■ 三叉神经痛	

*受过高级培训的经验丰富的临床医师可以将其视为注意事项而非禁忌证。

表3-3	选定的危险部位[10,11,13]		
头部和颈部	**躯干部**		**四肢**
☐ 颈部,包括颈前三角和颈后三角	☐ 腋窝		☐ 内上髁中的尺神经
☐ 眼部	☐ 剑突		☐ 腹股沟三角区的股动脉、神经和静脉
☐ 气管	☐ 第十二肋(浮肋)		
☐ 颞骨茎状突	☐ 第十二肋区的肾脏		
	☐ 脐部		
	☐ 腹白线		
	☐ 坐骨切迹		

思考题

患者是一名16岁的男孩，头部受到严重创伤后失语，一切依靠他人照顾。检查中发现患者有多处损伤，包括肌肉伸展性降低、关节活动范围减小，以及皮肤完整性降低。另一方面，难以确定该患者的功能效果和代偿方案。那么，你应该采取什么方法为患者制订一套适宜的医护计划？这份计划又应该包括什么呢？

治疗阶段

选择治疗和复查方法(第12a、12b步)

按摩师制订好医护计划后，即可开始治疗。按摩师首先要从医护计划中选择一组优先的按摩技法和代偿性治疗技法。第一阶段治疗的目的是判断患者对治疗的耐受程度，并确定这种治疗技法对患者的损伤是否有效。因此，按摩师最好选择那些最有可能产生直接效果的技法。在每一次治疗开始时，按摩师还要确定对患者施行哪些主观和客观检查，以确定患者是否对治疗有积极反应。因此，按摩师要询问一些问题，以便了解患者对其病情进展和治疗效果的看法。这些信息非常重要，因为它们可以及时反映患者在治疗过程中出现的各种问题，从而引导按摩师改进对患者治疗的依从性，积极地配合治疗。

实施初步治疗(第13步)

如上所述，在治疗的第一阶段，按摩师要评估治疗计划恰当与否，并判断患者对治疗的耐受程度。按摩师

要依据患者病情的急性程度来确定治疗强度，对于急性病患者采取低强度治疗手法,反之亦然。此外,按摩师还要注意不可以操之过急，一次不要引入太多的治疗手法，否则无法判断患者对哪种治疗手法有积极反应或负面反应。按摩师还要对患者进行正式和非正式的临床检查，以确定患者对治疗的反应。

进行患者复查(第14步)

按摩师可以在治疗过程中随时对患者进行非正式检查。触诊和按摩技法本身就可以提供患者对所实施的治疗技法和对整个治疗过程反应的有关信息(见第5章"患者的按摩治疗检查")。这些非正规检查可以穿插于整个治疗过程。一旦患者达到了按摩师预期的可测量的临床改变，按摩师就可为选择测试和测量方法进行一种更正规的复查。这种复查的目的在于识别和量化患者损伤和功能水平相对于初期检查所定的基线有何变化。

评估病情进展(第15步)

复查的目的是为了确定患者的病情是否朝着按摩师既定的治疗效果进展，以及患者对治疗进程是否满意。按摩师还可以根据复查信息来决定是否要对医护计划或既定的治疗效果进行修改。

处理无变化的病情(第16a、16b、16c、16d步)

如果患者的临床复查结果显示病情未出现任何临床改变，按摩师必须首先确定此时观察病情好转是否为时过早。如果是这样，按摩师可以在下次正规检查之前重试这种初始治疗手法，而且可以增加其他治

执业要领3-11　列表项目

制订医护计划

主观	医护计划 现病史：

主观

医护计划

现病史：

▓ 2个月前，患者的颈肩局部疼痛隐匿性发作，右侧较左侧重，伴肌肉僵硬、颈部主动活动范围减小、颈部肌肉紧张、颈部肌肉痉挛，以及一过性头疼

▓ 经内科医生诊断后服用肌肉松弛剂但效果不大

▓ 患者为右利位

当前用药：镇痛的对乙酰氨基酚

当前功能状态：由于颈部疼痛难以完成职业工作而减少了有效工作时间

既往史：无明确病史；既往无颈部或上肢损伤史；既往无治疗史

疼痛：在静息位、活动范围终端以及功能活动期间颈部疼痛；VAS量表评分报告的疼痛程度为8分；一过性头疼（颞部）

肌肉紧张：醒后和疲劳时颈部肌肉紧张

功能受限：患者主诉由于颈部疼痛加重而无法驾驶汽车或在现金出纳机前工作10分钟以上

既往功能水平：超市全职收银员；完成所有职业工作均无困难

客观

体位：头前伸位

触诊：

▓ 右侧斜方肌可触及肌肉痉挛

▓ 右侧斜方肌和肩胛提肌可触及条索样带

▓ 主诉触诊右侧斜方肌疼痛激发点时疼痛横式阳性

▓ 主诉触诊右侧肩胛提肌疼痛激发点时疼痛横式阳性

▓ 触诊右侧上部斜方肌和右侧肩胛提肌疼痛激发点部位时有抽搐反应

活动范围：

▓ 颈部主动活动范围减小：前屈50%，背伸75%，右旋75%，左侧屈50%伴活动范围终端处疼痛；其他活动范围正常且无疼痛

▓ 双侧肩部、肘部、腕部和手部的主动活动范围正常且无疼痛

▓ 肌肉延展性：斜方肌和肩胛提肌肌肉紧张

肌肉力量：

▓ 肩部抬举试验中，右侧肩胛提肌肌力减弱为4-级

▓ 肩部抬举回缩试验中，右侧斜方肌肌力减弱为4-级

▓ 其他肩部、腕部和手指肌力为5级

功能受限：

▓ 由于颈部疼痛加重，患者无法驾驶汽车超过10分钟

▓ 由于颈部疼痛，患者右臂无法在站立位进行重复性上肢运动超过10分钟（如要在现金出纳机前收款）

▓ 由于颈部疼痛，患者无法用右臂够取头上方1英尺（约为0.3m）的物品（如要取回放在头上方货架的物品）

▓ 由于颈部疼痛，患者无法用右臂将5磅（约为2.3kg）重的物品提举到肩部上方（如要将装有物品的箱子放到头上方货架上）

▓ 由于颈部疼痛，患者无法用右臂提起并转运15磅（约为6.8kg）重的物品（如要将患者所购物品放入购物车）

▓ 由于颈部疼痛，患者无法用右臂在腰部高度反复3次以上提起并转运3磅（约为1.4kg）重的物品（如要将患者所购商品结账并放入购物袋）

| 分析 | 右侧上方斜方肌和肩胛提肌有疼痛激发点,并伴有肌肉压痛、肌肉紧张和颈椎活动范围减小 |

损伤:

■ 疼痛:颈部疼痛和颞部头疼

■ 肌肉延展性减低:斜方肌和肩胛提肌肌肉紧张

■ 体位不正:头前伸位

■ 肌肉静息张力:右侧斜方肌肌肉痉挛

■ 颈部主动活动范围减小

■ 肌肉能力降低:右侧斜方肌和右侧肩胛提肌肌肉力量和耐久性降低

■ 肌肉完整性下降:右侧上斜方肌和肩胛提肌有活动性疼痛激发点

功能受限:

■ 由于颈部疼痛加重,患者无法驾驶汽车超过 10 分钟

■ 由于颈部疼痛,患者无法在站立位反复进行右上肢运动 10 分钟以上

■ 由于颈部疼痛,患者无法用右臂够着头上方 1 英尺(约为 0.3m)处的物品

■ 由于颈部疼痛,患者无法用右臂将 5 磅(约为 2.3kg)重的物品提举过肩部高度

■ 由于颈部疼痛,患者无法用右臂提起并转运 5 磅(约为 2.3kg)重的物品

■ 由于颈部疼痛,患者无法用右臂在腰部高度反复 3 次以上提起并转运 3 磅(约为 1.4kg)重的物品

效果(与损伤相关):

■ 极适的 VAS 量表疼痛评分=0/10

■ 颈部和头部姿态正常

■ 右侧斜方肌没有可触的肌肉痉挛

■ 触诊斜方肌和肩胛提肌时无活动性疼痛激发点体征:可触及的条索带、疼痛牵涉横式阳性或肌肉抽搐征

■ 颈部主动活动范围恢复正常:前屈 100%、背伸 100%、右旋 100%、左侧屈 100%

■ 右侧斜方肌和右侧肩胛提肌延展性正常

■ 肌肉力量:肩抬高试验中,右侧肩胛提肌肌力为 5 级;肩抬高和回缩试验中,右侧斜方肌肌力为 5 级

功能效果

短期效果(2 周):

■ 能开车半小时而不主诉疼痛

■ 能适当间断在现金出纳机前结账工作半小时而不主诉疼痛

■ 能举起 5 磅(约为 2.3kg)重的物品并将其放在肩部同高的货架上,重复做一次而不主诉颈部疼痛

■ 能用右臂够取放置于头上方 1 英尺(约为 0.3m)处的物品而不主诉颈部疼痛

■ 能用右臂在腰部高度提举并转运 8 磅(约为 3.6kg)重的物品而不主诉疼痛

■ 能用右臂在腰部高度重复 5 次转运 5 磅(约为 2.3kg)重的物品而不主诉疼痛

长期效果(出院 4 周):

■ 能驾驶汽车 1.5~2 小时而不主诉颈部疼痛

■ 能适当间断在现金出纳机前结账工作 2 小时而不主诉疼痛

■ 能将 8 磅重的物品提起并放置于与肩部同高的货架上,重复 5 次而不主诉颈部疼痛

■ 能用右臂够取放置于头上方 2 英尺(约为 0.6m)高的物品而不主诉颈部疼痛

■ 能用右臂在腰部高度提举并转运 15 磅(约为 6.8kg)重的物品而不主诉颈部疼痛

■ 能用右臂在腰部高度反复 15 次转运 5 磅(约为 2.3kg)重的物品而不主诉颈部疼痛

■ 能独立进行自理与治疗性锻炼项目

计划　　　　治疗:每周 2 次,疗程 4 周

按摩技法:

- 特异性按压法
- 浅表轻抚法
- 浅表敲击法
- 揉捏法
- 广泛按压法
- 拨法
- 用手持式按摩器进行自我特异性按压法

治疗性锻炼:

- 斜方肌和肩胛提肌肌肉特异性拉伸
- 正确体位的再教育
- 颈椎的主动活动范围锻炼
- 颈部和肩胛肌肉的力量锻炼

程式:

- 疼痛激发点部位的湿热敷以降低激发点活性和疼痛
- 急性肌肉痉挛的冰敷

功能训练:

- 提举和转运的功能训练,这是收银员有效完成工作任务所要求的

教育:

- 疼痛和激发点管理的自理教育

疗手法。但是,如果按摩师认为患者有充分时间显现临床变化,则应必须重新评估计划是否正确。按摩师认为患者没达到预期治疗效果的可能原因是临床假设错误、治疗技术不正确或按摩手法不当。如果按摩师的临床假设是错误的,则必须重审评估治疗计划,并且重新进行患者检查,以明确患者的临床情况。按摩师可以选择更合适的手法并修改医疗计划补救所选择的不适当手法。最后,如果按摩师的临床假设和手法是准确的,则要进一步完善该手法的实施。

实施医护计划并通过复查进行评估 (第17、18步)

按摩师确认医护计划无误之后,则应开始进行周期性治疗以及正规或非正规复检。在整个周期进程中,按摩师应定期对患者的病情和功能水平进行评估。每次干预时最好配有非正规体检,以及对治疗手法或患者教育的改善。"运用按摩疗法获取临床疗效"一章将对这些问题进行更详细的论述。在运用每种治疗手法的过程中,按摩师要非正规地评估患者的反应,并用这些信息来进一步完善治疗和治疗手法的运

用。按摩师还可以用这些非正规检查来识别患者什么时候会发病,从而导致损伤和功能受限加重。正规检测患者功能效果改善情况的具体时间取决于按摩师对预期效果所确定的时间表。

 思考题

对患者的客观体格检查显示,在你所选择施治的主要症状上,患者恢复良好。但是患者称其功能几乎没有改善。你应该如何改进治疗方案来加快功能恢复?

出院阶段

确定出院后工作事宜(第19步)

不幸的是,我们还没有明确的方案用于确定何时可以出院。因此,按摩师可以在治疗初期或治疗基本完成时开始制订出院计划。影响按摩师决定何时开始出院阶段有许多因素。首先,按摩师必须考虑患者的

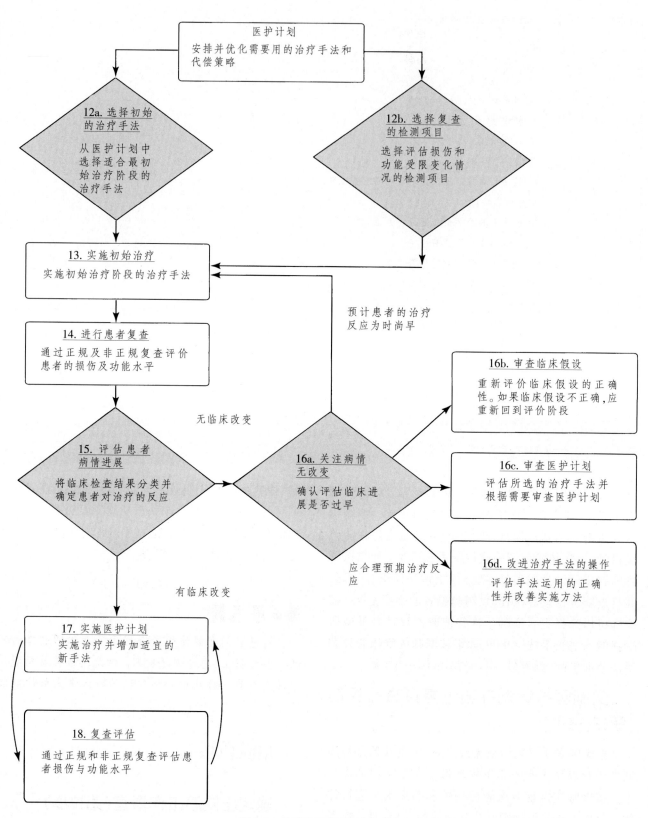

图 3-3 临床决策模式:治疗阶段。

执业要领3-12a,3-12b		
选择治疗和复查手法		
按摩手法	补充手法	检查手法
▦ 对急性痉挛部位进行浅表敲击 ▦ 广泛触压	▦ 对斜方肌和肩胛提肌进行特异性拉伸 ▦ 肌肉痉挛进行冰敷 ▦ 对疼痛控制进行自我护理教育	主观 　疼痛报告 　对治疗和进展的感知 客观 　肌肉痉挛 　激发点疼痛推荐模式 　活动范围

特点,例如,患者的功能疗效进展,心理和思想上是否做好了出院准备,患者出院后所需要和可提供的后续治疗。另外,按摩师不能忽视临床设施特点及预期护理时间长短对出院计划的影响。例如,在执业要领中所述,如果患者的治疗过程比较简短,按摩师可以在治疗早期制订出院计划。尽管有人认为每一次治疗都要为患者出院做准备,但进行特殊的活动会使出院的效果更好。

开始进行出院后教育和转诊(第20、21步)

当患者的功能效果恢复到75%时,按摩师要开始讨论患者的出院注意事项和需求。如果患者的病情复杂,需要更详细的出院护理计划,或者此处临床设施规定只能短时间住院,按摩师就必须及早制订出院计划。虽然按摩师不可能解决患者的所有出院需求,但列出一份出院需求的全项清单对于制订自我护理计划、转诊到其他专业医护人员以及其他患者都很有帮助。

当患者接近于达到功能疗效时,按摩师应该开始进行转诊,确定需要的器械并着手购买,完成家庭治疗计划,并开始出院后的自我护理教育。住院最后阶段的重点应转移至含有大量教育的内容上。第4章"按摩中的医患关系和道德规范问题"也讨论了患者出院的心理准备问题。如果按摩师向患者推荐了其他专业护理人员,如亚急性护理病房或家庭护理,出院过程也应该包括和其他按摩师进行书面和口头交流。

执业要领3-13,3-14,3-15	
实施初始治疗、患者复查和评估病情进展	
患者对初始治疗的反应(第1周)	
治疗手法	▦ 痉挛部位的浅表敲击 ▦ 疼痛激发点部位而非痉挛部位的广泛触压 ▦ 非痉挛部位的揉捏 ▦ 斜方肌和肩胛提肌的特异性拉伸 ▦ 肌肉痉挛部位冰敷 ▦ 疼痛控制的自我护理教育
非正规检查结果	▦ 患者对冰敷痉挛部位有反应,反而加重了激发点疼痛。浅表敲击法对痉挛有效 ▦ 激发点局部湿热敷对缓解疼痛更有效 ▦ 患者疼痛激发点最初太过敏感使其无法耐受特异性按压,因此换用广泛触压法 ▦ 患者能够从容地完成斜方肌和肩胛提肌的特异性拉伸
正规检查结果	▦ 功能活动过程中患者报告疼痛减轻,VAS量表评分疼痛强度为6.5 ▦ 肌肉痉挛减轻 ▦ 疼痛牵涉类型——无改变
按摩师结论	患者对治疗有反应。疼痛激发点治疗是合适的

实施医护计划并确定出院准备(第22、23步)

当患者接近最后治疗阶段时,按摩师应该确认已完成了医护计划相应的各项内容。按摩师可利用患者的复查结果指导其治疗的进度。当患者已达到90%的功能疗效时,也可以有这些临床表现。

完成出院计划和审查家庭规划(第24、25步)

当患者的治疗接近尾声时,按摩师应确认患者有能力执行出院后的自我护理计划,并确认已经完成了所有的出院后安排。

出院体检与让患者出院(第26、27步)

最后一次或患者出院前体检为按摩师提供的信

实施医护计划并通过复查评估病情进展

	第2周	第3周
治疗手法	按摩手法	按摩手法
	■ 广泛触压法	■ 广泛触压法(缩短持续时间)
	■ 揉捏法	■ 揉捏法(缩短持续时间)
	■ 特异性按压法	■ 拨法(增加持续时间和深度)
	其他适宜的治疗手法	■ 特异性按压法(增加持续时间和深度)
	■ 斜方肌和肩胛提肌的特异性拉伸法	其他适宜的治疗手法
	■ 疼痛激发点部位的热敷	■ 斜方肌和肩胛提肌的特异性拉伸法
	■ 体位再教育	■ 拉伸前预热期
	■ 主动活动度锻炼	■ 体位再教育
	■ 功能度活动	■ 功能活动
	■ 自我护理教育——增加家庭活动范围和拉伸项目	■ 强化锻炼
		■ 自我护理教育——增加手持按摩器械的自我特异性按压法
患者复查结果	功能疗效	功能疗效
	■ 患者报告能驾驶汽车半小时而不主诉颈部疼痛	■ 患者报告能驾驶汽车1小时而不主诉颈部疼痛
	■ 能在站立位反复上肢运动45分钟而不主诉颈部疼痛	■ 能在站立位反复进行上肢运动75分钟而不主诉颈部疼痛
	■ 能将5磅(约为2.3kg)重的物品放在与肩部同高的货架上,重复5次而不主诉颈部疼痛	■ 能将10磅(约为4.5kg)重的物体放在与肩部同高的货架上,重复1次而不主诉颈部疼痛
	■ 能用右臂触及放置于头顶上1英尺(约为0.3m)高的物体而不主诉颈部疼痛	■ 能用右臂触及放置于头顶上1.5英尺(约为0.45m)高的物体而不主诉颈部疼痛
	■ 能用右臂在腰部水平提起并转运5磅(约为2.3kg)重的物品而不主诉颈部疼痛	■ 能用右臂在腰部水平提起并转运10磅(约为4.5kg)重的物体而不主诉颈部疼痛
	■ 能用右臂在腰部水平重复10次并转运5磅(约为2.3kg)重的物体而不主诉颈部疼痛	■ 能用右臂在腰部水平重复15次转运5磅(约为2.3kg)重的物体而不主诉颈部疼痛
	其他检查结果	其他检查结果
	■ 患者报告最近在试图增加工作时间时会有疼痛突然发作	■ 患者报告VAS量表评分示疼痛强度为3.5
	■ 患者报告本周末VAS量表评分示疼痛强度为5	■ 触诊斜方肌上方疼痛激发点时无牵涉性疼痛;触诊肩胛提肌激发点仅有较轻疼痛
	■ 牵涉性疼痛,激发点触诊对疼痛强度减低	■ 颈部主动活动范围:屈曲90%,背伸100%,右旋100%,左侧屈75%
	■ 颈部主动活动范围:屈曲75%,背伸90%,右旋90%,左侧屈75%	■ 肌肉力量:肩胛抬高时,右侧肩胛提肌的肌力为4+级;在肩胛抬高和回缩时,右侧斜方肌的肌力为4+级
	■ 肌肉力量:肩胛抬高时右侧肩胛提肌的肌力为4级;在肩胛抬高和回缩时,右侧斜方肌的肌力为4级	

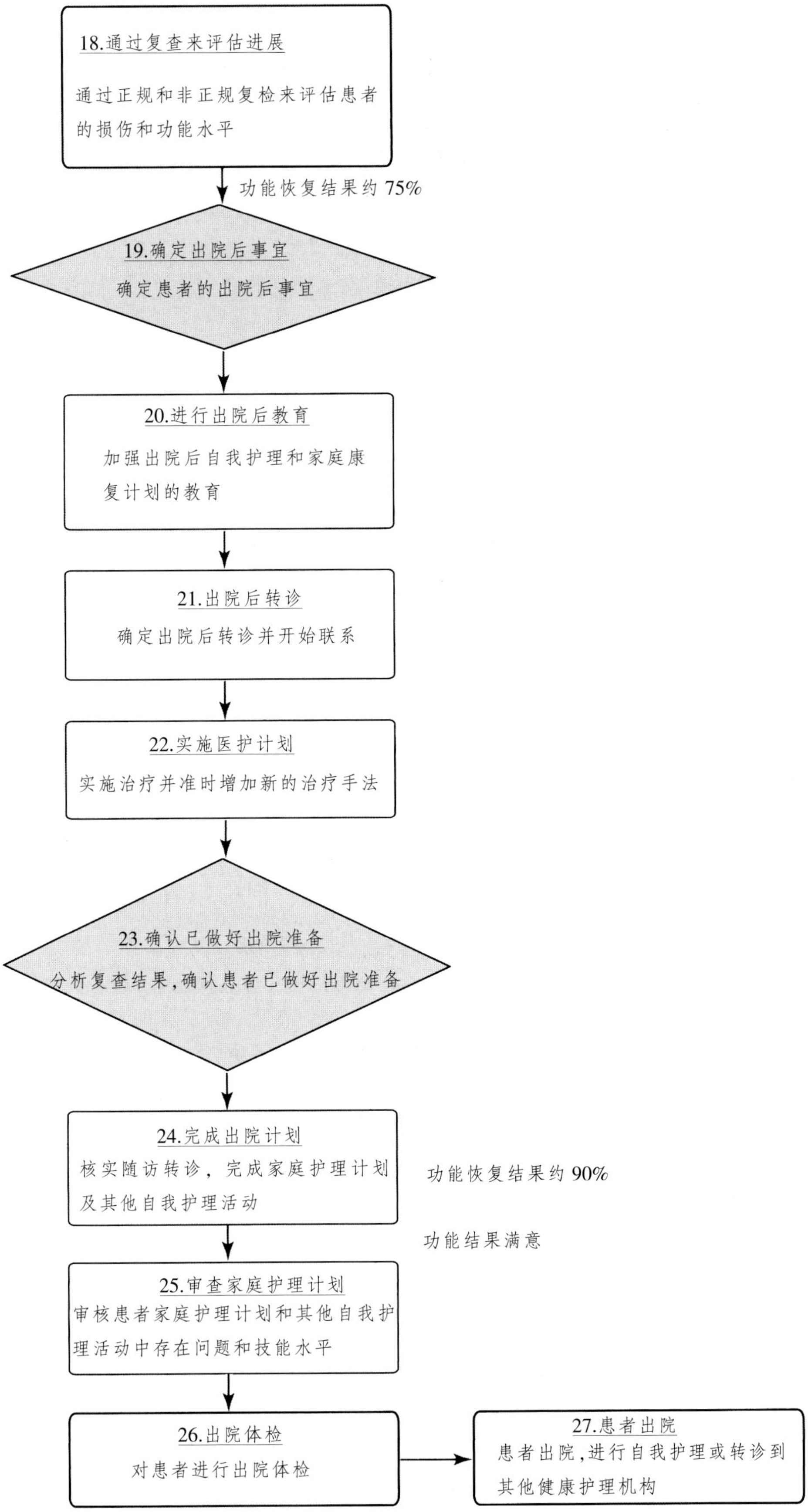

18.通过复查来评估进展

通过正规和非正规复检来评估患者的损伤和功能水平

↓ 功能恢复结果约 75%

19.确定出院后事宜

确定患者的出院后事宜

20.进行出院后教育

加强出院后自我护理和家庭康复计划的教育

21.出院后转诊

确定出院后转诊并开始联系

22.实施医护计划

实施治疗并准时增加新的治疗手法

23.确认已做好出院准备

分析复查结果,确认患者已做好出院准备

24.完成出院计划

核实随访转诊,完成家庭护理计划及其他自我护理活动

功能恢复结果约 90%

功能结果满意

25.审查家庭护理计划

审核患者家庭护理计划和其他自我护理活动中存在问题和技能水平

26.出院体检

对患者进行出院体检

27.患者出院

患者出院,进行自我护理或转诊到其他健康护理机构

图 3-4 临床决策模式:出院阶段。

执业要领3-19,3-20,3-21

确认出院后需求并开始进行出院后教育和转诊

损伤/功能受限	出院后需求
■ 疼痛	■ 医治疼痛的自我护理教育
	■ 用手持式按摩器具进行自我护理的特异性按压法
■ 进行工作相关活动有困难	■ 人体工程学教育和工作现场评估
■ 肌肉延展性降低	■ 家庭拉伸锻炼计划
■ 活动范围减小	■ 家庭活动范围锻炼计划

执业要领3-22,3-23

实施医护计划和通过复查评估进展

第 4 周	
治疗手法	按摩手法
	■ 揉捏法(缩短手法时间)
	■ 广泛按压法(缩短手法时间)
	■ 特异性按压法(增加手法时间)
	■ 拨法(增加手法时间和深度)
	其他适宜方法
	■ 体态再教育
	■ 功能活动
	■ 肌力锻炼
	■ 自我护理教育——增加人体工程学教育,审查有关识别和处理病情突发的教育
患者复查结果	复查结果
	出院相关项目:
	■ 收银台不符合人体工程学要求,从而会加重疼痛。让患者关注如何处理病情突发
	■ 患者能正确展示所有的自我护理活动
	■ 患者报告 VAS 量表评分疼痛强度为 1
	■ 触诊斜方肌上侧和肩胛提肌疼痛激发点无牵涉性疼痛

息,使其能确认患者已做好出院准备。它也记录了患者出院时的损伤状况与功能水平。

思考题

患者已达到了对其损伤进行干预的所有功能剂量

执业要领3-24,3-25

完成出院计划并审核家庭护理计划

按摩师列出家庭自我护理计划,以解决患者的出院需求。其中包括反映患者现有损伤和功能受限程度的内容。

第4周:自我护理计划

■ 疼痛处理
■ 人体工程学
■ 家庭拉伸锻炼
■ 家庭活动范围
■ 应用手持式按摩器具进行自我特异性按压法

执业要领3-26,3-27

进行出院检查和允许患者出院

按摩师要记录患者出院临床检查结果。这些结果表明患者已达到预定的临床疗效并已做好出院准备。

出院检查结果:功能疗效

■ 能驾驶汽车2.5小时,而在进行拉伸检查和体态检查时不主诉颈部疼痛
■ 能在店铺收银台工作2小时而不主诉颈部疼痛;适当休息后,进行拉伸检查和体态检查;对收银台进行调整使之符合人体工程学;疲劳时偶尔主诉颈部僵硬
■ 能完成收银员需要做的提举任务:
 1. 能够提起8磅(约为3.6kg)的物品将其放在与肩同高的货架上,重复5次而不主诉颈部疼痛
 2. 能用右手够到放置于头上方0.6m处的物体而不主诉颈部疼痛
 3. 能用右手提起并转移放在腰部高度的15磅(约为6.8kg)物品而不主诉颈部疼痛
 4. 能够用右手在腰部高度重复20次提起并转移5磅(约为2.3kg)重的物品而不主诉颈部疼痛

其他检查结果

■ VAS量表评分疼痛强度为0.5
■ 颈部与头部体态已正常
■ 右侧斜方肌触诊未见肌肉痉挛
■ 斜方肌和肩胛提肌触诊无活动性疼痛激发点指征:可触及条索带,牵涉性疼痛阳性或抽搐征
■ 颈部主动活动范围:前屈100%,背伸100%,右旋100%,左侧屈100%
■ 右侧斜方肌和右侧肩胛提肌的延展性正常
■ 肌肉力量:肩胛抬高时右侧肩胛提肌的肌力为5级;肩胛抬高和回缩时右侧斜方肌的肌力为5级

与疗效,但其自我护理教育和家庭护理计划的进展不明显。此时,你能为该患者按时出院做些什么?

持续护理

对那些需要持续护理的患者,医师必须改进(4个阶段)临床决策,这是他们的病情以及临床护理性质所要求的。需要持续护理的患者包括:

- 有发育残疾的儿童患者;
- 有健康状况恶化风险的慢性病或晚期疾病患者;
- 存在跌倒或病情恶化风险的老年患者;
- 由于脊髓损伤、脑损伤、截肢或其他创伤需要继续护理的残疾患者;
- 需要接受保健干预的患者。

如果患者要求继续护理一段时间,那么,在出院阶段临床决策过程并未终止。首先,按摩师的出院计划应该有相应的组织安排,至少要讨论一次随访护理。其次,按摩师必须计划并实施随访检查,并重启评估阶段的操作。

随访检查(见表3-1)的目的是,按摩师依据此次检查结果确定患者自此前检查之后病情或功能水平是否出现了恶化。按摩师根据此次检查的结果确定患者是否需要进一步治疗。如果患者无需继续治疗,按

摩师应记录检查结果,并根据需要安排进一步随访。但是,如果患者病情出现恶化,按摩师则必须开始进行临床决策,制订治疗计划,然后再进行治疗和出院阶段的工作。对于健康干预病例,按摩师则不能依据患者的恶化情况,而应依据患者对干预的确实需要来确定患者是否需要继续治疗,以改善其现有的健康水平。

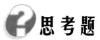 **思考题**

如果患者提出身体康复目标,而不是仅仅为了治疗疾病,如何改进(4个阶段)临床决策过程?

要点回顾

医师可以利用为"循证按摩疗法"提出的临床决策过程作为评估、制订治疗计划、治疗和出院阶段的指南。这一过程的目的在于让按摩师能将按摩手法作为主要或补充治疗手段有效地用于临床医护中。虽然这个过程中的各步骤是按顺序介绍的,但这个过程可重复,按摩师可以同时进行几个步骤。本章提出的临床决策模式为提高按摩师检查、制订看护计划和干预的合理性和充分性提供了指南。

按摩的临床决策:深入研究与实践

这一节将介绍按摩师在临床决策过程中要考虑的另外一些问题。

合法治疗

合法治疗是指临床医师治疗的专业范围是否包括患者临床疾病的治疗以及医师将希望使用的检查手段和治疗手段。其执业范围由其从事的行医权限相关法律规定。健康护理专业有其执业举例,通过对执业员资格证书、注册登记和规章制度的管理来保护大众的健康和安全。对每个行业来说,执业条例均要规范出资格证书、执照或注册登记的要求,该专业可实施的治疗,规章制度的法律依据,以及对违反执业条例者的制裁。合法治疗可能是按摩行业不关注的领

域。来自医疗行业的临床医师不通过高级培训仅有资格证书就可以在其执业范围内应用按摩手法,而其他人员则不可以。运动教练、按摩医师、护士、职业病医师、理疗师、脊椎推拿医师或者其他塑形按摩师都可以将浅表反射手法(如用于放松的揉捏法)整合到各种病情患者的治疗中。相反,应用浅表体液按摩法来治疗淋巴水肿则不属于这些健康护理专业的执业范围。此外,医师只要确定患者是否需要其他治疗,而这些治疗更适合其他不同健康护理专业进行。这种情况表明,应将患者转移到其他医学专业来治疗该医师专业范围之外的临床病情。鉴于执业范围相关问题的复杂性,医师要查阅本专业的执业条例,以便确定能合法使用其按摩手法来处理执业中遇到的不同病情。

形成假设中的常见错误

临床决策研究可以为如何避免形成假设中和假设验证中的某些常见错误提供一些指导。对按摩大师和初学者进行比较表明,按摩大师收集的资料包括客观信息和患者对其病情和功能受限的主观感知信息[2]。对不同来源的信息进行整合有助于确认临床假设。与新手不同,按摩大师选择性地采用收集到的信息资料,并能脱离标准的体检框架,对检查中出现的问题寻找明确的答案。这种方法可以避免重点问题被大量不相关信息所淹没,而这正是新手经常遇到的难题。在检查早期就形成一个有关患者临床病情的新假设显然能给医师提供更多的机会来改进所做的假设,从而得到一个被临床结果证实的假设[3,4]。这项研究还强调了医师在体检过程中常犯的错误。做出的假设太多使医师难以采用一组重点的试验和检测来验证,从而导致收集一些无关的信息。此外,如果把假设做得太泛泛,与检查结果不一致,会使医师得出错误结论。

最后,如果医师故意夸大检查结果来验证现有假设,而没有认识到此假设是错误的,需要做出新的假设,也容易得出错误的结论。

识别按摩的损伤

判断损伤是否适于按摩十分重要,因此,下面将举一些例子来说明按摩师如何决策。假设一名患者在手术修复跟腱的后期治疗中出现了疼痛、粘连和肌张力下降,按摩师可以采用结缔组织技术来提高肌张力,促进致密结缔组织重建。因此,按摩手法是适于治疗肌肉粘连与肌张力降低的首选治疗手段。在这种情况下,按摩手法对损伤有直接的治疗作用,而且按摩师可以用其他方法进行辅助治疗。

也有一些情况,按摩手法对损伤有直接或间接的治疗作用。例如,一名患者在将肱关节脱位复位之后,由于疼痛、肌卫和肌痉挛而出现了肌肉性能降

低。在此情况下,按摩师可以采用浅表反射手法来减轻疼痛、肌卫和肌痉挛,从而促进肌肉功能的改善。如果按摩手法对这种损伤有间接治疗作用,按摩师则可以在治疗中将其作为辅助疗法。在此病例中,主要的治疗手法应该是治疗性锻炼。最后,如果患者出现外周神经疾病继发的肌无力,按摩手法就不太合适,至今尚无记载表明按摩对神经损害造成的肌无力有效。

出院问题

如果患者未达到预期疗效能让他出院吗?不是由于患者达到了临床疗效而是因为其他原因,如终止偿还费用或患者要求按摩师停止治疗。对此有很多谈论和争论。理想情况下,按摩师将根据患者是否达到临床疗效来决定是否可以出院,但也有一些特殊情况并不要求患者达到预期的功能疗效就可以出院。这些情况包括:

■ 按摩师确认,由于患者的病情和健康状况,不可能达到预期疗效。

■ 如果患者的功能水平在达到疗效前进入了平台期,但可以进行日常活动,完全可以让其出院。

■ 患者由于生理或心理并发症而不能达到预期疗效。

■ 患者拒绝继续治疗。

■ 按摩师认为进一步治疗不会再有效果[7]。

最终,医师必须要根据其临床判断、患者提供的信息和体检结果来确定患者的出院时间。总之,一定要有患者出院原因的资料记录。

另一个需要考虑的问题是,患者达到预期疗效后,按摩师能否正确判断是否要进行继续治疗。如果患者的临床疗效与其疾病的严重程度、复杂性、稳定性和敏感度相符,按摩师不能出于职业道德而让其继续治疗。如果按摩师不能确定是否该终止治疗,应在其行医执业范围内重新评估患者的临床治疗效果。这将有助于按摩师确定患者是否要做后续治疗,还是把患者转诊至其他健康保健专家。

参考文献

1. World Health Organization. Towards a common language for functioning, disability and health: ICF: the International Classification of Functioning, Disability and Health. Geneva, Switzerland: World Health Organization; 2002.

2. Jensen GM, Shepard KF, Gwyer J, Hack LM. Attribute dimensions that distinguish master and novice physical therapy clinicians in orthopedic settings. *Phys Ther.* 1992;72:711–722.

3. May B, Dennis J. Expert decision-making in physical therapy: a survey of practitioners. *Phys Ther.* 1991;71:190–206..

4. Payton O. Clinical reasoning process in physical therapy. *Phys Ther.* 1985;65:924–928.

5. Sullivan P, Markos P. *Clinical Decision-Making in Therapeutic Exercise.* East Norwalk, CT: Appleton & Lange; 1999.

6. Rothstein JM, Echternach JL, Riddle D. The Hypothesis-Oriented Algorithm for Clinicians II (HOAC II): a guide for patient management. *Phys Ther.* 2003;83:455–470.

7. American Physical Therapy Association. Guide to Physical Therapist Practice. Alexandria, VA: American Physical Therapy Association; 2005.

8. Simons DG, Travell JG, Simons LS. *Travell and Simons' Myofascial Pain and Dysfunction: The Trigger Point Manual. Volume 1: Upper Half of Body.* 2nd ed. Baltimore, MD: Williams and Wilkins; 1999.

9. Magee D. *Orthopedic Physical Assessment.* 4th ed. Philadelphia: WB Saunders; 2005.

10. Fritz S. *Fundamentals of Therapeutic Massage.* St. Louis, MO: Mosby-Yearbook; 2004.

11. Tappan FM, Benjamin P. *Tappan's Handbook of Healing Massage Techniques: Classic, Holistic and Emerging Methods.* 4th ed. Upper Saddle River, NJ: Prentice Hall; 2004.

12. Werner RE, Benjamin BE. *A Massage Therapist's Guide to Pathology.* Baltimore, MD: Lippincott Williams & Wilkins; 2002.

13. de Domenico G, Wood EC. *Beard's Massage.* 5th ed. Philadelphia: WB Saunders; 2007.

14. Batavia M. Contraindications for therapeutic massage: do sources agree? *J Bodywork Movement Ther.* 2004;8:48–57.

15. Cohen MH, Kemper KJ. Complementary therapies in pediatrics: a legal perspective. *Pediatrics.* 2005;115:774–780.

16. Grant AC, Wang N. Carotid dissection associated with a hand-held electric massager. *South Med J.* 2004;97:1262–1263.

17. Grant KE. Massage safety: injuries reported in Medline relating to the practice of therapeutic massage—1965–2003. *J Bodywork Movement Ther.* 2003;7:207–212.

18. Miesler D. Geriatric massage: assessment and contraindications for the geriatric client. *Massage Bodywork.* 1996;11:66.

19. Ugboma HA, Akani CI. Abdominal massage: another cause of maternal mortality. *Niger J Med.* 2004;13:259–262.

20. Wada Y, Yanagihara C, Nishimura Y. Internal jugular vein thrombosis associated with shiatsu massage of the neck. *J Neurol Neurosurg Psychiatry.* 2005;76:142–143.

21. Walton TH. Exploring contraindications to massage therapy. *J Soft Tissue Manipulation.* 1999;6:5–13.

22. Whitehill W, Gustman B. Massage and skin conditions: indications and contraindications. *Athletic Ther Today.* 2002;7:24–28.

23. Yokoyama T, Shimizu Y. A case of bilateral chylothorax following neck massage. *Nihon Kokyuki Gakkai Zasshi.* 2004;42:1034–1036.

24. National Institute of Child Health and Human Development. Research plan for the National Center for Medical Rehabilitation Research. Public Health Service NIH Publication No. 93-3509. Bethesda, MD: National Institutes of Health, US Department of Health and Human Services; 1993.

25. Herskovitz S, Strauch B, Gordon MJV. Shiatsu-induced injury of the median recurrent motor branch. *Muscle Nerve.* 1992;15:1215.

26. Salvo SG. *Massage Therapy: Principles and Practice.* Philadelphia: WB Saunders; 2005.

使用按摩疗法的医师通常并不是心理医师,而且优秀的医师在很大程度上取决于他所具备的能力,如聆听、观察事物的能力,帮助患者意识到变化,回应患者不适的能力,以及强化患者改变的能力。此外,如果患者未参与临床决策,医师道德规范方面存在问题,或医患间缺乏明确的沟通,那么无论医师治疗机体损伤和功能缺陷的能力多么强,对患者的治疗也不会取得很大进展。此外,由于教学目的,我们通常分别陈述临床治疗问题,或者发生在医师和患者之间有关人际相互作用护理方法问题。事实上,这两者是密切相关的。由于人际关系往往比直接的按摩治疗更加细微,不易被论述,故本章第1部分将讲述治疗关系、治疗过程以及治疗关系中可能出现的问题;第2部分将介绍具体的针对道德规范决策的政策,并加强在特定"时刻"的临床治疗的关系。

按摩中的医患关系和道德规范问题:基本原理

医疗关系的组成

"任何治疗的核心都在于医师与患者之间的治疗关系。"

MITCHELL A,CORMACK M.
《补充医疗保健的医疗关系》
London：Churchill Livingstone；1998：37.

医疗关系

Donabedian的临床治疗模式(图4-1)指出医患间的相互作用是医疗过程中重要的组成部分[2]。这是一种以信任为基础的医疗关系,而非两人之间的简单交流。因为患者是脆弱的,而医师的责任是不能利用这种脆弱伤害患者[3]。这是一种丰富和动态的交流过程,在此过程中,患者讲出和未讲出的意愿与医师的感知产生互动,这种交流是可行的、适宜的、对治疗有帮助的。这种医疗关系为患者的希望、期待、害怕提供了容身之所,也为患者提供了一个安全领域,在这里患者可以停下来,去感受、反馈,并在医师的帮助下有所改变。

医师通过自己意愿来确定医疗关系的基调,分享信息,支持患者的期望,并对患者所处的环境或患病情况产生共鸣。最重要的是,医师应该视患者的利益高于一切。所以医患间健全的联盟取决于医师的觉悟和他对患者要求的接受程度。如果医师善于观察,找

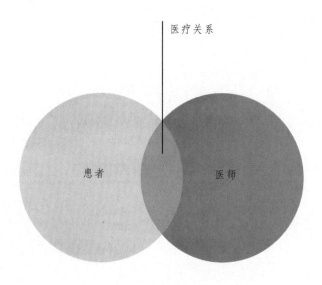

图4-1　医疗关系

框 4-1	患者对治疗关系的需求

安全感
- 增强信任感并允许患者发掘自身对治疗的感知，做出治疗改变

可预见性
- 减少适应新环境的必要
- 进一步增强医患间的信任感

耐心
- 允许患者表达痛苦等不适，并做出相应的治疗调整

同情心
- 帮助患者与医师建立联盟，从而实现预期疗效

达成共识
- 患者参与治疗决策

澄清和明确人际关系的进程
- 强调治疗过程与医师安全的统一

健康边缘
- 涵盖治疗经验的内容

适时发掘感觉认知
- 帮助患者集中精力，发掘感知并相应地调整

负责任的结束
- 准备让患者由治疗领域回归原来的生活环境

出明确的治疗方案，并根据患者的能力和耐受度来采取干预手段，那么治疗结果很可能成功[3]。相反，如果医师读不懂患者的要求、肢体语言和其他的行为提示，那么患者会认为这种医疗关系不可靠。这样患者会因为缺乏安全感而不相信治疗过程。

治疗合约

医患关系为商定患者所能接受的临床治疗提供了框架，而治疗合约就是商定其内容。在实现治疗合约的过程中，患者会对医师提出自己的条件、治疗期望，并希望医师治疗成功[2,3]。同时，医师应尽可能通过患者的主观描述和客观检查获取有用信息，进而制订适宜的干预方案。尽管看上去很机械，然而商定与执行治疗合约的过程是相当复杂的，有时看上去很简单直接，而在其他时候医师可能忘记了或感觉与签订的合约责任有冲突，因而给患者造成无疗效的风险。另外，即使治疗合约的一些方面已经明确了，问题也会出现，因为合约还会有一些方面没有说清楚[4]。

以患者为中心的治疗

这是一种治疗方法的哲学，同时也构成了循证按摩疗法为基础的医患关系。治疗途径包括对患者自主能力的提倡和尊重，患者自主参与决策[5]。当医师实行这种以患者为中心的治疗方法时，医患双方可以共同决策，完成治疗过程。以患者为中心的其他好的实践使医师更加认识到患者才是自己生活的专家，从而关注患者的目标，并适时地积极提供相应的治疗。

治疗过程

治疗过程与第3章"按摩的临床决策"相当（图4-2），概述了在某段时间或整个治疗过程中出现的人际关系和对患者提供治疗的阶段问题。治疗过程包括初期、中期和末期三个阶段[6]。如果医师明确了患者所处的治疗过程，则可以提高患者的安全感；如果医师不明确处于哪个阶段，那么患者可能会因为与医师的沟通不当或臆测而表现得很脆弱[7]。在与有过外部创伤经历或感情问题的患者进行沟通时，这一点尤为重要。

初期：建立信任关系

治疗过程的第一部分确立了治疗基准并为患者阐明了治疗关系[1,3,6]。当患者有安全感或感到舒适时，很可能全身心地投入到治疗中。但如果患者对按摩技术不了解，及时说明治疗途径和方法是必要的，图4-3概述了医师可以借鉴的一些步骤，即在治疗过程中建立信任关系的各个阶段。

信任是治疗关系的奠基石，并且只有当患者有安全感时，这种信任才会发展，框4-2概述了一些基本做

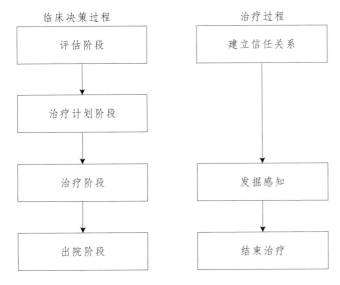

图4-2　治疗过程与临床决策过程间的关系。

法以培养医师与患者间的信任感。

中期：发掘身体的感知能力

一旦患者从治疗关系中获得信任，就可能准备好发掘自身的感知力，探求自身状况和问题，从而促使她使用按摩疗法进行治疗[7]。如果患者在情感上对亲密接触比较脆弱，那么发掘她自身的感知力可以帮助她改变对接触的态度。探索身体的感知力可能是痛苦的、具有历史意义的、令人愉快的，或者对患者来说是害怕的。所以，在治疗过程中注意患者的言行举止的提示对医师来说显得至关重要。这样患者在舒适的条件下的治疗效果就会增强。如果治疗节奏支持患者经历认知过程的能力，那么她可能会对自己的身体和个人某些经历有一个更好的认识。图4-4概述了医师在治疗过程中可以借鉴的关于探索身体感知阶段的步骤。框4-3详细列举了把发掘感知力和治疗过程统一的做法。

治疗过程不是线性的，相反地，它是一个互动的沟通过程，在此过程中患者可以根据自己的舒适度、安全感和健康状况往返于各个阶段[1,3,6]。任何时候患者由于疼痛加剧或个人烦乱，都将无法集中精力并且有重新与医师建立信任关系的需求。如果医师充分意识到这种状况并恰当地处理，患者就会产生安全感。此外，当患者可以不在外界帮助下自主应对自身状况时，治疗过程就可以自然结束[3]。

末期：顺利结束治疗

此期为患者准备结束治疗并从事自身护理的时期，

这对部分患者是比较容易的，但对有些在情感上依赖医师、感激医师同情怜悯的患者来说，脱离医患关系是痛苦的[1,3,6]。但延长这种治疗，无论对于医师或患者都是无益的。因此，让患者了解治疗有始有终是重要的。当治疗达到预期效果并且患者做好自身护理准备时，治疗也就结束了。就像一个好的教练，医师通过不断鼓励患者独立进行自身护理并肯定他们的收获来结束治疗。而定期检查和了解患者收获可进一步巩固治疗效果。图4-5明确了连续可行的步骤，这对医师成功结束治疗很有帮助。

医师也是人，也会对患者产生依赖心理[1,3,6]，所以，在这段时期保证医师不会纵容自己鼓动患者延长治疗关系是相当重要的。但是这并不意味着患者将来身体局部不适需要按摩治疗时不能再建立医患关系，也不意味着每个治疗过程都自然而然地按照初期、中期、末期进行。否则，医患一方或双方会觉得治疗过程是死板的。

对按摩疗法满意的患者可能出于一种预防心理而希望继续进行一段时间的护理，这时医师需就自身专业治疗的局限性和患者协商[6]。再有，双方毫无避讳地承认治疗合约中产生的一些变化是很重要的。无论治疗如何结束，越是开诚布公地讨论问题，患者越容易发掘不同治愈途径，而医师也就越容易成功结束或继续治疗。

治疗关系中与患者相关的问题

患者的脆弱性

建立成功的医患关系有很多障碍，使这一关系复杂化的是双方的权利不平衡[8,9]。首先，医师被认定为治疗者的角色并拥有患者所需要的信息和治疗技术。其次，患者自身脆弱性和对医师的依赖性。另外，按摩疗法是通过与患者进行直接的肌肤接触实现的，而患者通常是不穿衣服的。患者对此的理解和回应取决于多个方面，例如，文化、宗教、性别、教养和个人的接触经验[10]。最后，通过按摩疗法改变一个人的形体结构可唤起情感回应或激发身体组织的回忆[11-16]。若患者的情感比较脆弱或有过负面的接触经历，则其对这种接触的反应可能会很夸张或很消极[6,7,10]。

在治疗室内缺乏权利和权威性

医师的权威性造成医师与患者间权利的不平衡

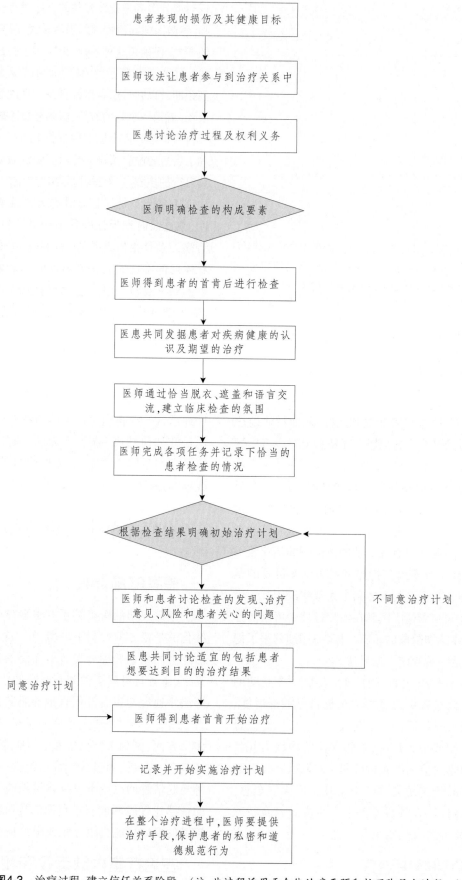

图4-3 治疗过程:建立信任关系阶段。(注:此过程适用于个体治疗干预和护理阶段全过程。)

<table>
<tr><td>

框 4-2 培养医患之间信任关系的做法

■ 确定一个明确可行的框架

　及时开展和结束治疗

　有效地安排治疗时间

　及时回电话并说明可靠性

■ 回应患者时要诚恳、正直并富有同情心,勇于接受意见

■ 不知道答案时敢于承认

■ 对于疑难问题要善于寻找突破口

</td></tr>
</table>

那里并掌握有权威触摸的技巧知识和治疗的责任。若患者对自身生理反应无意识或意识微弱,则医师的专业经验将置患者于不利地位。鉴于这些原因,如果患者未意识到医疗关系不平衡的性质,就容易把医师的行为当做是对朋友、父母或亲密伙伴间的举动。

性[6,8,9,17]。患者是脆弱的,有时需要局部甚至全部脱光衣服并呈仰卧位或俯卧位,而医师则穿着整齐站在

因为医师处于权威地位,患者过去与权威人物的个人经历会对治疗过程产生影响[6,8,9,17]。那些习惯认可权威人物的患者可能不假思索地同意医师在治疗中提出的意见,不论他们实际上是否同意或不同意。所以,医师应该承认患者提建议的敏感性,明确地允许患者进行提问;或要求变换姿势使自己有安全感或舒适感,从而继续治疗[2]。另外,医师必须保证不运用这种权利对患者做出不恰当的举动[8,9,17]。

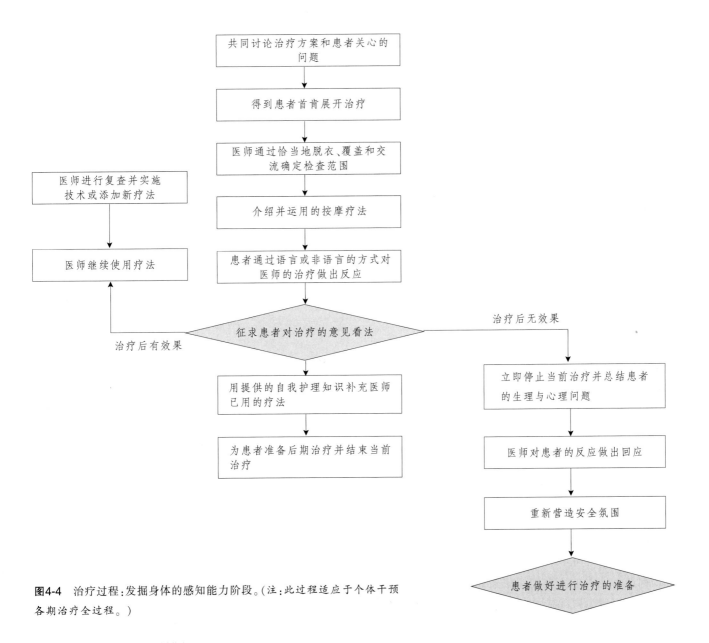

图4-4 治疗过程:发掘身体的感知能力阶段。(注:此过程适应于个体干预各期治疗全过程。)

框 4-3	增进治疗过程的方法

- 遵守道德规范准则
- 在临床治疗过程中,通过恰当地覆盖和口头交流为患者创造良好的氛围
- 为每次治疗做好物质准备
- 在干预疗法中适当运用生理和心理疗法
- 适当运用肢体和手的操作方法
- 安全地实施干预疗法
- 负责任地治疗,排除患者忧虑
- 支持患者发掘自我感知的意愿
- 帮助患者放松身心,提高身体感知度
- 肯定患者做出改变的成果及所做的努力
- 积极听取和观察治疗过程中需要改变或调整的细微环节
- 恰当地回应患者对治疗的情感反应
- 帮助患者参与治疗
- 得出临床疗效和患者的反馈信息
- 为患者提供恰当的教育训练
- 鼓励患者自主护理,帮助患者建立独立能力
- 代表治疗方恰当地监督助理的协助治疗
- 持续更新治疗方案记录和患者的反馈意见
- 与所推荐的医师保持恰当交流

对医师的情感回应

患者对医师投入超过早期关系的情感是正常的,这是因为人们会根据以往的经历来理解当前的情感[8,17]。如果医师唤起患者以前对她很重要的人的情感回忆,那么患者可能根据印象中的做法对待医师。这就是所谓的情感转移,它是治疗过程的重要组成部分。当患者接受一个她认为有力量、有权威的人的触摸时,这种情感转移尤其强烈。

如果回忆起的人对患者有着积极影响,如教练或老师,患者可能备受鼓舞或受到刺激而遵从医师的嘱咐认真参与后续的自身护理计划。但是,不幸的是,这种情感转移也可能是不好的经历,令人痛苦的、出人意料的或令人困惑的。此时应提醒还未察觉到这种情感转移可能性的医师注意。

对按摩技术的情感回应

弗洛伊德的学生Reich明确了习惯性肌紧张与心理障碍的关系[14,15],他发现肌紧张的一些模式不只是患者的一种神经症状,事实上也是患者的一种托词,借以逃避与儿时的心灵创伤相关的情感问题,并成为持续这种心理障碍的借口。通过将身体治疗与心理分析相结合,Reich发现习惯性肌紧张的治疗模式引起的情感与生理上的回应增强了患者对所逃避的情感问题的认识。基于这种观察,Reich形成了关于身体与精神联系的理论。

Reich提出所有生物的机体颤动或脉动均处于不断增强和减弱的循环过程[14-16]。在正常的神经系统活动中,这些"脉动"是难以观察的。随着脉动增强的还有个人的情绪。例如,当一个人极为兴奋或害怕时就会颤动,哭泣时胸脯会起伏。此外,Reich阐释了人们可以通过控制自身的生理反应或脉动来控制自身的情绪,甚至潜意识中避免这种情绪。

从根本上讲,人们可以通过控制与情绪有关的包绕着特定骨骼的拮抗肌收缩来控制"脉动"。这种受控的肌肉紧张天生是短期的或是长期的,或者是习惯性的,即使在夜晚也不会舒张。这种肌紧张降低了机体局部的自主运动,并且能使骨架僵直,进而维持站立姿势或者某种表情。总的结果是,整个机体的姿势可以反应一种心理态度。然而,并非所有的肌紧张都是情绪控制的结果。个人肌肉紧张的模型可能与遗传、代偿性变化、机体损伤和体力劳动有关。另外,心理态度影响肌肉紧张,反之,肌肉紧张也影响着心理态度。

Rolf等人坚持认为肌筋膜的长度或紧张度的改变可改变一个人的身体结构,从而转变个体在世上的存在形式[12-13,16],并坚信人们能适应特定的触摸其身体的方式和自身感知的经历。另外,在正常意识状态下,人们能做出各种寻常的情绪反应。当他们的机体结构发生变化时就会体验到新的生理感觉——温暖、刺痛或以前从未意识的部位产生的感觉。不同寻常的新思想、新感觉可随着身体结构改变,这些想法和感觉是如此微妙并且不易被察觉,如微妙的情感展现或瞬间的情感脆弱。另一方面,身体结构的改变可能唤起更强烈的情绪反应,其表现与常人有异。所以,医师应该意识到按摩疗法的运用可能会引发这种情绪反应,并要区分这种反应是患者机体组织释放物质引起的情绪反应还是由于接触引起的正常情绪反应。

组织记忆

碰触可能引发难以解释的、怪异的、不同寻常的反应,而这种反应大多是由于患者以往的经历引起的,而不仅仅是由按摩技术引起的[20]。如果患者有过消极的或造成身体创伤的经历,那么即使是最亲切的触摸也可能引起患者不安和惊吓。在未理解患者的神

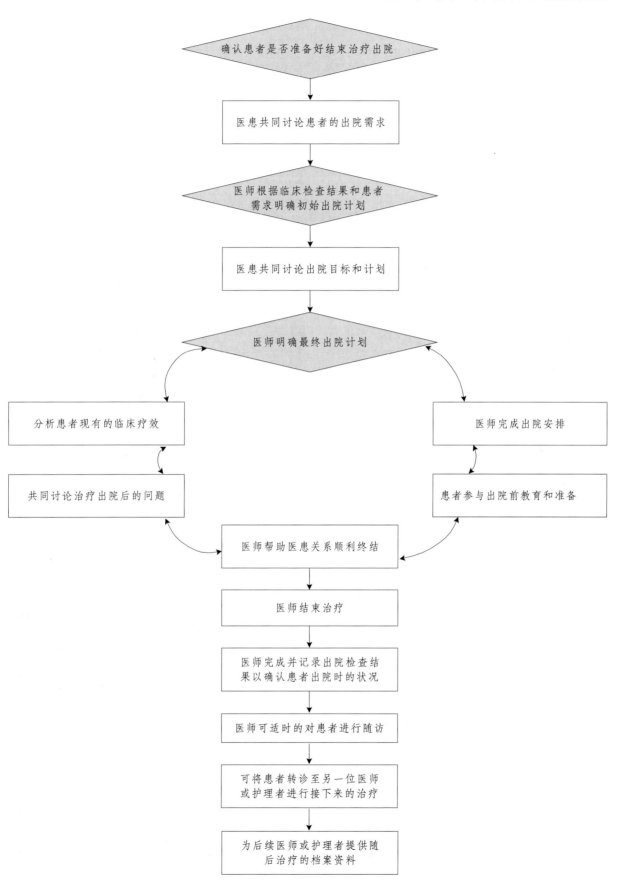

图4-5　治疗过程:结束治疗阶段。(注:此过程适应于自身护理和各期治疗全过程。)

经创伤原因之前,医师可能对患者所表现出来的过度兴奋、敏感过度或者分离倾向相当困惑。

医师意识到组织记忆是在机体的组织中产生而不在脑中是很重要的。例如,如果一个人滑雪时意外导致肱骨脱臼,那么每次当他快速移动手臂到脱臼部位时疼痛的记忆就会显现。这就是所谓的身体记忆或"兴奋"[21]。组织记忆可能不是以感觉与慢性体验的形式表现出来的,而是在精神上或肉体上的感知体现的。忧惧、恶心、愤怒、疼痛或任何可以表达起初对伤害反应的感觉在医师移动患者肱骨使其复位时会再现,这是对最初事件的记忆。

医师对患者进行第一次碰触时,将刺激患者的一系列神经反应,这有助于患者判断这种碰触是安全的还是有危险的[7,21]。神经生物学课本对这种神经反应做了详细说明。医师在决定治疗方案时应该尊重患者接受碰触的能力。若患者将医师的起初碰触视为危险性的,那么整个治疗的预期效果可能会被破坏。另外,除非患者在接触时没有感到威胁,按摩疗法获得成功都是不可能的。所以,医师应该谨记患者的脆弱性可能会增强,尤其是那些有过负面接触经验的患者会将治疗接触视为具有危险的。

过去负面的触摸经历

如果患者曾有痛苦的或艰难的经历、外伤、虐待或者害怕被人粗暴对待,那么他们对触摸的回应会表现得特别脆弱,或潜意识里误解医师的意图。在治疗过程中,看上去最脆弱或虚弱的患者可能会出现框

框 4-4	患者脆弱性的迹象

■ 情感脆弱、疏远、难相处、急躁、悲伤、烦躁、被监护或愤怒
■ 呈现情感的大幅度波动(悲伤、发狂、高兴)
■ 慢性疼痛、头疼、失眠、暴躁、情绪低落、抑郁焦虑
■ 可能有被忽视、创伤、虐待的个史
■ 近期经历郁闷、失落或极大的压力
■ 触碰或亲密接触会焦虑不安
■ 没有或少有积极健康的触碰经历或人际关系
■ 可能极容易移情
■ 极力引人注意或不恰当的行为举止,可能理解或误解医师的意图

Adapted from Fitch P. Talking Body Listening Hands Workshops, with permission from the author.

4-4列举的部分或全部的情绪、状况和行为。

患者如何和家人相处,儿时如何被触碰,成为他们理解碰触产生的安全水平、喜悦和伴随着触摸经历的害怕的参考框架。一个人在成长过程中若拥有别人的拥抱、爱和安全感,那么她很可能对触碰表现出乐观而开放的态度,不会顾虑自身安全,因为她的第一次接触经验告诉她在这个世上是安全的。只有一半至2/3的人群属于这种类型,所以医师接触到的患者中有一半可能有不安全的经历。这一半人群可能有过儿时触碰经历是伴随忽视、不合理的护理,或处于令人害怕和扰乱的环境中,这些是医师不应忽视的[6,22]。

如果一个人的父母在儿时从未抱过她或可能一直忽视她,那按摩疗法的经历对她来说可能是极不寻常的或厌烦的,因为她没有明确的安全接触的框架可供参考。另一方面,如果患者的护理者某一天在她身边出现并疼爱她,但是第二天就离开或厌烦排斥她,那么患者可能需要从医师那里获取自信和认同才会信任治疗过程。最后,如果患者曾被侮辱性地触碰,那么触碰治疗会让她有不安全感。在这种环境下,触碰会唤醒患者早期消极的、令人害怕的经历。在所有这些情况中,患者自身可能无法感知或认识以前的触碰经历对她的影响。早年记忆的唤醒也会成为令患者厌恶的感觉,如突发疼痛、情绪变化或过度敏感等都会成为痛苦的记忆[20]。

在这种环境中,患者需要从医患关系中寻求安全感。没有安全感患者将无法相信治疗过程或施治医师。再有,患者将无法放松而集中精力。她可能被困在过去无法摆脱的触碰经历中而可能忘记了当前的治疗意图。

包括躯体和精神两方面的创伤和焦虑

有些患者遭受过巨大的创伤并造成创伤后应激障碍[7,23]。初期症状包括:过度情欲、过度敏感、感觉全身或身体局部麻木、脱离现实和无法放松。框4-5列出了一些常见症状以帮助医师进行鉴别。这些患者可能发现治疗会造成焦虑不安。

面对威胁时,大多数人的反应是"逃跑或战斗"。而有些人遇到威胁时,无法做出反应而出现"吓呆"的情况[24]。逃跑、战斗或呆住的反应与四肢通路的改变和体内平衡的破坏有关。医师可以在其患者身上看到这三种反应。

如果治疗使得患者出现害怕的反应,那么患者很难再听取医师的指示做出恰当地回应,保持现实状态

<table>
<tr><td>框 4-5</td><td>创伤后应激障碍的症状</td></tr>
</table>

- 过度警觉：对触碰或声音表现出惊恐的反应
- 失眠
- 噩梦
- 焦虑和害怕
- 抑郁
- 绝望
- 情感或身体出现麻木
- 愤怒和可触知的防卫
- 对愉快经历感到不适
- 背离现实
- 健忘症
- 慢性疼痛和躯体化
- 过度敏感：受惊吓、触碰或靠近时表现出害怕的反应
- 无法放松

Adapted with permission from Dryden T, Fitch P, Recovering body and soul from post-traumatic stress disorder. *Massage Ther J.* 2000;39:41-60.

或允许治疗正常进行[24]。因为患者陷入了战斗、逃跑或吓呆的境地。比较极端的情况下，医师的触碰可能唤起患者痛苦的经历，进而使得患者背离现实干预而暂时忘记所处的环境，或暂时与现实隔离。

思考题

如何判断患者对按摩技术的消极反应是因为其自身的触碰消极经历，还是因为按摩技术的运用？

医师增进治疗关系的策略

触碰需要亲密的有同情心的接触、相互交流和回应。医师对患者的回应行为的每一个细微之处都和她所运用的检查与按摩技术一样重要[6,10]。有人可能考虑把医师比作油画布，在上面给患者绘出自己的治疗目标、希望和恐惧，以及自身能力和局限性。医师如何对患者意愿进行的回应可影响治疗干预的结果。如果医师坚信治疗成功完全取决于治疗干预，那么可能会忽略按摩技术中最根本的要素。

医师支持治疗关系的方法主要取决于医师自身的道德品行、价值观，以及对健康、疾病和身体功能障碍的认识，还有她对自身职业角色和责任的了解[6,8,9]。同样，患者根据儿时的经历来确立一个关于触摸和安全

感的框架参考，医师对待疾病、健康和功能障碍的态度形成对患者需求的职业回应。当患者处于疑惑、烦扰或唤起医师个人经历的各种状况时，对医师在医患关系中仍保持现实状态和接受患者要求是具有挑战性的。

保持道德规范举止

医师与患者间在道德规范决策和行为的掌控力的不同，使我们有必要对这个问题进行讨论[6,8,9]。在医患关系中，患者视医师为具有专业知识和影响的权威人物。通过与医师的讨论，患者对医师的资格和提供帮助的能力表示一定程度的信任。在手法治疗过程中，患者可能局部暴露或全裸，而医师可能触摸患者身体长达1个小时之久。在这种情况下，患者必须相信医师不会乘机侵犯她。

道德规范问题并不局限于治疗过程的某个阶段，无论是否在治疗中，医师都必须声明全方位解决好这些问题。医患双方在治疗关系中都有各自的权利和责任。职业健康保健在临床实践中对道德规范的举止有一套表述很清楚的指导原则。这一事实强调了这些权利与义务的重要性，他们期望所有的职业成员们都能坚守这些道德规范[25-33]。职业的道德规范法则是伦理准则的一部分，发展了大众的价值观和信仰，从而支持实践的技术标准。这些道德准则为临床决策提供了样板，这样的临床决策能够为医师所接受的、符合伦理框架并尊重患者的要求。

为了恰当地回应患者的需要，医师首先必须详细说明自己的职业行为的伦理框架[25-33]。健康保健的一个最初的伦理准则是"首要是无害"或"首先不造成伤害"。医师首先应该做到不造成伤害。不要因为过度用力治疗而造成擦伤、炎症或过度疼痛。临床经验也表明医患相互动作可能是造成患者过度关注或伤害的一个方面。结论是，医师必须保证其提供的所有治疗的疗效是积极的。

道德规范决策要求医师在制订治疗方案时考虑以下因素[8,9,25-33]。

患者需求

- 患者真正需要哪种治疗？
- 患者期望和不期望的结果是什么？

权利不均衡

- 患者对医师的权威是否感到舒适？

确立框架

■ 患者在治疗室的舒适度如何？

治疗局限

■ 对患者的帮助到何种程度？

患者的权利和义务

与医师建立医患关系的患者有权利保护自己免受医师的欺骗和伤害，同时保证接受的是高标准的护理。患者的权利概括在框4-6中，主要涉及自主性、隐私、信息、自信和尊重的问题[25-33]。

然而，在医患交流中患者并不是没有责任的。如框4-7列出的患者的责任，患者必须承担行使自己权利的相关责任，也必须尊重医师。

下面提供了一些例子，是本章早期讨论的患者相关问题的道德规范回应。这一列表包括医师必须避免的潜在危险行为，从而保证一个对患者安全的医患关系。医师和医学生也会发现他们的职业道德规范准则所要求的道德行为的细节。

获得正式的许可

对治疗的知情同意

以患者为中心的护理奉行知情同意的原则，即给

框4-6　患者的权利

■ 允许并公平获得护理的机会
■ 自主性：自由选择医师；有权参与治疗中的决策；不管医师的意见如何，患者均有权拒绝治疗或离开这个治疗而不接受医师的建议；有权向其他的医师咨询
■ 在安全的健康照料环境中接受护理
■ 保密：特别是未经书面许可时，不能暴露患者的任何信息
■ 持续的护理
■ 尊严：包括使患者裸露的时间尽可能缩短
■ 隐私：视觉和听觉两方面，包括不必暴露与治疗无关的任何信息
■ 尊重患者的价值观和文化信仰
■ 有权被告知自己享有的权利
■ 及时准确地获得关于主治医师的地位或背景信息、提供的治疗干预、风险、副作用、可选择性治疗方案、是否是研究性临床试验以及出院后的治疗需要

框4-7　患者的责任

■ 为医师提供准确的信息
■ 接受因拒绝护理、更改护理或选择另一种护理所导致的后果
■ 要多为医师考虑并尊重所有的医师
■ 遵守医疗保健机构的行为规范
■ 保证兑现对医师和治疗设备的财务义务

患者提供所需信息，并让他们选择最适合于自己的治疗方式[25-33]。在医师检查或开始治疗之前，需要患者的理解和认可。从患者那里获得对治疗的明确正式的知情同意，可以确保患者理解治疗的目的和方向。在此过程中，医师需要准确地解释他将要做什么，以及他怎样才能取得这些特定效果。同时也需要患者认真聆听并理解医师的解释，因为有些患者不听解释也会同意没有理解的医师的意图。

对按摩技术的知情同意有三种层次[6,7]。第一种，患者心里嘀咕"这个可能有用……"，所以同意"从头开始"。第二种，如果患者认为医师的想法会有帮助，他们会同意"从心开始"，这取决于患者对医师的主观感觉和对环境的印象（例如，"我喜欢杰尼，他不会伤害我的……我认为可以接受……"）。最后一种，让患者同意"从身体开始"，必须让他们感觉很安全，并做好准备接受治疗。一旦他们同意治疗，可能花一段时间在患者材料中登记，当这种治疗方式对患者有效时，患者的肌肉会变得柔软、放松，紧张得以缓解，她的呼吸也变得缓慢，进入深度休息状态，此后患者将会把治疗的控制权交给医师。

对疼痛或不适过程的知情同意

为了解除患者的痛苦，在运用按摩技术时可能会使患者感到暂时的不适，虽然医师始终保持患者整体的舒适感、安全感和信任度[6,7]。另外，这听起来不可思议，那些一摸就疼或不舒服的患者往往寻找较疼的或亲密的治疗，这种情况的发生是因为患者希望寻找一种愉快的意识或解脱痛苦，这足以诱发患者做出这种选择。因此，在医师开始按摩之前，若此套按摩可能使患者感到不适或带来疼痛和亲密程度的问题，医师必须确保患者了解，并承担在治疗关系中应负的责任和治疗方法可能出现的反应[6-8,25-33]。否则患者不信任医师或质疑治疗关系时，会误认为医师打算给其施加

痛苦。

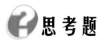
思考题

　　在何种情况下你不能从患者那里获得检查和治疗的许可？在开始检查和治疗之前你必须先做什么？

避免对患者过度感情或有性反应

　　在医患关系中，当患者发生移情时，治疗成功的概率取决于医师怎样回应他所投射的感情。有许多种可能的回应：医师可能对患者如此积极地重视而感到很得意；或者极力想挑战患者的错误观念；或者接受这种移情，觉得这是司空见惯的；或者帮助患者解除忧患或困惑。如果医师对患者的移情做出曲解或者不恰当的行动，就可能忽视已取得的治疗效果，或者难以实现预期目标。这会让患者陷入困境，错误地认为医师会扰乱或者危及其治疗过程。

　　当医师允许他解决不了感情和治疗关系以外的人际关系影响他和患者的关系时，就发生反移情作用[8-17]。当医师对患者反移情时，他会无视患者的最大利益，按照自己的需要引导治疗。另外，当医师沉溺于与患者的性接触中，他将违背治疗目的，违背患者的信任，把患者的需求减到最小或完全无视患者的需求。与此同时，患者容易受到伤害，而且可能并未意识到医师行为的危害。在这种情况下，患者会由于关系和注意的改变而感到困惑或忧虑。为了避免患者移情和医师反移情所带来的问题，医师需要持续专注于治疗目的，并保持一种健康的治疗关系。

性行为

　　由于医师与患者之间力量不均衡，所以如果医师沉溺于与患者的个人或者性的接触中将是不道德的，且具有侵害性。因为手法操作固有的亲密度，医师必须不能进行性按摩方法，这会使医师的权威地位加倍，使患者更加没有建议权。当一名医师对他的患者表现狂热时，他已经在侵犯患者了；一些司法权认定除了性器官的接触、性交媾，有关性天然秉性也是性侵犯[25-34]。

调情或引诱行为

　　在医师或患者身上发生的调情或引诱行为远离了治疗目标，增加了患者移情或医师反移情的可能性[25-34]。此外，因为患者个人的触摸经历，对待"亲密"的态度迥然不同，可能会引起其他诸多问题。一旦调

情行为继续下去，可能会产生消极或侵害性后果。由于以上原因，医师必须避免调情和引诱行为，并礼貌地使患者也打消这种念头。

特殊照顾

　　当医师特别对待某位患者时，或者让患者对护理有不同寻常的印象或好于正常的情况时，这会提高移情和越界冒犯的可能性[17]。因此，医师应当有意识地避免做出那些让患者觉得自己在某种程度上很特殊的行为。

表示出不恰当的感情

　　可以预言，医师会发现一些患者比别人更有魅力。有时候坦言自己对某位患者的感情，将对治疗很有帮助。相反，不停地告诉患者她是个多么特别的人，只会加强已经出现的移情或反移情，而且患者有受到侵犯风险的可能性。如果你要向某一患者表示喜爱，必须要确保这对患者是有利的[17]。

不经意触碰

　　医师与患者身体间的接触也可能是无意间的，往往能传递出强烈的讯号，尤其是在患者觉得医师很吸引自己的时候[8,17]。医师在治疗中会时不时地出现用自己的臀部或腹部触碰患者的身体，然而如果相比其他患者在某一患者身上出现的频率越高，医师越有可能发生反移情。此外，患者会将不经意地触碰理解为表示亲密、喜爱或控制欲的行为。无论医师不经意地触摸是多么无邪，患者也可能错误理解这个信息。以下有一些关于触碰的主要特征描述[8]：

　　■ 别人的身体触碰到自己的某一部位。

执业要领4-1

处理患者对医师的情感回应

案例

　　一名医师在给患者治疗打羽毛球时出现的大腿后侧肌肉损伤，在疗程早期患者表现很羞涩、紧张，最初的四次治疗之后她开始信任医师的正直，并且学着在按摩中放松。现在治疗已完成了一半，这时候患者告诉医师，他是第一个让她觉得自己如此特别的人，医师感到了一丝担忧。

　　当医师对她的腿进行按摩时，患者愉快地呻吟并暗示已被他吸引。在按摩过程中，她表示希望医师的治疗更开放些，若能如此将不胜感激。

医师知道不能超过职业的界线，他越来越反感给她治疗，希望她早点离开。

思考题

1. 这发生什么了？
2. 你怎样描述患者的行为？
3. 医师能说些什么或者做些什么让患者的行为不越界？

很显然，患者将她对男人的感情与亲密关系转移到医师的身上。无论她过去与其他男人有怎样的经历，她喜欢疗程中的亲密接触。因此，她将治疗中的亲密和个人关系中的亲热混为一体了。

医师因为受患者过多的注意而感到不适，他并不打算鼓励患者这样。他没有显露出对此事的理解，她的这种行为可能很大程度上是由于过去她曾与某个特别的男人交往过。

解决方案

由于医师对患者的行为感到很困惑，他可以与同级监管人员讨论她的案例。他意识到患者可能会继续表露出被吸引和对他的欣赏。除非他能直接地讲出她的行为是不妥的。另一方面，他也知道这种移情会渐渐变弱，她将会更清醒地认识到他只不过是一个从事医疗保健职业的人。医师决定，为了以后的疗程他婉转地向患者解释，自己很高兴她觉得这种干预治疗有效果。但他对她的义务仅是职业要求，在他与患者交流之后，她逐渐开始用一种更恰当的方式回应治疗。

- 自己碰到别人的某一部位。
- 这次碰触持续的时间。
- 这次碰触用力的大小。
- 触碰后是否还有在身体上的移动。
- 是否有其他人看到这次触碰。
- 进行这次触碰和接受这次触碰之间的关系。
- 触碰的同时是否伴有语言的交流。
- 是否有非语言的行为。
- 既往有触碰经历。

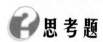

思考题

当你意识到你和患者之间互有好感，你会采取何种措施来确保你的行为是在道德规范之内？

保持清楚的交流和界线

尽管医师在开始治疗之前，努力告知患者自己的治疗方案，但治疗合约上可能写得很含糊或并未提及一些内容[1-3]。如果医师没有和患者进行透彻的交流，患者会误解这种特殊治疗的目的。如果医师忽视了患者的需要或坚持一种特殊形式的治疗，患者会感到受到了伤害，这种经历也会让她备感痛苦。这种要获得

期望疗效的责任依赖于医师在全过程中仔细解读和应对患者所给予暗示的能力。

未表达的期望与未说明的经历

患者对医师讲述不同的病况看法和经历。但是，出于各种原因，患者未必能向医师诉说全部个人病历[4,35-41]。在临床会面时，患者会觉得这些都是小事或者太微不足道了，不值得向一个陌生人提及。不完整的既往情况会导致治疗计划出问题，或者患者对治疗的反应出问题[4,35-41]。此外，患者不总是向医师明确地表达他们对治疗效果的期望，而这些期望对于达到良好疗效都是极其重要的[4,35,41]。结果因为医师未能感觉到这些未明说的期望所致医师未能达到患者预期的治疗效果，或因不全面理解患者要求而在治疗中使用按摩治疗将会产生误解、困惑和伤害。因此，医师们必须积极地聆听、观察、询问患者的反应，清晰地了解患者的问题、既往情况和期望。

保密

为了让患者信任治疗过程，医师做好保密工作至关重要[25-41]。与此同时，医师要求其患者对接受的治疗予以保密也是非常重要的。治疗的各方面内容和医师的意见应该明确清晰。要求患者对治疗保密赋予了患者一种"特殊的地位"，但也使患者感觉关系变亲密，可能会发生移情，这种行为消除了患者一定要讨论对此起诉的自由，也消除了与其他患者或质疑治疗关系和治疗方法的自由。

对体形和外表的评价

无条件积极地认可是维系治疗关系最常见的因素之一[17,36-41]，当患者忌讳自己的体形和长相时，医师做出评价不仅无意义，而且会引起患者的不适。另一

执业要领4-2

未表达的期待和未表达的既往经历

案例

患者一年前出了一次严重的车祸，她的颈部再也无法复原。患者接受了3个月的治疗，但情况并不见好。医师很失望，而且让她出院时也从未说清她颈部的疼痛问题。她认为现任医师是第一个让她迷恋的人。一天，她害羞地向医师坦白，自从车祸以后这是发生在她身上最好的事了。

医师发现患者颈部的疼痛令人困惑。医师意识到车祸带来了一些限制和疼痛，但找不到任何客观的检查依据来证实患者主观的报告。患者继续表现出疼痛，而且情绪有些沮丧。医师意识到她的不适，但不能理解患者继续来就诊的原因，这种治疗看上去对她的疼痛没有任何作用。

一天，医师和一位多年处理车祸事件的保险公司理算师讨论这例"有挑战性的患者"时（匿名），理算师认为患者如果只是试着去接受治疗的话，保险公司会把这种行为称作"诈病"以逃避责任，他建议医师应该让患者出院。因为她只是钻了这个系统的空子，与理算师讨论完后，医师会见了患者，并且正式通知，作为医师已经做了自己能做的事情，是她该出院的时候了。出乎医师意料的是，患者竟然失声痛哭，而且变得异常激动，待她平静下来之后，医师向她保证，如果她不愿放弃治疗可以继续。

思考题

1. 这发生什么了？

2. 治疗过程哪一方面使医师的努力失效？

3. 为了重建治疗关系，医师应该做什么？

4. 患者的哪些行为造成了这种情况？

5. 在一名患有慢性疼痛患者的治疗计划中，医师应做些什么？

医师与患者生活在两个不同的现实中，虽然患者没有告诉医师有关其他医师的情况，但是从第一次治疗开始，她就相信这个治疗程序。通过见证患者的痛苦，并且进行了3个多月的治疗后，医师很容易就得到了患者的信任。当医师和保险公司理算师谈论了患者的事后，听见"诈病"这一术语，使他怀疑患者是不真诚的。医师没有进一步思考就简单地按照主管的建议以诈病为原因让患者出院了。

患者才刚刚开始信任治疗过程，当医师让她出院时，她呆住了，这个痛苦的消息摧毁了患者刚刚出现的安全感，再一次让她很难相信一名医师了。

医师没有意识到患者正处于"建立信任"的过程中，她没有为患者提供一个安全的环境，反而让她更加痛苦。

当医师提出出院这一要求时，患者再一次经历了出院的痛苦。她认为是因为自己没有按照医师的时间表而出现好转，所以得到了这种惩罚。

解决方案

医师回到治疗过程的开始阶段，对患者进行全面的检查，并和患者协商一个康复计划，医师清楚地告诉患者身体的损伤和功能障碍。反过来，患者把她所有治疗史和药物问题都公开。通过这些行为，医师和患者才能对于治疗上的限制有更好的理解。除此之外，医师应该协同其他医师对患者进行附加的物理测试和社会心理支持，因为她原先的治疗中并没有包含这些内容。

在何种程度上患者才可以出院呢？医师意识到她应在治疗早期问此问题，这样双方都能为此做准备，并且对结束治疗的日期达成一致。为了补救疏漏，他们如一个团体一样建立了互相同意的复查时间，这样就能够知道正处于治疗过程的哪一步。当患者取得某些成效时，不管大小，他们都会以某些认

可方式来庆祝他们的胜利。例如，在她的表格上画一个小星星，握一下手，或者简单的眼神交流，说一些相互鼓励的话等等。医师明白患者需要某些帮助而回到正确的康复方向，而且她也发现她需要医师进行指导。她也认识到现在如果忽略这些社会心理方面的事情，很可能由于慢性疾病而变得更加衰弱。因为医师如果能够把患者的角色看成一个教育者，同时能以医师的角色治疗患者的生理疾病，那么就可以协助患者走出每天所要承受的慢性疾病疼痛过程。

一旦医师重新制订治疗过程，她要帮助患者明白什么是治疗过程的开始、中间和结束。这样做之后，医师可以与患者进行交流，如果她想要达到这个目的，就需要患者主动配合，而且告诉患者在整个过程中他都会陪在患者身边直到达成目标。

方面，有些疼痛往往和体形有关，一名负责任的医师应该找到一个得体的方式告诉患者这方面的看法，使患者真正了解清楚。

双重关系

双重关系指医患关系不只是一种关系[17,36-41]。医师之所以在医患关系中受挫有许多原因，当医师也是患者的兄弟姐妹或朋友的时候，这种预先的关系很可能决定了医师对待患者的行为。例如，一名医师在给他的父亲或母亲治疗时，会发现很难保持客观，因为这时亲子关系占了主导。

应对触碰、创伤和创伤后应激障碍的消极经历

通过有明确医患关系的和谐治疗过程后，患者能够克服触摸或创伤及创伤后应激障碍症状的消极影

治疗对触碰或创伤有消极经历的患者

案例

一名45岁的男性患者前来就诊，他很容易乏力，即使是最轻微的触碰也会使他移开身体。除此之外，当你触摸他的后背中部或轻轻地弯曲他的腰椎时，他就会屏住呼吸变得很紧张。你感到不知所措，不知如何来治疗他的腰部。你发现自己也变得很紧张，而且对这名"很难取悦的患者"越来越生气。

思考题

1. 这发生什么了？

2. 你能做什么来改变治疗方向？

3. 你还可以用什么个人护理技巧来管控自己的愤怒？

这名患者表现出一些过度敏感的反应,这种情况时常发生于有旧伤之后前来就诊的患者中。这表明他相信按摩和人工技术能够起作用,然而他的伤痛史影响了他对治疗做出正确反应的能力。当患者做出这种反应时的确令人受挫,因此你需要将他区别对待,并需要专门为他设计一个治疗方案,同时减轻他的过度敏感。

解决方案

改变治疗方案的一个方法就是承认患者的不适,并询问他有无一种方案能改变这种干预治疗而让他更加舒适。询问他后背是否曾经受伤,因为保护肌肉是人们保护旧伤的常见方法。

也有可能患者并没有意识到他的这种反应和不适,这种亲密的手法治疗会使人感到疑惑,而且他的反应可能连他本人都感到惊讶。"不造成伤害"的首要原则是,最好先治疗他身体的其他部分,直到他能够轻松地接受背部触摸。

患者能够从腹式深呼吸训练中获得一些益处。在患者背部进行深度治疗之前,你可以教他在不适时进行呼吸,示范操作一些自我护理技巧,并承认哪些不会起作用。这样可以告知患者治疗是以他的利益为重,不会伤害他。这能帮助缓解他可能感受到的不适,一旦他开始信任你,在治疗中将会成为你的同盟。

生气或沮丧对你毫无帮助,短时间内深呼吸而表现出非常专业和热情是管控不安情绪的最佳方法。然而如果患者喜欢由此引发的愤怒和不适情绪,最好把这个病例和你的同伴或主管讨论一下,这样你能更好地理解什么在困扰你。一旦你理解或者认识到引发你情绪变化的激发点,这些行为将不再使你不知所措。

响[7,36-41]。首先医师必须要理解患者的行为并做出正确反应,缓慢小心地治疗以防止给患者造成进一步的刺激和痛苦。患者在这种治疗关系中可以得到许多的安慰,而且会试着接受甚至享受触摸和按摩治疗。这对患者有生理上的帮助,因为患者可以从中获得安全感和舒适感,以协助排除四肢的压力感如逃跑或惊恐,并能够帮助放松副交感的回应。通过这种方式,使用按摩方法的治疗可以教给患者另一种对触碰的反应,而非感到受到威胁。除此之外也能帮助他们学会怎样接受一种积极的、健康的触摸方式,即不越界的触摸。

保护隐私

恰当遮盖

使用恰当的遮盖来尊重患者的隐私容易使患者有安全感并能促成一种健康的治疗关系[25,41]。与此同时,医师应该在不引起纠纷的前提下完成遮盖。当医师精神紧张地将过多的时间放在遮盖上或者不停地为患者整理床单,直至患者都觉得过分了,则表明医师已经将精力集中到担心患者隐私暴露而不是疗效如何。医师过分关心会吓到患者,让他们对于接下来还会发生什么感到很迷惑甚至很烦恼,因为这占据了许多手法操作治疗的时间。

允许侵犯式操作

在使用按摩疗法时,很多治疗必须要有一只手或一根手指放在患者的敏感部位,如腹股沟、腰大肌部位的按摩,胸部或小腹部的按摩会让不希望医师触碰这些地方的患者感觉受到了侵犯[25-41]。在这种情况下,医师必须仔细和患者协商他能在哪些部位触碰或触碰的深度,当患者感到不适时,这样清楚的知情通知显得尤为重要。为了取得侵犯式干预治疗的赞同,医师必需清清楚楚地解释这个过程,回答各种问题,请求患者的允许来实施这种他认为合适的技术[25-41]。一旦医师得到允许,他必须正确地完成这种治疗方法。除此之外,他必须得到患者的反馈信息,即是否感到愉快,以及对这种技术的反应。在完成治疗之后,医师还要回顾治疗过程,并询问患者接下来的问题。这样医师才能和患者很好地交流,使其感受到医师对她很安全,并且可以信任治疗过程。

侵犯隐私史

患者的语言应该和他的身体一样被视为隐私,但

执业要领4-4

保护患者隐私

案例

A患者在第一次怀孕期间接受了按摩的治疗,她觉得按摩能很好地治疗她腰背部疼痛和肿胀的足踝。在患者临产时医师解决了许多麻烦,并到医院医治病症。她很喜欢医师在她怀孕期间所做的干预治疗,所以推荐一位怀孕的好友也去找这名医师。

A患者和医师讨论了这个建议,并向医师解释说B患者是第一次怀孕,她有一点担心,不知道自己接下来会发生什么,而且她丈夫在国外,A患者建议医师额外照顾B患者。

几周以后,B患者前来就诊,她很安静,不情愿向医师透露她的情况,他们只做了很常规的正式介绍。在治疗结束时,B患者说她感到越来越放松,医师也为此高兴,他们预约了下周会面。

几天后A患者前来赴约,她问医师B患者是否喜欢这种治疗,医师不习惯与另外他人谈论患者的情况,不情愿地回答说她的朋友看上去很害羞,但却很喜欢这种治疗。

A患者问医师B是否告诉他,在接下来的6个月里B的丈夫将要留在海外,并告诉了她朋友对此反映的具体细节。医师没有意识到这是一个隐私问题就告诉了A关于B的情况。在听完A的话之后,医师决定和B患者谈一谈,她丈夫不在身边,不知道会不会对她有影响。

思考题

1. 这属于什么情况?

2. 你怎么描述医师的行为?

3. 医师应该采用什么行动来确保维护B患者的隐私和权利?

任何一种治疗关系都要建立在保密和为患者保密的基础上,这样患者才能信任这种治疗进程。患者希望自己的话和经历不被他人议论,当然在一些特殊的场合是可以被讨论的,例如同级主管讨论病情时。

治疗保健常常混杂着对个人、社会或感情信息的生理学反应,每个人对治疗的反应各不相同,这种反应确实属于隐私,连同遮掩治疗中遭遇的情况的机密性,都属于患者个人隐私的范畴。只有患者自己才可以和朋友、家人讨论自己的护理经历。医师不能向他人透露患者的基本情况、对治疗的信心、对治疗的反应和其他个人的信息,否则将失去患者的信任。

在这个案例中,A患者最先让B患者和医师建立了联系,她希望自己的朋友在怀孕期间能得到她所需要的帮助,并和医师交换了这种希望和期盼。作为一名专业的保健师,医师想帮助B患者,但他犯了一个错误,他只考虑到A患者的想法。

首先,在听A患者谈论B患者的问题时,医师就相当于间接和B患者进行了交流,A患者与医师对B患者的护理都应承担相应的责任。医师没有阻止A患者讨论她的朋友,而且她没有做任何事来划清界限,明确自己是名医师,应该完全为所有患者保密,包括B患者。

第二,医师和A患者讨论B患者时就泄露了B的信息。现在,在这三个人之间形成了一种三角关系,如果B患者知道医师和A患者讨论她,她会对医师失去信任。这种行为虽然看上去是好意,但却忽视了A与B之间朋友的本质。医师似乎变成了和A患者一起来对付B患者。这种三角关系破坏了治疗过程。

第三,由于没有向B患者清楚地说明这种治疗过程,医师已经丧失了自己的客观性,也失去了确定和关注患者治疗需要的能力。

解决方案

医师应该停止和A患者讨论所有和B患者有关的事,同时也应该闭口不谈A患者给她的关于B的信息,因为这会助长这种三角关系。此事过后很难再重新建立这种治疗关系,但是在这个案例中必须要直率真诚。医师用一个"I"向A患者明确地陈述,没有点手指,这是确实需要改变的:

"当我那天听到你描述你朋友的情况时,我感到很不舒服,因为我作为一个医师必须要为所有患者保密。我很欣赏你的评论,但我再也不会和你讨论你的朋友了。"

医师也和她的一名同事讨论了这种情况,想得到指导,怎样才能确保B患者的隐私。

最重要的一点是,医师应该承诺确保B患者的治疗情况不被泄密。

医师常常忽略这个事实[25-41]。在与患者会面时,医师往往在公开健身房就询问患者的反馈意见,在等待室或半路上就询问患者的反馈意见,这时医师无意间就侵犯了患者的隐私。在认为是敏感话题这方面说来,患者与患者是不同的。同样的,医师需要尽可能地为患者保密,包括临床被侵犯的历史、患者对治疗的反馈意见、患者的反应、患者信息等方面。如果能做到这些,关于患者的敏感性话题就不会流传于行政人员、管理人员或者其他患者之间。

在道德规范行为上寻求更多的信息

在医患关系中医师需要承担多种责任,因为医师需要确保自己不会滥用职权[25-41]。医师不仅仅对患者有责任(框4-8),对自己的职业和社会也负有责任。同时,医师应该寻求和理解她的职业道德规范准则。

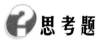 **思考题**

在哪种情况下医师可以使用自己的判断,而不是职业道德规范准则来指导一个颇有争议的临床情景呢?

医师的权利

不幸的是,医师的权利很少被讨论。随着医师在治疗中自主权的过度受限,尊重医师的权利变得越来越重要。这样使他们可以做出最佳的临床判断,也可以在一种没有强压、没有利益冲突、没有干扰、没有不合理的日程安排的环境中工作(框4-9)。医师们应该明智地维护自己的权利,确保处理好在治疗中遇到的问题。

基础回顾

医患关系是一种彼此信任的关系,在患者和医师

框 4-8	医师对患者的责任

与患者相处时的相关问题

- 对患者表现出有责任感的关心和同情
- 不要向患者保证能够治愈，也不要低估了这种干预治疗潜在的效果
- 在会损害安全治疗的各种情况下不要给患者治疗
- 倾听和尊重患者的价值观、信念和需要
- 维持恰当的临床界线，避免任何形式的与患者的性器官接触
- 提供以患者为中心的防护性护理
- 为患者提供一个主动参与和正式认同的机会
- 合理回应患者在治疗中出现的情感反应
- 用遮盖来维护患者的隐私，维持恰当的临床界线

一般问题

- 以患者的最大利益为重
- 不要发生利益冲突
- 承担责任并提供合理的检查、治疗、有进展的护理和出院计划
- 就患者的护理问题和其他相关医师进行交流（在保证隐私的情况下）
- 合理地指导副手或学生参与治疗工作并承担他们相应的责任
- 将所有患者的检查结果准确而又合理地记录下来
- 保证并维持较高的治疗水平
- 对所有的记录和信息保密，在公开信息之前要获得患者书面许可
- 不要以患者的种族、性别、文化、宗教、性取向、年龄等为由而拒绝提供治疗
- 在患者的临床状况（预防，可治愈性，维持好转）允许的情况下为患者治疗，这样就避免某些无效服务无效
- 提供以患者为中心预防性的护理
- 根据患者的需要提供服务，而不是为了谋取财务收入
- 尽可能提供最高水平的护理
- 尽可能从其他医师那里获得一些参考意见
- 承担为患者护理的责任
- 当医患关系结束时或者患者出院时，合理地将患者转诊给其他医师
- 做出合理的决定
- 做力所能及的事，当患者的情况与所需的治疗超过了你的合法范围，寻求其他能够胜任的医师

之间强调以患者为核心的护理。在这种关系中，患者和医师必须在治疗合同中明确协商治疗的过程。治疗

框 4-9	医师的权利

- 有能力独立做出临床判断
- 如果要向自己的道德、尊严或者价值观做出妥协时，医师可以婉拒治疗患者
- 医师在没有利益冲突和其他影响的情况下，有权利选择自己的工作环境，包括为了促进财务所得，受到压力进行过度的服务问题
- 有权利获得患者和同事的尊重和关心

过程和临床决策过程必须同时进行，在此过程中，患者和医师经历了建立信任、探索生理感知和康复的过程。由于受各种因素影响，治疗过程很复杂。这些因素包括因为亲密触摸导致患者的受伤害感、医患关系中医师的权威性，以及患者通常不能完全表达出他们的期望和既往经历。其他与患者有关的障碍包括对于触摸的消极经历、机体组织记忆、创伤和焦虑等。医师可采取一些战略来改善治疗关系，包括保持道德规范行为并致力于患者对按摩的情感回应。由于技术和人际因素都对护理的结果有影响，医师必须在制订计划和为患者护理时应考虑这些方面。

按摩中的医患关系和道德规范问题：深入研究与实践

这部分介绍如何解决患者情感回应的先进方法并加强患者对治疗过程的配合。

考虑处理患者的情感回应

医师经常对患者因为运用按摩手法而出现的情感回应问题不能做好充分准备。这一部分的信息提供了一些基本的策略来概述对患者的回应。当考虑解决患者在治疗中出现的情感需求时，医师应该确保在执业范围之内来解决这些问题。尤其应该注意，在必要时将患者推荐给一名内科医师或能够提供心理治疗的医师是合适的。

意识到患者的情感发展过程

Reichian理论表明情感释放的水平依赖于从明显到微妙的统一体[14,15,18]。在这个过程中，明显的情感释放的迹象很容易被识别，而那些微妙的释放很少被识别。这些身体通常的抖动和自发的运动迹象和感觉常伴随着情感释放，包括呼吸加速、嗓子和腹部声响、吞咽、眼泪汪汪、发出声音（如叹息和呻吟）。自发的肌肉抽搐、忽冷忽热以及强有力的动作，这通常只是简单的生理感觉的释放信号，或者是交感神经系统紧张状态向副交感神经系统放松状态的运动。当医师使用按摩时，如果患者出现了这些行为和感觉，很可能是一种生理放松。相反，当患者的生理信号和感觉是伴随某种思想或信念出现的，则是情感的释放。

患者也可能表现出某些限制性和容忍性的生理和行为上的迹象，而不是释放情感[14,15,18]。这些限制了身体的波动或自发性运动，会导致患者变得安静、沉默、屏住呼吸、肌肉僵直或者强制自己的注意力放在一个不相关的情景和谈话上等诸如此类的行为。只要这些策略是成功的，个人对于情感性的内容就有能力保持一定距离，而患者阻止情感释放的需要会与按摩有关的治疗效果有冲突。例如，如果患者想要维持一定程度的肌肉紧张来限制身体的抖动和自发性运动，这就会和深度放松紧张肌肉的目的起冲突。如果医师能够了解患者的需要，明白她限制自己

的情感释放或控制生理学反应只是因为害怕自己处理不好这些情感问题，那么医师就能够更好地尊重患者的这些行为。

处理情感释放

对于没有在工作中接受过情感和心理问题训练的临床工作者来说，最合理的回应方法就是提供一个让患者觉得舒适和安全的环境，让他们在出现情感问题时表达自己的情感。使用以下提供的战略能让你达到这个目的。

鼓励患者给予信息反馈

临床工作者通过建立一个公开的可接受的环境来和患者进行交流，鼓励患者说出在疗程中哪些对他们是无效的[15,42-46]。除此之外，请求患者允许治疗，无论是在疗程开始之前还是在治疗过程中，患者都有权拒绝任何干预治疗，从而使患者获得安全感。

尊重患者回避或包容他们情感的需要

在很多情况下，患者需要使用多种方式来掩盖或者坦露他们的情感，但临床工作者发现这种愿望与放松的目的是有冲突的[15,42-46]。与之相矛盾的是，如果医师能接受患者掩盖或者坦露情感的行为，反而能减少他们的焦虑，让他们达到更深层次的放松。

遏制

除非医师已经与患者讨论涉及探索情感问题的"合同"，那么当患者发生任何种情感释放时，医师都有必要处理好。虽然每个人都有经历紧张情绪的独特方式，但在一本干预治疗的课本中，涉及避免使患者情绪更加焦虑的活动。例如，询问患者涉及情感内容的问题有可能使得其情绪更加紧张；如果医师的问题不含有患者的情感状态并且也需要，也可能导致困难的人际关系。虽然使患者情绪活动加剧在某些情况下是可取的，但是在做这些事之前询问患者的意见能更好地控制其想法，进而帮助患者保持对治疗有益的情感回应。

了解患者情感表达的舒适水平

使患者的情感表达舒适是临床工作者必须不断重复开发的技巧。对医师说来,获得这种技巧可以在患者开始表达自己情感时了解患者情绪的舒适度,这点是非常重要的[15,42-46]。当临床工作者超过自身舒适程度或者假装对患者的情感表达感到舒适时,多种因素会侵蚀医患关系。患者会因为医师的虚伪而感觉到失去安全感,临床工作者也可能会觉得患者的情感需要已经超过了医患关系的合理范围。

当临床工作者意识到已经超出了自己可接受的舒适度时,就必须和患者交流:在这个疗程中,什么样的情感能接受,什么样的情感不能接受[15,42-46]。恰当地和他人交流自己的接受限度会让患者感觉良好,同时也可以明白在一个疗程中情感表达的限度是什么。这种技巧不仅仅要求临床工作者知道怎样传递合理信息,同时也要求他们清楚自己什么时候开始感到不舒服,这样才能有时间和患者以能接受的方式进行冷静的交流。恰到好处的交流能够避免人际关系的疏远。这种疏远常出现于临床工作者突然感到不知所措或突然想后退时。因为这种疏远会让患者觉得他的情感出了错,从而引发消极且难以解决的医患关系,由此可见沟通技巧很重要。

情感表达

理想状态下,临床工作者会让患者的情绪随着可接受的程度而上升,而不是仅仅鼓励或打击。患者交流的最佳方法就是通过"反映"[36]或者向患者助燃一种包含移情的理解,通过语言陈述或者身体触摸和患者交流他现在的情感状态[15,16,42-46]。这种策略包括改述或不停地和患者交流,运用一些与患者情感表达方式相匹配的按摩方式,或者当患者表达其情感的时候,出于尊重而停止治疗。不管医师使用何种策略,需要确保其做法能够和患者情绪表达的强度相一致,而不是单单沉溺于这种情感实际内容里面。当患者正处于一种紧张情绪中,这点尤为重要,尤其当医师没能跟上患者的节奏时会引发很多的问题。例如,当患者情绪释放越来越强烈,如果医师显著地降低治疗的强度,患者就会觉得自己的情感表达未能被接受;另一方面,如果医师显著地提升这种紧张状态使其超过了患者情绪表达的紧张度,患者就会觉得他应该表达出某些比现在更强烈的情感。通过这次实践,医师很可能开发出一大套措词来问患者,在这些情况中,他需

要什么,时机和这些措词会随着实践得到改进。见习医师尝试这种交流很重要,即使有些笨拙也没关系,患者也能公开和医师交流这个问题。

一般来说,情感密集到一定程度时会出现峰值,然后随着一段冷静的思考就会下降[1,15,42-46],医师为患者提供一定的空间,让他们随心所欲地畅谈并进行很困难的身体护理运作是患者处于感情表达紧张时期解决问题的好方法。医师喜欢在他们紧张情绪之后邀请他们分享自己的经历。虽然有时患者不一定会接受,但这种分享能够帮助他们在医师富有同情心地聆听和关注下整合他们的经历。

最终医师需要意识到自己在医患关系中恰当的角色,虽然少量的共享经历能够减少患者的孤立感,但是恰当的分享是最难把握的。医师所面临的最大困难是细微或不那么细微的医患关系的反转。当共享受到移情困扰不能被接受时,医师最好不要在该小心的地方犯错,不要分享太隐私的东西。当医师发现在临床以外他们对于某些东西的情感回应逐步增加时,寻找一种合理的方式处理这些情感是很重要的,例如,和一个可靠的同事、主管或指导人谈心等。

促进患者依从性的方法

本章所介绍的临床护理过程中患者对护理计划的依从性是医患关系中的最后一个组成部分[47-66]。对于依从性,文字定义有很多[47-66]。在定义中,患者的责任中包括依从性,患者就是根据这个指导内容与护理人员进行的协商。依从也能被理解为会受到医师影响,它往往被定义为一种积极的行为,医师可以激发患者顺从地协商护理计划,这样能够得到一个可预见的积极效果或者利益。依从也被定为成想要得到积极的治疗结果,这是护理计划中不可或缺的一部分,许多案例中会尝试定义一些影响患者动机和依从性的因素。例如,凯莉的ARCS模特[51]建议患者在护理项目中的动机表现为几个因素:医师要极力吸引他们注意,为他们提供合适的信息,他们能够完成预计任务的自信程度,以及他们对自己表现的满意度。根据这些研究,许多作者提出了大量提升患者依从度的策略来规定护理计划,这些计划将概括在本部分的框4-10中。这些策略包括患者理解并遵循医师指导的能力,由医师提出各种治疗的类型,以及医师以患者的需要为出发点修改的治疗内容。

然而,患者可能很少能记住这种指导和建议的信

框 4-10　提升患者依从性的策略的示例

- 在医师和患者之间建立一个合作关系
- 为患者提供有关他们疾病的信息、治疗的基本原理和目的、治疗益处和风险
- 只要有可能,简化这个项目使其适合患者
- 优化活动且和患者分享信息
- 评估患者的理解力和定期执行任务的能力
- 为记忆信息提供线索
- 为患者提供自我监控治疗的策略
- 利用行为约定并积极增强患者的成功
- 合理地让患者的家属或者对他有重要意义的人参与到护理中
- 在护理的阶段性间隙期间评估患者顺从的能力
- 和患者商讨继续学习或依从的潜在障碍且协助他们克服这些障碍
- 向患者传递一些具有挑战性和意义的机会,使患者能成功
- 确保你提供给患者的材料具有刺激性,但不要过分刺激
- 使用熟悉的概念、具体的例子和熟悉的语言让患者更好地接受新信息
- 不断向患者提供机会来运用他们新学的技巧

息[47-66],而患者接受的信息越多就越有可能遗忘。患者一般会记住医师首先告诉他们的东西,以及他们认为最重要的东西。虽然患者懂得的医学知识越多,记忆的信息也越多,但是所能记住的信息量与年龄和智力没有关系。虽然有更多医学知识的患者能记住更多的信息,但除此之外,有许多因素将影响患者的学习能力,例如,他们的年龄、个性和健康理念,对自身身体状况的认识,对治疗目的和益处的理解力,以及社会因素等。更进一步说,适度紧张的患者会比高度紧张和毫不紧张的患者记住更多的信息。

当医师给出模糊的指示时,患者的依从性会降低。相反,特殊的建议会增加依从性[47-66]。因此,简单直接和反复地指示最有效。例如,"你每天早晨起床后必须做10次这种练习"会比"每天做几次这种练习"容易回忆更多信息。另外,当患者不明白疗法的各方面为什么如此重要时,无论这种疗程相对有多么简单,他们也很难遵循指示。例如,在你告诉他"把冰块放在脚踝上,将脚踝抬高放在椅子上,这能帮助你减轻痛苦,消除脚踝的肿胀……"之前,应先解释运用冰块的原因,让患者更好地理解为什么要遵循这些指示。

改变这种疗程处方的特点能提高依从性。依从性会随着护理期的持续时间和干预的复杂度而逐渐降低[47-66]。医师可以打破护理计划,将其分为连续的几个阶段,从而使其简化。另外,患者不太可能会顺从那些他们认为具有强迫性的行为,而那些简单的干预、能符合患者生活方式的干预是最有效的。因此,医师也应该根据患者的活动和生活方式来安排自我护理项目。最后,如果医师能够将新疗法整合到患者生活方式中,并尽可能地帮助患者做出改进时,患者会积极地配合。

医师往往高估了所提供信息的数值,而低估了患者对于要去做的那些事的评估能力[47-66]。相反地,患者教育会成为所需要的一种治疗,而不仅仅是治疗的附属品。当医师把患者教育作为最基本的治疗项目时,建议使用分小组这种有效的方式。小组的形式可以使患者重复地听到信息,为他们提供强调重点知识的机会。其他患者可能会询问一些另一患者想问而犹豫不决的问题,可以采用小组的形式提问,也可以和医师一对一交流。小组参与的形式能培养患者与那些身体状况与自己相类似的人群之间的集体归属感,使患者更容易熟悉那些治疗慢性病所需的技巧。如果获得技巧是小组的主要目的,医师应该把疗程中的大部分时间花在治疗和聆听患者的反馈信息上。在此内容中,将患者配对来练习技巧和开发行动计划是很有益的。

参考文献

1. Mitchell A, Cormack M. *The Therapeutic Relationship in Complementary Health Care*. London: Churchill Livingstone; 1998.
2. Donabedian A. Evaluating the quality of medical care. *Milbank Q*. 1966;3:166–206.
3. Bachelor A, Horvath A. The therapeutic relationship. In: Hubble M, Duncan B, Miller S, eds. *The Heart and Soul of Change*. Washington, DC: American Psychological Association; 2005.
4. Hubble M, Duncan B, Miller S, eds. *The Heart and Soul of Change*. Washington, DC: American Psychological Association; 2005.
5. Nelligan P. Client centered care: Making the ideal real. *Hosp Q*. 2002;5:70–76.
6. Fitch P. Intimacy and attachment in massage therapy. *Massage Ther J*. 2005;43:113–121.
7. Dryden T, Fitch P. Recovering body and soul from post-traumatic stress disorder. *Massage Ther J*. 2000;39:41–60.
8. Benjamin B, Sohnen-Moe C. *The Ethics of Touch*. Tucson, AZ: SMA Associates; 2004.
9. The College of Chiropractors of Ontario, College of Massage Therapists of Ontario, College of Physiotherapists of Ontario. *Where's My Line?* Toronto: The College of Chiropractors of

Ontario, College of Massage Therapists of Ontario, College of Physiotherapists of Ontario; 2005.

10. Nathan B. *Touch and Emotion in Manual Therapy*. London: Churchill Livingstone; 1999.

11. Updledger J. *Somatoemotional Release and Beyond*. Palm Beach Gardens, FL: UI Publishing; 1990.

12. Lowen A. *Bioenergetics*. New York: Penguin Books; 1976.

13. Peirrakos JC. *Core Energetics*. Mendocino, CA: LifeRhythm; 1987.

14. Reich W. *The Function of the Orgasm*. New York: Orgone Institute Press; 1942.

15. Goring S. Relational characterology and embodiment: an interpersonal interpretation of the characterological and somatic theories of Alexander Lowen and Stephen Johnson. Unpublished Masters Thesis. Northfield, VT: Vermont College of Norwich University; 1994.

16. Rolf IP. *Rolfing: The Integration of Human Structure*. New York: Harper and Row; 1977.

17. McIntosh N. *The Educated Heart*. Memphis: Decatur Bainbridge Press; 2004.

18. Reich W. *Character Analysis*. 3rd ed. New York: Simon and Shuster; 1972.

19. Keleman S. *Emotional Anatomy*. Berkeley, CA: Center Press; 1986.

20. van der Kolk B. The body keeps the score: approaches to the psychobiology of posttraumatic stress disorder. In: van der Kolk B, McFarlane A, Weisaeth L, eds. *Traumatic Stress*. New York: Guilford; 1996.

21. Scaer R. *The Trauma Spectrum: Hidden Wounds and Human Resiliency*. New York: Norton; 2005.

22. Benoit D. Attachment and Regulation Seminar. Ottawa, Ontario: Algonquin College; November 2002.

23. American Psychiatric Association. *Diagnostic Criteria from DSM IV*. Washington, DC: American Psychiatric Association; 1994.

24. Levine P. *Waking the Tiger: Healing Trauma*. Berkeley, CA: North Atlantic Books; 1997.

25. Quality Assurance Committee of the College of Massage Therapists of Ontario. *Code of Ethics and Standards of Practice*. Toronto, Ontario: College of Massage Therapists of Ontario; 1999.

26. American Physical Therapy Association. *Code of Ethics and Guide for Professional Conduct*. Alexandria, VA: American Physical Therapy Association; 2004.

27. Canadian Physiotherapy Association. *The Code of Ethics and Rules of Conduct*. Toronto, Ontario: Canadian Physiotherapy Association; 2005.

28. Commission on Standards. *Occupational Therapy Code of Ethics*. Bethesda, MD: American Occupational Therapy Association; 1994.

29. International Chiropractors Association. *ICA Code of Ethics*. Arlington, VA: International Chiropractors Association; 1985.

30. American Association of Drugless Practitioners. *Code of Ethics*. Gilmer, TX: American Association of Drugless Practitioners; 2007.

31. American Massage Therapy Association. *Code of Ethics for Massage Therapists*. Evanston, IL: American Massage Therapy Association; 2005.

32. Nursing Practice Division. *Code of Ethics for Nurses*. Washington, DC: American Nursing Association; 2001.

33. Canadian Association of Occupational Therapists. *Canadian Framework for Ethical Occupational Therapy Practice*. Ottawa, Ontario: Canadian Association of Occupational Therapists; 2006.

34. Government of Ontario. *Regulated Health Professions Act (Ontario), Procedural Code*. Ottawa, Ontario: Government of Ontario; 1999.

35. Moyer CA, Rounds J, Hannum W. A meta-analysis of massage therapy research. *Psychol Bull*. 2004;130:3–18.

36. Benjamin BE, Sohnen-Moe C. The benefits of supervision programs: peer supervision and clinical supervision groups provide therapists with a safe harbor and forum for professional development. *Massage Ther J*. 2003;41:116–121.

37. Fitch P. Nurturance, intimacy and attachment. *J Soft Tissue Manipulation*. 2004;12:6–9.

38. Polseno D. Ethically speaking. Are you safe? *Massage Ther J*. 2004;43:128,130.

39. Polseno D. Ethically speaking. Enabling: the dark side of being helpful (part one). *Massage Ther J*. 2003;42:136–138.

40. Polseno D. Ethically speaking. Enabling: the dark side of being helpful (part two). *Massage Ther J*. 2003;42:124,126–127.

41. Polseno D. Ethically speaking. Say it ethically: language and terminology (part three). *Massage Ther J*. 2004;43:136,138–139.

42. Wolf E. *Treating the Self: Elements of Clinical Self Psychology*. New York: Guildford Press; 1988.

43. Seam M. *Bodymind Energetics: Towards a Dynamic Model of Health*. Rochester, NY: Healing Arts Press; 1989.

44. Smith E. *The Body in Psychotherapy*. Jefferson, IL: McFarland and Company; 1985.

45. Mindell A. *Dreambody: The Body's Role in Revealing the Self*. Boston: Sigo Press; 1982.

46. Kurtz R. *Body-Centered Psychotherapy: The Hakomi Method*. Mendocino, CA: LifeRhythm; 1990.

47. Hulka B. Patient-clinician interactions and compliance. In: Haynes R, Taylor D, Sackett D, eds. *Compliance in Health Care*. Baltimore: The Johns Hopkins University Press; 1979: 62–77.

48. Claxton AJ, Cramer J, Pierce C. A systematic review of the associations between dose regimens and medication compliance. *Clin Ther*. 2001;23:1296–1310.

49. Sluijs EM. A checklist to assess patient education in physical therapy practice: development and reliability. *Phys Ther*. 1991;71: 561–569.

50. Center for Health Promotion and Education and Centers for Disease Control. *Strategies to Promote Self Management of Chronic Disease*. Atlanta: Center for Health Promotion and Education and Centers for Disease Control; 1982.

51. Visser J, Keller JM. The clinical use of motivational messages: an inquiry into the validity of the ARCS model of motivational design. *Instruct Sci*. 1990;19:437–470.

52. O'Donohue W, Levensky E. *Promoting Treatment Adherence: A Practical Handbook for Health Care Providers*. Thousand Oaks, CA: Sage Publications; 2006.

53. Becker MH. Theoretical models of adherence and strategies for improving adherence. In: Shumaker SA, Schron EB, Ockene JK, eds. *The Handbook of Health Behavior Change*. New York: Springer Publishing Company, Inc; 1990:5–43.

54. O'Brien MK, Petrie K, Raeburn J. Adherence to medication regimens: updating a complex medical issue. *Med Care Rev*. 1992;49: 435–453.

55. Haynes RB. Determinants of compliance: the disease and the mechanics of treatment. In: Haynes RB, Taylor DW, Sackett DL, eds. *Compliance in Health Care*. Baltimore: The Johns Hopkins University Press; 1979:49–61.

56. Meichenbaum D, Turk DC. *Facilitating Treatment Adherence: A Practitioner's Guidebook*. New York: Plenum Press; 1987.

57. Grueninger UJ. Arterial hypertension: lessons from patient education. *Patient Educ Couns*. 1995;26:37–55.

58. Sluijs EM, Kok GJ, van der Zee J. Correlates of exercise compliance in physical therapy. *Phys Ther*. 1993;73:771–782.

59. Donovan JL. Patient decision making: the missing ingredient in

compliance research. *Int J Technol Assess Health Care.* 1995;11: 443–455.

60. Davey P, Parker S. Cost effectiveness of once-daily oral anti-microbial therapy. *J Clin Pharmacol.* 1992;32:706–710.

61. Dunbar-Jacob J, Erlen JA, Schlenk EA, Ryan CM, Sereika SM, Doswell WM. Adherence in chronic disease. *Annu Rev Nurs Res.* 2000;18:48–90.

62. Garcia Popa-Lisseanu MG, Greisinger A, Richardson M, O'Malley KJ, Janssen NM, Marcus DM, Tagore J, Suarez-Almazor ME. Determinants of treatment adherence in ethnically diverse, economically disadvantaged patients with rheumatic disease. *J Rheumatol.* 2005;32:913–919.

63. Smith BA, Shuchman M. Problem of nonadherence in chronically ill adolescents: strategies for assessment and intervention. *Curr Opin Pediatr.* 2005;17:613–618.

64. Klareskog L, Lindblad S. How is clinical progress achieved? *Best Pract Res Clin Rheumatol.* 2004;18:1–5.

65. Engstrom LO, Oberg B. Patient adherence in an individualized rehabilitation programme: a clinical follow-up. *Scand J Public Health.* 2005;33:11–18.

66. DiMatteo MR, Giordani PJ, Lepper HS, Croghan TW. Patient adherence and medical treatment outcomes: a meta-analysis. *Med Care.* 2002;40:794–811.

第5章

患者的按摩治疗检查

本章回顾的论点是关于医师在运用推拿技术之前对患者进行检查的问题。这些论点包括：关注运用推拿技术进行检查的问题，与按摩相关的身体结构与功能，病史采集过程中患者反映的可表明其软组织机能障碍的报告，以及触诊与非接触检查技术的运用。医师可以把这些信息并入一个适于他们实践范围和

患者病情的检查中。无数临床教科书记录了多种医疗保健专业的患者检查方法，如肌肉骨骼学、神经病学、心肺学以及心理学。因此，本章假设读者在实践的范围之内可通过查阅一些教科书来详细了解患者的检查方法和技术。

患者的按摩治疗检查：基本原理

研究患者的按摩检查问题

第3章"按摩的临床决策"概述了临床决策评估阶段的目的和步骤。在使用按摩技术进行检查时，除常用的诊察方法之外，还需要运用一些附加的软组织检查技术。另外，为了使检查更有效，医师需要将其检查扩展考虑，包括以下几点：

1. 病理性机能损伤的治疗

■ 在临床症状下对软组织机能障碍的鉴定。

■ 查明可以运用按摩技术进行治疗的其他原发性和继发性损伤。

■ 根据上述两项鉴定结果，查明患者行动障碍的情况。

2. 保健介入

■ 根据患者健康预期目标，运用按摩技术查明患者身体结构和功能。

评定软组织机能健全与否会涉及一些试验和方法的应用，例如触诊法，该方法可以直接评估软组织[1-38]。除此之外，医师可以从肌肉骨骼学、神经病学、心肺学或者心理学的测量方法中发现并扩展自己的解释，并且需要对软组织机能障碍导致患者症状的机理进行分析。医师必须对他们常用的检查方法加以调整的程度，取决于相关软组织机能障碍对患者病理状况的影响。例如，对于一名膝盖以下截肢多年并推荐进行步法训练的患者来说，无需要对其软组织机能障碍进行强化检查。而恰恰相反，若该患者属慢性颈肩疼痛，那么对其软组织进行检查就是恰当的。尽管如此，医师仍会知道即使只是粗略地认识到软组织机能障碍和在对患者的检查过

程中有潜力地使用按摩技术的作用。

按摩的相关临床疗效

在"国际功能、残疾和健康分类"(参见第1章)中，身体结构与功能上的损伤可导致一些病理状况[1,2]。这些损伤与患者的活动能力障碍有不同程度的联系。在检查过程中，医师应鉴定和测量患者的机能损伤。就这点来说，并不是所有的损伤都适合运用按摩技术进行治疗。另外，对损伤的错误鉴定也会影响治疗效果。将损伤进行分类以区分哪些适用于按摩技术而哪些不适于，会在后面治疗计划过程中介绍。尽管如此，考虑一处已确认的或观察的损伤是否与软组织机能障碍有关是很有意义的。表5-1总结了一些与使用按摩技术有关的损伤并展示了一个相关的检查技术实例。本章讨论了评估损伤和在准备使用按摩技术中存在的功能性障碍问题。

健康互动模型可用于指导医师进行检查。患者也需要这种健康的治疗方法(参见第1章)。首先，医师需要了解患者的健康认知水平以及该认知水平对其健康状况的影响。没有病理反应且陈述仅仅为追求更加健康或是放松的患者，通常会有明显的损伤，如焦虑症、肌肉静息张力增高、姿势做不完全、肌无力、运动范围受限以及疼痛。如果是这样的话，医师必须向患者解释这些是如何影响健康的。这种情况下，评估机能损伤与活动受限仍然是相关联的。从理论上讲，真正健康的人是没有任何机能损伤的。当机能损伤发生时，医师仍要确定其身体结构和功能，以决定哪些检查项目可以恢复最佳功能状态，或者决定何时对其潜在机能损伤进行预防可以达到预期结果。此外，该项检查中还必须了解患者当前健康状况以及任何可能对其健康起阻碍或促进作用的因素，如社会心态、健康服务条件、受教育状况以及个人经济水平。

表 5-1	按摩的疗效实例和检查技术[1-376]	
损伤	**疗效**	**测试和测量**
肌骨骼的		
■ 粘连/瘢痕	■ 提高组织可移动性 ■ 减少瘢痕形成	■ 视觉观察 ■ 尺寸测量 ■ 触诊 ■ 超声波检测 ■ 磁共振成像 ■ 关节镜检查
■ 结缔组织完整性的损伤 　■ 筋膜束缚促进 　■ 结缔组织密度异常 　■ 表皮和深浅筋膜可动性降低	■ 筋膜分离与拉长 ■ 促进致密结缔组织的重塑 ■ 结缔组织活动性增强	■ 视觉观察动态与静态姿势对准 ■ 触诊 ■ 表皮移动
■ 关节完整性的损伤 　■ 关节囊或韧带炎症 　■ 关节囊及韧带活动限制	■ 关节囊、肌腱或韧带炎症减轻 ■ 关节囊及韧带的活动限制程度降低 ■ 关节灵活性提高 ■ 关节整体性加强	■ 触诊 ■ 选择性组织张力测定 ■ 韧带稳定性测定 ■ 磁共振成像 ■ 关节镜检查分析 ■ 关节造影术 ■ 应力 X 线照片 ■ 超声检查 (参见关节移动性损伤检测法)
■ 关节移动性的损伤	■ 关节可移动性增强	■ 万向量角器测量

(待续)

表 5-1(续)	按摩的疗效实例和检查技术	
损伤	疗效	测试和测量
■ 主动性运动范围缩小	■ 主动性运动范围扩大	■ 平行四边形量角器测量
		■ 视觉判断运动范围
		■ 以手触地检测法
		■ 舍贝尔(卷尺测量)法
		■ 被动辅助运动检测
		■ 超压指尖感受法
		■ 二维及三维计算机辅助运动分析
		■ 电子计算机控制 6 级自动电磁跟踪仪
		■ 运动范围自评
		■ 颈椎活动范围检测仪检测
		■ 单点及双点测斜仪检测
		■ 电测角器接触式测量
		■ 骨盆触式仪测量
		■ 关节动度计测量
■ 肌肉完整性的损伤	■ 肌肉延展性增强	■ 肌肉延展性测定
■ 肌肉延展性降低	■ 减轻炎症并促进肌腱类的治愈	■ 选择性组织张力测定
■ 肌肉牵拉和撕裂	■ 肌肉炎症减轻愈合加快	■ 触诊
■ 肌腱病	■ 触发点活跃性降低	■ 疼痛激发点检查:痉挛反应、出现拉紧的条索样带,疼痛方式转移、电描记法
■ 触发点	■ 关节灵活性提高	■ 压力敏感性检测(压力痛觉测验计)
		■ 万向量角计测量
		■ 等动能的测力仪检测
		■ 动力超声检查
■ 肌肉性能(强度、力量、耐力)的损伤	■ 肌肉性能的提高是基于肌肉伸展性的提高、疼痛及肌肉痉挛的缓解、关节灵活性的提高、关节完整性的正常化以及触发点活跃性的降低等因素	■ 手动肌力检查
		■ 手握式测力计检查
		■ 反复等渗压运动
		■ 第一次最大重复负荷测试
		■ 单腿跳跃测试
		■ 肌节检测
		■ 改良血压计检查
		■ 握力计检测
		■ 自主努力感知的检查
		■ 等动能的测力仪检测
		■ 等惯性测试
		■ 脚踏装置检测
		■ 肌电图检测
		■ 运用计算机辅助二维或三维运动以及受力分析进行运动学、动力学步态分析
■ 肌肉静息张力异常	■ 肌肉痉挛减轻	■ 触诊
■ 肌肉痉挛	■ 肌肉静息张力正常	■ 组织相容性检测

(待续)

表 5-1(续)	按摩的疗效实例和检查技术	
损伤	**疗效**	**测试和测量**
	■ 关节灵活性提高	■ 持续肌电图观测
		■ 体温记录法
■ 体位轴线不对准	■ 体位校准规范化	■ 视觉观察动态与静态体位
	■ 体位感知能力提高	■ 体位矫正法
		■ 体位分析模式
		■ 万向量角计测量
		■ 铅垂线测量
		■ 倾角仪测量
		■ 卷尺测量
		■ 摄影术
		■ 脊柱弯曲测量器检测
		■ 卷尺测量
		■ 视频图像与框架分析
		■ 二维及三维计算机辅助运动分析
		■ 三维电动量角仪测量
		■ X 射线图像分析
		■ 测力平台检测
		■ 功能性体位分析测量
■ 感觉损伤(由神经压迫或神经根受压引发)	■ 感觉恢复(由于筋膜受限及触发点障碍而引发的神经或神经根受压减轻)	■ 感官判断(运动觉、皮肤书写觉、实体觉)
		■ 振动测试仪检测
		■ 生皮节检查:轻触、针刺、温度刺激
		■ 肌丝检测(压力)
		■ 神经触诊
		■ 神经张力检测
		■ 肌节检查
		■ 电生理(神经传导)检测
		■ 电神经切断术
		■ 单频测振检测
		■ 磁共振成像
■ 肿胀:水肿、关节腔积液、淋巴水肿	■ 淋巴回流增加	■ 视觉观察
	■ 静脉回流增加	■ 容积分析
	■ 关节腔积液减少	■ 周长计算:卷尺、丝线、金属圈
	■ 水肿消除	■ 触诊
	■ 关节完整性提高	■ 倍频式生物电阻抗分析
	■ 关节灵活性提高	■ 磁共振成像
		■ 激光多普勒流量测定法
精神神经免疫学		
■ 压力	■ 全身性镇静	■ 检查自我压力感受水平及压力症状
	■ 感知松弛感提高	■ 自述压力法
	■ 氢化可的松、肾上腺素和去甲肾上腺素水平降低	■ 皮肤触电似的反应

(待续)

表 5-1(续)	按摩的疗效实例和检查技术	
损伤	**结果**	**测试和测量**
■ 心率	■ 心率	■ 心率
		■ 血压
		■ 指压
		■ 血液指标:脂类过氧化物、催乳素、氢化可的松、雄激素、糖化血色素
		■ 唾液可的松水平
多重系统		
■ 疼痛	■ 通过对功能障碍如活跃性激发点的初步治疗而缓解疼痛	**疼痛行为**
	■ 抗刺激镇痛剂	■ 观测相关位置、性质以及疼痛行为
	■ 全身性镇痛以减轻疼痛感	■ 疼痛图表(和观测协同)
		■ 自述疼痛强度及影响成分
		■ 自述疼痛对功能活动影响测量
		■ 触诊
		■ 压力敏感度测试(压痛计)
		■ 选择性组织张力检测
		疼痛综合征检查
		■ 神经组织张力检查
		■ 神经刺激检查
		■ 触发点检测:抽搐反应、绷索现象、涉及疼痛类型、肌电图
		■ 表面动力学肌电图
		■ 电生理研究
		■ 体温记录法
肺心病		
■ 呼吸道损伤	■ 呼吸/气体交换增强	■ 观测咳嗽的频率及效力
	■ 呼吸道自我清洁能力/分泌物疏通提高	■ 可视检测咳嗽效力
	■ 呼吸困难缓解	■ 可视检查痰和唾液的质与量
		■ 可视及触诊法检查呼吸频率及规律
		■ 听诊法检测呼吸音
		■ 脉搏血氧测定法
		■ 自述呼吸困难程度
		■ 动脉气血分析
		■ 肺功能检查
		■ 自述生活质量
		■ 自我保健规范化方法
■ 呼吸困难	■ 呼吸道自我清洁能力提高以缓解呼吸困难	■ 可视检测呼吸方式及呼吸效力
	■ 自觉轻松感提高以缓解呼吸困难	■ 自述主观努力感觉及呼吸困难程度
		■ 自述呼吸困难疗效
		■ 6 分钟行走法检查功能性运动能力
		■ 呼吸频率
		■ 氧饱和度

(待续)

表 5-1(续)	按摩的疗效实例和检查技术	
损伤	疗效	测试和测量
■ 胸腔移动性损伤(骨质损坏除外)	■ 胸腔活动性提高	■ 动脉气血分析 ■ 二氧化碳浓度测量 ■ 可视或触摸检查侧肋、胸骨及呼吸过程中膈肌的运动
	■ 肌肉延展性提高 ■ 换气量增大	■ 触摸检查呼吸过程中胸腔的运动 ■ 呼吸过程中胸腔周长的变化
神经系统 ■ 神经肌肉张力异常：痉挛、强直、抽搐	■ 神经肌肉张力正常 ■ 运用本体感觉及外来感觉刺激技术改变运动反应 ■ 主动肌和对抗肌功能的平衡	■ 触诊 ■ 阶梯式被动运用范围检查，例如，Ashworth 痉挛量表法检查 ■ 快速牵拉检查 ■ 反射检查 ■ 摆动检测 ■ 等速测力仪检测 ■ 手握式测力仪检测 ■ 等速测力仪肌电图检查 ■ 电生理检查 ■ 电动控制规范化方法 ■ 自我保健规范化方法

患者在按摩过程中的病史问题

很多临床资料详尽描述了不同种医疗专业中病史采集的细微差别。在采集病史的规范过程中，医师可以将问题整合起来以确定软组织损伤。框5-1简单罗列了一些问题，以促使软组织损伤的进一步检查诊断。

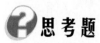 **思考题**

医师如何改进他们的检查方法，才能够使检查结果有效地指导按摩技术。

检查过程中触诊法的应用

熟练的触诊法是一门艺术，是许多检查技术中不可或缺的组成部分，并且是有效操作所有按摩技术的前提条件[3-38]。医师可以在检查和治疗过程中运用触诊法对患者的损伤进行检查和再检查。此外，在整个按摩过程中持续运用触诊法可以使医师利用患者的反馈来提升治疗干预方法。这是按摩技术相对非手法治疗方法的一个优点。

框 5-1	病史表明软组织机能损伤的问题

■ 任何长期肌骨病变史报告，因为这种情况可能会引发慢性软组织紧张[4,6,7,9,23-36]

■ 长期感染史

■ 随着时间的推移，疼痛从最初具体的局部疼痛发展为一种更为广泛的疼痛

■ 慢性疼痛史

■ 焦虑或压力引发的疼痛史

■ 由于多次外伤或手术造成的病史复杂的原发性疼痛，因为这些因素可以使患者易于感染而形成瘢痕

■ 模糊不确定的症状史，尤其是运动测试结果不确定和主观报告的症状含糊不清或模棱两可

■ 多次矛盾诊断或多次无效治疗史

■ 逐渐发病史，大致同一段时间患者有清晰的感觉身体姿势改变

■ 通过按摩或牵拉法症状有所缓解的病史

■ 前期治疗的报告，不包括软组织损伤的综合治疗；例如，超声波治疗而并非肌腱炎医疗摩擦治疗

■ 在病史采集过程中，患者用"致密""结实"或者"有线条"来形容其软组织肌理，并且将肌理与其症状联系起来

■ 骨排列不齐症状，如腿长度不一致、脊柱弯曲或牙齿咬合错位

■ 情感创伤史

根据触诊的目的、触诊对象、患者的病理状况和医师的能力,可以有许多运用触诊的方法[3-38]。医师如何运用触诊法并不重要, 所有触诊形式都有共同的特点。在触诊过程中,医师要辨别选定的治疗对象的细微特征并且区别正常和异常体征。相比之下,虽然触诊法是较为自然的治疗方法, 但是它也涉及身体表面的接触或医师注意力的转移。尽管本章的重点是在对患者的检查上, 但是触诊法的评析也和治疗过程相关。

触诊法的基本原则

触诊法是亲切的询问,医师需要有舒缓而温和的态度以及安静、乐于聆听的心灵[3-38]。当医师运用触诊法时,他们通过询问各种问题来发现对治疗有所帮助的信息,例如,什么是结构或质量?这些症状与触诊所得的其他结构或质量有何不同?这些症状和患者的病史有什么关系?这些结构怎样反应患者所表现出和报告的功能?经过广泛实践之后,医师进行触诊将会更趋向于"智能触摸"(参见第1章)的实践,而非仅仅靠意识来指导触诊。

触诊对象

医师可通过特定的触诊对象来诊断患者的损伤[338]。在触诊过程中, 这些触诊对象将会是医师注意力的集中点。它们不一定必然是身体部位,也可能只是一项特征,如温度,或者一种现象,如对运动的抗力。触诊对象的性质会影响医师对诊断方法的选择。例如,用拇指深压法很难触得体表皮肤温度。同样,用掌面快速扫掠法触得体表筋膜组织障碍的效果也不是很好。因此,医师应该在开始触诊之前对他调查的对象进行详细的了解并选择适合触诊对象的触诊方法。

体表接触触诊法

在整个触诊过程中,医师的手必须轻柔、放松[3-38]。医师惯用的手一般较为敏感,因此他们常用这只手来触诊很精细的对象。在触诊时,他们会用双手做一些类似的工作,如对左右两侧进行比较。相反,他们也会用双手进行不同的工作,如用一只手运动患者身体的一部分,而用另一只手来评定由于该运动而引发的结果。

实际上,医师可以对任何体表部位进行触诊:指头和拇指、整个手掌表面、鱼际及小鱼际隆起,或者手背[3-38]。

医师应根据具体的触诊目的来选择特定的体表部位。例如,手指和拇指的指尖及指垫有很强的辨别能力,最适用于精细对象的触诊。另外,掌握了触诊形式就可以食指和拇指同用,像夹子一样,或者用整个手。

触诊力量

运用按摩技术时,医师在触诊过程中应根据所诊察的组织来决定用力的大小[3-38]。力量在频率、压力、方向及持续时间方面要有所不同。

触诊频率

医师可以用不同的频率进行触诊以得到不同类型的信息[3-38]。快速扫触法要求医师的手移动较快,触诊范围较广。因此,如果想获得大面积信息,医师会采用这种方法,例如,比较双侧组织轮廓或者评估患者整个后背的静息肌肉紧张情况。当静止的触诊检查有误时,快速抚触法最为有效。相反,静止触诊时医师的手不移动,这种方法最适用于触诊活动的现象,如脉搏、呼吸节奏。

触诊压力

注意力不集中、按压力量过大、移动过多的是触诊过程中常见的另一些错误。医师应该尽量用最小的压力需求去接触选择的组织和结构[3-38]。这样就会有一个从较轻微的力量到较大的力量循序渐进的过程,以便于从体表组织到深层组织依次诊察。但是,也没有必要用力过于缓慢。医师的抚触点应该固定,不可以尝试性或者动作太突兀,而忽略接触压力的频率。有时,医师也需要用一定强度的力量对患者的组织进行触诊。在这种情况下,医师应该精确计量到患者的受压组织在他们身体疲劳可控的运作下发生形变。因此这种触诊方法也被称为"本体感受"触诊法。与"人工"触诊法恰恰相反, 医师可以运用整个身体去感受组织的运动。

触诊方向

医师可以运用一种与患者组织相垂直或相平行的剪切力作为施力方向[3-38]。不同的施力方向会得到患者组织的不同信息。

当触诊力量与患者的组织垂直时,该力量会产生一种垂直压力。这种触诊法有多种用途,例如,医师可以垂直施力以触诊脉搏或凹陷性水肿。另外,也可以用它来检查触发点的敏感性。

当医师运用触诊的力在方向上并行患者的组织时[3-38]，会产生沿组织层的张力及阻力[3-38]。该阻力是用来描述医师触诊压力及组织层受到该力时的抗牵拉能力（水平力）。内部及外部因素均可造成触诊过程中阻力的增大或减小。外部因素包括皮肤的湿润程度，它可以增大或者减小阻力。另外，皮肤油脂或润滑物质一般情况下会降低阻力。内部因素包括组织营养不良。评估阻力是医师检查连接组织，比如皮肤和筋膜等整体需要考虑的问题。

医师还可以用触诊法使患者的组织产生切应力[3-38]。切应力包括相邻平行组织滑过另一组织并会替换相邻薄片层。当特定组织层产生阻力时，切应力便会出现在该层及与其相邻并平行的组织层之间。医师可以使用切应力，结合压力来检查肌张力及肌密量。

在实际应用中，任何一种触诊方法及按摩技术都是将压力、阻力及切应力这些因素综合运用的[3-38]。总的来说，医师对特定组织进行触诊时的施力方向往往与对该组织治疗过程中的施力方向一致。

触诊持续时间

尽管医师触诊时不应过于草率，但是对于大多数对象的触诊时间不要超过几秒钟[3-38]。对组织进行长时间触诊确实会对患者的检查结果造成一定影响。因为对一点进行持续按压会导致组织受体对医师的手产生适应性；此外，也会在患者的组织里发生某些变化。例如，当触诊深层肌筋膜触发点时，若对它持续施加压力，其结果与用特殊按压技术对该病情进行治疗所产生的结果是一样的。但是对于结缔组织障碍却是例外，由于该部位具有生物化学属性，所以对于此处的触诊需要至少一分钟的时间。这样，触诊就可以和治疗融为一体。

其他感官信息的整合

有效的触诊是医师感观恰当的相互作用的结果[3-38]。例如，医师可运用视觉观察来确认一些触诊得出的结果如受创伤后的肿胀反应是很有用的。然而，视觉观察可能会干扰医师对更精细部位的触诊，例如，在牵引力的作用下，结缔组织内部的微小运动。

评定触诊对象

医师需要根据受诊对象来选择相应的触诊技术。

下面是触诊对象和适合的触诊技术的实例。

温度

触诊温度可以反应炎症状况、循环及器官功能的一些信息[3-38]。触诊温度有以下几种方法：第一种方法是，医师用手背直接接触患者皮肤，用力要轻，否则会造成血管舒张而影响诊断结果。另一种方法是，用支配手的手掌按压，深度大约在患者身体的表面4英寸（10厘米）。运用这种方法时，医师的手必须保持运动，以避免血管舒张、绝缘和再辐射的影响。

形状与体积

形状与体积指患者身体的总体形状与体积。医师可以用大面积接触，比如使用整个手掌表面来进行相对移动较快的掠触式触诊法，这样就可以更好地了解这些特征[3-38]。医师应该将触诊获得的形状和体积信息与视觉观察得到的信息相互关联进行分析诊断。

肌理及密度

肌理及密度指组织密度的差异，不包括组织厚度[338]。也就是说，这两项指标反应浅表组织密度如皮肤，或较深层组织或腘筋与坐骨结节之间的联合韧带。

有两种类型的组织肌理较为重要，因为它们可反应炎症状况[338]。第一种是急性炎症，通常会因组织积液溢出而导致不同程度的组织松软，"膨胀""海绵状"或者"沼泽状"等词即指这种肌理。第二种是慢性炎症，会导致胶原质进入组织，因沉积而形成典型的不同程度的组织"变硬"。人们常用"硬化""绳状""条索"等词来解释一些与慢性炎症相关的组织"硬化"现象。

水液体状况

医师可以通过触诊来检查肿胀度，肿胀度包括液体压力或张力[3-38]。做水液检查如冲击试验时，医师可采用大面积接触式触诊多余的水液和通过推动水液来检查。这些方法可以使医师对某一部位的多余水液量及其压力进行判断。同时也可以检查水液是否在关节部位内或外，也就是说，评定其是水肿还是积液渗出。最后，医师可以用持续性手指按压法来确诊是否有"凹陷"存在。

黏滞性是指半流质物质的"厚度"和"黏度"[3-38]。医师可以用触诊法检查黏滞度。这一过程是至关重要的，因为肌肉和结缔组织在对介入进行反应时，黏滞性都会下降。例如,局部应用神经肌肉和结缔组织按摩技术或热熨法时均会造成这种情况。

触诊软组织层("层触式")

一般情况下,软组织指非骨或与关节有关表面的任何组织[9,16,25,26]。更具体来说,软组织包括上皮组织、结缔组织以及可收缩组织。医师在触诊时常常会遇到一些连续组织层,它们的构造从表层到深层都是连贯适应的。因此,医师可以利用这些组织层的不同特性如硬度、密度、肌理及可移动性对它们加以区分。

组织层可被分为几种[9,16,25,26]。上皮组织由扁平鳞状细胞或柱状细胞紧密排列而成,细胞间的物质较少。结缔组织是由几种不同类型的细胞组成,如成纤维细胞、脂肪细胞、弹性硬蛋白和胶原纤维等几种不同的细胞组织,这些细胞同位于胶状物质中。神经血管淋巴存在于结缔组织之中。各种细胞的数量会根据不同的外界因素刺激而有所改变。收缩组织由肌肉组成,它遮盖了肌膜层,连接着肌腱,并和骨膜结合。

如图5-1所示,皮肤由上皮层、表皮和真皮组成。该皮层也是结缔组织的第一层[9,6,25,26]。皮肤深层是浅筋膜,内含脂肪、水,提供一个神经和血管的通道,有的还有支配皮肤运动的横纹肌。深筋膜围膜层是致密的结缔组织,它位于浅筋膜和肌肉之间。深筋膜的围膜层与肌肉纤维之间的浅筋膜和深筋膜相连。深筋膜的主要功能是协助肌肉自由运动,支持神经和血管,填充肌肉间质,为肌肉提供营养物质。例如,腱膜、韧带、骨间膜均属于深筋膜。围绕在肌肉周围的深筋膜与骨膜相连,这个部位没有肌肉,深筋膜的围膜层与骨膜相连续。最后,结缔组织位于滑液的关节内,例如滑膜和非固有韧带都属于结缔组织。

皮肤

医师触诊皮肤时应该尽量用最小的力量,并注意下述的特性[4,8,9,16,24-26]。首先,皮肤的厚度是不相同的,如脚底皮肤和脚背皮肤的厚度。其次,皮肤的弹性也会随着年龄的变化而有所改变。另外,皮肤连接紧密性也不尽相同,如肘部皮肤和头皮。医师还可以检查皮肤表面的湿润度和皮肤本身的水合物反应,因为这些因素可以反映出血液循环及营养状况。最后,医师还可以皮肤最表层用轻柔的水平拉动来区分表皮和真皮。

医师可以通过观察施术过程中组织是否致密或是否产生阻力来检查神经节段的情况或神经根机能障碍以及内脏功能失调。

1. 在同一方向同时水平牵拉皮肤,并且保证不要滑动触及下层组织。

2. 使皮肤反弹。

3. 牵拉皮肤并在这种状态下保持一段时间。

4. 观察皮肤开始拉长所需时间。

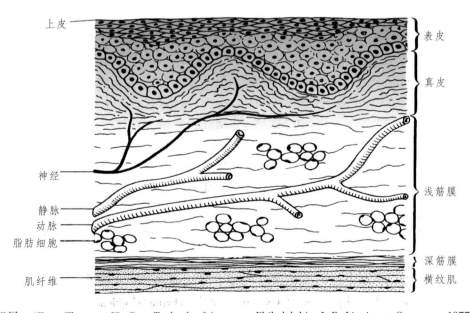

图5-1 皮肤组织层。(From Thomson JS. *Core Textbook of Anatomy*. Philadelphia: J. B. Lippincott Company;1977:15. Used with permission of Lipincott Williams & Wilkins.)

浅筋膜

医师可以增加按压力度触诊浅筋膜和脂肪[4,8,9,16,24-26]。检查组织"肿胀"或水液压力,因为水肿常常沉积于这个组织层中;也可以将不同的区域进行比较来检查浅筋膜层的厚度。上述第1~4环节中关于灵活性测试的概述也适合于检查浅筋膜。除此之外,医师可以在下层组织表面对其进行折叠、提升、滚揉,以此来检查浅筋膜的灵活性。皮肤滚揉参见第10章 "结缔组织技术"。最后,医师应将从浅筋膜得到的信息与从皮肤得到的信息进行对比。

深筋膜围膜层

深筋膜围膜层是较为光滑、坚实及致密的组织,位于浅筋膜和肌肉之间[4,8,9,16,24-26]。因此,医师需要多加练习才能准确判断其所处位置。结缔组织按摩检查过程也包括对深筋膜围膜层的检查。其检查方法与检查浅层组织的技术或者前面所述检查结缔组织移动性和灵活性的方法相同。但是这两种方法的区别在于,检查深筋膜围膜层需要更为精细的触诊技术,因为其中有较多的插入组织。医师发现该处的组织障碍常常与浅层组织中的障碍有关。这些障碍或许表明下层肌张力、神经节机能障碍或者内脏功能紊乱。

肌肉

在触诊过程中,医师通过观察肌肉对于手指或者手传递的压力和切应力的反应来检查静息肌肉张力[4,8,9,16,24-26]。手可以按压或挤压整个肌肉。医师也可以缓慢更深触摸到肌肉组织,并用触诊时手指或拇指将其疏理。纤维活动的状态静息水平越高,触诊时组织密度和硬度就越高。而静息肌张力的提高或降低只是相对的,因为每个人的张力水平都有很大不同,甚至同一个人身体的不同节段也是不相同的。痉挛越明显,医师越容易辨认。抬升的静息张力会导致病理状况发生很大变化,包括损伤、病变以及应激反应。

在触诊肌肉时除了要检查静息肌张力之外,医师还要注意高充盈(液体膨胀)是否明显,因为它可反应运动后状况以及炎症状况[4,8,9,16,24-26]。

骨膜

只有在非常缺乏肌肉的区域才能触诊骨膜[4,8,9,16,24-26]。医师可用指尖压力去触诊叠加在下层骨硬度上的薄而致密的海绵层。

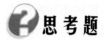 思考题

检查每种软组织层分别需要什么样的触诊技术?仿效图5-1并对相关的触诊方法进行分类。

组织移动性及限制性障碍

正常软组织活动范围

软组织具有与关节相适应的正常活动范围[4,8,9,16,24-26]。在此范围之内,正常软组织有3种障碍或者说限制其活动的阻碍(图5-2)。医师在触诊组织活动障碍时可以结合考虑这些因素。生理阻碍(pH)是指正常情况下决定其运动范围的因素。也就是说,组织的运动范围介于两种生理阻碍之间,几乎没有什么阻力(M)。弹性阻碍(E)指放松或施加力量时,软组织被动活动末医师感觉到的阻碍力。解剖阻碍(A)是指骨、韧带或者软组织所形成的正常运动范围的最后阻碍。若运动超越了解剖阻碍会导致组织损伤。

限制性障碍

软组织机能损伤会造成其限制性或病理性障碍[4,8,9,16,24-26]。限制性障碍一般发生在皮肤、筋膜、肌肉、韧带、关节囊或这些组织的连接部位。它们可能位于正常的病理障碍之间的某些部位,并在这些组织内限制活动的范围,改变中间范围的位置。另外,限制性障碍也会改变运动质量以及达到组织运动范围结束的"感觉"。这种感觉与医师在关节上诊

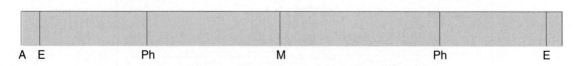

A E　　　　Ph　　　　M　　　　Ph　　　　E

图5-2　正常组织障碍。A,解剖障碍;E,弹性障碍;Ph,生理障碍;M,中间值。(Reprinted with adaptations from Greenman PE. *Principles of Manual Medicine*. 2nd ed. Philadelphia: Lippincott Williams & Wilkins;1996:43. Used with permission of Lippincott Williams & Wilkins.)

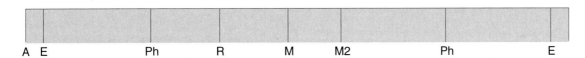

图5-3 限制性组织障碍。A,解剖障碍;E,弹性障碍;Ph,生理障碍;R,限制性障碍;M,中间值;M2,病理性中间值。(Reprinted with adaptations from Greenman PE. *Principles of Manual Medicine*. 2nd ed. Philadelphia: Lippincott Williams & Wilkins; 1996:43. Used with permission of Lippincott Williams & Wilkins.)

断得到的异常感觉很相似。图5-3中列举了限制性障碍(R)的实例以及它对运动范围中间位置(M2)的影响。

障碍-松弛现象

医师着手解决组织的障碍。在一个点位上,医师对组织运动的阻力进行触诊。如果医师保持对组织阻力的压力,那么在一段潜伏期之后"松弛"就会出现[4,8,9,16,24-26]。在不同组织或不同健康状况中,潜伏期的长短各有差异。这种松弛会致组织阻力减小,这样医师若不增大触诊压力就不能在原发阻力位置移动组织。这种情况称作障碍-松弛现象。

不同类型的组织对于持续性压力会做出不同的反应[4,8,9,16,24-26]。例如,结缔组织对持续性压力的反应是最明显的,并且它还会表现出一种缓慢的组织伸长,这种组织的伸长被称为蠕变损伤或黏弹性蠕变。当牵拉超过弹性障碍(E)限制范围时就会发生这种损伤,弹性障碍可参见图5-3。在病理或限制性障碍产生的情况下,上述松弛现象可以持续30秒或者更长时间,这段时间内组织的移动性会趋于正常,疼痛也会有所缓解。因为结缔组织是软组织的一部分,所以根据该部位结缔组织在软组织中所占比例的大小,整个软组织中的蠕变现象都会变得明显。

无论用大面积接触式还是用小面积接触式手法进行触诊,只要是用水平的牵拉力、垂直压力或者切应力作用于组织时,医师就可以观察到障碍-松弛现象[4,8,9,16,24-26]。因此,医师用各种触诊技术,诸如手指按压法或者在浅筋膜上掌面牵拉法进行触诊,检查组织活动范围之后就可以得出结论。在结缔组织触诊中,观察障碍-松弛现象是最为有效的方法,医师也可以将它应用到任何组织或结构的诊断中去。

组织移动性触诊

医师可以对受术组织或者结构施加一个压力或

牵拉力,或者同时施加这两种力,并观察其受压后的活动状况[4,8,9,16,24-26]。同时,也可以观察该组织是否还能有正常运动范围,或者是否会发生限制性障碍。如果医师触诊感觉到了限制性障碍,他们必须注意观察组织的可行运动范围、该范围之内的运动质量以及障碍点感觉。

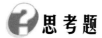

思考题

关节运动范围与软组织运动范围的相同点和不同点是什么?

解剖结构

对运用按摩技术的医师来说能够系统地进行解剖结构的触诊绝对是一个必要前提[3-38]。因为它直接关系到医师运用触诊技术检查的准确性、触诊效果,以及患者能否获得一定的治疗效果等问题。关于解剖结构的触诊,我们已经在综合论述章节中详细介绍过了,它涉及组织类型间区分的能力以及从周围结构中精确地区分一个结构的能力。通过触诊,医师可以鉴别骨或关节间隙、韧带腱包括骨膜与肌肉接点、腱膜、筋膜(膈、鞘膜、系带)、神经、血管及内脏。每个解剖结构都会有其特殊的触诊"感觉",这是由于它们起源于它的结构和组织学。触诊解剖结构时,医师需要用按压式接触法,还要注意根据具体结构而选择触诊接触表面及压力的水平。

机体节律

医师用静态触诊法检查脉象以及呼吸频率时,压力要从最小逐渐达到一定的适当力度,触诊的自身接触部位面积大小也要合理[3-38]。诊脉时施加的力量大小很关键,因为如果力量过大的话,会导致诊断结果不准确。医师诊脉时用单手进行。相反,在触诊呼吸频率时,要用两只手同时触诊胸腔双侧对应部位来进行三维测试。医师还可以不通过直接接触患者身体来诊断脉搏和呼吸频率，尽管这种方法有时对于初学者来说会有一定困难。经验非常丰富或者经过特殊训练的医师，用大面积静态式触诊法还可以诊断出更为精细的原先就存在的组织运动搏动。

震颤和肌束收缩

肌束震颤是局部的、下意识的肌肉收缩[3-38]。它不是发生在整个肌肉，因为这种运动是由一个单独动力轴突支配的肌细胞收缩而引起的。相反，震颤是指由于拮抗肌群与兴奋肌群之间自律性收缩而引发的关节节律性运动。医师可以用从最小到适当的力量以及自身体表不同的触诊面积来触诊震颤和肌束收缩。

震动

医师可以触诊到两种类型的震动：捻发音和震颤[3-38]。捻发音是指肌腱、腱鞘或者关节连接面等粗糙滑行表面引起的各种细微的震颤。医师不仅可以听得到捻发音，而且也可以触诊它。震颤则是另一种可触知的震动。当患者说话或发音时，医师可以在胸廓处触诊到肺脏震颤。

患者对触诊的反应

医师必须注意观察和了解患者接受触诊后产生的心理或生理反应[3-38]。局部反应迹象包括皮肤变色（变白或变红）或者更普遍的自发反应，如发汗和恶心。神经肌肉反应包括抽搐、痉挛或阵挛。患者可能会反馈由于面部歪扭、发声或者进行突发性自主运动而伴有疼痛。

疼痛是最常发生的触诊反应，所以医师必须重视并认真观察。医师也可以将疼痛量化，例如，触摸的敏感程度或视觉模拟刻度可以被划分为4个等级。但是不同的疼痛反映其重要性和可靠性方面是不同的。比如，深层触诊时出现的触痛一般不作为参考信息，因为其他部位也可能会出现一定程度的触痛。叩诊过程中出现的疼痛对相应的肌骨病理状况有特殊的意义。最后，在触诊过程中医师必须清楚一点，那就是触诊本身也可能会使受术组织产生消极或积极的改变。

框5-2中总结了一些医师触诊过程中会应用到的身体结构及其功能方面的一些问题。

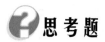

思考题

常见"触诊对象"有哪些？医师应分别用哪种触诊技术及施力方式来检查相应对象？

骨骼肌检查

组织粘连及瘢痕

定义及其病因

瘢痕

瘢痕是指因机体受到灼烧、外伤、手术、物理射线或疾病伤害而导致正常组织被纤维组织取代[39]。

粘连

粘连与瘢痕一样，灼烧、外伤、手术、物理射线或疾病伤害了原来的组织后附有结缔组织的正常组织被取代而形成的[3-39]。粘连的物质可能是纤维或者纤维蛋白。纤维蛋白粘连有细微的纤维蛋白聚集，常因血浆或淋巴渗出或者出血所致。纤维粘连是纤维蛋白粘连组成纤维线状物所致。但是与瘢痕不同，粘连的特点是一群在正常情况下可以彼此滑动或移动的组织之间的移动性有所降低。粘连可以导致肌肉、关节、结缔组织整体性的损伤，其内容将在本章的另外一节中具体介绍。

触诊瘢痕的步骤

1. 指导患者摆好适当体位,这样瘢痕就不会处于被牵拉的位置,并且也易于检查[3-38]。

2. 在触诊之前,向患者介绍诊疗目的及过程。特别要注意的是,要让患者在感到不适时及时通知你,以便适时停止治疗,这样患者就不会过于难受。如果患者瘢痕部位有疼痛,那么这一点尤为重要。

3. 开始触诊时用力要轻,然后逐渐增加触诊深度。

4. 检查瘢痕组织是否与周围组织一样可以自由移动。触诊瘢痕时,要识别瘢痕组织不同区域活动性的差异。此外,要注意瘢痕组织与相邻或深层组织相粘连的区域。用时钟的方位来记录这些信息,例如,3:00(与12:00比较在头侧位置)。

5. 触诊过程中,要随时询问患者是否有疼痛感,并让其指出瘢痕部位或者其他部位的疼痛点。瘢痕部位的活动应该不会出现疼痛。

6. 观察有褶皱的瘢痕区域,并记录信息。

7. 用辅助工具检查瘢痕大小,如大小变化,用尺或摄影检查其深度。摄影要得到患者的书面签字同意。

检查技术概述

粘连比瘢痕更具临床意义,因为它与受损组织的移动性有关[3-38]。但是通过观察及触诊来检查粘连情况,其检查结果的准确性比检查瘢痕要低。尽管很多患者常常忽略瘢痕,医师却可以凭肉眼观察来确定瘢痕存在,而肉眼观察法也是瘢痕检查技术中的重要组成部分。但是对于粘连,还要利用超声波、磁共振图像和关节镜等更为精确的方法来检查,虽然这些方法临床上并不常用。接受过内脏推拿术训练的医师可以对内脏粘连做出更详细的检查。

结缔组织完整性

定义及其病因

筋膜障碍

筋膜障碍是一个筋膜层对另一个筋膜层的粘连,是与弹性-胶原组织的相互穿插连接和筋膜基础物质的液体浓度丧失的发展相关联的[25,37-56]。它可能由外伤、粘连、炎症或感染过程、骨质障碍、慢性筋膜间隔综合征、神经或循环障碍、姿势不良(如两条腿长短不一样、盆腔形状不规则、牙齿咬合错位)所致。最终,筋膜障碍可能会导致疼痛、运动损伤以及全身功能障碍。这些症状会在筋膜障碍发生后一段时间才会出现,并且可能会使细胞代谢、营养状况、排便、呼吸及淋巴环循出现障碍。

结缔组织密度异常

结缔组织密度异常是指不规则的结缔组织再生,常出现在结缔组织损伤后的愈合及化脓阶段[25,37-56]。这可能与慢性矫形外科损伤有关连,包括劳损、骨折、反复过劳损伤(如肌腱炎、腱鞘炎、滑囊炎、足底筋膜炎)、一些微伤、轻微炎症以及组织再生。

检查技术概述

评估结缔组织损伤的技术包括肉眼检查患者静态和动态姿势状态;组织、皮肤活动性及血管舒缩反应触诊;副交感神经节律特征的检查[3-56]。医师需检查患者全身,不要考虑患者的抱怨,因为筋膜系统失调对于障碍发生的部位有很大影响,而绝不仅仅是患者出现障碍的那一个位点。

姿势

定义及其病因

姿势

姿势是骨骼及相关软组织的位置和排列,与重力、身体重心以及身体支撑点有密切联系[6,27-30,39,57-71]。

姿势排列错乱

姿势排列错乱是指关节排列异常或骨骼畸形[6,27-30,39,57-71]。因为所有组织的生长及修复都会被机械性的负重力和身体的姿势所影响,姿势排列错乱会直接导致神经血管及肌骨骼功能障碍,而这些功能障碍也可以直接或伴随着姿势的排列错乱的代偿运动而引起。例如,习惯性地放置头前部作为身体的重心是一种常见的姿势排列错乱,这与神经系统和肌骨骼的功能障碍有密切关系。

检查技术概述

软组织对骨结构施加压力,因此肌紧张及结缔组织的病理性变化会影响骨骼排列[6,27-30,39,57-71]。姿势分析的目的是记录软组织与骨结构和排列的信息。这些信息都会为医师提供客观数据,以确认或反驳用其他检查技术获得的或者患者功能性限制的诊断结论。这有助于明确得出结论(框5-3)。

视觉观察法检查骨骼标志对称性、肌肉轮廓和其

框5-3　由姿势数据分析结果

主观结论:患者敲击键盘5分钟后,患者会诉说有疼痛感

客观结论:患者采取头面向正前方的体位;耳垂在肩峰前2.5cm处

分析:从生物力学的角度来看,患者采取头面向正前方的体位并不是很适合,因为这样会降低他们在进行敲击键盘任务时的忍耐力,也会因为颈后及肩部肌肉负载过重而导致疼痛。矫正受损处软组织障碍可以缓解疼痛,并且改善头部及颈椎排列问题,提高生物力学效果及患者的耐受力

功能疗效:患者耳垂垂直排列在肩峰上的姿势进行30分钟,敲击键盘的任务而没有抱怨疼痛

执业要领5-2

利用视觉姿势分析法

医师进行姿势分析的位置

正面观察:医师站在患者的正前方约为1.5~2.4m,患者可站可坐[6,27-30,39,57-71]。如果患者是仰卧位,那么医师可以站在治疗台角边(站在凳子上可能会观察得更清楚)。

背面观察:医师站在患者的正后方约为1.5~2.4m,患者可站可坐。如果患者是俯卧位,那么医师可以站在治疗台角边(站在凳子上可能会观察得更清楚)。

侧面观察:医师站在患者正侧面,与患者外耳道位于同一直线上,患者可站可坐。如果患者是侧卧位,那么医师应站在治疗台侧面(站在凳子上可能会观察得更清楚),站在治疗台侧面比正面更方便观察患者上半身的位置,特别是当患者腹部、胸部或乳腺组织较大时。

患者的位置

患者进行姿势分析位置

从不同的角度和位置进行观察,可以使医师更全面地掌握患者姿势排列的信息。例如,如果患者站立与仰卧位时所表现出的姿势排列不一致,那么他就可能是骨盆排列不良、腿长短不同、肌无力或姿势感觉障碍。另外,也可以通过比较患者坐位和站位时的姿势排列来判断为是否骨盆排列不良或者腿长度不一。如果患者并非走动的,也可以通过坐位和仰卧位来检查。

进行姿势分析的步骤

1. 让患者脱掉鞋和外套或者长衫,以便检查者能看到标志。同时,还要确保一个合适的遮盖

2. 选择一个检查角度(如正面观察),并确定该角度是否合适
3. 固定体位标准格或铅垂线
4. 固定体位标准格或铅垂线,以免对所选好的观察角度造成阻碍,并且为体位标准格和铅垂线提供一个合适的参考标准
5. 要求患者保持一种放松的体位,而不是患者自己认为舒服的体位。让患者保持一分钟,以便得到关于惯用体位的准确信息。如果患者感到疼痛的话,可以缩短时间
6. 从所选角度进行观察
7. 运用视觉观察法确定参照点位置,并标记患者身体轮廓对称性及肌肉,必要时对身体两侧都进行比较
8. 进一步确定或者推翻触诊时做出的视觉分析结论
9. 记录视觉分析结果
10. 使用其他的测试和测量方法对患者做进一步检查;找到可以成为结论的迹象
11. 让患者摆好体位,为下一步检查做准备

视觉姿势分析的参照点

正面位

头部和颈部

1. 鼻根部、胸骨柄、剑突和肚脐的定位(肚脐常常不与其他参照点垂直排列)
2. 头部垂直排列,比如过度侧屈或旋转
3. 眼睛水平位
4. 颚部的垂直排列
5. 斜方肌形状

上肢

1. 测量肘部夹角(肘角度正常值介于5°~15°)
2. 手水平位(可用来鉴定肩水平位的不对称情况)
3. 手掌方向(可用来鉴定肩的旋转不对称情况)

躯干

1. 躯干垂直排列:观察患者皮肤皱褶不对称或胳膊与躯干之间的距离
2. 肩锁关节水平位
3. 锁骨水平及长度
4. 胸骨与软骨肋排列:检查这些参照点是否有超前、退后或侧位偏差
5. 肋骨排列及双侧对称
6. 躯干位置对于下肢负重的影响

下肢及盆部

1. 髂骨脊柱前凸水平
2. 胫骨与股骨扭动
3. 膝部定位,如内翻或外翻
4. 软骨骨化定位
5. 腓骨头水平位
6. 外侧踝骨水平位
7. 内侧踝骨水平位
8. 足角度(足外翻或后束的正常值为10°)
9. 足弓定位,如长期处于某种体位而形成的足正中、旋前、旋

后、弓形足、扁平足。如果患者戴有矫正器,患者不脱掉鞋也可检查足位置

侧位

1. 虚拟铅垂线穿越以下参照点以检查偏差:耳垂穿越颈椎脊骨、肩峰、腰椎、髂骨突出物最高点、髋关节、膝关节前方及踝关节前方
2. 盂肱关节定位
3. 胸骨定位:检查其过度凸出或凹陷
4. 盆骨倾斜
5. 膝盖排列:检查反屈或者过度屈曲

背面位

头部与颈部

1. 头部垂直排列

上肢

1. 肩膀水平位

躯干

1. 脊柱及肩胛骨下角水平位及排列(肩胛骨应该在胸腔上方T2-T8;注意肩胛骨是否外展、内收、隆凸或凹陷)
2. 检查肩胛骨与胸腔的相对位置:记录它们是否快速变化
3. 肩胛骨椎界与胸椎之间的距离
4. 脊椎垂直排列:注意其侧弯度
5. 第12肋与髂骨突出物之间的距离

下肢与盆部

1. 髂骨突出物水平位
2. 髂骨脊后上水平位
3. 臀沟水平位
4. 膝关节水平位
5. 跟腱夹角(应该是直角)
6. 在患者惯用脚姿势中,脚后跟的位置及大拇指的排列。如果患者戴有矫正器,检查时可以不脱掉鞋。注意脚后跟是否内翻或外翻

注意

盆腔不良排列或小骨盆在坐位时会表现出胸部排列的变化。另外,如果患者髂骨前上嵴和髂骨后上嵴不对称,就要对盆骨排列进行更细致的检查。医师可以参考其他资料来更精确地指导他对骨盆排列的检查。

他组织,患者采取静态体位(坐位、站位或者躺位),这些都是临床常用的检查姿势排列的方法[6,27-30,39,57-71]。动态姿势时视觉检查筋膜障碍更为重要。视觉观察技术可以在姿势标准格、影像技术以及各种姿势分析模式如美国波特兰州立大学体位分析模式的帮助下更加精确。除此之外,在会诊时,医师也可以通过与患者的谈话来获取姿势需要注意的信息。

量角仪、铅垂线、倾角仪、卷尺、影像、框架分析仪都是常用的衡量姿势排列不良的工具[6,27-30,39,57-71]。例如,头部和肩膀矢状面姿势排列和踝部侧位之间的关系,就可以将三角测量仪水平及测角仪水平连接于水平横杆上进行测量。

测量姿势排列更为复杂的仪器包括三维电测角仪(如Metrecom骨骼分析系统)、测力板、矢状面脊柱变形X线分析法、腰椎前凸射线摄影术(其测量结果不够精确可靠)[6,27-30,39,57-71]。动态姿势分析可以用三维计算机辅助运动分析系统进行,肌电描记法可有可无。最后,姿势排列还可以用Ovako工作分析系统在功能性活动中进行检查。

精神神经免疫学检查

应激

定义及其病因

慢性应激

慢性应激是使唤起状态延长或者提高,它会对人的生理或心理造成负面影响[72-112]。慢性刺激反应是消极的、生理及情感上的或者行为领域的刺激,它可能会导致认知功能损伤、抑郁、紧张、肌紧张异常,并且影响人的社会行为能力。

压力反应

压力反应是指个人认知、生理、情感或者是对施压方及施压情况的反应[72-112]。

认知交互压力模型

认知交互压力模型将压力看作是一个人和他所处的环境交往时其观察产生矛盾的心理,无论是否意识到,其是在环境中的某些需求与自身的生物、心理或社会系统的资源相互矛盾时而产生的[72-112]。

生理压力模型

Hans Selye研究证实,当人产生压力时,大脑皮层、神经内分泌及免疫系统之间会相互影响[72-112]。他将压力定义为身体对于强制性因素的自发性反应("斗争或者逃避")。Selye还将消极压力与积极压力进行了鉴别区分(分别归为不良刺激或者良性刺激)。

生活事件压力模型

Holmes与Rahe通过检查消极生活事件的性质和结果，给紧张模型下了定义，并且陈述说人际关系方面的紧张性刺激会造成疾病活动明显增加[72-112]。

慢性心理压力可能出于过度的交感神经系统活动[72-112]，会对病理生理学有很大影响。尤其是肾上腺皮质激素在压力反应中起主要作用，因为它对情绪、行为、神经化学物的转移以及神经内分泌的调控有着深远的影响。慢性压力病理生理方面的影响包括胰岛素抵抗性、高胰岛素血症、冠心病、女性不孕症、抗药性牙周炎，以及调节海马记忆进程的损伤。对于儿童，它还与精神损伤有关联，并对稳定性、整体性及其发展有影响。

因为压力的主观性性质，患者自身症状及压力程度都是检查的重要组成部分[72-112]。通过问诊得知患者生理、心理、情感及其压力行为性症状等信息，还可以了解造成其压力的某些其他原因。医师可以用视觉模拟标尺获得患者压力基本水平。另外，还有很多有关自述压力率的标准问卷调查，医师可以用来评估其压力水平及导致[72-112]压力产生的因素。这些方法为检查提供了一系列精确的信息，通常设计完善，并且其效果已被一部分特殊人所证实。如果医师想用标准化的压力检测方法，应在检测之前请教技术手册，手册里有关于专业训练要求的具体内容。这样就可以判断自身训练情况及实践范围是否允许他们进行该方法的操作。一些方法需要用某些必要的压力模型做基础。例如，近期体验的计划表、事件影响尺度和社会再适应等级尺度这几种典型的测量方法都出于Holems和Rahe的认知事件压力模型。这种对相互影响的压力模型的认识为Hassles、Uplifts和来自于Folkman与Lazarus的妥善处理问卷的方法提供了根据[9]。另外，还有一些与健康有关的压力问卷，如心理事件威胁问卷。《Buros心理测量年鉴》一书中的内容对于压力问卷调查标准化很有用，包括受调查人群、调查目的、详情及评论。框5-4列举了书中提到的一些检查方法[96]。

医师也可以利用一些生理范围内有关慢性压力的测量方法，实践证明这些方法是很有用的[72-112]。临床测量包括心率、血管收缩压和舒张压、手指脉象、皮肤导热性以及手指温度。也可以用肌电描记器检查，尤其是正面外侧的肌电图反应，它可以表明压力的某

框 5-4　Buros 标准压力测量指标例证

- 青少年应对量表
- 应对压力的详细目录
- 应对压力
- 日常压力详细目录
- 生活压力和社会资源的(青少年版)
- 自我压力评估的详细目录
- 压力及来源调查表
- Stokes-Gordon压力量表
- 压力分析系统
- 压力审核
- 压力影响程度量表
- 压力指标及健康规划
- 压力治疗调查表
- 压力弹性形象
- 压力反应量表
- 压力的了解与治疗

些性质。实验室血样检测包括静脉血样中脂质过氧化物含量水平，与压力的产生相关的激素诸催乳素、可的松、雄激素，糖化血红蛋白含量水平。最后，唾液中可的松含量水平分析也是通常检测压力的生理检测方法。

多系统检查

疼痛

定义及其病因

疼痛

疼痛是一种和实际上的或潜在性组织损伤相联系的很不愉快的感觉，它由传向大脑特定的神经纤维形成，在这个部位对意识的理解可能被不同的因素改变[27-30,39,40,113-155]。

急性疼痛

急性疼痛是因有害的刺激而引起的疼痛，这些有害的刺激包括受伤，或者因不愉快的感觉和情感经历而患病等原因。

慢性疼痛

慢性疼痛持续时间较急性疼痛长,有时会超过医师预期的损伤恢复的合理时间。慢性疼痛的定义较为模糊[27-30,39,40,113-155]。一些学者根据疼痛的延续时间来定义,且延续时间最短为6周至6个月。相反,另外一些人认为慢性疼痛是逐渐脱离了生理的致病因素而发展为感情或认知方面特征的疼痛,参见慢性疼痛症状定义。

慢性疼痛综合征

慢性疼痛综合征是一组与功能受限或者抑郁情绪有关的临床症候群[27-30,39,40,113-155],其临床表现为长期疼痛,且疼痛较剧烈。这种临床症状常常发生在年轻人或者中年人身上,老年人发病较少。

感受伤害的疼痛

感受伤害的疼痛是因机体末梢感受器的敏感而造成的,这是脊柱索状结构后部的突起物神经递质有一个强烈的释放,引起肌肉和关节伤害的结果[27-30,39,40,113-155]。致敏的后部突起物感觉神经证明了背景活动增加,接受范围增大,对外周刺激的反应也相应提高。在临床疼痛治疗中,伤害性疼痛占大多数[27-30,39,40,113-155]。

神经性疼痛

神经性疼痛是由外周或中枢神经系统非炎症的功能损伤而引起的疼痛,它不涉及疼痛感受器的刺激或外伤[27-30,39,40,113-155]。

牵连性疼痛

牵连性疼痛是指患者在非疼痛引发点部位产生的疼痛感觉[27-30,39,40,113-155]。这是因为相同或相邻的神经节控制着一些牵涉部位。在牵涉痛中,疼痛感觉出现在较广泛且较深的范围,并且该辐射的节段并没有交叉的中线及明显界限,因此医师可以对其做出鉴别。

神经根病

神经根病是患者感觉到的发生在生皮节和生肌节或者生骨节处的疼痛,因为它直接涉及脊神经或神经根[27-30,39,40,113-155],因此也被称为根性或神经根性疼痛。

■ 生皮节疼痛:生皮节是皮肤的一部分区域,由后部神经根控制[27-30,39,40,113-155]。后部神经根损伤可以导致皮肤感觉丧失,也可使患者产生烧灼或电击样疼痛。例如,第7颈椎处受到刺激可以导致第7颈椎生皮节感觉变化,即胳膊外侧和前侧,再到手掌上的食指、中指、无名指及背部的皮肤区域。

■ 生骨节疼痛:生骨节是指由神经根节段支配的部分骨或筋膜区域[27-30,39,40,113-155]。例如,髋关节疼痛会牵涉腹股沟、骶髂关节、腰椎、膝及踝关节。

■ 生肌节疼痛:生肌节是由神经根支配的一组肌肉[27-30,39,40,113-155]。例如,小圆肌的损伤可以导致三角肌附着部位产生牵涉痛。

内脏痛

内脏痛是指由神经根控制的内脏部位的疼痛[27-30,39,40,113-155]。例如,小肠的损伤会牵涉到第9到第10胸椎生皮节,即达到肚脐水平位围绕躯体的区域。

激发点疼痛

激发点疼痛发生在激发点,但是患者的疼痛感觉却常常出现在距其很远的部位[23-28,113-135]。牵涉痛与其原发点有关。相关的激发点疼痛的分布很少完全与外周神经及生皮节节段相吻合。未治疗的激发点会导致伴有疼痛的一些症状,如神经根病变、网球肘、紧张性头痛、枕骨头痛以及肩周炎,但不仅仅是这几种症状。

执业要领5-3

运用视觉模拟量表(VAS)

视觉模拟量表(图5-4)是疼痛强度的书面评定尺度,因其操作简单易行,所以在临床和研究中被广泛应用。该方法(VAS)中要用到一条长10cm的线段。"无痛感"位于直线最左端,"疼痛最甚"位于直线最右端。VAS法的重测信度可达到0.99。该方法以及数值疼痛评定表的同时效度介于0.77~0.91。

实验VAS的步骤

1. 向患者解释疼痛评定水平的两个极值点。

2. VAS评价结束后,让患者在与他正在经历的疼痛强度相符处做标记。

3. 测量线段首端到患者标记处的距离,这个距离很重要,代表了患者的疼痛强度。

4. 复查时,给患者更换一个新图表,而不要用先前的疼痛量表。

无痛感		疼痛最甚

图5-4   疼痛检测的视觉模拟量表。

检查技术概述

医师有多种方法检查疼痛的不同方面[113-155]。通过会诊观察患者24小时的疼痛，医师可以大致了解其疼痛情况，再利用人体轮廓图，让患者在图中标出具体的疼痛部位及性质，以便对会诊结果进行进一步论证。另外，还可以用视觉模拟量表、语言评价量表、数值评价量表以及不同标尺描述器来评估疼痛。此外，McGill疼痛问卷、语言评价量表、视觉模拟量表、疼痛不适量表，可用于评估疼痛中的情感成分（患者是如何应对疼痛的）。疼痛对患者功能水平的影响可以用标准化自述指标来衡量，如奥斯威斯背部疼痛问卷、疾病影响程度量表、达拉斯疼痛问卷以及Millon视觉

模拟量表。最后，如果在非运动、休息、睡眠时患者的疼痛感受较为持续，那么这种疼痛有可能并非由肌肉或骨骼产生的，如癌症，此时应将患者转诊其他医师做进一步检查。

医师用来检查疼痛症状的物理方法包括：神经组织张力或激发试验，主动与被动瞬间分析以及神经或组织触诊。患者对于触诊压力的感觉，用疼痛阈值仪或压力痛觉计来精确可靠量化（组间信度的相关系数在0.75~0.84，组内信度的相关系数在0.64~0.96）。将患者的病史和触诊结合是鉴定激发点的重要方法，尽管潜在激发点的触诊比起活跃激发点的触诊来说，其结果可能不太可靠。这种在实验室或仪器测试中肌电图和温度记录仪的电生理学的研究，（神经传导）便用于疼痛症状的会诊中。

肿胀

定义及其病因

肿胀

肿胀是身体一个部位的异常增大[27,39,156-166]。

水肿

水肿是液体在细胞、组织、空腔或血清中的聚积[27,39,156-166]。水肿的原因有4种：毛细血管通透性增大、血浆蛋白渗透压下降、毛细血管及小静脉血压升高以及淋巴循环障碍。

渗出物

渗出物是指关节囊内的过量水液，它表明滑膜处有刺激或者炎症[27,39,156-166]。

淋巴水肿

淋巴水肿是指由于淋巴管的阻塞、损伤或者发育不良而导致的淋巴液异常增加，以及相关皮下组织肿胀[27,39,156-166]。

执业要领5-4

运用疼痛绘图法

医师在诊断患者疼痛及相关症状时常会用疼痛绘图法系统地指导患者[73-155]。在身体图像上进行疼痛绘图的目的有以下几点。首先，医师可以用它辅助会诊，帮助患者更好地说明其症状。它是鉴定疼痛部位及相关症状如感觉异常和肌肉紧张简单有效的方法。另外，它也可以指导治疗计划及记录患者对治疗的反馈。

运用疼痛绘图法的步骤

1. 给患者提供人体图（图5-5）及彩色笔。
2. 向患者解释该治疗方法的目的及预设标志，如代表疼痛及相关症状的虚线。
3. 告知患者每个时间段的疼痛图谱所代表的意义，如哪段代表前24小时疼痛情况及症状，哪段会因患者的临床病理状况而有所差异。
4. 让患者用彩色笔及预设标志在图上标记出他在特定时间段内的疼痛位置及相关症状。如果患者不能独立完成这项工作，那么医师可以给予适当的帮助。
5. 患者完成疼痛图谱后，根据该图谱进一步明晰并扩展患者之前提供的信息。练习者可以将这作为会诊的一部分。在疼痛图谱或患者的其他图表上记录补充信息。根据患者的临床病理状况，在会诊时对患者的主要疼痛表现进行检查。

医师可能希望在疼痛图谱上明确刚好连接到有症状部位的无症状区域。

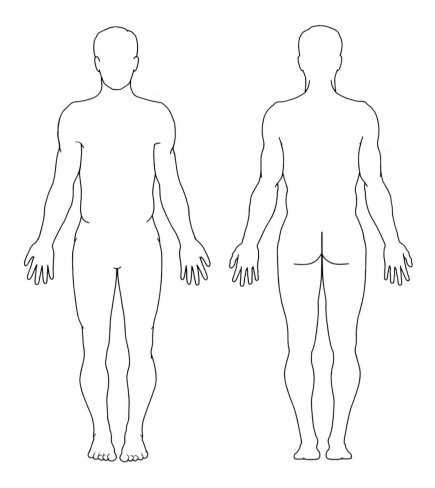

图5-5　用于疼痛绘图的人体图。

运用触诊法检查疼痛

　　医师可以应用触诊法得到更多关于患者疼痛部位及组织感觉的信息。

应用触诊法检查疼痛的步骤

1. 医师的手必须保持温暖且干燥。
2. 使患者保持一个较为舒服的姿势,并且这种姿势要利于医师的检查。
3. 恰当为患者身上添加遮盖物(参见第6章"按摩的准备及姿势调整")。
4. 向患者解释触诊目的及接下来要进行的步骤。
5. 让患者及时反馈触诊过程中出现的症状,如一触就痛、牵涉痛、刺痛或者其他症状。
6. 根据患者告知的疼痛部位、牵涉痛形式或者可能导致姿势障碍的组织紧张等情况来选择触诊位置。
7. 开始触诊。首先用力要轻,然后逐渐加大力度,如果力量变化过快会引发保护性反应。

8. 触诊每个部位时,都要询问患者对触压有无敏感反应、局部疼痛或者牵涉痛。并且在改变触诊部位时动作要缓慢,以免引发疼痛性痉挛。
9. 观察患者的肌肉抽搐、血管收缩反应以及呼吸变化。
10. 触诊过程中,要检查是否发生组织肌理异常,如陷入困境或者条索样组织带。
11. 如果用较轻的力量不足以使患者再次产生相应症状,或者触诊结果不确定,那么就应增加触诊深度,并进行重复触诊。
12. 除患者告知的疼痛部位以外,医师还应该触诊以下几个部位:
　　(a)疼痛激发点,它可以涉及某些部位的疼痛;
　　(b)相关生皮节;
　　(c)相关生骨节。
13. 记录进行触诊时再次产生相应症状的所有部位,并注意由触诊引发的牵涉痛的形式。

　　注意:有的时候触诊产生的压痛可能导致另一个部位也产生压痛感,因此并不全部可信。医师必须用触诊的其他结果及临床检查结果证实。

下垂性水肿

下垂性水肿是指细胞外的液体增加，如四肢下垂处[27,39,156-166]，下垂性水肿与肿胀及凹陷有关。

凹陷性水肿

该水肿的特点是组织受到接触压力后会有一段时间持续凹陷[27,39,156-166]。

固体水肿

固体水肿是由于黏液样物质渗入皮下组织而形成的[27,39,156-166]。

检查技术概述

医师可以将问诊信息与人体轮廓图相结合以诊断患者的肿胀及相关症状[27,39,156-166]。视觉观察肿胀程度可以帮助医师选择最佳施治方案，通过触诊可以了解肿胀的性质和程度。水肿根据其严重程度而有等级之分，凹陷性水肿可以被分为4个规模等级，淋巴水肿可以被分为3个规模等级。医师可以用卷尺、金属圈或者丝线来测量肿胀的身体段的周长。四肢测量容积分析可以量化肿胀程度，这种方法对于检查手足肿胀更为有效。检查水液容量时，水液容量的分析和肢体容积的测定这两种方法并没有太大区别，它们都要用到肢体周长测定法，但是对于手来说，测量容积分析法更为准确可靠。肿胀的实验或仪器测量包括多频率生物电阻分析、磁共振成像、激光多普勒血流计等。

心肺检查

呼吸困难

定义及其病因

呼吸困难

呼吸困难是指呼吸短促、呼吸吃力或者困难，抑或是呼吸不适感[39,167-187]。它常常是通气量不够或血液循环中氧含量不足的表现。呼吸困难是一个复杂的感觉，它牵涉到：①生理及心理因素或者加剧呼吸困难

框 5-5　　选择与健康有关的生活质量测量方法

- 这些方法分别检查影响生活质量的不同成分
- 医学成果研究健康状况问卷
- Duke-UNC健康图谱
- 疾病影响图谱
- McMaster 健康指数问卷
- 功能状况问卷
- Nottingham健康图谱

的刺激等；②个体性格及所处的可导致呼吸困难的环境；③患者发生呼吸困难时产生的病理结果。

检查技术概述

对于患者呼吸困难的临床检查包括视觉观察其呼吸过程的体态；呼吸质量、频率及呼吸形式；相关肌肉的利用、颜色及情感因素[39,167-187]。对于通气量减少的实验检查包括动脉血气检查方法，这可以显示氧合反应、酸中毒、碱中毒、代偿性发病机制，缓冲液系统及碳酸描绘，其中碳酸描绘法可以反映二氧化碳水平。

感觉性呼吸困难和肺的实际功能状况之间仅有一种合理关系，可能是因为上述前提引发，中间变量及结果这三个组成因素均可能出现变化而造成的[39,167-187]。因此，自述对呼吸困难的测量是很重要的。例如，英国医学研究会调查表、美国胸腔健康调查表和呼吸困难会诊程序表等均可反映导致患者呼吸困难的诱发因素。美国胸腔健康调查表、慢性呼吸系统病变调查表、呼吸困难会诊程序表、肺功能状态调查表及治疗效果问卷可以评估引发呼吸困难的因素。呼吸困难视觉模拟量表、治疗效果问卷调查表和Borg消耗量表可以测量出个体呼吸困难的反应状况。除此之外，治疗效果问卷、呼吸困难基准指数、呼吸困难转变指数、慢性呼吸系统病变调查、氧气消耗量图表和呼吸困难会诊程序表、修改的医学研究理事会呼吸困难量表可以评估呼吸困难每发作一次所引发的结果。最后，身体锻炼的能量降低是造成呼吸困难的原因之一。测定肺功能性运动能力，如6分钟步行测试，是一个很好的解决呼吸困难的方法。

胸廓运动

定义及其病因

胸廓运动

胸廓运动是呼吸时胸廓在解剖学活动范围之内的运动能力,该能力是基于胸椎关节松动功能和关节周围连接组织变形能力[39,167-189]。

检查技术概述

胸廓运动的检查涉及视觉检查和触诊[39,167-189]。医师应用视觉观察法时应该检查一般体位、呼吸形式、胸壁形状、胸壁运动的对称性、辅助肌肉的利用和轮廓。呼吸时对胸壁移动的触诊应重视侧肋和隔膜移动,还要对肋间部位、胸骨及尖刺部位的运动进行彻底的触诊检查。医师还可以用触诊法检查胸椎运动、肋椎关节及胸肋关节。在进行肌肉紧张性的检查时还要触诊呼吸运动的附属肌肉,如胸锁乳突肌、肋间肌,这样触诊检查过程就会更加完善。最后,医师可以在呼吸过程中用卷尺在胸廓的同一地点进行测量,以此可将胸廓的运动能力进行量化。

功能性检查

自我护理活动

自我护理活动中会涉及一些日常任务,经过练习后患者可以进行独立生活[188-203]。这些任务包括穿衣、进食、梳理打扮、卫生保健,功能性运动以及交流。如果患者不具备进行上述活动中任何一项运动的能力,那么医师就可以认为患者具有相应的功能障碍。另外,在检查中还要运用更多的标准化自我护理评估方法来检查患者的功能障碍及其发展。例如,Barthel指数是一种自我护理测评方法,它包括以下10条基本活动:进食、移动轮椅、梳理打扮、洗澡、平地走动、爬楼、穿衣服、控制大便、控制小便和如厕。尽管它是一种比较旧的方法,但是随着研究的深入,人们证实了它是

有效和可靠的。因此,该方法被广泛应用于脑卒中、髋部骨折、肝移植、帕金森病、截肢手术及其他疾病的检查中。关于损伤的其他相关章节还将讨论一些自我护理测评方法。

健康相关的生活质量

尽管前面所述的各种损伤会影响患者的活动能力及社会参与能力,但是健康相关的生活质量还是按摩术检查环节中需考虑处理的一个问题[204-223]。比起自我护理方法,与健康相关的生活质量关注范围更为广泛,典型地涵盖了生理、心理、情感及社会功能方面的内容。例如,治疗效果调查简表-36(MOS SF-36)就是评定生活质量的常用方法,研究者已对严重的疾病产生效力并且已将其翻译成其他多种语言。框5-5列举了其他与健康相关生活质量的测量方法。另外,评定影响特定疾病的生活质量的方法在临床检查及研究中更为常用,如类风湿性关节炎生活质量量表。

基本内容的回顾

在循证按摩疗法中,对患者进行检查是很重要的步骤,检查中可以了解各种病理反应,并且在此基础上医师可以确定临床假设前提及治疗计划。因此,如果医师想要将按摩作为主要或者辅助方法进行检查,就不能局限于其他普通方法的检查范围,而应该将范围进行扩展。检查对象还应该包括软组织机能障碍及运用按摩技术过程中出现的各种损伤。

触诊是检查软组织功能各个方面情况的重要方法,软组织的功能状况可以表明损伤状况,如温度、组织运动能力、水液状况、组织肌理和组织致密性。另外,触诊中患者的反应也可以为医师提供一些关于其损伤的其他信息,但是触诊并不是检查患者损伤的唯一方法。医师也可以从标准的肌肉骨骼、神经、心肺角度和心理学的测试来分析导致软组织机能障碍的原因。最后,医师还应该设法处理患者的活动能力水平及生活质量,这样就可以获得基于对适当功能疗效做出明确判断性的相关数据。

患者的按摩治疗检查:深入研究与实践

了解肌肉静息张力

定义及概念性框架

传统上来说,论述肌肉静息张力的文献将肌肉静息张力看做是由肌肉的生物力学特性而导致的,比如黏滞性、弹性、柔韧性。另外,文献还指出,在某些情况下收缩活动也可以导致肌肉静息张力。临床医师了解到人与人之间骨骼肌的致密性及肌理是有极大差异的[21-28、34、39、98、332-340]。另外,同一患者不同的肌肉或者同一肌肉在不同时间内,其静息张力均会有所变化。临床医师能够观察这些情况。在此过程中,按摩技术可以快速地使静息张力产生戏剧性的变化。静息张力这种明显的变化可能与患者的疼痛、其他损伤及活动程度有关。

一种为大家普遍认可的理论是静息张力是由骨骼肌纤维持续性轻微收缩引起的,但是最新的研究结果对该理论提出了质疑[21-28、34、39、98、332-340]。这种新出现的概念性框架的内容是,引起肌肉静息张力是一个复杂的过程,由多种因素相互作用形成。这些因素包括:肌原纤维收缩组织、肌联蛋白、横纹肌巨型结构蛋白、结缔组织及其组成部分以及神经。本章主要讨论了临床医师在触诊骨骼肌时观察到的一些现象[21-28、34、39、98、332-340]。

生物力学对静息张力的作用

在这个范畴里涉及的一些静息张力的作用是由肌肉中的肉体物质产生的[21-28、34、39、98、332-340]。其产生原因还被称作黏弹性紧张状态及被动紧张状态。肌肉是由"亚组织"构成的一种组织,包括水、简单有机分子、较为复杂的未连锁的有机分子以及更加复杂的生物聚合物。这些物质具有各自的物理或物质特性,如密度、硬度及可塑性。触诊时,肌肉的活动可以反映这些构成要素的特性(图5-6)。

水

在一些部位,水与肌肉组织关系密切[21-28、34、39、98、332-340]。

1. 存在于血管中,如动脉、静脉或者淋巴管。

2. 在小间隙内,抑制在由结缔组织形成的隔段中。

3. 在小间隙内自由流动。

4. 与结缔组织基质中的亲水性分子松散结合。

正常情况下,水在这些部位是可以自由流动的[23-28、34、39、98、332-340]。肌肉从完全收缩变为完全舒张,使肌肉中水液压力增大,触诊时会感觉肌肉较硬。病理状况下或损伤也会使水液平衡紊乱而改变触诊时肌肉的静息张力。例如,在组织间液增多时,水肿和淋巴水肿早期的触诊感觉比较柔软;而当水液潴留于厚筋膜而形成筋膜间隔综合征时,触诊感觉会更为坚硬。有些治疗法相信,在基质少水情况下通过触诊查明病况也是可行的。

框 5-6　在触诊中应该注意的骨骼肌的观测情况

▪ 医师可以通过用力来改变肌肉形状

▪ 变形的肌肉可以很快恢复原形,尽管肌肉形状和静息张力的改变相当微弱

▪ 同一块肌肉的肌理会暂时有所不同。有时候它会更柔软、更柔韧、更液化的;但是有时却可能会感觉更坚硬、更加僵直、更加固化。这种肌理也部分依赖于肌肉的位置

▪ 肌肉的肌理也会有空间差异。肌肉中相比较为柔软的部分会被较硬的"结"包围着

▪ 临床医师可以通过对健康患者的观察来更详细地了解肌理。观察时应匀速从柔软处向硬处进行

▪ 在肌肉处于静息状态时可以触及到纤维。这些纤维与肌肉收缩时医师触诊到的纤维类似,但是该说法并没有被证实

▪ 有时肌肉处于静息状态时医师触诊的感觉与其收缩时相同

▪ 触诊或者按摩会引起肌肉瞬间轻微收缩。有时肌肉处于静息状态时医师也可以观察到类似痉挛的现象

▪ 受到伤害后,肌肉组织的特征性肌理是很难观察到的。在受到伤害的早期对肌肉进行触诊时医师感觉肌肉中好像有水液一样,而在后期触诊时感觉肌肉就像包着塑性黏土一样

结缔组织

医师在触诊时会感觉筋膜促成了肌肉在静息状态下坚硬程度的变化。肌肉的坚硬程度受两种因素影响：胶原蛋白纤维和结缔组织内含胶原蛋白的结缔组织基质。肌肉内结缔组织的构型较差是静息张力增强的几个阶段之一，医师在检查慢性骨科外伤时可以触诊到这些组织。

其他组织

收缩性组织肌原纤维是由系列的肌节组成。即使不在收缩期，肌肉也会有轻微的对抗压力的阻力[23-28,34,39,98,332-340]。接下来，我们将会讨论活跃的对静息张力收缩的作用。肌肉中还会有或多或少的脂肪（肉中可以观察到的纹理），正常情况下触诊时这些脂肪也会对压力产生轻微抵抗。

肌肉整体生物力学行为

不收缩肌肉的生物力学行为是很复杂的过程[23-28,34,39,98,332-340]。医师快速作用于肌肉的力，比如牵拉或者指尖式按压会导致其变形，这种现象称为弹性变形。当医师缓慢地施以同等大小的力时，会使肌肉进一步变形，即黏性（或称可塑性）变形。另外，组织形变的程度取决于受力的频率。除此之外，肌组织还会表现出触变性，该现象表明受力可使肌肉更加液化，其硬度下降。这些反应是由于多种因素之间复杂的相互作用而产生的，这些因素已经在前面做过详细介绍。

肌原纤维收缩对静息张力的作用

肌节的收缩活动会导致肌原纤维对静息张力的

作用[23-28,34,39,98,332-340]。一些学者认为，这是肌肉的活跃性状态或者高张性。收缩性活动在受到正常神经支配的健康肌肉组织中并不存在。图5-6列举了一些收缩性活动导致静息张力增强的原因。

不必要的肌肉紧张

不必要的肌肉紧张指"无意识肌肉收缩"或者不自觉的肌肉紧张[23-28,34,39,98,332-340]。在临床治疗当中，医师在检查特定压力造成的肌肉紧张时常常会遇到这种情况。患者通常要求用按摩技术予以治疗或者设法处理压力的影响。

激发点

激发点涉及肌节缩短及肌原纤维活跃，这些现象可能是由于底板运动功能障碍而引发的钙缺乏的结果[23-28,34,39,98,332-340]。在这种情况下，运动神经元和肌电活动均丧失。收缩结和激发点条索样带常常引起肌肉静息张力提高。

痉挛

痉挛指组织发生不自觉性收缩运动，它与运动神经元和肌电活动有关[23-28,34,39,98,155,332-340]。痉挛会通过以下3种途径导致疼痛的发生：部分肌肉负载过重，使肌肉活跃部位和未活跃部位之间的伤害感受器受力或者造成局部缺血。痉挛是矫形外科损伤中常见的症状。

静息张力术语

专业术语的缺乏以及肌肉张力相关文献资料论述不够清晰这两个原因妨碍了我们对肌肉骨骼疼痛尤其是肌肉疼痛的了解[23-28,34,39,98,155,332-340]。医师常常用

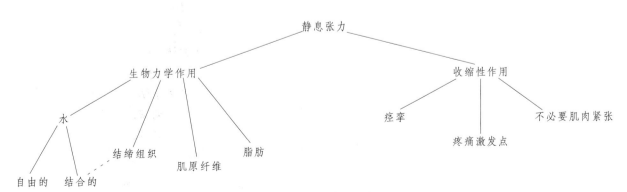

图5-6　肌肉静息张力的组成部分。(Adapted from Mense S, Simon DG. *Muscle Pain: Understanding Its Nature, Diagnosis, and Treatment*. Philadelphia: Lippincott Williams & Wilkins; 2001.)

非正规的语言来描述健康个体的静息张力状况。如"坚硬""不适""柔软""坚韧""黏质"等词语直接地描述了肌肉在静息状态时的肌理。而"伸缩正常""伸缩良好"或者"张力亢进"等表述则是对其功能的判断。"海绵样""干燥"和"强韧"则暗示了组织的健康状况。

一些术语比如"条索样带"或者"易化节段"可以与触诊所得结论相结合，这样可以使肌肉或其他组织的复杂触诊理论更加完善。但是由于并没有相关文献将这些术语做过系统地归纳定义，所以医师在使用时应谨慎。

患者的按摩治疗检查：高级检查技术

这部分论述高级检查方法，它与循证按摩疗法相关。

肌肉骨骼检查

关节整体性

定义及其病因

关节完整性

关节完整性是指与期望的解剖学及生物力学标准相符的关节活动范围[23,28,39,141,58,224-245]。

关节囊限制

关节囊限制是指关节囊解剖形态上的或病理性缩短[23,28,39,141,58,224-245]。这种症状会由多种临床病理因素引发，如废弃、关节囊长期静止不活动、静脉充血、糖尿病等。而"肩凝症"或者粘连性关节囊炎等是恢复期常常能看到的关节囊损伤。肩关节囊与肱骨头粘连可能是其支撑结构变形或者肩周结构病变、自身免疫病、内分泌系统或其他系统疾病引起的。

关节囊松弛

关节囊松弛是指关节囊解剖形态上的或病理性拉长[23,28,39,141,58,224-245]。例如，盂肱关节囊整体(前方、下方及后方)过度松弛会导致该肩部多方向稳定性降低。

关节囊炎及滑囊炎

关节囊炎及滑囊炎是指滑囊及关节囊炎症，并且与内韧带有关[23,28,39,141,58,224-245]。可能是由于关节内水液增多使得关节囊被拉伸而导致的，如类风湿性关节炎。

韧带机能不全

韧带机能不全是指关节囊韧带解剖形态上的或病理性缩短[23,28,39,141,58,224-245]。例如，盂肱关节前囊韧带机能不全会改变盂肱关节的机械活动能力并且导致肩痛。

韧带松弛

韧带松弛是指关节囊韧带解剖形态上的或病理性关节囊韧带增长[23,28,39,141,58,224-245]。例如，前交叉韧带松弛是导致运动员膝部稳定性降低、疼痛及功能性障碍的常见原因。

非肌筋膜疼痛激发点

非肌筋膜疼痛激发点是瘢痕、筋膜、骨膜、韧带及关节囊内的一个应激性过度点，它与拉紧带状物内的超敏感触感结节有关[23,28,39,141,58,224-245]。

检查技术回顾

Cyriax定义了"关节囊模式"，该模式可作为关节囊损伤的临床标志，这些损伤可以由最新研究支持的所选组织紧张性检查技术检查出来[23,28,39,141,58,224-245]。所选组织紧张性检查涉及进行一种特别积极的活动范围、被动活动范围及关节抗等距试验一系列现象，在检查中还要观察疼痛和活动限制顺序等。医师可以凭借对所选组织紧张性进行检查而使临床病理状况的诊断具有较高水平信度(kappa=0.875)。

用各种不同的检查关节稳定性方法来评估韧带的完整性是最可行的，这些方法可以表明所选关节中韧带的稳定性[23,28,39,141-56-58,224-245]。膝关节双侧附属韧带稳定性Lachment检查法就是其中的一种示例。对受损关节整体性的实验室或设备检查方法包括磁共振成像、关节内镜检查、关节造影术、压力放射照相术及超声波扫描术。

关节灵活性

定义及病因

关节活动范围

关节活动范围是指关节在解剖和生理活动范围之内运动的能力[39,155,246-289]。该活动是在其关节相列性质及其周围结缔组织的变形能力基础上实现的。活动的范围反映了收缩的、神经的、惰性的和骨组织的功能；还包含了患者想要运动的愿望。

被动运动范围

在患者没有阻力且处于放松状态的情况下，检查者在该关节的解剖和生理活动范围之内推动它，这时关节的运动范围等同于被动运动范围[39,155,246-289]。

主动运动范围

在无辅助情况下，患者关节的自发运动中表现出的一系列关节活动称为主动范围活动[39,155,246-289]。

附属关节运动

附属关节运动是滑囊和从属的软骨关节活动范围之内的运动，它不受随意控制。因此，医师可以使其做被动运动来进行检查[39,155,246-289]。这些运动对于关节的完整运动范围及无疼痛运动范围是很重要的，也被称为关节适应性运动。

末端感觉

末端感觉是指运动质量或者在被动运动范围结束时，医师对关节施以强压时对于关节内变化的感觉[39,155,246-289]。

关节活动性损伤可能是无数初级损伤造成的结果。例如，肌肉延展性损伤、肌肉伸缩性改变、关节囊限制或者炎症、肌腱炎、神经损伤、疼痛、骨骼畸形等[39,155,246-289]。尽管此处已经对整体运动范围的检查技术做了论述，为了更明确，本章将会对相关损伤分别进行论述。

检查技术回顾

测角器是测量外周关节运动范围的有效方法，其中广角测角器的测量结果更为准确有效[155,246-289]。无数研究已经记录到了高度评分者间信度的可靠性（ICC介于0.88~0.93）和相对可靠性较低的评分者间相关信度（ICC介于0.80~0.85）。这些均是由见习医师和经验丰富的临床医师用广角测角器对各种不同的上部和下部肢体关节测量的结果。对活动范围进行相对不太复杂的检测包括肉眼估算活动范围。对于外周关节，肉眼估算的结果波动范围会更大，但这与医师有无经验并没有太大关系。越简单的关节，越难用测角器测量，如前足段。实验证明，用平行四边形测角器测量膝关节活动角的结果可靠性很高（$r=0.85$及$r=0.87$）。评估外周关节的其他技术包括检查手部关节的直线标记法和重力量角器。不论关节处于静止状态或是运动状态，二维及三维计算机辅助运动分析都可以测定那些较为复杂的关节的运动范围。其分析结果比测角器更精确，尤其是对于复杂关节的测定。通常情况下医师都是将患者关节暴露出来以进行检查，但是最新研究已经探索出了检查掩盖关节的方法。这种方法是用电子计算机控制6级自动电磁跟踪仪测定关节运动范围，其测定结果会比测角器更精确。现在医师常用标准化自述运动范围法来对患者的运动范围进行检测，例如，数字化单一评估法就是其中一种，在这种方法中患者要用百分比标准来评估自身运动范围。

医师可以用多种工具来测量脊柱及骨盆的运动范围[155,246-289]。测量脊柱运动范围的方法包括子宫颈运动范围测定仪（CROM）、三维电磁跟踪系统检测法、双重眼径仪电测角计、计算机辅助运动分析法及卷尺、三角学的检测法，而对脊柱运动范围更为简单的检测包括用卷尺测量多项距离。在脊柱运动范围的检查方法中，平指触地距离测定法的应用是最难的，它除了可以反映脊柱的运动范围之外，还可以反映关节的运动范围。另外一种方法是舍贝尔法，将卷尺放在脊柱解剖参照点上以估测脊柱的运动，这种方法测量结果会有相当大误差。骨盆的运动范围较难测量，因此，医师可以用一些设备如触摸仪、测径器（倾角仪）或者单纯用倾角仪来提供准确的检查。

医师要在较为疏松的位置检查关节附属结构关节移动及其运动[55,546-289]。Kaltenborn提出了被动运动中对滑行、牵拉/按压运动范围的触诊及六点式等级系统的应用。六点式等级指标为运动过少(0~2)、正常(3)、运动过多(4~6)。辅助运动的检查难以确定相互间评估者内部信度($r=0.75$)及评估($r=0.45$)。实验室或设备辅助关节运动检查法也是可行的,如医师可以用关节动度计测定膝关节的前后转化(滑动)。

运动质量和运动范围同等重要[55,546-289]。因此,医师在检查关节被动运动时,应该在整个运动过程及运动末对运动的质量进行评估。在施力过程中,要用超压力,并且在运动范围边缘要注意"末端感觉"是否正常(骨与骨之间、软组织骨质或者组织牵张)或者关节异常(肌肉痉挛、关节囊坚硬、关节囊松软、骨与骨之间、空心感或者弹性阻塞)。

肌肉整体性

定义及其病因

肌肉整体性

肌肉整体性是一块肌肉与其期待的解剖及生物力学标准相符合的程度[27-30,39,290-306]。

肌肉延展性

肌肉延展性是当关节在其解剖结构范围内运动时,肌肉和筋膜发生变形的能力[27-30,39,290-306]。

挛缩

挛缩是指由于纤维化或者肌肉平衡失常等多种生理变化导致肌肉持续性缩短的现象[27-30,39,290-306]。生理性挛缩是肌肉持续性收缩,并不涉及肌肉活动性方面的问题。例如,在Volkman局部缺血挛缩中,缩短的肌肉会出现缺血时间延长、肌坏死、成纤维细胞增生、瘢痕性挛缩及肌腱附着物变形等症状。肌肉挛缩可能与小脑损伤性张力亢进等引起的神经系统紊乱有关,也可能与肌肉萎缩或者纤维化有关。例如,在杜兴肌营养不良症中,在选择的挛缩肌肉活体组织的检查中出现了一种肌纤维萎缩和肌束膜、肌内膜纤维化结合的现象。

肌肉绷紧及撕裂

肌肉绷紧及撕裂是肌纤维受到损伤或发生炎症而产生的,可能由外伤引起[27-30,39,290-306]。

肌腱炎

肌腱炎是腱鞘周围组织炎症,可能由反复的机械外伤引起[27-30,39,290-306]。

肌腱退化变性

和肌腱炎不同,肌腱退化变性并非炎症病理状况,而是肌腱使用过度产生的组织病理性改变,无炎症及变性状况,其病因学尚不明确[27-30,39,290-306]。

肌筋膜疼痛激发点

肌筋膜疼痛激发点是骨骼肌中的应激性过高的点,与紧带中的超敏可触知的结节有关[23-28]。

■ 活性疼痛激发点处即使没有触压力也会有疼痛感[23-28]。

■ 隐匿性激发点处只在受到医师触压后才产生疼痛感[23-28]。

检查技术回顾

肌肉延展性受损在临床中可以用牵拉试验来测定,该方法和被动范围运动检查一样,要对受术肌肉进行牵拉,而特定肌肉群牵拉程度是有规定的[23-28,89-96]。例如,腘绳肌腱的肌肉延展性可以在骨盆位置固定的情况下用膝盖被动伸长测角器来测定;这种方法很可靠($r=0.99$),并且骨盆几乎不需要运动。腘绳肌腱的延展性也可以用屈体前伸测试法来测定,但是在这种体位中,对髋关节角的测定结果相对缺乏准确性,因为该方法也反映脊柱灵活性及人体测量的因素。检查肌肉延展性的实验室及设备方法包括运用与肌肉同等运动有关的功率计所测出的力/角数据,例如,KinCom在对肌肉组群及超生动态观察的选择方面具有较高的可靠性。

对于跟腱功能障碍、肌肉绷紧、肌肉撕裂这些症状均可以用本章前面介绍的组织紧张性检查法进行评估[23-28,89-96]。在这种情况下,医师常常会寻找收缩相对较为强烈,并且收缩(向一个方向主动运动)及牵拉(向相反方向被动运动)过程及肌肉的等量运动中均伴有肌肉疼痛,而且如果有大的血肿块,该肌肉的运动范围可能会有所减小。可以从检查疼痛的位置和对肌肉柔软性的触诊结果这两方面对肌腱炎和肌肉损伤进行鉴别。如果还需要其他诊断信息,医师可以通过磁共振成像来获得[23-28,89-96]。肌肉整体性的损伤也与

使用触诊法应对疼痛激发点

触诊激发点步骤

1. 向患者解释触诊的目的及步骤。

2. 让患者及时告知触诊中的感受,比如触痛、牵涉痛、刺痛或者其他由触诊导致的症状。

3. 决定要触诊的肌肉以检查疼痛激发点。在有目的的检查当中,除检查激发点可能涉及的部位,还要检查患者陈述的疼痛部位。点的其他潜在部位也包括在检查中活动受限的肌肉。

4. 医师要保持双手温暖并且干燥。

5. 指导患者摆好体位,保证受检查的肌肉的牵拉程度在正常牵拉位置的2/3以内,不可让其受到过度牵拉。参考Travell和Simons的《肌筋膜疼痛和功能损害:疼痛激发点手册》[23,28]中讲述的特定疼痛激发点的检查位置。

6. 适当为患者遮盖身体(参见第6章"按摩的准备及体位调整")。

7. 不能使患者感觉冷,要保证你要触诊的肌肉处于放松状态。

8. 确定疼痛激发点的可能位置。

9. 用以下方法触诊激发点所在部位:

 (a)平触:手指或拇指沿着肌肉的紧带滑动,直到患者的疼痛最强烈处,该处即为激发点所在位置。

 (b)钳触:可以用这种方法检查容易提起的肌肉。用食指和大拇指夹起肌腹部,并且在手指之间挤压或者揉动肌肉组织,以来确定肌肉中条索样带的位置。可以沿着肌腹重复做这样的动作,直到找到激发点的位置。

 (c)快速触诊:当用钳触找到条索样带后,在手指下快速揉动它以使肌肉产生局部痉挛反应。

10. 触诊时需考虑以下几点:

 (a)条索样带:纤维的排列方向及疼痛形式有助于对受术肌肉进行诊断。

 (b)局部硬化、局部僵硬疼痛激发点本身会表现为条索样带内的一个非常小的坚硬区域(明显的结节)。按压这个区域使其与下层组织相接触,确定你是否引发了受术激发点的特征性疼痛。

 (c)痉挛反应:对于体表肌肉,可以触诊其痉挛反应。

 (d)跳跃标志:在诊察激发点时,如果用力过大会使患者产生自发性组织收缩现象及其他疼痛情况。

 (e)广泛僵硬:如果重叠层有相邻激发点,医师可能发现所有区域表现出僵硬现象,其他症状都很难触诊到。这种现象常常发生在肩胛骨之间。

11. 触诊过程中,让患者对触诊激发点时引发的疼痛与其当前表现的疼痛症状进行区分。如果患者能进行区别,那么激发点就是引发当前疼痛的原因。

损伤的肌肉行为和疼痛有关,这些会在其他部分详细现述。

肌肉能力

定义及病理因素

肌肉能力

肌肉能力是指基于其自身长度、紧张性及运动速度等因素的肌肉运动能力[27-30,39,226-268,306-331]。神经刺激、能量积聚、能量产生、平衡、时间及肌肉的收缩都会影响肌肉能力的完整性。

肌肉力量

肌肉力量是指一块肌肉或者一群肌肉在产生最大化自主收缩时克服阻力的力量或旋转力。

肌肉做功

肌肉做功是指肌肉在单位时间内所做的功(力量与速度的乘积)[27-30,39,226-268,306-331]。

肌肉耐久性

肌肉耐久性是指肌肉收缩能力或者在几次收缩或者一定时间内保持扭转的能量[27-30,39,226-268,306-331]。相反,疲劳是指肌肉不能保持扭转或一定时间内做功减少。

因为肌肉能力的正常与否涉及许多方面的因素,所以如果肌肉受损会导致很多病理现象,如组织粘连、肌肉整体性损伤、神经肌肉紧张性异常、关节活动障碍及完整性的损伤、水肿、结缔组织完整性的损伤、疼痛以及姿势异常等,这些病理现象会在本章的其他部分进行详细论述[27-30,39,226-268,306-331]。本章不讨论肌无力以及导致肌肉活动障碍的主要原因,因为按摩技术在提高肌肉力量上并不会有直接的影响。

检查技术回顾

肌肉力量可以从等距、等渗性、恒速方面来测定。分级手法肌肉检查是临床检测等渗性力量的长期方法,它评判评分者间信度较低[27-30,39,226-268,306-331],但是评分者自身信度很高($r=0.88$)。其他等渗性检测方法包括一次重复最大化检查法。手握测力计是检查等渗性力量的准确可靠的方法,已成为一种临床常用方法。

医师通常都用握力器、改进血压计和捏力器来检查手部力量。医师可以应用各种恒速测力计来测量恒速肌力，如最大旋力、中度旋力和力量–频率关系。肌肉力量可用峰值力量、中值力量、瞬间力量和恒速测试中获得的旋力–速度关系等来进行了描述。等惯性设备可以产生持续的动作抗阻力从而使医师可以测量等惯性活动能力，特别适用于躯干肌测试。

对于肌肉耐久性，可以用一些简单的临床测量方法来检查，如重复完成次数。单腿跳检查或者更复杂的检查，例如，通过肌电图来检查承受持续时间、承受限制及平均力量频率[27-30,39,226-268,306-331]。患者可感知的尽力速率可以用可感尽力检查法测定，如Borg可感尽力检查法，并且它与客观疲乏程度相互联系。

对于具有某些特殊临床病理状况的患者，可将常用肌肉检查方法进行适当改进后再进行检查[2730,39,226268,306331]。改进血压计是评估等长肌力量的一种可靠方法（ICC在0.85以上），尤其是对于患有老年性疾病及风湿性关节炎的患者。而对于有血管意外疾病的患者来说，医师也可以用足部运动来检查机械运动及关节力量发生规律。

医师还可以通过功能性活动来评估单个肌肉运动的影响[27-30,39,226-268,306-331]。例如，坐–站测试表明下肢力量对患者功能性移动能力的影响。职业医学中运用的功能性能力评估可以检测患者进行工作相关性活动的能力，如托、举、扛及持拿重物，这些活动可以反映肌肉的功能状况。运动学和动力学步法分析中，会运用到二维或三维计算机辅助运动分析和力量分析，它可以表明肌肉能力对于步法的影响。

肌肉静息张力

定义及其病因

肌肉静息张力

肌肉静息张力是肌肉在静息情况下可以触摸感觉到的坚实状态，并且有正常神经支配或者触诊过程中肌肉的可感知肌理[23-28,34,39,98,332-340]。

肌肉痉挛

肌肉痉挛是不自主的肌肉收缩，由于肌肉紧张和收缩力加强而不能得到自觉地释放所引起的[2328,34,39,98,332340]。研究表明，α–运动神经元群兴奋性增强会导致肌肉痉挛。

检查技术回顾

医师可以用很多方法来评估肌肉的静息张力和肌肉痉挛。但是，研究表明触诊仍然是检测痉挛的最重要、最准确的方法[23-28,34,39,98,332-340]。检查肌肉痉挛的其他方法包括组织顺应性检测仪，它可以测定软组织黏稠度、肌肉张力变化的检测法、持续肌电图和温度图。

多系统检查

疼痛

定义及其病因

参见患者的按摩技术检查：本章基础部分。

检查技术回顾

有关疼痛的谈话

疼痛是一种主观感受。有关疼痛的谈话是一种很重要的方法，它可以引出关于患者疼痛感受的不同信息，如疼痛程度、疼痛部位、疼痛表现以及患者的疼痛反应[27-30,57-98]。通过疼痛的谈话，医师可以确定患者症状的性质及其24小时症状表现。本章会介绍疼痛谈话的总的指导方针。医师应该根据临床环境和患者病理状况，对他们在疼痛的谈话中检查的问题数量进行适当变更。例如，在职业医学医疗中心，对于慢性背痛的患者来说就要进行较为详细的疼痛谈话，而对于急性肩痛的患者就不必要太细致。读者可以参考临床护理职业患者检查文献，查找特定的临床状况相关事宜的指导方针。医师可以利用临床诊断评估阶段疼痛面谈中所得到的信息来确定或者推翻关于患者病理状况的假设，也可以用疼痛面谈中得到的信息来解释患者疼痛对于他/她功能水平的影响，这些信息还能够指导医师鉴定患者的功能性结果。疼痛谈话的关键内容在执业要领5-7"疼痛面谈"的运用中加以论述。

用压力痛觉检测仪或者疼痛端口检测仪检查组织敏感性

医师可以用压力痛觉检测仪或者疼痛阈值检测仪检查组织对于压力的敏感性[23-28,85-96]。压力痛觉检测仪的运用方式有多种。一般情况下，这些装置中有施

疼痛面淡的运用

疼痛位置及患者24小时疼痛状况

与患者讨论以下话题,以掌握其在24小时内的疼痛状况。记住这些问题的相关内容会根据患者临床病理状况的差异而有所不同。

(a)症状位置:患者描述与疼痛图谱上标记的所有位置相对应部位的状况。

(b)主要症状:患者根据疼痛图谱来区分其主要症状及次要症状。

(c)疼痛的性质:患者选择一种疼痛的明确表达,比如刺痛或者灼痛,这些词语会很好地描述特定部位的疼痛性质。

(d)疼痛的强度感:患者在特定的时间段内会感觉到的疼痛强度。医师可以用数字等级范围0~10来表示,其中0代表无疼痛,10代表疼痛最甚。

(e)伴随症状:患者会描述一些兼症,比如她在图表上标记的感觉异常。

(f)症状的频率及持续时间:患者表明疼痛是否持续性或者是间断性的,还会陈述疼痛发作的频率及每次发作的持续时间。让患者将白天的疼痛持续时间与夜晚的疼痛持续时间进行对比,因为这点可能与其临床病理状况相关。症状出现的频率可以用百分数来表示,比如"清醒时间的一半";也可以用时刻或者活动来表示,比如"上午11点后疼痛发作,并持续到睡觉时间"或者"操作键盘30分钟后出现灼热感"。

疼痛加剧位置

1. 告诉患者在呈坐位或站位时,如果感到疼痛加剧或者出现伴随症状,要告知医师症状出现的具体位置。

2. 对于每一个位置都要显现以下信息:

(a)如果该患者的疼痛长期维持在一个基本水平值,他在感觉到该症状出现或者加重之前可以维持这种姿势多长时间。

(b)从开始到该症状的疼痛程度提高而使得患者不得不改变姿势时,患者持续的时间。

(c)当该症状因为患者所处姿势而发生改变时,症状的紧张水平会有什么变化? 用前述0~10范围检查法来说明这种不同。

(d)当该姿势使其病情加重时,患者如何缓解疼痛以及其他症状? 比如,注意患者缓解疼痛所使用的姿势、形态、运动以及患者通常减轻疼痛的药物。

(e)一旦患者改变姿势并使用了一些解除疼痛的方法,在患者注意到症状已经恢复了起初水平之前需要多长时间。

加重疼痛的活动

1. 让患者列举加剧其疼痛或引发伴随症状的活动,这些活动可能包括:

(a)自我护理活动,如洗漱、进食及功能性活动。

(b)交流性管理活动(日常生活工具类活动),如开车、坐公共汽车、逛商城。

(c)工作相关活动,如抬起重物、操作键盘、打电话。

(d)休闲活动,如性交、散步、看电视及体育运动。

(e)睡觉,在睡眠时患者的症状有规律地加重,这种情况下常要考虑一些附加因素,如睡觉姿势、床的形状和睡觉习惯。

2. 对于每种运动,收集下列信息:

(a)在感觉到症状出现(或者增强,如果有持续疼痛基准水平的话)之前,患者可以进行多长时间的活动吗?

(b)在症状达到一定强度水平而使她停止活动之前,患者可以进行多长时间的活动吗?

(c)当症状(用0~10范围表示区别)由于活动而改变时,症状强度水平有怎样的改变?

(d)当活动加重其病情时,患者如何解除疼痛和其他症状?比如,注意患者解除疼痛时的活动、形态、运动和患者用来减轻疼痛所用的药物。

(e)患者一旦停止活动并且用一些方法来缓解疼痛,一直到她注意到症状已经恢复到初始水平时所用的时间。

自我调节

1. 询问患者缓解自身症状的策略,包括使用频率、使用持续时间及这些方法的效果。

2. 询问患者从前是否接受过自我护理安排,决定她是否可以继续使用这些方法。如果可以的话,要对使用频率、使用持续时间及其自我护理安排效果进行分析讨论。

人体功率学

1. 询问患者以下内容:

(a)工作的常用姿势;

(b)与工作有关的任何重复性活动;

(c)工作时采取的感觉安全和舒适的姿势;

(d)工作时采取的感觉会引起疼痛的姿势;

(e)工作中采取的适应疼痛或可以减轻其疼痛的姿势。

2. 询问患者工作中家具或者设备的摆放位置是否与其疼痛有关。

3. 询问患者是否曾对工作地点做过有资格的专业的人体功率学评估。如果有的话,评估结论是什么?

压组件附联在压力标准指数上, 比如较硬的橡胶尖头。标准指数的刻表上可以显示压力大小,单位为千克/厘米^{2}或者磅/厘米^2。医师可以用痛觉检测仪对患者的组织施加逐渐增大的压力,并且在患者感到疼痛或者不适时观察压力读数, 从而得到压力敏感性读数。压力痛觉检测仪评判间信度可靠性范围会有些许变动(ICC在$r=0.78$以上,皮尔逊相关系数$r>0.82$)。因为压力痛觉检测仪可以量化患者的客观感受,所以它能够有效记录并且再评估疼痛激发点治疗和其他干扰

执业要领5-8

运用压力痛觉检测仪检查组织敏感性

1. 使患者处于适当姿势,保证当压力痛觉检测仪与患者皮肤垂直时,你可以对患者组织施加等大的压力。

2. 使患者处于一种放松、稳定的姿势中。

3. 向患者介绍整个过程,解释压力痛觉检测仪对于患者无影响部位的应用。最重要的是,要告诉患者,让她在第一次感到不适时说"是",并向她解释她一说"是"你就会停止施压,这样她就不会感到较长时间的疼痛。向患者解释在用压力痛觉检测仪检查时,会出现皮肤泛红和毛细血管破裂现象,并提供用冰块缓解受影响部位的一些基本措施。

4. 确定你想要检查组织敏感性的位置。例如,对于疼痛激发点来说,要触摸指定激发点处的条索样带和压痛部位。只要你确定要检查的位置,你就会想要标记它。

5. 保证压力标准指数在零刻度。将压力痛觉检测仪的接触表面放置在你想要检查的部位。

6. 握住压力痛觉检测仪,使设备轴位于和患者皮肤呈90°的位置。

7. 用空闲的手将压力痛觉检测仪在患者组织上逐渐施加压力。持续逐渐增大压力,直到患者感到不适为止。

8. 一旦患者告知感到不适,就停止施力,并且观察压力痛觉检测仪指针所指刻度。

9. 在进行下一次检查前,将标准指数重新设置为零。

改变组织敏感性的因素的影响。

由于神经病变困境引起的感觉障碍

定义及其病因

陷入困境的神经病变

陷入困境的神经病变是指由于肌肉和结缔组织缩短和发炎而造成的神经压迫。它与疼痛激发点的活动、筋膜限制、过度使用的症状,以及其他的临床疾病有关[27-30,39,70,341-350]。陷入神经病变困境的患者会有疼痛、感觉异常、麻木或者活动范围丧失等临床表现。常见的外周陷入神经病变困境包括腕隧道综合征、尸骨隧道综合征和跗骨隧道综合征。一些不太常见的陷入困境的神经病变包括后骨间的神经病变综合征和前骨间神经综合征。

检查技术回顾

很多神经性和肌肉骨骼检查技术都可以用来检查陷入困境的神经病[27-30,39,70,341-350]。表皮检查方法包括轻触、热/冷疗法、针刺法和纤维检查法。肌节检查法会运用等长运动和反射。除此之外,医师还可以用感官区分法(运动感觉、皮肤书写感觉和实体感觉),可能受压组织处的神经触诊法,振动计检查和神经紧张性检查。

电生理检查(神经传导理论)可以用于评估后期反应(F波和H反射运动),以及潜伏期较长的反射活动[27-30,39,70,341-350]。这些理论研究可以指导医师确定神经病的位置和受损严重程度。电神经检查仪(皮肤表面运动神经电刺激)、单频率(120Hz)振动检查和磁共振成像也会对神经病的诊断有所帮助。

神经检查

神经肌肉紧张

定义及其病因

肌肉紧张

肌肉紧张性是静息紧张力和肌肉受到被动拉伸或牵拉时所做出的反应[39,332-340,361-376]。

体位性紧张

体位性紧张是在骨骼肌肉紧张力的基础上出现的,它受小脑控制,可以维持骨骼不同部位的姿势[39,332-340,361-376]。和肌肉静息张力不同的是,经常性的肌肉活动是需要,以维持体位的紧张。另外,运动神经的自动节律性兴奋可以减少对拖长的突触的需要。

肌肉过度紧张

肌肉过度紧张是指肌肉紧张性位于正常水平之上,不管张力提高的机制如何[39,332-340,361-376]。

肌肉张力减退或肌无力

肌肉张力减退或肌无力是指肌肉紧张性位于正常水平之下,不管张力下降的机制如何[39,332-340,361-376]。

痉挛

痉挛是指由上运动神经损伤而引起的肌肉紧张性增强,上运动神经元的损伤可能会与超强的兴奋度反射有关[39,332-340,361-376]。发生痉挛的肌肉会表现出僵硬牵拉反射很快增强。牵拉越快,痉挛肌肉抗牵拉能力越明显。

肌肉僵直

肌肉僵直是指由于脑干或者基底神经节损伤而引发的肌肉紧张性增强[39,332-340,361-376]。它表现在协同肌和拮抗肌牵拉力出现同步增强,导致身体某部位僵硬并且发生运动障碍,通常与牵拉刺激的速度无关。肌肉僵直的表现有两种:①啮合僵直,是肌肉对于被动运动所做出的棘齿样反应,它可以表现为被牵拉与抗牵拉力增强交替出现;②主管道僵直,在这种情况下,肌肉会对被动运动产生持续性反应活动。

■ 去大脑皮层僵直由脑干损伤引起[39,332-340,361-376],临床表现为全身肌肉持续性收缩,躯干、下肢伸直而上肢屈曲。

■ 去大脑僵直由脑干损伤引起[39,332-340,361-376],临床表现为全身肌肉持续性收缩,躯干和下肢伸直。

■ 帕金森僵直由基底神经节损伤引起,临床表现为整个运动中(管道僵直)协同肌和拮抗肌的紧张性收缩。患有帕金森僵直的患者最终会出现僵直。

阵挛

阵挛是指周期性的、阵发性的拮抗肌活动过度,它是肌肉对于快速牵拉刺激所做出的规律性频率反应[39,332-340,361-376]。

检查技术回顾

对于肌肉张力异常的检查需要对神经损伤有所了解[39,332-340,361-376]。手动的被动运动检查和张力分级法的运用,如Ashworth量表法,就是一种检查异常张力的重要方法。患者痉挛状态的检查也可以用钟摆检查技术(用恒速肌力计或者测角仪)、旋力/肌电图斜面和支撑点曲线以及正弦样摆动、手握或恒速测力计来检查肌肉对于被动运动的抗力。

一些运动控制标准评估中也包括手动检查肌肉张力的部分,如Fugl-Meyer评估和蒙特利尔评估法[39,332-340,361-376]。除了手动的被动运动检查外,还可以用电生理测评法来检查痉挛状态,它可以用来检查张力亢进的肌肉的电和机械特点。这些方法包括肌动电流描记器反射检查法,如T反射、H反射、F反应,长潜伏期牵拉反射,紧张性振动反射以及屈肌反射。但是研究显示,Ashworth量表法和痉挛状态之间的联系要比它和反射活动的实验室或者仪器检查技术之间更为密切。医师还可以在张力亢进的个体中检查超常或阵挛的深筋膜反射,或者在低张力状态中检查反射消失及反射减弱。

由于神经病理状况可以影响个体的功能性水平,因此有很多种功能性检测方法来对患者进行检查[39,332-340,361-376]。这些方法都主要针对检查运动神经的康复以及功能性活动,尤其适用于脑卒中患者。然而,它们却是在不同的医疗哲学原则的基础上建立的。例如,可以反映神经皮层治疗原则的方法包括Rivermead运动评估协议和蒙特利尔评估法。Fulg-Meyer评估运用了Brunnstrom运动神经康复顺序。上肢轻偏瘫者的功能性测试是在Brunnstrom和神经皮层治疗原则之上建立的。其他检测方法的结构,如运动评估量表、脑卒中患者体质评估,以及手臂功能性测试并不基于医疗哲学原则。

心肺检查

呼吸道清洁

定义及其病因

呼吸道清洁

呼吸道清洁是指人体通过咳嗽及黏膜纤毛自动摆动等正常机制来有效地清除肺部分泌物的能力[39,167-187]。

慢性梗阻性肺部病变

慢性梗阻性肺部病变是指呼吸道阻力增加而造成的肺部病变[39,167-187]。这些病变与痰的产生和咳嗽有关,并且这种状况会使机体易感染流行性支气管传染病。慢性阻塞性肺部病变包括肺气肿、慢性支气管炎和哮喘。

慢性限制性肺部疾病

慢性限制性肺部病变是由于肺扩张导致的肺部病变,如肺间质纤维化[39,167-187]。

检查技术回顾

医师可以根据患者的一系列症状和体征来检查其呼吸道清洁能力的损伤[39,167-187]。呼吸辅助诊断范围

(RNDS)阐述了受损呼吸道清洁能力的主要及次要特征，并且总结了许多患者的症状和体征。根据这个范围可知，受损的呼吸道清洁能力的最重要特征是，咳嗽不再能够清除呼吸道多余物质。次要特征包括黏痰，患者主观感觉无法咳出分泌物，增加的或大量的痰，呼吸声音消失、减轻或者异常，空气缺乏症，呼吸形式异常，鼻音响亮，焦虑，休息时呼吸困难，发绀或者其他颜色改变及不安。与受损呼吸道清洁能力相关性较小的特征包括不对称胸腔移动、呼气与吸气比率异常、用力呼吸困难、出汗和疼痛。

许多临床检查需要收集一些数据，这些数据是根据对受损的呼吸道清洁度所做鉴定而得出的[39,167-187]。咳嗽的视觉观察、痰的容量和质量的视觉观察、呼吸频率和形式、颜色以及辅助肌肉利用是检查的重要的出发点。脉搏光电血氧计可以测定氧饱和度，即动脉血中含氧量等级。当患者的皮肤有较深的色素沉着时，这种检测方法的可靠性会降低。呼吸声音和心跳频率可以通过听诊来检查。最终医师可以通过自述法来了解患者的呼吸暂停感受（用视觉模拟范围法来检查），用呼吸困难尺度来检测呼吸困难频率，或者用自感用力度频率程度法来检查自感用力呼吸情况。

一些实验室方法也可以对呼吸道清洁能力损伤进行检查[39,167-187]。动脉血气可以反映出氧气含量、酸中毒、碱中毒、代偿机制和缓冲溶液系统的情况。肺功能检查表明吸入气体容积、呼吸交换比率、深呼气量、吸气能力和必不可少的气量的情况。除此之外，还有很多方法可以检查氧气的消耗量。虽然实际颗粒物质清洁频率的实验室方法在动物研究实验中经常用到，然而它却并不能适用于人类。

一些自述功能性检查方法，如检测生活质量的Nottingham健康相关生活质量问卷和自我功能性活动能力问卷，可以评测患者对受损呼吸道清洁度和慢性呼吸性疾病在他/她功能性水平和生活质量上所产生的影响的比例[39,167-187]。

参考文献

1. World Health Organization. Towards a common language for functioning, disability and health: ICF—the International Classification of Functioning, Disability and Health. Geneva, Switzerland: World Health Organization; 2002.
2. World Health Organization. ICF Checklist. Geneva, Switzerland: World Health Organization; 2003.
3. Childs JD, Whitman JM, Sizer PS, Pugia ML, Flynn TW, Delitto A. A description of physical therapists' knowledge in managing musculoskeletal conditions. *BMC Musculoskelet Disord*. 2005;6:32.
4. Chaitow L. *Palpation Skills: Assessment and Diagnosis Through Touch*. Philadelphia: WB Saunders; 1996.
5. Casterline MR. Trail guide to the body: how to locate muscles, bones and more. *J Athl Train*. 1998;33:284-285.
6. Protopapas MG, Cymet TC. Musculoskeletal examination: a complete review. *Compr Ther*. 2005;31:12-20.
7. Field D, Hutchinson JO. *Anatomy, Palpation, and Surface Markings*. 4th ed. Oxford, England: Butterworth-Heinemann; 2006.
8. Lewit K. Soft tissue and relaxation techniques in myofascial pain. In: Hammer WI, ed. *Functional Soft Tissue Examination and Treatment by Manual Methods: New Perspectives*. 2nd ed. Gaithersburg, MD: Aspen; 1999:479-532.
9. Greenman PE. *Principles of Manual Medicine*. 2nd ed. Baltimore: Williams and Wilkins; 1996.
10. Starkey C, Ryan J. *Evaluation of Orthopedic and Athletic Injuries*. 2nd ed. Philadelphia: F. A. Davis; 2001.
11. McKenzie AM, Taylor NF. Can physiotherapists locate lumbar spinal levels by palpation? *Physiotherapy*. 1997;83:235-239.
12. Najm WI, Seffinger MA, Mishra SI, Dickerson VM, Adams A, Reinsch S, Murphy LS, Goodman AF. Content validity of manual spinal palpatory exams: a systematic review. *BMC Complement Altern Med*. 2003;3:1.
13. Humphreys BK, Delahaye M, Peterson CK. An investigation into the validity of cervical spine motion palpation using subjects with congenital block vertebrae as a "gold standard." *BMC Musculoskelet Disord*. 2004;5:19.
14. Abbott JH, McCane B, Herbison P, Moginie G, Chapple C, Hogarty T. Lumbar segmental instability: a criterion-related validity study of manual therapy assessment. *BMC Musculoskelet Disord*. 2005;6:56.
15. Keating J, Matyas TA, Bach TM. The effect of training on physical therapists' ability to apply specified forces of palpation. *Phys Ther*. 1993;73:38-46.
16. Fritz S. *Fundamentals of Therapeutic Massage*. 2nd ed. St. Louis, MO: Mosby-Lifeline; 2000.
17. Downey BJ, Taylor NF, Niere KR. Manipulative physiotherapists can reliably palpate nominated lumbar spinal levels. *Manual Ther*. 1999;4:151-156.
18. Latimer J, Adams R, Lee M. Training with feedback improves judgments of non-biological linear elastic stiffness. *Manual Ther*. 1998;3:85-89.
19. American Physical Therapy Association. *Guide to Physical Therapist Practice*. 2nd ed. Alexandria, VA: American Physical Therapy Association; 1999.
20. Nicholson L, Adams R, Maher C. Reliability of a discrimination measure for judgments of non-biological stiffness. *Manual Ther*. 1997;2:150-156.
21. Inscoe EL, Witt PL, Gross MT, Mitchell RU. Reliability in evaluating passive intervertebral motion of the lumbar spine. *J Man-*

ual Manipulative Ther. 1995;3:135–143.

22. Cox NH. Palpation of the skin: an important issue. *J R Soc Med.* 2006;99:598–600.

23. Simons DG, Travell JG, Simons LS. *Travell and Simons' Myofascial Pain and Dysfunction: the Trigger Point Manual. Volume 1: Upper Half of Body.* 2nd ed. Baltimore: Williams & Wilkins; 1999.

24. DiGiovanna EL, Schiowitz S. *An Osteopathic Approach to Diagnosis and Treatment.* 2nd ed. Philadelphia: Lippincott-Raven; 1997:18.

25. Cantu R, Grodin A. *Myofascial Manipulation: Theory and Clinical Application.* 2nd ed. Gaithersburg, MD: Aspen Publishers; 2000.

26. Thomson JS. *Core Textbook of Anatomy.* Philadelphia: Lippincott Williams & Wilkins; 1990.

27. Magee DJ. *Orthopedic Physical Assessment.* 4th ed. Philadelphia: WB Saunders; 2005.

28. Simons DG, Travell JG, Simons LS. *Travell and Simons' Myofascial Pain and Dysfunction: the Trigger Point Manual. Volume 2: Lower Half of Body.* 2nd ed. Baltimore: Williams & Wilkins; 1999.

29. Hoppenfeld S. *Physical Examination of the Spine and Extremities.* New York: Appleton-Century-Crofts; 1976.

30. Hertling D, Kessler RM. *Management of Common Musculoskeletal Disorders.* 4th ed. Philadelphia: Lippincott Williams & Wilkins; 2005.

31. Hoeksma AF, Faber WR. Assessment of skin temperature by palpation in leprosy patients: interobserver reliability and correlation with infrared thermometry. *Int J Lepr Other Mycobact Dis.* 2000;68:65–67.

32. Oerlemans HM, Perez RS, Oostendorp RA, Goris RJ. Objective and subjective assessments of temperature differences between the hands in reflex sympathetic dystrophy. *Clin Rehabil.* 1999;13:430–438.

33. Murff RT, Armstrong DG, Lanctot D, Lavery LA, Athanasiou KA. How effective is manual palpation in detecting subtle temperature differences? *Clin Podiatr Med Surg.* 1998;15:151–154.

34. Lederman E. *The Science and Practice of Manual Therapy.* 2nd ed. Edinburgh: Elsevier Churchill Livingstone; 2005.

35. Kisner C, Colby LA. *Therapeutic Exercise: Foundations and Techniques.* 5th ed. Philadelphia: FA Davis; 2007.

36. de Domenico G, Wood EC. *Beard's Massage.* 4th ed. Philadelphia: WB Saunders; 1997.

37. Rolf IP. *Rolfing: The Integration of Human Structure.* New York: Harper and Row; 1977.

38. Chaitow L. *Modern Neuromuscular Techniques.* 2nd ed. New York: Churchill-Livingston; 2003.

39. Stedman TL. *Stedman's Medical Dictionary.* 28th ed. Baltimore: Lippincott Williams & Wilkins; 2005.

40. Mannheim CJ. *The Myofascial Release Manual.* 3rd ed. Hightstown, NJ: McGraw Hill; 2001.

41. Sucher BM. Thoracic outlet syndrome: a myofascial variant: Part 1. Pathology and diagnosis. *J Am Osteopath Assoc.* 1990;90:686–696,703–704.

42. Sucher BM, Heath DM. Thoracic outlet syndrome: a myofascial variant: Part 3. Structural and postural considerations. *J Am Osteopath Assoc.* 1993;93:334,340–345.

43. Boyling J, Jull G, eds. *Grieve's Modern Manual Therapy: The Vertebral Column.* 3rd ed. New York: Churchill-Livingston; 2005.

44. Cisler TA. Whiplash as a total-body injury. *J Am Osteopath Assoc.* 1994;94:145–148.

45. Hanten WP, Chandler SD. Effects of myofascial release leg pull and sagittal plane isometric contract-relax techniques on passive straight-leg raise angle. *J Orthop Sports Phys Ther.* 1994;20:138–144.

46. Drape JL, Silbermann Hoffman O, Houvet P, Dubert T, Thivet A, Benmelha Z, Frot B, Alnot JY, Benacerraf R. Complications of flexor tendon repair in the hand: MR imaging assessment. *Radiology.* 1996;198:219–224.

47. Tillman LJ, Chasan N. Properties of dense connective tissue. In: Hertling D, Kessler RM, eds. *Management of Common Musculoskeletal Conditions.* 4th ed. Philadelphia: Lippincott Williams & Wilkins; 2006:3–13.

48. Tillman LJ, Cummings GS. Biologic mechanisms of connective tissue mutability. In: Currier DP, Nelson RM, eds. *Dynamics of Human Biologic Tissues.* Philadelphia: FA Davis; 1992:1–44.

49. Kessler RM, Hertling D. Friction massage. In: Hertling D, Kessler RM, eds. *Management of Common Musculoskeletal Conditions.* 3rd ed. Philadelphia: Lippincott-Raven; 1996:133–139.

50. Hammer WI. Friction massage. In: Hammer WI, ed. *Functional Soft Tissue Examination and Treatment by Manual Methods.* 2nd ed. Gaithersburg, MD: Aspen; 1999:463–478.

51. Palastanga N. The use of transverse frictions for soft tissue lesions. In: Grieve GP, ed. *Modern Manual Therapy for the Vertebral Column.* New York: Churchill-Livingston; 1986:819–825.

52. Brosseau L, Casimiro L, Milne S, Robinson V, Shea B, Tugwell P, Wells G. Deep transverse friction massage for treating tendinitis. *Cochrane Database Syst Rev.* 2002;4:CD003528.

53. Cyriax J, Cyriax PJ. *Cyriax's Illustrated Manual of Orthopaedic Medicine.* 2nd ed. Stoneham, MA: Butterworth-Heinemann; 1993.

54. Cyriax J. Deep massage. *Physiotherapy.* 1977;63:60–61.

55. Fernandez-de-las-Penas C, Alonso-Blanco C, Fernandez-Carnero J, Carlos Miangolarra-Page J. The immediate effect of ischemic compression technique and transverse friction massage on tenderness of active and latent myofascial trigger points: a pilot study. *J Bodywork Move Ther.* 2006;10:3–9

56. Hammer WI. The use of friction massage in the management of chronic bursitis of the hip or shoulder. *J Manipulative Physiol Ther.* 1993;16:107–111.

57. Grindel S. Evidence based medicine in the musculoskeletal examination. *Br J Sports Med.* 1998;32:278–279.

58. Riegger Krugh C, Keysor JJ. Skeletal malalignments of the lower quarter: correlated and compensatory motions and postures. *J Orthop Sports Phys Ther.* 1996;23:164–170.

59. Dunk NM, Lalonde J, Callaghan JP. Implications for the use of postural analysis as a clinical diagnostic tool: reliability of quantifying upright standing spinal postures from photographic images. *J Manipulative Physiol Ther.* 2005;28:386–392.

60. Champain N, Dupuis R, Pomero V, Mouilleseaux B, Dubousset J, Skalli W. Geometric and postural analysis of mild idiopathic scoliotic patients. *Stud Health Technol Inform.* 2002;91:267–271.

61. Dunk NM, Chung YY, Compton DS, Callaghan JP. The reliability of quantifying upright standing postures as a baseline diagnostic clinical tool. *J Manipulative Physiol Ther.* 2004;27:91–96.

62. Seegert EM, Shapiro R. From the field. Effects of alternative exercise on posture. *Clin Kinesiol.* 1999;53:41–47.

63. Grimmer K. An investigation of poor cervical resting posture. *Aust J Physiother.* 1997;43:7–16.

64. Villanueva MB, Jonai H, Sotoyama M, Hisanaga N, Takeuchi Y, Saito S. Sitting posture and neck and shoulder muscle activities at different screen height settings of the visual display ter-

minal. *Ind Health.* 1997;35:330–336.

65. Harrison AL, Barry Greb T, Wojtowicz G. Clinical measurement of head and shoulder posture variables. *J Orthop Sports Phys Ther.* 1996;23:353–361.

66. Franklin ME, Chenier TC, Brauninger L, Cook H, Harris S. Effect of positive heel inclination on posture. *J Orthop Sports Phys Ther.* 1995;21:94–99.

67. Harrison DE, Harrison DD, Troyanovich SJ. Reliability of spinal displacement analysis on plain X-rays: a review of commonly accepted facts and fallacies with implications for chiropractic education and technique. *J Manipulative Physiol Ther.* 1998;21:252–266.

68. Tuck AM, Peterson CK. Accuracy and reliability of chiropractors and Anglo-European College of Chiropractic students at visually estimating the lumbar lordosis from radiographs. *Chiropract Techniq.* 1998;10:19–26.

69. Capodaglio EM, Capodaglio P, Panigazzi M, Bazzini G. An ergonomic study of postures of toll collectors. *G Ital Med Lav Ergon.* 1998;20:24–30 (Abstract).

70. Novak CB, Mackinnon SE. Repetitive use and static postures: a source of nerve compression and pain. *J Hand Ther.* 1997; 10:151–159.

71. Christensen HW. Precision and accuracy of an electro-goniometer. *J Manipulative Physiol Ther.* 1999;22:10–14.

72. Lazarus RS. Toward better research on stress and coping. *Am Psychol.* 2000;55:665–673.

73. Lutgendorf SK, Costanzo ES. Psychoneuroimmunology and health psychology: an integrative model. *Brain Behav Immun.* 2003;17:225–232.

74. Berczi I. The stress concept and neuroimmunoregulation in modern biology. *Ann N Y Acad Sci.* 1998;851:3–12.

75. Szabo-S. Hans Selye and the development of the stress concept. Special reference to gastroduodenal ulcerogenesis. *Ann N Y Acad Sci.* 1998;851:19–27.

76. Sarafino E. *Health Psychology: Biopsychosocial Interactions.* New York: Wiley; 1990.

77. Rozanski A, Blumenthal JA, Kaplan J. Impact of psychological factors on the pathogenesis of cardiovascular disease and implications for therapy. *Circulation.* 1999;99:2192.

78. Fuchs E, Flugge G. Stress, glucocorticoids and structural plasticity of the hippocampus. *Neurosci Biobehav Rev.* 1998;23: 295–300.

79. Wilbert-Lampen U, Trapp A, Modrzik M, Fiedler B, Straube F, Plasse A. Effects of corticotropin-releasing hormone (CRH) on endothelin-1 and NO release, mediated by CRH receptor subtype R2: a potential link between stress and endothelial dysfunction? *J Psychosom Res.* 2006;61:453–460.

80. Oei NY, Everaerd WT, Elzinga BM, van Well S, Bermond B. Psychosocial stress impairs working memory at high loads: an association with cortisol levels and memory retrieval. *Stress.* 2006;9:133–141.

81. Steptoe A, Donald AE, O'Donnell K, Marmot M, Deanfield JE. Delayed blood pressure recovery after psychological stress is associated with carotid intima-media thickness: Whitehall psychobiology study. *Arterioscler Thromb Vasc Biol.* 2006;26: 2547–2551.

82. Jansen LM, Gispen-de Wied CC, Wiegant VM, Westenberg HG, Lahuis BE, van Engeland H. Autonomic and neuroendocrine responses to a psychosocial stressor in adults with autistic spectrum disorder. *J Autism Dev Disord.* 2006;36:891–899.

83. Elsenbruch S, Lucas A, Holtmann G, Haag S, Gerken G, Riemen-

schneider N, Langhorst J, Kavelaars A, Heijnen CJ, Schedlowski M. Public speaking stress-induced neuroendocrine responses and circulating immune cell redistribution in irritable bowel syndrome. *Am J Gastroenterol.* 2006;101: 2300–2307.

84. Duncko R, Makatsori A, Fickova E, Selko D, Jezova D. Altered coordination of the neuroendocrine response during psychosocial stress in subjects with high trait anxiety. *Prog Neuro-psychopharmacol Biol Psychiatry.* 2006;30:1058–1066.

85. Keltikangas Jarvinen L, Ravaja N, Raikkonen K, Hautanen A, Adlercreutz H. Relationships between the pituitary-adrenal hormones, insulin, and glucose in middle-aged men: moderating influence of psychosocial stress. *Metabolism.* 1998;47: 1440–1449.

86. Sanders KA, Bruce NW. A prospective study of psychosocial stress and fertility in women. *Hum Reprod.* 1997;12:2324–2329.

87. Axtelius B, Soderfeldt B, Edwardsson S, Attstrom R. Therapy-resistant periodontitis (I). Clinical and treatment characteristics. *J Clin Periodontol.* 1997;24:640–645.

88. Ohl F, Fuchs E. Differential effects of chronic stress on memory processes in the tree shrew. *Brain Res Cogn Brain Res.* 1999;7:379–387.

89. Rothenberger A, Huther G. The role of psychosocial stress in childhood for structural and functional brain development: neurobiological basis of developmental psychopathology. *Prax Kinderpsychol Kinderpsychiatr.* 1997;46:623–644 (Abstract).

90. Diniz DH, Schor N, Blay SL. Stressful life events and painful recurrent colic of renal lithiasis. *J Urol.* 2006;176:2483–2487.

91. Savoia MG, Bernik M. Adverse life events and coping skills in panic disorder. *Rev Hosp Clin Fac Med Sao Paulo.* 2004;59: 337–340.

92. Clarke D, Singh R. Life events, stress appraisals, and hospital doctors' mental health. *N Z Med J.* 2004;117:U1121.

93. Holmes TH, Rahe RH. The Social Readjustment Rating Scale. *J Psychosom Res.* 1967;11:213–218.

94. Lazarus RS, Folkman S. *Hassles and Uplifts Scales Research Edition.* Palo Alto, CA: Consulting Psychologists Press Inc; 1989.

95. Folkman S, Lazarus RS. *Ways of Coping Questionnaire Research Edition.* Palo Alto, CA: Consulting Psychologists Press Inc; 1988.

96. Plake B, Spies R, eds. *The Sixteenth Mental Measurements Yearbook.* Lincoln, NE: Buros Institute of Mental Measurements; 2005.

97. Bennett SJ, Puntenney PJ, Walker NL, Ashley ND. Development of an instrument to measure threat related to cardiac events. *Nurs Res.* 1996;45:266–270.

98. Shalev AY, Bloch M, Peri T, Bonne O. Alprazolam reduces response to loud tones in panic disorder but not in posttraumatic stress disorder. *Biol Psychiatry.* 1998;44:64–68.

99. Rief W, Shaw R, Fichter MM. Elevated levels of psychophysiological arousal and cortisol in patients with somatization syndrome. *Psychosom Med.* 1998;60:198–203.

100. Stones A, Groome D, Perry D, Hucklebridge F, Evans P. The effect of stress on salivary cortisol in panic disorder patients. *J Affect Disord.* 1999;52:197–201.

101. Eller NH, Netterstrom B, Hansen AM. Psychosocial factors at home and at work and levels of salivary cortisol. *Biol Psychol.* 2006;73:280–287.

102. Rohleder N, Wolf JM, Herpfer I, Fiebich BL, Kirschbaum C, Lieb K. No response of plasma substance P, but delayed increase of interleukin-1 receptor antagonist to acute psychosocial stress. *Life Sci.* 2006;78:3082–3089.

103. Koo-Loeb JH, Pedersen C, Girdler SS. Blunted cardiovascular and catecholamine stress reactivity in women with bulimia

nervosa. *Psychiatry Res.* 1998;80:13–27.

104. Demaree HA, Harrison DW. Physiological and neuropsychological correlates of hostility. *Neuropsychologia.* 1997;35:1405–1411.

105. Dahlgren A, Kecklund G, Akerstedt T. Overtime work and its effects on sleep, sleepiness, cortisol and blood pressure in an experimental field study. *Scand J Work Environ Health.* 2006;32:318–327.

106. Davis PA, Holm JE, Myers TC, Suda KT. Stress, headache, and physiological dysregulation: a time-series analysis of stress in the laboratory. *Headache.* 1998;38:116–121.

107. Artinian NT, Washington OG, Flack JM, Hockman EM, Jen KL. Depression, stress, and blood pressure in urban African-American women. *Prog Cardiovasc Nurs.* 2006;21:68–75.

108. Podbevsek D. Hyperlipidemia with disseminated eruptive xanthomas and hyperglycemia caused by mental stress: a case report. *Lijec Vjesn.* 2005;127:220–223.

109. Wilhelm FH, Roth W. Acute and delayed effects of alprazolam on flight phobics during exposure. *Behav Res Ther.* 1997;35:831–841.

110. Schneider RH, Nidich SI, Salerno JW, Sharma HM, Robinson CE, Nidich RJ, Alexander CN. Lower lipid peroxide levels in practitioners of the Transcendental Meditation program. *Psychosom Med.* 1998;60:38–41.

111. Anderzen I, Arnetz BB. Psychophysiological reactions to international adjustment. Results from a controlled, longitudinal study. *Psychother Psychosom.* 1999;68:67–75.

112. Schuck P. Glycated hemoglobin as a physiological measure of stress and its relations to some psychological stress indicators. *Behav Med.* 1998;24:89–94.

113. Heitz NA, Eisenman PA, Beck CL, Walker JA. Hormonal changes throughout the menstrual cycle and increased anterior cruciate ligament laxity in females. *J Athl Train.* 1999;34:144–149.

114. von Baeyer CL. Children's self-reports of pain intensity: scale selection, limitations and interpretation. *Pain Res Manag.* 2006;11:157–162.

115. Heck JF, Sparano JM. A classification system for the assessment of lumbar pain in athletes. *J Athl Train.* 2000; 35(2):204–211.

116. Main CJ, Williams AC. Musculoskeletal pain. *BMJ.* 2002;325:534–537.

117. Goddard G, Karibe H, McNeill C. Reproducibility of Visual Analog Scale (VAS) pain scores to mechanical pressure. *J Craniomandibular Pract.* 2004;22:250–256.

118. Main CJ, Watson PJ. Psychological aspects of pain. *Man Ther.* 1999;4:203–215.

119. Puttick MP. Rheumatology: 11. Evaluation of the patient with pain all over. *CMAJ.* 2001;164:223–227.

120. Laslett M, McDonald B, Tropp H, Aprill CN, Öberg B. Agreement between diagnoses reached by clinical examination and available reference standards: a prospective study of 216 patients with lumbopelvic pain. *BMC Musculoskelet Disord.* 2005;6:28.

121. Koes BW, van Tulder MW, Thomas S. Diagnosis and treatment of low back pain. *BMJ.* 2006;332:1430–1434.

122. Chaplin ER: Chronic pain and the injured worker: a sociobiological problem. In: Kasdan ML, ed. *Occupational Hand and Upper Extremity Injuries and Diseases.* Philadelphia: Hanley and Belfus, Inc.; 1991:13–45.

123. Simon JM. Chronic pain syndrome: nursing assessment and intervention. *Rehabil Nurs.* 1996;21:13–19.

124. van Herk R, van Dijk M, Baar FP, Tibboel D, de Wit R. Observation scales for pain assessment in older adults with cognitive impairments or communication difficulties. *Nurs Res.* 2007;56:34–43.

125. Carr JL, Moffett JA, Sharp DM, Haines DR. Is the Pain Stages of Change Questionnaire (PSOCQ) a useful tool for predicting participation in a self-management programme? Further evidence of validity, on a sample of UK pain clinic patients. *BMC Musculoskelet Disord.* 2006;7:101.

126. Fink R. Pain assessment: the cornerstone to optimal pain management. *Proc (Bayl Univ Med Cent).* 2000;13:236–239.

127. Corran TM, Farrell MJ, Helme RD, Gibson SJ. The classification of patients with chronic pain: age as a contributing factor. *Clin J Pain.* 1997;13:207–214.

128. Sluka KA. Pain mechanisms involved in musculoskeletal disorders. *J Orthop Sports Phys Ther.* 1996;24:240–254.

129. Katavich L. Pain mechanisms underlying peripheral nerve injury: implications for mobilisation of the nervous system. *N Z J Physiother.* 1999;27:24–27.

130. Khalsa PS. Muscle pain due to mechanical stimuli. *J Neuromusculoskeletal Syst.* 1999;7:1–8.

131. Seaman DR, Cleveland C III. Spinal pain syndromes: nociceptive, neuropathic, and psychologic mechanisms. *J Manipulative Physiol Ther.* 1999;22:458–472.

132. Hall TM, Elvey RL. Nerve trunk pain: physical diagnosis and treatment. *Man Ther.* 1999;4:63–73.

133. Ross RG, LaStayo PC. Clinical assessment of pain. In: Van Deusen J, Brunt D, eds. *Assessment in Occupational Therapy and Physical Therapy.* Philadelphia: WB Saunders; 1997.

134. Downie W, Leatham P, Rhind V, Wright V, Branco J, Anderson J. Studies with pain rating scales. *Ann Rheum Dis.* 1978;37:378–381.

135. McDougall JJ. Arthritis and pain. Neurogenic origin of joint pain. *Arthritis Res Ther.* 2006;8:220.

136. Weinstein SM. Cancer pain. *Phys Med Rehabil State Art Rev.* 1994;8:279–296.

137. Elvey RL. Physical evaluation of the peripheral nervous system in disorders of pain and dysfunction. *J Hand Ther.* 1997;10:122–129.

138. Lewis J, Ramot R, Green A. Changes in mechanical tension in the median nerve: possible implications for the upper limb tension test. *Physiotherapy.* 1998;84:254–261.

139. Song KM, Morton AA, Koch KD, Herring JA, Browne RH, Hanway JP. Chronic musculoskeletal pain in childhood. *J Pediatr Orthop.* 1998;18:576–581.

140. Marovino T, Blackmon CB, Sherman M, Carzon M, Tworek R. Pain assessment. The accuracy and test-retest reliability of dolorimetry measurements in a healthy and chronic pain population. *Am J Pain Manage.* 1995;5:94–97.

141. Antonaci F, Sand T, Lucas GA. Pressure algometry in healthy subjects: inter-examiner variability. *Scand J Rehabil Med.* 1998;30:3–8.

142. Hong C. Algometry in evaluation of trigger points and referred pain. *J Musculoskelet Pain.* 1998;6:47–59.

143. Scott J, Huskisson E. Vertical or horizontal visual analogue scales. *Ann Rheum Dis.* 1979;38:560.

144. Nussbaum EL, Downes L. Reliability of clinical pressure-pain algometric measurements obtained on consecutive days. *Phys Ther.* 1998;78:160–169.

145. Swift T, Brescia N. Intra and inter-rater reliability of pressure algometer measurements taken by student physical thera-

pists. Unpublished Masters Research Paper. Oakland, CA: Samuel Merritt College; 1997.

146. Brown FF, Robinson ME, Riley JL 3rd, Gremillion HA, McSolay J, Meyers G. Better palpation of pain: reliability and validity of a new pressure pain protocol in TMD. *Cranio*. 2000;18: 58–65.

147. Lew PC, Lewis J, Story I. Inter-therapist reliability in locating latent myofascial trigger points using palpation. *Man Ther*. 1997;2:87–90.

148. Hsieh CY, Hong CZ, Adams AH, Platt KJ, Danielson CD, Hoehler FK, Tobis JS. Interexaminer reliability of the palpation of trigger points in the trunk and lower limb muscles. *Arch Phys Med Rehabil*. 2000;81:258–264.

149. Cohen H, Pertes R. Diagnosis and management of fascial pain. In: Rachlin ES, ed. *Myofascial Pain and Fibromyalgia: Trigger Point Management*. St. Louis, MO: Mosby Year Book Inc; 1994:361–382.

150. Delaney G, McKee A. Inter- and intra-rater reliability of the pressure threshold meter in measurement of myofascial trigger point sensitivity. *Am J Phys Med Rehabil*. 1993;72:136–139.

151. Alvarez DJ, Rockwell PG. Trigger points: diagnosis and management. *Am Fam Physician*. 2002;65:653–660.

152. Rivner MH. The neurophysiology of myofascial pain syndrome. *Curr Pain Headache Rep*. 2001;5:432–440.

153. Ingber RS. Myofascial pain in lumbar dysfunction. *Phys Med Rehabil State Art Rev*. 1999;13:473–498.

154. Hammond E. Electrodiagnosis of the neuromuscular system. In: Van Deusen J, Brunt D, eds. *Assessment in Occupational Therapy and Physical Therapy*. Philadelphia: WB Saunders; 1997.

155. Mense S, Simons DG. *Muscle Pain: Understanding Its Nature, Diagnosis, and Treatment*. Baltimore: Lippincott Williams & Wilkins; 2001.

156. Knight CA. Peripheral vascular disease. In: O'Sullivan SB, Schmitz TJ, eds. *Physical Rehabilitation*. 6th ed. Philadelphia: FA Davis Company; 2006:583–619.

157. Johansson K, Albertsson M, Ingvar C, Ekdahl C. Effects of compression bandaging with or without manual lymph drainage treatment in patients with postoperative arm lymphedema. *Lymphology*. 1999;32:103–110.

158. Moholkar K, Fenelon G. Diurnal variations in volume of the foot and ankle. *J Foot Ankle Surg*. 2001;40:302–304.

159. Todd JE. Symptom management. Lymphedema: a challenge for all healthcare professionals. *Int J Palliat Nurs*. 1998;4: 230–239.

160. Ramadan A. Hand analysis. In Van Deusen J, Brunt D, eds. *Assessment in Occupational Therapy and Physical Therapy*. Philadelphia: WB Saunders; 1997.

161. Palmada M, Shah S, O'Hare K. Issues in the measurement of hand edema. *Physiother Theory Pract*. 1998;14:139–148.

162. Acebes O, Renau E, Sansegundo R, Santos FJ, Aguilar JJ. Evaluation of post-mastectomy lymphedema. Comparative study of two measurement methods. *Rehabilitacion*. 1999;33:190–194 (Abstract).

163. Klauser A, Frauscher F, Halpern EJ, Mur E, Springer P, Judmaier W, Schirmer M. Remitting seronegative symmetrical synovitis with pitting edema of the hands: ultrasound, color Doppler ultrasound, and magnetic resonance imaging findings. *Arthritis Rheum*. 2005;53:226–233.

164. del Olmo J, Espana A, Richter J. The usefulness of isotopic lymphoscintigraphy in the study of lymphedemas. *Actas Dermosifiliogr*. 2005;96:419–423.

165. Khan O, Maharaj P, Rampaul R, Archibald A, Naipaul R, Loutan N. Lymphoscintigraphic evaluation of chronic lower limb edema. *West Indian Med J*. 2003;52:136–139.

166. Cornish BH, Bunce IH, Ward LC, Jones LC, Thomas BJ. Bioelectrical impedance for monitoring the efficacy of lymphoedema treatment programmes. *Breast Cancer Res Treat*. 1996; 38:169–176.

167. Frownfelter DL, Dean E. *Cardiovascular and Pulmonary Physical Therapy: Evidence and Practice*. 4th ed. St. Louis, MO: Mosby; 2005.

168. Ries AL. Minimally clinically important difference for the UCSD Shortness of Breath Questionnaire, Borg Scale, and Visual Analog Scale. *COPD*. 2005;2:105–110.

169. Gunen H, Hacievliyagil SS, Kosar F, Gulbas G, Kizkin O, Sahin I. The role of arterial blood gases, exercise testing, and cardiac examination in asthma. *Allergy Asthma Proc*. 2006;27:45–52.

170. Hutter BO, Wurtemberger G. Functional capacity (dyspnea) and quality of life in patients with chronic obstructive lung disease (COPD): instruments of assessment and methodological aspects. *Pneumologie*. 1999;53:133–142 (Abstract).

171. Geiger R, Strasak A, Treml B, Gasser K, Kleinsasser A, Fischer V, Geiger H, Loeckinger A, Stein JI. Six-minute walk test in children and adolescents. *J Pediatr*. 2007;150:395–399.

172. Carlson Catalano J, Lunney M, Paradiso C, Bruno J, Luise BK, Martin T, Massoni M, Pachter S. Clinical validation of ineffective breathing pattern, ineffective airway clearance, and impaired gas exchange. *Image J Nurs Sch*. 1998;30:243–248.

173. Dallimore K, Jenkins S, Tucker B. Respiratory and cardiovascular responses to manual chest percussion in normal subjects. *Aust J Physiother*. 1998;44:267–274.

174. McChesney JA, McChesney JW. Auscultation of the chest and abdomen by athletic trainers. *J Athl Train*. 2001;36:190–196.

175. Protas E. Cardiovascular and pulmonary function. In: Van Deusen J, Brunt D, eds. *Assessment in Occupational Therapy and Physical Therapy*. Philadelphia: WB Saunders; 1997.

176. Basoglu OK, Atasever A, Bacakoglu F. The efficacy of incentive spirometry in patients with COPD. *Respirology*. 2005;10: 349–353.

177. Thomas JR, von Gunten CF. Management of dyspnea. *J Support Oncol*. 2003;1:23–32.

178. de Torres JP, Pinto-Plata V, Ingenito E, Bagley P, Gray A, Berger R, Celli B. Power of outcome measurements to detect clinically significant changes in pulmonary rehabilitation of patients with COPD. *Chest*. 2002;121:1092–1098.

179. Aaron SD, Vandemheen KL, Clinch JJ, Ahuja J, Brison RJ, Dickinson G, Hebert PC. Measurement of short-term changes in dyspnea and disease-specific quality of life following an acute COPD exacerbation. *Chest*. 2002;121:688–696.

180. Fujimoto K, Kubo K, Miyahara T, Matsuzawa Y, Kobayashi T, Ono C, Ito N. Effects of muscle relaxation therapy using spe- *Intern Med*. 1996;35:756–763.

181. Oberdorster G, Cox C, Gelein R. Intratracheal instillation versus intratracheal inhalation of tracer particles for measuring lung clearance function. *Exp Lung Res*. 1997;23:17–34.

182. Fuchs Climent D, Le Gallais D, Varray A, Desplan J, Cadopi M, Prefaut C. Quality of life and exercise tolerance in chronic obstructive pulmonary disease: effects of a short and intensive inpatient rehabilitation program. *Am J Phys Med Rehabil*. 1999;78:330–335.

183. Resnick B. Reliability and validity testing of the Self-Efficacy for Functional Activities scale: three studies. *J Nurs Meas*.

1999;7:5-20.

184. Springhouse. *Professional Guide to Diseases*. 8th ed. Springhouse, PA: Springhouse Corporation; 2005.

185. Mancini I, Body JJ. Assessment of dyspnea in advanced cancer patients. *Support Care Cancer*. 1999;7:229-232.

186. Hill J, Johansen J, Pedersen S, LaPier TK. Site of measurement and subject position affect chest excursion measurements. *Cardiopulmonary Phys Ther J*. 1997;8:12-17.

187. Fruth SJ. Differential diagnosis and treatment in a patient with posterior upper thoracic pain. *Phys Ther*. 2006;86:254-268.

188. Mueller BA, Adams ED. Work activities. In: Van Deusen J, Brunt D, eds. *Assessment in Occupational Therapy and Physical Therapy*. Philadelphia: WB Saunders; 1997.

189. King PM, Tuckwell N, Barrett TE. A critical review of functional capacity evaluations. *Phys Ther*. 1998;78:852-866.

190. Law M. Self care. In: Van Deusen J, Brunt D, eds. *Assessment in Occupational Therapy and Physical Therapy*. Philadelphia: WB Saunders; 1997.

191. Finch E, Brooks D, Stratford P, Mayo N. *Physical Rehabilitation Outcome Measures*. Philadelphia: Lippincott Williams & Wilkins; 2002.

192. Mahoney F, Barthel D. Functional evaluation: The Barthel Index. *MD State Med J*; 1965:61-65.

193. De Groot IJ, Post MW, Van Heuveln T, Van Den Berg LH, Lindeman E. Measurement of decline of functioning in persons with amyotrophic lateral sclerosis: responsiveness and possible applications of the Functional Independence Measure, Barthel Index, Rehabilitation Activities Profile and Frenchay Activities Index. *Amyotroph Lateral Scler*. 2006;7:167-172.

194. Langhammer B, Stanghelle JK. Co-variation of tests commonly used in stroke rehabilitation. *Physiother Res Int*. 2006; 11:228-234.

195. Bennett M, Ryall N. Using the modified Barthel index to estimate survival in cancer patients in hospice: observational study. *BMJ*. 2000;321:1381-1382.

196. Ceran F, Ozcan A. The relationship of the Functional Rating Index with disability, pain, and quality of life in patients with low back pain. *Med Sci Monit*. 2006;12:435-439.

197. Engberg A, Bentzen L, Garde B. Rehabilitation after stroke: predictive power of Barthel Index versus a cognitive and a motor index. *Acta Neurol Scand*. 1995;91:28-36.

198. Levi SJ. Posthospital setting, resource utilization, and self-care outcome in older women with hip fracture. *Arch Phys Med Rehabil*. 1997;78:973-979.

199. Kakurai S, Akai M. Clinical experiences with a convertible thermoplastic knee-ankle-foot orthosis for post-stroke hemiplegic patients. *Prosthet Orthot Int*. 1996;20:191-194.

200. Hui E, Lum CM, Woo J, Or KH, Kay RL. Outcomes of elderly stroke patients. Day hospital versus conventional medical management. *Stroke*. 1995;26:1616-1619.

201. Jonsson B, Overend T, Kramer J. Functional measures following liver transplantation. *Physiother Can*. 1998;50:141-146.

202. Patti F, Reggio A, Nicoletti F, Sellaroli T, Deinite G, Nicoletti F. Effects of rehabilitation therapy on Parkinson's disability and functional independence. *J Neurol Rehabil*. 1996;10:223-231.

203. Condie E, Treweek S, Jones D, Scott H. A one-year national survey of patients having a lower limb amputation. *Physiotherapy*. 1996;82:14-20.

204. Jette AM. Using health-related quality of life measures in physical therapy outcomes research. *Phys Ther*. 1993;73:528-537.

205. Mielenz T, Jackson E, Currey S, DeVellis R, Callahan LF. Psychometric properties of the Centers for Disease Control and Prevention Health-Related Quality of Life (CDC HRQOL) items in adults with arthritis. *Health Qual Life Outcomes*. 2006;4:66.

206. Whitfield K, Buchbinder R, Segal L, Osborne RH. Parsimonious and efficient assessment of health-related quality of life in osteoarthritis research: validation of the Assessment of Quality of Life (AQoL) instrument. *Health Qual Life Outcomes*. 2006;4:19.

207. Ware J, Sherbourne C. The MOS 36-item Short Form Health Survey (SF-36). *Med Care*. 1992;30:473-483.

208. McHorney CA, Haley SM, Ware JE Jr. Evaluation of the MOS SF-36 Physical Functioning Scale (PF-10): II. Comparison of relative precision using Likert and Rasch scoring methods. *J Clin Epidemiol*. 1997;50:451-461.

209. Thumboo J, Fong KY, Ng TP, Leong KH, Feng PH, Thio ST, Boey ML. Validation of the MOS SF-36 for quality of life assessment of patients with systemic lupus erythematosus in Singapore. *J Rheumatol*. 1999;26:97-102.

210. Daeppen JB, Krieg MA, Burnand B, Yersin B. MOS-SF-36 in evaluating health-related quality of life in alcohol-dependent patients. *Am J Drug Alcohol Abuse*. 1998;24:685-694.

211. Lam CL, Gandek B, Ren XS, Chan MS. Tests of scaling assumptions and construct validity of the Chinese (HK) version of the SF-36 Health Survey. *J Clin Epidemiol*. 1998;51: 1139-1147.

212. Duncan PW, Samsa GP, Weinberger M, Goldstein LB, Bonito A, Witter DM, Enarson C, Matchar D. Health status of individuals with mild stroke. *Stroke*. 1997;28:740-745.

213. Russo J, Trujillo CA, Wingerson D, Decker K, Ries R, Wetzler H, Roy-Byrne P. The MOS 36-Item Short Form Health Survey reliability, validity, and preliminary findings in schizophrenic outpatients. *Med Care*. 1998;36:752-756.

214. Schlenk EA, Erlen JA, Dunbar Jacob J, McDowell J, Engberg S, Sereika SM, Rohay JM, Bernier MJ. Health-related quality of life in chronic disorders: a comparison across studies using the MOS SF-36. *Qual Life Res*. 1998;7:57-65.

215. Wu AW, Hays RD, Kelly S, Malitz F, Bozzette SA. Applications of the Medical Outcomes Study health-related quality of life measures in HIV/AIDS. *Qual Life Res*. 1997;6:531-554.

216. de Jong Z, van der Heijde D, McKenna SP, Whalley D. The reliability and construct validity of the RAQoL: a rheumatoid arthritis-specific quality of life instrument. *Br J Rheumatol*. 1997;36:878-883.

217. Vo TX, Guillemin F, Deschamps JP. Psychometric properties of the DUKE Health Profile-adolescent version (DHP-A): a generic instrument for adolescents. *Qual Life Res*. 2005;14: 2229-2234.

218. Guillemin F, Paul-Dauphin A, Virion JM, Bouchet C, Briancon S. The DUKE health profile: a generic instrument to measure the quality of life tied to health. *Sante Publique*. 1997;9:35-44.

219. Nanda U, McLendon PM, Andresen EM, Armbrecht E. The SIP68: an abbreviated sickness impact profile for disability outcomes research. *Qual Life Res*. 2003;12:583-595.

220. Lipsett PA, Swoboda SM, Campbell KA, Cornwell E 3rd, Dorman T, Pronovost PJ. Sickness Impact Profile Score versus a Modified Short-Form survey for functional outcome assessment: acceptability, reliability, and validity in critically ill patients with prolonged intensive care unit stays. *J Trauma*. 2000;49:737-743.

221. Kim KU, Yoon SJ, Lee JL, Ahn HS, Park HJ, Lee SI, Jo MW. Vali-

dation of the Korean version of the McMaster Quality of Life Scale in terminal cancer patients. *J Palliat Care.* 2006;22:40–45.

222. Reardon JZ, Lareau SC, ZuWallack R. Functional status and quality of life in chronic obstructive pulmonary disease. *Am J Med.* 2006;119(Suppl 1):32.

223. Rubenstein LM, Voelker MD, Chrischilles EA, Glenn DC, Wallace RB, Rodnitzky RL. The usefulness of the Functional Status Questionnaire and Medical Outcomes Study Short Form in Parkinson's disease research. *Qual Life Res.* 1998;7:279–290.

224. Tillman LJ, Hanks JE. Wound healing: injury and repair of dense connective tissues. In: Hertling D, Kessler RM, eds. *Management of Common Musculoskeletal Conditions.* 4th ed. Philadelphia: Lippincott Williams & Wilkins; 2006:15–26.

225. Junger M, Steins A, Zuder D, Klyscz T. Physical therapy of venous diseases. *Vasa.* 1998;27:73–79 (Abstract).

226. Ogilvie Harris DJ, Myerthall S. The diabetic frozen shoulder: arthroscopic release. *Arthroscopy.* 1997;13:1–8.

227. Siegel LB, Cohen NJ, Gall EP. Adhesive capsulitis: a sticky issue. *Am Fam Physician.* 1999;59:1843–1852.

228. Gam AN, Schydlowsky P, Rossel I, Remvig L, Jensen EM. Treatment of "frozen shoulder" with distension and glucorticoid compared with glucorticoid alone. A randomised controlled trial. Scand J Rheumatol. 1998;27:425–430.

229. Schenk TJ, Brems JJ. Multidirectional instability of the shoulder: pathophysiology, diagnosis, and management. *J Am Acad Orthop Surg.* 1998;6:65–72.

230. Dias R, Cutts S, Massoud S. Frozen shoulder. *BMJ.* 2005;331:1453–1456.

231. Baker CL Jr, Merkley MS. Clinical evaluation of the athlete's shoulder. *J Athl Train.* 2000;35:256–260.

232. Cornelissen BP, Rijkenhuizen AB, van den Hoogen BM, Rutten VP, Barneveld A. Experimental model of synovitis/capsulitis in the equine metacarpophalangeal joint. *Am J Vet Res.* 1998;59:978–985.

233. Sevier TL, Wilson JK. Treating lateral epicondylitis. *Sports Med.* 1999;28:375–380.

234. Barozzi L, Olivieri I, De Matteis M, Padula A, Pavlica P. Seronegative spondylarthropathies: imaging of spondylitis, enthesitis and dactylitis. *Eur J Radiol.* 1998;27(Suppl 1):S12–S17.

235. Coari G, Paoletti F, Iagnocco A. Shoulder involvement in rheumatic diseases. Sonographic findings. *J Rheumatol.* 1999;26:668–673.

236. Hjelm R, Draper C, Spencer S. Anterior-inferior capsular length insufficiency in the painful shoulder. *J Orthop Sports Phys Ther.* 1996;23:216–222.

237. Rozzi SL, Lephart SM, Gear WS, Fu FH. Knee joint laxity and neuromuscular characteristics of male and female soccer and basketball players. *Am J Sports Med.* 1999;27:312–319.

238. Messina DF, Farney WC, DeLee JC. The incidence of injury in Texas high school basketball: a prospective study among male and female athletes. *Am J Sports Med.* 1999;27:294–299.

239. Harris NL. Physical diagnosis of collateral ligament and combined ligament injuries. *Oper Techniq Sports Med.* 1996;4:148–157.

240. Cyriax J. *Textbook of Orthopedic Medicine. Vol 1. Diagnosis of Soft Tissue Lesions.* 7th ed. London: Bailliere Tindall; 1978.

241. Fritz JM, Delitto A, Erhard RE, Roman M. An examination of the selective tissue tension scheme, with evidence for the concept of a capsular pattern of the knee. *Phys Ther.* 1998;78:1046–1056.

242. Pellecchia GL, Paolino J, Connell J. Intertester reliability of the cyriax evaluation in assessing patients with shoulder pain. *J Orthop Sports Phys Ther.* 1996;23:34–38.

243. Wilk KE, Andrews JR, Arrigo CA. The physical examination of the glenohumeral joint: emphasis on the stabilizing structures. *J Orthop Sports Phys Ther.* 1997;25:380–389.

244. Blevins FT. Rotator cuff pathology in athletes. *Sports Med.* 1997;24:205–220.

245. van Dijk CN, Mol BW, Lim LS, Marti RK, Bossuyt PM. Diagnosis of ligament rupture of the ankle joint. Physical examination, arthrography, stress radiography and sonography compared in 160 patients after inversion trauma. *Acta Orthop Scand.* 1996;67:566–570.

246. White DJ. Musculoskeletal assessment. In: O'Sullivan SB, Schmitz TJ, eds. *Physical Rehabilitation.* 6th ed. Philadelphia: FA Davis Company; 2006:101–133.

247. Norkin CC, White JD. *Measurement of Joint Motion: A Guide to Goniometry.* 3rd ed. Philadelphia: FA Davis Company; 2003.

248. Gilliam J, Barstow IK. Joint range of motion. In: Van Deusen J, Brunt D, eds. *Assessment in Occupational Therapy and Physical Therapy.* Philadelphia: WB Saunders; 1997.

249. MacDermid JC, Chesworth BM, Patterson S, Roth JH. Intratester and intertester reliability of goniometric measurement of passive lateral shoulder rotation. *J Hand Ther.* 1999;12:187–192.

250. Thoms V, Rome K. Effect of subject position on the reliability of measurement of active ankle joint dorsiflexion. *Int J Clin Foot Sci.* 1997;7:153–158.

251. Bruton A, Ellis B, Goddard J. Comparison of visual estimation and goniometry for assessment of metacarpophalangeal joint angle. *Physiotherapy.* 1999;85:201–208.

252. Somers DL, Hanson JA, Kedzierski CM, Nestor KL, Quinlivan KY. The influence of experience on the reliability of goniometric and visual measurement of forefoot position. *J Orthop Sports Phys Ther.* 1997;25:192–202.

253. Meyer DC, Werner CM, Wyss T, Vienne P. A mechanical equinometer to measure the range of motion of the ankle joint: interobserver and intraobserver reliability. *Foot Ankle Int.* 2006;27:202–205.

254. Ellis B, Bruton A, Goddard JR. Joint angle measurement: a comparative study of the reliability of goniometry and wire tracing for the hand. *Clin Rehabil.* 1997;11:314–320.

255. Neumann D. *Kinesiology of the Musculoskeletal System.* St. Louis, MO: Mosby; 2002.

256. O'Sullivan SB, Schmitz TJ, eds. *Physical Rehabilitation.* 6th ed. Philadelphia: FA Davis Company; 2006.

257. Gajdosik RL. Comparison and reliability of three goniometric methods for measuring forearm supination and pronation. *Percept Mot Skills.* 2001;93:353–355.

258. Flowers KR, Stephens-Chisar J, LaStayo P, Galante BL. Intrarater reliability of a new method and instrumentation for measuring passive supination and pronation: a preliminary study. *J Hand Ther.* 2001;14:30–35.

259. Brosseau L, Balmer S, Tousignant M, O'Sullivan JP, Goudreault C, Goudreault M, Gringras S. Intra- and intertester reliability and criterion validity of the parallelogram and universal goniometers for measuring maximum active knee flexion and extension of patients with knee restrictions. *Arch Phys Med Rehabil.* 2001;82:396–402.

260. Ellis B, Bruton A. A study to compare the reliability of composite finger flexion with goniometry for measurement of range of motion in the hand. *Clin Rehabil.* 2002;16:562–570.

261. Menadue C, Raymond J, Kilbreath SL, Refshauge KM, Adams R. Reliability of two goniometric methods of measuring active inversion and eversion range of motion at the ankle. *BMC*

Musculoskelet Disord. 2006;7:60.

262. Stam HJ, Ardon MS, den Ouden AC, Schreuders TA, Roebroeck ME. The compangle: a new goniometer for joint angle measurements of the hand. A technical note. *Eura Medicophys*. 2006;42:37–40.

263. Brosseau L, Tousignant M, Budd J, Chartier N, Duciaume L, Plamondon S, O'Sullivan JP, O'Donoghue S, Balmer S. Intratester and intertester reliability and criterion validity of the parallelogram and universal goniometers for active knee flexion in healthy subjects. *Physiother Res Int*. 1997;2:150–166.

264. Ellis B, Bruton A, Goddard JR. Joint angle measurement: a comparative study of the reliability of goniometry and wire tracing for the hand. *Clin Rehabil*. 1997;11:314–320.

265. Holm I, Bolstad B, Lutken T, Ervik A, Rokkum M, Steen H. Reliability of goniometric measurements and visual estimates of hip ROM in patients with osteoarthrosis. *Physiother Res Int*. 2000;5:241–248.

266. Chiu HY, Su FC. The motion analysis system and the maximal area of fingertip motion. A preliminary report. *J Hand Surg Br*. 1996;21:604–608.

267. Klein PJ, DeHaven JJ. Accuracy of three-dimensional linear and angular estimates obtained with the Ariel Performance Analysis System. *Arch Phys Med Rehabil*. 1995;76:183–189.

268. Friedrichsen K. The validity and reliability of a two-dimensional computer-assisted video gait analysis system. *Diss Abstr Int*. 1995;33-06:1863.

269. Mueller MJ, Norton BJ. Reliability of kinematic measurements of rear-foot motion. *Phys Ther*. 1992;72:731–737.

270. Maulucci RA, Eckhouse RH. A technique for measuring clothed range of joint motion. *J Appl Biomech*. 1997;13:316–333.

271. Williams GN, Gangel TJ, Arciero RA, Uhorchak JM, Taylor DC. Comparison of the Single Assessment Numeric Evaluation method and two shoulder rating scales: outcomes measures after shoulder surgery. *Am J Sports Med*. 1999;27:214–221.

272. Love S, Gringmuth RH, Kazemi M, Cornacchia P, Schmolke M. Interexaminer and intraexaminer reliability of cervical passive range of motion using the CROM and Cybex 320 EDI. *J Can Chiropract Assoc*. 1998;42:222–228.

273. Barrett CJ, Singer KP, Day R. Assessment of combined movements of the lumbar spine in asymptomatic and low back pain subjects using a three-dimensional electromagnetic tracking system. *Manual Ther*. 1999;4:94–99.

274. Nitschke JE, Nattrass CL, Disler PB, Chou MJ, Ooi KT. Reliability of the American Medical Association guides model for measuring spinal range of motion. Its implication for whole-person impairment rating. *Spine*. 1999;24:262–268.

275. Evans K, Refshauge KM, Adams R. Measurement of active rotation in standing: reliability of a simple test protocol. *Percept Mot Skills*. 2006;103:619–628.

276. Ng JK, Kippers V, Richardson CA, Parnianpour M. Range of motion and lordosis of the lumbar spine: reliability of measurement and normative values. *Spine*. 2001;26:53–60.

277. Troke M, Moore AP, Cheek E. Reliability of the OSI CA 6000 Spine Motion Analyzer with a new skin fixation system when used on the thoracic spine. *Manual Ther*. 1998;3:27–33.

278. Harrison DE, Haas JW, Cailliet R, Harrison DD, Holland B, Janik TJ. Concurrent validity of flexicurve instrument measurements: sagittal skin contour of the cervical spine compared with lateral cervical radiographic measurements. *J Manipulative Physiol Ther*. 2005;28:597–603.

279. Piva SR, Erhard RE, Childs JD, Hicks G, Al-Abdulmohsin H. Reliability of measuring iliac crest level in the standing and sitting position using a new measurement device. *J Manipulative Physiol Ther*. 2003;26:437–441.

280. Viitanen JV, Kokko ML, Heikkila S, Kautiainen H. Assessment of thoracolumbar rotation in ankylosing spondylitis: a simple tape method. *Clin Rheumatol*. 1999;18:152–157.

281. Hresko MT, Mesiha M, Richards K, Zurakowski D. A comparison of methods for measuring spinal motion in female patients with adolescent idiopathic scoliosis. *J Pediatr Orthop*. 2006;26:758–763.

282. Morphett AL, Crawford CM, Lee D. The use of electromagnetic tracking technology for measurement of passive cervical range of motion: a pilot study. *J Manipulative Physiol Ther*. 2003;26:152–159.

283. Hagins M, Brown M, Cook C, Gstalder K, Kam M, Kominer G, Strimbeck K. Intratester and intertester reliability of the Palpation Meter (PALM) in measuring pelvic position. *J Manual Manipulative Ther*. 1998;6:130–136.

284. Katenborn F. Manual Mobilization of the Joints: The Extremities. Minneapolis: Orthopedic Physical Therapy Products, 2002.

285. Fjellner A, Bexander C, Feleij R, Strender L. Interexaminer reliability in physical examination of the cervical spine. *J Manipulative Physiol Ther*. 1999;22:511–516.

286. Ellem D. Assessment of the wrist, hand and finger complex. *J Manual Manipulative Ther*. 1995;3:9–14.

287. Olson KA, Paris SV, Spohr C, Gorniak G. Radiographic assessment and reliability study of the craniovertebral sidebending test. *J Manual Manipulative Ther*. 1998;6:87–96.

288. Huber FE, Irrgang JJ, Harner C, Lephart S. Intratester and intertester reliability of the KT-1000 arthrometer in the assessment of posterior laxity of the knee. *Am J Sports Med*. 1997;25:479–485.

289. Malanga GA, Andrus S, Nadler SF, McLean J. Physical examination of the knee: a review of the original test description and scientific validity of common orthopedic tests. *Arch Phys Med Rehabil*. 2003;84:592–603.

290. Zchezewski JE. Improving flexibility. In: Scully RM, Barnes MR, eds. *Physical Therapy*. Philadelphia: J. B. Lippincott Company; 1989.

291. Simons DG, Mense S. Understanding and measurement of muscle tone as related to clinical muscle pain. *Pain*. 1998; 75:1–17.

292. Santi MD, Botte MJ. Volkmann's ischemic contracture of the foot and ankle: evaluation and treatment of established deformity. *Foot Ankle Int*. 1995;16:368–377.

293. O'Dwyer NJ, Ada L, Neilson PD. Spasticity and muscle contracture following stroke. *Brain*. 1996;119:1737–1749.

294. Niamane R, Birouk N, Benomar A, Benabdejlil M, Amarti A, Yahyaoui M, Chkili T, Hajjaj Hassouni N. Rigid spine syndrome. Two case-reports. *Rev Rhum Engl Ed*. 1999;66:347–350.

295. Noonan TJ, Garrett WE Jr. Muscle strain injury: diagnosis and treatment. *J Am Acad Orthop Surg*. 1999;7:262–269.

296. Almekinders LC. Tendinitis and other chronic tendinopathies. *J Am Acad Orthop Surg*. 1998;6:157–164.

297. Khan KM, Cook JL, Bonar F, Harcourt P, Astrom M. Histopathology of common tendinopathies. Update and implications for clinical management. *Sports Med*. 1999;27:393–408.

298. Fredriksen H, Dagfinrud H, Jacobsen V, Maehlum S. Passive knee extension test to measure hamstring muscle tightness. *Scand J Med Sci Sports*. 1997;7:279–282.

299. Jones CJ, Rikli RE, Max J, Noffal G. The reliability and validity of a chair sit-and-reach test as a measure of hamstring flexibility in older adults. *Res Q Exerc Sport*. 1998;69:338–343.

300. Tyler TF, Roy T, Nicholas SJ, Gleim GW. Reliability and validity of a new method of measuring posterior shoulder tightness. *J Orthop Sports Phys Ther.* 1999;29:262–269.

301. Scully RM, Barnes MR, eds. *Physical Therapy.* Philadelphia: J. B. Lippincott Company; 1989.

302. Reese NB, Bandy WD. Use of an inclinometer to measure flexibility of the iliotibial band using the Ober test and the modified Ober test: differences in magnitude and reliability of measurements. *J Orthop Sports Phys Ther.* 2003;33:326–330.

303. Reid DA, McNair PJ. Passive force, angle, and stiffness changes after stretching of hamstring muscles. *Med Sci Sports Exerc.* 2004;36:1944–1948.

304. Cornbleet SL, Woolsey NB. Assessment of hamstring muscle length in school-aged children using the sit-and-reach test and the inclinometer measure of hip joint angle. *Phys Ther.* 1996;76:850–855.

305. Allison GT, Weston R, Shaw R, Longhurst J, James L, Kyle K, Nehyba K, Low SM, May M. The reliability of quadriceps muscle stiffness in individuals with Osgood-Schlatter disease. *J Sport Rehabil.* 1998;7:258–266.

306. Siems JJ, Breur GJ, Blevins WE, Cornell KK. Use of two-dimensional real-time ultrasonography for diagnosing contracture and strain of the infraspinatus muscle in a dog. *J Am Vet Med Assoc.* 1998;212:77–80.

307. Kendall E, Provance P, Rodgers M, Romani W. *Muscles: Testing and Function, with Posture and Pain.* Philadelphia: Lippincott Williams & Wilkins; 2005.

308. Knepler C, Bohannon RW. Subjectivity of forces associated with manual-muscle test grades of 3+, 4−, and 4. *Percept Mot Skills.* 1998;87:1123–1128.

309. Jain M, Smith M, Cintas H, Koziol D, Wesley R, Harris-Love M, Lovell D, Rider LG, Hicks J. Intra-rater and inter-rater reliability of the 10-point Manual Muscle Test (MMT) of strength in children with juvenile idiopathic inflammatory myopathies (JIIM). *Phys Occup Ther Pediatr.* 2006;26:5–17.

310. Fournier K, Bourbonnais D, Bravo G, Arsenault J, Harris P, Gravel D. Reliability and validity of pinch and thumb strength measurements in de Quervain's disease. *J Hand Ther.* 2006; 19:2–10.

311. Li RC, Jasiewicz JM, Middleton J, Condie P, Barriskill A, Hebnes H, Purcell B. The development, validity, and reliability of a manual muscle testing device with integrated limb position sensors. *Arch Phys Med Rehabil.* 2006;87:411.

312. Hogrel JY, Ollivier G, Desnuelle C. Manual and quantitative muscle testing in neuromuscular disorders. How to assess the consistency of strength measurements in clinical trials? *Rev Neurol (Paris).* 2006;162:427–436.

313. Krause DA, Schlagel SJ, Stember BM, Zoetewey JE, Hollman JH. Influence of lever arm and stabilization on measures of hip abduction and adduction torque obtained by hand-held dynamometry. *Arch Phys Med Rehabil.* 2007;88:37–42.

314. Ladeira CE, Hess LW, Galin BM, Fradera S, Harkness MA. Validation of an abdominal muscle strength test with dynamometry. *J Strength Cond Res.* 2005;19:925–930.

315. Burns SP, Spanier DE. Break-technique handheld dynamometry: relation between angular velocity and strength measurements. *Arch Phys Med Rehabil.* 2005;86:1420–1426.

316. Bohannon RW. Internal consistency of manual muscle testing scores. *Percept Mot Skills.* 1997;85:736–768.

317. Bohannon RW. Manual muscle testing: does it meet the standards of an adequate screening test? *Clin Rehabil.* 2005;19:

318. Bohannon RW. Research incorporating hand-held dynamometry: publication trends since 1948. *Percept Mot Skills.* 1998;86:1177–1178.

319. Reinking MF, Bockrath Pugliese K, Worrell T, Kegerreis RL, Miller-Sayers K, Farr J. Assessment of quadriceps muscle performance by hand-held, isometric, and isokinetic dynamometry in patients with knee dysfunction. *J Orthop Sports Phys Ther.* 1996;24:154–159.

320. Risberg MA, Holm I, Tjomsland O, Ljunggren E, Ekeland A. Prospective study of changes in impairments and disabilities after anterior cruciate ligament reconstruction. *J Orthop Sports Phys Ther.* 1999;29:400–412.

321. Binder Macleod SA, Lee SCK, Fritz AD, Kucharski LJ. New look at force-frequency relationship of human skeletal muscle: effects of fatigue. *J Neurophysiol.* 1998;79:1858–1868.

322. Wilkerson GB, Pinerola JJ, Caturano RW. Invertor vs. evertor peak torque and power deficiencies associated with lateral ankle ligament injury. *J Orthop Sports Phys Ther.* 1997;26:78–86.

323. Whitcomb LJ, Kelley MJ, Leiper CI. A comparison of torque production during dynamic strength testing of shoulder abduction in the coronal plane and the plane of the scapula. *J Orthop Sports Phys Ther.* 1995;21:227–232.

324. Bridgewater KJ, Sharpe MH. Trunk muscle performance in early Parkinson's disease. *Phys Ther.* 1998;78:566–576.

325. Fleming SL, Jansen CW, Hasson SM. Effect of work glove and type of muscle action on grip fatigue. *Ergonomics.* 1997;40: 601–612.

326. Moller M, Lind K, Styf J, Karlsson J. The reliability of isokinetic testing of the ankle joint and a heel-raise test for endurance. *Knee Surg Sports Traumatol Arthrosc.* 2005;13:60–71.

327. Wang SS, Normile SO, Lawshe BT. Reliability and smallest detectable change determination for serratus anterior muscle strength and endurance tests. *Physiother Theory Pract.* 2006; 22:33–42.

328. Kaegi C, Thibault M, Giroux F, Bourbonnais D. The interrater reliability of force measurements using a modified sphygmomanometer in elderly subjects. *Phys Ther.* 1998;78:1095–1203.

329. Sherrington C, Lord SR. Reliability of simple portable tests of physical performance in older people after hip fracture. *Clin Rehabil.* 2005;19:496–504.

330. Perell KL, Gregor RJ, Scremin AME. Lower limb cycling mechanics in subjects with unilateral cerebrovascular accidents. *J Appl Biomech.* 1998;14:158–179.

331. Bohannon RW. Alternatives for measuring knee extension strength of the elderly at home. *Clin Rehabil.* 1998;12:434–440.

332. Smith LK, Weiss EL, Lehmkuhl LD. *Brunnstrom's Clinical Kinesiology.* 5th ed. Philadelphia: FA Davis Company; 1996.

333. Maruyama K. Connectin, an elastic protein of striated muscle. *Biophys Chem.* 1994;50:73–85.

334. Prado LG, Markarenko I, Andresen C, Kruger M, Opitz CA, Linke WA. Isoform diversity of giant proteins in relation to passive and active contractile properties of rabbit skeletal muscles. *J Gen Physiol.* 2005;126:461–480.

335. Campbell KS, Lakie M. A cross-bridge mechanism can explain the thixotropic short-range elastic component of relaxed frog skeletal muscle. *J Physiol Lond.* 1998;510:941–962.

336. O'Sullivan SB. Strategies to improve motor learning and motor control. In: O'Sullivan SB, Schmitz TJ, eds. *Physical Rehabilitation.* 6th ed. Philadelphia: FA Davis Company; 2006: 363–411.

337. Katavich L. Neural mechanisms underlying manual cervical

662–667.

traction. *J Manual Manipulative Ther.* 1999;7:20–25.

338. Katavich L. Differential effects of spinal manipulative therapy on acute and chronic muscle spasm: a proposal for mechanisms and efficacy. *Manual Ther.* 1998;3:132–139.

339. Kovac C, Krapf M, Ettlin T, Mennet P, Stratz T, Muller W. Methods for detection of changes in muscle tonus. *Z Rheumatol.* 1994;53:26–36 (Abstract).

340. Dvorak J. Epidemiology, physical examination, and neurodiagnostics. *Spine.* 1998;23:2663–2673.

341. Maigne JY, Doursounian L. Entrapment neuropathy of the medial superior cluneal nerve: nineteen cases surgically treated, with a minimum of 2 years' follow-up. *Spine.* 1997; 22:1156–1159.

342. van Deursen RW, Sanchez MM, Derr JA, Becker MB, Ulbrecht JS, Cavanagh PR. Vibration perception threshold testing in patients with diabetic neuropathy: ceiling effects and reliability. *Diabet Med.* 2001;18:469–475.

343. Billi A, Catalucci A, Barile A, Masciocchi C. Joint impingement syndrome: clinical features. *Eur J Radiol.* 1998;27(Suppl 1) S39–S41.

344. Idler RS. General principles of patient evaluation and nonoperative management of cubital syndrome. *Hand Clin.* 1996;12: 397–403.

345. Nakano KK. Nerve entrapment syndromes. *Curr Opin Rheumatol.* 1997;9:165–173.

346. Huang KC, Chen YJ, Hsu RW. Anterior tarsal tunnel syndrome: case report. *Chang Keng I Hsueh Tsa Chih.* 1999;22: 503–507.

347. Preston DC. Distal median neuropathies. *Neurol Clin.* 1999; 17:407–424.

348. Lee CY. Lower limb entrapment neuropathies. *Phys Med Rehabil State Art Rev.* 1999;13:231–249.

349. Cherniack MG, Moalli D, Viscolli C. A comparison of traditional electrodiagnostic studies, electroneurometry, and vibrometry in the diagnosis of carpal tunnel syndrome. *J Hand Surg Am.* 1996;21:122–131.

350. Kleindienst A, Hamm B, Hildebrandt G, Klug N. Diagnosis and staging of carpal tunnel syndrome: comparison of magnetic resonance imaging and intra-operative findings. *Acta Neurochir Wien.* 1996;138:228–233.

351. Manni E, Petrosini L. Luciani's work on the cerebellum a century later. *Trends Neurosci.* 1997;20:112–116.

352. Gorassini MA, Bennett DJ, Yang JF. Self-sustained firing of human motor units. *Neurosci Lett.* 1998;247:13–16.

353. O'Dwyer NJ, Ada L. Reflex hyperexcitability and muscle contracture in relation to spastic hypertonia. *Curr Opin Neurol.* 1996;9:451–455.

354. Jepsen JR, Laursen LH, Hagert CG, Kreiner S, Larsen AI. Diagnostic accuracy of the neurological upper limb examination II: relation to symptoms of patterns of findings. *BMC Neurol.* 2006;6:10.

355. Agostinucci J. Upper motor neuron syndrome. In: Van Deusen J, Brunt D, eds. *Assessment in Occupational Therapy and Physical Therapy.* Philadelphia: WB Saunders; 1997.

356. Clarkson HM, Gilewich BG. *Musculoskeletal Assessment: Joint Range of Motion and Manual Muscle Strength.* Baltimore: Williams and Wilkins; 1989.

357. Shaw J, Bially J, Deurvorst N, Macfie C, Brouwer B. Clinical and physiological measures of tone in chronic stroke. *Neurol Rep.* 1999;23:19–24.

358. Yam WK, Leung MS. Interrater reliability of Modified Ashworth Scale and Modified Tardieu Scale in children with spas-

359. Mehrholz J, Wagner K, Meissner D, Grundmann K, Zange C, Koch R, Pohl M. Reliability of the Modified Tardieu Scale and the Modified Ashworth Scale in adult patients with severe brain injury: a comparison study. *Clin Rehabil.* 2005;19:751–759.

360. Smith AW, Jamshidi M, Lo SK. Clinical measurement of muscle tone using a velocity-corrected modified Ashworth scale. *Am J Phys Med Rehabil.* 2002;81:202–206.

361. Singer BJ, Dunne JW, Singer KP, Allison GT. Velocity dependent passive plantar flexor resistive torque in patients with acquired brain injury. *Clin Biomech.* 2003;18:157–165.

362. Smith AW, Kirtley C, Jamshidi M. Fleuren JF, Nederhand MJ, Hermens HJ. Intrarater reliability of manual passive movement velocity in the clinical evaluation of knee extensor muscle tone. *Arch Phys Med Rehabil.* 2000;81:1428–1431.

363. Fleuren JF, Nederhand MJ, Hermens HJ. Influence of posture and muscle length on stretch reflex activity in poststroke patients with spasticity. *Arch Phys Med Rehabil.* 2006;87: 981–988.

364. Kakebeeke TH, Lechner H, Baumberger M, Denoth J, Michel D, Knecht H. The importance of posture on the isokinetic assessment of spasticity. *Spinal Cord.* 2002;40:236–243.

365. Lin CC, Ju MS, Huang HW. Muscle tone in diabetic polyneuropathy evaluated by the quantitative pendulum test. *Arch Phys Med Rehabil.* 2007;88:368–373.

366. Lechner HE, Frotzler A, Eser P. Relationship between self- and clinically rated spasticity in spinal cord injury. *Arch Phys Med Rehabil.* 2006;87:15–19.

367. McDonald MF, Kevin Garrison M, Schmit BD. Length-tension properties of ankle muscles in chronic human spinal cord injury. *J Biomech.* 2005;38:2344–2353.

368. Rabita G, Dupont L, Thevenon A, Lensel-Corbeil G, Perot C, Vanvelcenaher J. Quantitative assessment of the velocity-dependent increase in resistance to passive stretch in spastic plantar flexors. *Clin Biomech.* 2005;20:745–753.

369. Peng Q, Shah P, Selles R, Gaebler-Spira D, Zhang LQ. Measurement of ankle spasticity in children with cerebral palsy using a manual spasticity evaluator. *Conf Proc IEEE Eng Med Biol Soc.* 2004;7:4896–4899.

370. Sabari J. Motor control. In: Van Deusen J, Brunt D, eds. *Assessment in Occupational Therapy and Physical Therapy.* Philadelphia: WB Saunders; 1997.

371. Vattanasilp W, Ada L. The relationship between clinical and laboratory measures of spasticity. *Aust J Physiother.* 1999;45: 135–139.

372. Rabadi MH, Rabadi FM. Comparison of the action research arm test and the Fugl-Meyer assessment as measures of upper-extremity motor weakness after stroke. *Arch Phys Med Rehabil.* 2006;87:962–966.

373. Hsueh IP, Hsieh CL. Responsiveness of two upper extremity function instruments for stroke inpatients receiving rehabilitation. *Clin Rehabil.* 2002;16:617–624.

374. Shelton FD, Volpe BT, Reding M. Motor impairment as a predictor of functional recovery and guide to rehabilitation treatment after stroke. *Neurorehabil Neural Repair.* 2001;15: 229–237.

375. Chae J, Labatia I, Yang G. Upper limb motor function in hemiparesis: concurrent validity of the Arm Motor Ability test. *Am J Phys Med Rehabil.* 2003;82:1–8.

376. Kelly PJ, Furie KL, Shafqat S, Rallis N, Chang Y, Stein J. Functional recovery following rehabilitation after hemorrhagic and ischemic stroke. *Arch Phys Med Rehabil.* 2003;84:968–972.

"人们认为任何人都可以做按摩专家，或者认为所有按摩技术都可以通过一两节简单的课程掌握，这是一种常见的误区。当他们被告知这个职业的实际应用技术要将近两年时间才能够学会时，就不会那么乐观了，并且许多人由于天资不够聪颖或者普通教育水平低而无法掌握按摩技术。任何人都可以对按摩的技术方法进行机械的模仿，但是却不能在临床实践中加以有效运用；并且在运用按摩技术时必须手脑并用。"

William Murrell, M. D. *Massotherapeutics or Massage as a Mode of Treatment.* 4th Ed. London：HK Lewis；1889：2，65.

第 2 部分
治疗及出院

第2部分介绍临床决策步骤的后期阶段：治疗阶段及出院阶段。在第6章"按摩的准备及体位调整"中，论述了医师如何为治疗做准备，以及体位选择和治疗时为患者遮盖。第7章通过介绍12种相关按摩技术，详细论述了每种技术的应用方法及它们在干预中的共同点。这些章节还包括了描述性成分的讨论（见提示1）、护理疗效、证据研究、适应证、禁忌证及每种技术的注意事项。在第13章"按摩法的序列性"中介绍了医师可以用来标明按摩技术的地域性和总的顺序的原则及步骤。最后，第14章"运用按摩疗法获取临床疗效"叙述了在健康和与常见病理状况有关的损伤的干预之内，如何运用按摩技术来达到临床目的。本章也讲述了如何进行综合干预以及如何从最初干预开始，经过逐步干预治疗步骤直到出院。

第2部分 目标

学习完第2部分之后，读者将会通过以下途径对按摩技术信息有所了解：

1. 略述实施按摩技术所用材料以及这些材料的准备方法。
2. 略述并举例说明，在按摩身体不同部位时，如何指导患者摆好特定的姿势。
3. 叙述并举例说明，对于身体的不同部位，如何进行适当的遮盖技术。
4. 鉴别6种基本按摩技术的类别，叙述每种类别如何影响不同组织类型。
5. 根据接触表面、压力、受术组织、振幅位置及频率来叙述每种按摩技术。
6. 举例说明如何进行每种按摩技术以及如何在实际环境中进行运用。
7. 思考按摩技术取得疗效的机制。
8. 叙述护理疗效、适应证、禁忌证以及和每种按摩技术有关的常用方法。
9. 叙述以实证为基础的按摩干预来确定特定的损伤和健康目标。
10. 为有多种损伤并有健康目标的患者创造并着手进行护理计划。

框	按摩技术的描述性成分

接触表面：医师的手或者胳膊的一部分可以用来实施轻击技术

压力：在单位接触面积上，医师所施加的力量。我们可以将压力分为以下几类：最小化，按摩检查皮肤；轻柔，按摩检查浅筋膜和脂肪；适度，按摩检查表面肌肉层；重度，按摩检查深肌层

受术组织：医师指导轻击压力对准目标组织或组织层，这里因受到该方法的操作而造成机械的变形

方向：施力方向。在技术的描述中所说的方向是指在脑卒中的压力阶段所施加的最大力的方向。一般精确确定的方向包括：向心（朝向心脏），离心（离开心脏），横向或者平行与受术结构的纤维

幅度：按摩手法覆盖面积指标

速率：施力的速度的指标。因为许多预期效果只在特定的施力频率下才会显现，所以它是按摩手法中的重要组成成分。频率可以用来描述医师的手在患者皮肤上移动的速度（每秒所移动距离），按摩技术的重复频率（每秒重复次数），或者描述这二者

持续时间：为了达到精确的损伤护理疗效水平，有能力的医师在按摩中所应用的单次手法的合理时间长度。本文提供了超过医师可以自主选择的时间范围的最短持续时间，比如"10分钟或者更多"。如果手法应用的持续时间过长会导致副作用或者风险，本文提供了建议性的最高限制，比如"1~10分钟"，并在附文中讨论了如何决定治疗的合理的持续时间

变量：本文列举了两个常见的变量："过渡"和"结合"。当一种手法被称为与另一种一起作为"过渡"阶段时，这两种手法可以连续使用，而且因为有一些中间性的混合手法在它们之间实施并且与这两种手法都很相似，所以一个会逐渐吞并覆盖掉另一个。当一种手法被称为与另一种相"结合"时，即意味着这两种手法可以同时实施

背景：简要描述了在常规情况下，一种手法如何与其他手法共同实施并且合理安排实施次序

按摩技术的智能实践

我们建议初学者在应用第2部分中略述的按摩技术时要考虑以下指导方针。

■ 通过触诊确定治疗组织位置，而你接触这些组织时，位置要详细而精确。

■ 持续触摸受术组织，观察组织对于你所施加的按摩技术的反应。

■ 持续观察并引起患者对于你所施加的按摩技术的反馈反应。

■ 开始时要通过重复进行按摩来介入深层组织层，而并非增大施加压力。

■ 当你治疗深层组织层时，为有足够的时间来抽出体液及介入组织，要降低治疗频率。

■ 在按摩技术的应用中，改变姿势从而排除因姿势而造成患者不舒适的因素后，获得患者舒适水平的反馈信息。

■ 在治疗过程中，通过改进按摩技术的应用方法来尽可能保证患者感觉舒适，使患者的不适减到最小。

■ 对身体部位进行治疗时，试着采用每种技术进而使其发挥更好的疗效。

■ 在试图将几种技术结合应用到按摩程序中之前，在该技术实施中，要分别施行每种技术以达到预期效果。在临床治疗中，不要重复任何常规治疗方法，因为这些方法的疗效没有突破性，而且还会妨碍你运用合适的技术。

第6章

按摩的准备及体位调整

按摩的准备及体位调整:基本原理

医师按摩前身体准备(自我保健)

按摩操作会对医师的身体造成相当大的压力,特别是背部组织及上肢易发生肌肉疲劳、筋膜痛、反复拉伤等病症。因此,在治疗中大量采用按摩技术的医师必须形成一套全面的锻炼方法以保证身体功能的正常并防止进行性损伤。所谓全面应包括有氧运动、柔韧度练习以及抗压力和平衡感练习。如果没能开发出这样一套锻炼方法,受伤或精疲力竭的可能性均会增加[1-3]。此书并未说明全面的训练程序,其他书籍已有详述。以下是一些精心挑选的与按摩医师密切相关的锻炼动作。

运动

医师可针对不同目的实施不同的热身运动。轻快的热身运动可提高心率、局部血流量、组织温度及其伸展性。工作伊始或休息之后,可在伸展运动之前进行热身运动。图6-1至图6-4为几种全身"摇摆"运动。在按摩准备阶段,医师可以用这些动作放松肩胛部、背部及臀部的肌肉。

很缓慢的热身运动(图6-5和图6-6)对缓解肌肉紧张非常有利。在进行这些运动时,应保持坐位或仰卧位,力求舒服以使肌肉的放松状态传遍全身。之后,选择一项单一运动,如提肩,以恒定的速度缓慢地进行。运动的速度应相当慢,慢到你要用30~60秒才能在

临床治疗中采用按摩技术具有很多要求,不单单是在治疗过程中动手操作而已,它还包括其他几个重要步骤:①在与患者沟通前,要做好心理和生理的准备;②正确选择并准备好按摩床、润滑油及亚麻布单;③在治疗过程中,保证患者保持合适体位并始终遮盖亚麻布单;④确保自己位置正确并在治疗中采用正确的人体力学方式。

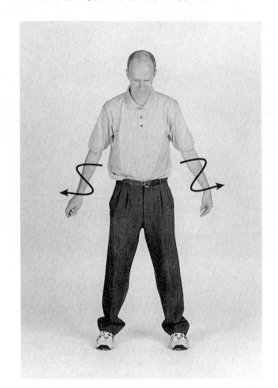

图6-1 抖动手、腕关节和前臂是按摩前后迅速放松骨骼肌的好方法。你可以缓慢而放松地抖动,也可以抖动得快一些。

运动范围内完成这一动作。动作完成后,完全放松,休息数秒。之后,你可以重复这一动作或运动其他关节。这个运动程序应用于多个关节时效果最明显。

伸展

伸展运动是保持和提高软组织柔韧性,缓解骨骼肌紧张,提高运动能力,减少运动造成的疼痛和酸痛的极有效方式。伸展运动有很多,以下是有效伸展运动的基本准则。

1. 首先以慢热身运动热身。

2. 向边缘伸展至感到舒适为止。

3. 整个伸展过程中深呼吸。

4. 保持伸展姿势15~30秒。

5. 柔和地再向边缘伸展但不要勉强。

6. 再保持此伸展姿势30秒。

7. 两边同等伸展。

8. 必须避免伸展太过而感到疼痛。

对医师来说,这些伸展运动是治疗中很重要的方面。你可以把这些汇编为一套短的固定操,在工作前后甚至两名患者之间的空中练习(图6-7至图6-25)。

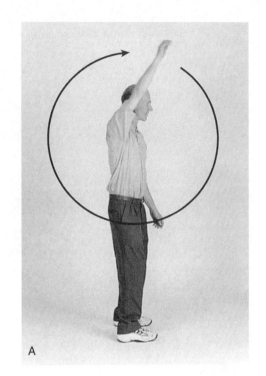

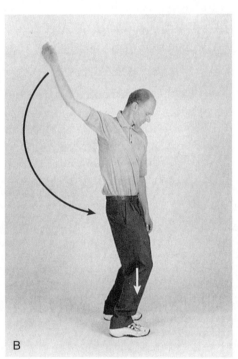

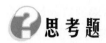

图6-2 (A)用力抡两臂10~20次。此动作可打开肩关节并将血液沿离心方向运行到手。(B)正反方向做此动作,并伴随膝关节的运动。手臂下降则屈膝,手臂上升则伸膝。

思考题

一些锻炼体系比如哈他瑜伽(Hatha Yoga)既恢复身体活力又使心理放松,还有哪些锻炼体系能达到这

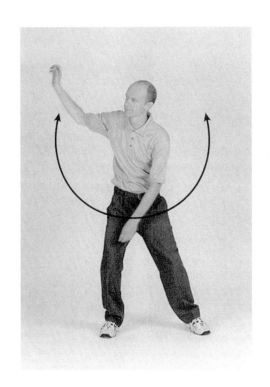

图6-3　使双臂在冠状面从一侧摆向另一侧:将双臂摆向一侧,然后放松,使之自然下垂,归位至身体前面。再摆到另一侧,放松后又回到中心。像钟摆一样来回运动。

两种效果? 选出这样一个体系,谈谈它是怎样通过达到这两种效果帮助你施行按摩的?

自我按摩

　　下文将会论述不同的按摩技术。通过练习,你可以掌握一些专业技能,之后就可以运用到自己身上。自我按摩对放松治疗中积聚在前臂和手上的肌紧张感特别有用。你也可以将这些技能运用到热身及恢复体能的常规运动中(图6-26至图6-33)。

接受熟练的按摩技术

　　近些年来,各种形式的按摩越来越吸引科学界和公众论坛的眼球,随之也出现了一种趋势,即让那些对技术纯熟的按摩或相关形式的系统接触没有亲身体验的学生施行按摩。临床经验的匮乏使同学们只能掌握按摩中最基本的技能。首先,学生们不能指望在课堂上互相练习时才感受到精炼的按摩。其次,课堂上与有经验老师的短暂接触也不能展示全部的流程、速度和节奏。再者,虽然观看有经验的医师工作很有帮助,但仅仅观看不能感受到接触时那些微妙之处。

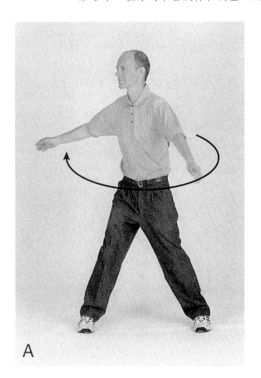

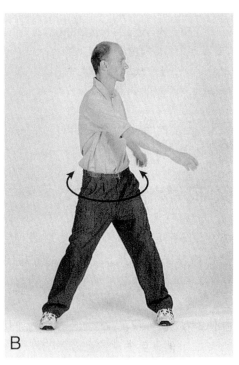

图6-4　(A)在水平面上环绕身体摆动双臂,然后归位。运动中使手臂尽量放松,使手可以轻敲到对侧肩膀并在每一运动末敲到臀部。(B)你可以通过躯干和骨盆向一个方向的有力旋转及归位来带动双臂的运动(像洗衣机一样);手臂随躯干的扭动而摆动。

而且笔者也观察到,学习按摩前曾接受过有能力的专业医师治疗的学生,按摩水平提高很快。因此,笔者认为如果不能多次接受有能力、有经验专家的按摩或其他手法接触,没有什么其他预先准备可以使学生掌握

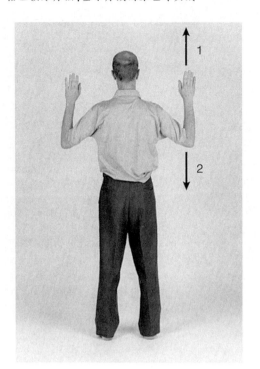

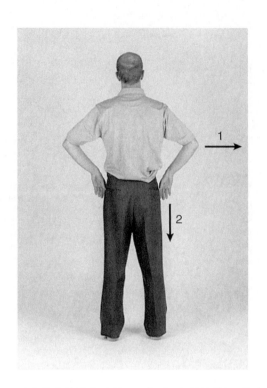

图6-5 以此姿势仰卧于地板上，手、臂和肩尽量放松，并在不用力的前提下使身体与地板尽量接触。双臂缓慢向上滑行，像"投降"姿势一样，然后慢慢归位。偶尔停一下，以完全放松并深呼吸。用至少2分钟来完成从上到下的整个动作。重复整个动作或减少一些关节运动中的不固定部分的练习。

图6-6 以此姿势仰卧在地板上，手、臂、肩尽量放松，并在不用力的情况下使身体尽量与地板接触。双手沿躯干向腋窝缓缓滑行（肘部移向外侧），然后归位。偶尔停一下，以完全放松并深呼吸。用至少2分钟来完成从上到下的整个动作。重复整个动作或减少一些关节运动中的不固定部分的练习。

按摩技术。反复的"智能接触"可以传达一些文字或图像不能传达而又必不可少的东西。

医师按摩前心理准备

你必须分配足够的时间给各项活动，包括实施计划好的各种形式的治疗，回顾患者的资料，检查参考资料，仔细考虑各个患者的情况。最好能自己安排治疗时间，这样可以全面考虑各项活动，包括患者的需要及如何满足，设施情况，衡量要求，恢复问题及治疗的能力。如果他人负责预约患者的工作，向他澄清各项规则是很有必要的。这样可避免不合理而匆忙的安排对你造成太大的压力。

确认好你有足够的时间进行治疗及其他辅助工作之后，可以用前面提到的身体疗法（如柔和的伸展运动）来协助完成心理准备。同样的，有意识的腹式呼吸、正确的身体技法、按摩治疗中有节制的反复动作都可以使你进一步放松。

按摩是服务性行业，你可以利用多种不同的资源来增强对他人道德上的责任感，培养使患者能平静、

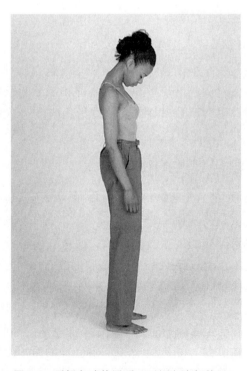

图6-7 颈部主动前屈颈："下颏向胸部前屈"。

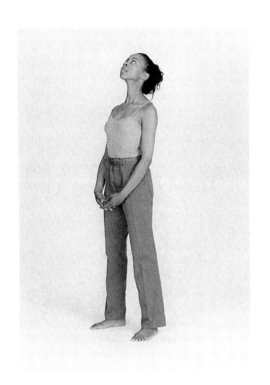

图6-8 主动伸颈。尽力伸长整个脖子,达到使颈椎拉长的效果,而不是只把枕骨向第一胸骨靠拢。

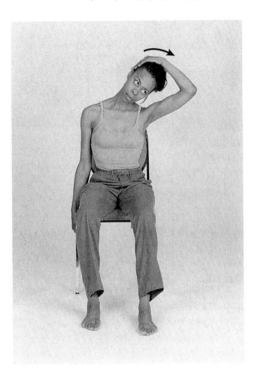

图6-10 轻压使颈椎偏向一侧。可以手握椅边以固定肩关节。

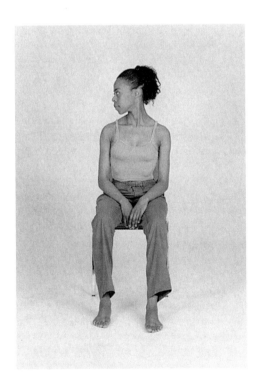

图6-9 主动旋转颈椎。

满足的服务态度。这些包括各种形式的宗教或非宗教的精神活动,比如运用一些使你放松的想象练习或利用已有的信念。每个工作日,尤其在治疗前的那几分钟进行一些常规的平静心情的练习对医师来说是弥足珍贵的。另外,孤单感易导致服务行业极常见的"精疲力竭",因此在治疗中加入与同学交流的机会如再教育课程、回顾患者、专业会议是很明智的。总之,服务别人要以不能损害自己健康为宗旨。

医师准备按摩材料

按摩床

治疗床或按摩床是按摩操作中必不可少的工具。按摩床有多种材质和类型,购买前应根据需要认真选择。按摩床的基本要求为坚固、稳定、易于清理,至少71cm宽、183cm长,并且可根据不同患者及不同操作调节高度。理想的床在床面两边及顶端应有高密度的泡沫垫,因为在治疗当中你会经常依靠或顶按床面两边。设计良好的可调节脸部吊架或头部支撑物是对基本按摩床的理想补充,也是置脸孔的合适替代品,因为置脸孔的大小总不能对每个人合适。

固定床(图6-34)虽然有点重且不易移动,但对诊室或办公室而言却再好不过了,因为这种床极其坚固、稳定。液压式或电动式高度调节床对不同高度的

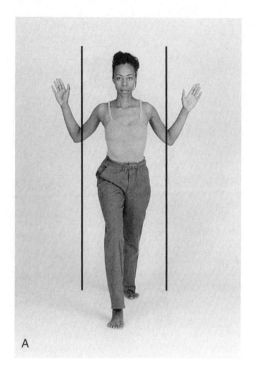

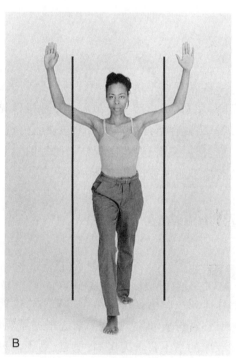

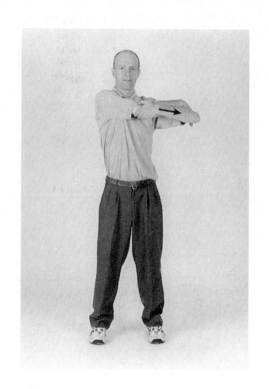

图6-12　伸展后侧三角肌:将一只手臂越过身体前部拉向另一只手臂。

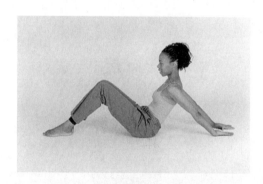

图6-13　有很多姿势伸展肱二头肌,但都必须伸展肩、肘,并使手掌向下。做这个动作时,伸展胸椎可以增强伸展肱二头肌的效果。

图6-11　(A)针对胸肌的"门框"伸展运动(门框的两边用线条表示)。医师透过门框柔和地将自己推向读者方向,注意腰部不要弯曲。这个姿势主要伸展胸大肌中的锁骨纤维。(B)手臂在上的"门框"伸展运动主要伸展胸大肌的胸骨纤维。

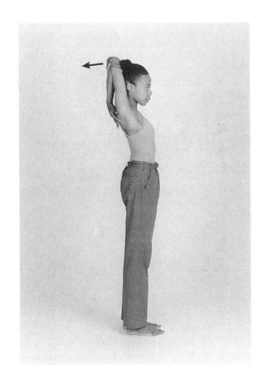

图6-14　屈肩屈肘以伸展肱三头肌。

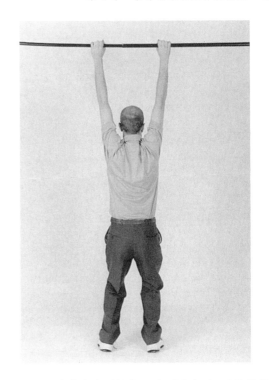

图6-16　悬于一条高度合适的棒上(门或门框上)以拉长整个躯干,脚不离地。后抬骨盆以伸展背阔肌。

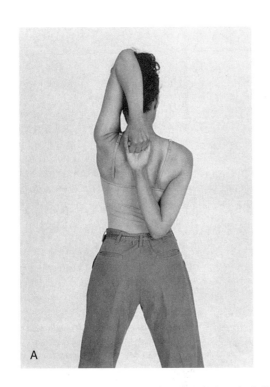

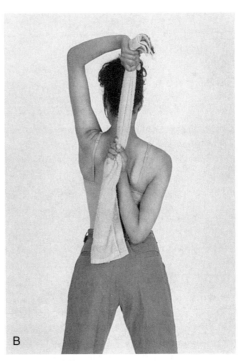

图6-15　(A)这个背后扣手姿势可以拉长一侧内旋肌和对侧外旋肌。(B)柔韧性差一些的人可以借助一条毛巾达到这个姿势。手可以向上或向下拉来伸展对侧肩膀。

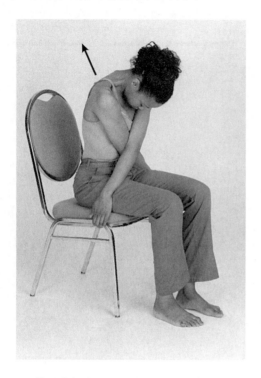

图6-17 要伸展内侧肩胛骨区域的肌肉，先做到此姿势，再弯曲脊柱，沿第6颈椎将身体向天花板推。

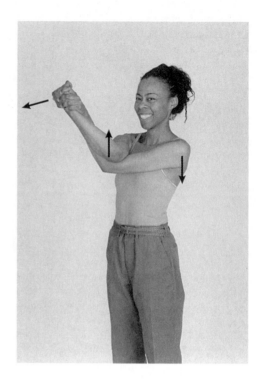

图6-18 如果认真做这个瑜伽姿势的话，对伸展极为有利。双臂互相缠绕，同时将肩关节下压，伸高肘关节，并将双手向远离面部的方向推。

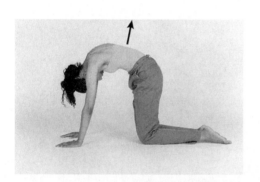

图6-19 向上拱背以伸展背部的伸肌。你可以将身体重心通过前臂前移或通过膝盖后移，以着力伸展颈椎或腰椎的伸肌。

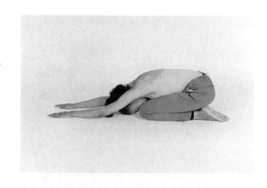

图6-20 "幼儿姿势"：最能放松后背的姿势。臀部放于脚后跟上。柔韧性差一些的人可以在小腿或大腿处放一两个枕头作为支撑。

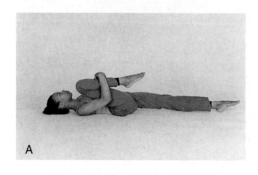

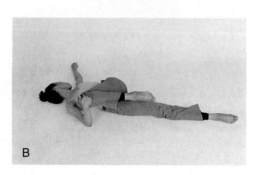

图6-21 （A）"膝盖到同侧胸部"是仰卧位伸展单侧臀大肌的一种方法。（B）"膝盖到对侧胸部"同样可以伸展臀大肌。要伸展梨状肌的话，从这种姿势将臀部放下，准确形成90°弯曲。

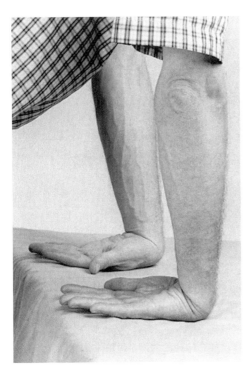

图6-22 为伸展腕部伸肌要伸直肘部,并用手背轻压竖直面或水平面来弯曲腕关节。注意不要给腕关节施加太大压力。

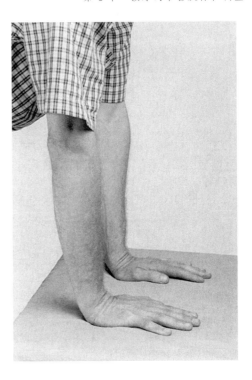

图6-23 要伸展腕部屈肌须伸直肘部,并用手掌轻压水平面或竖直面来使腕关节伸展。

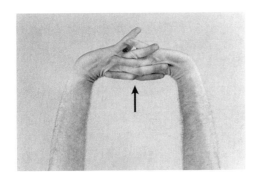

图6-24 另一个伸展屈肌的姿势。手指内扣,尽量将两手向远处推。

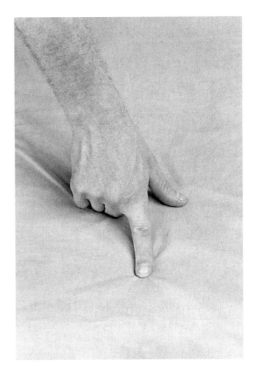

图6-25 "手指–分开"这个动作可伸展手的内部肌肉。你可以分别运动各对相邻手指。

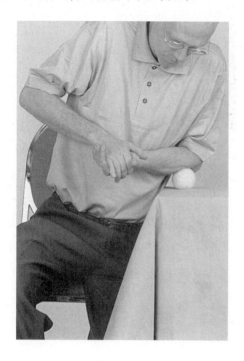

图6-26　借助一个网球和身体重量来挤压前臂伸肌，见第9章"神经肌肉按摩疗法"。

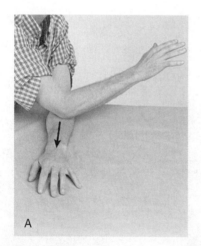

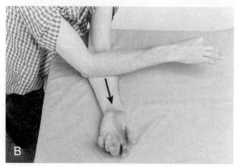

图6-27　（A）对前臂伸肌表面施行自我直接筋膜按法，见第10章"结缔组织按摩疗法"。（B）对前臂屈肌表面施行自我直接筋膜按法，见第10章"结缔组织按摩疗法"。

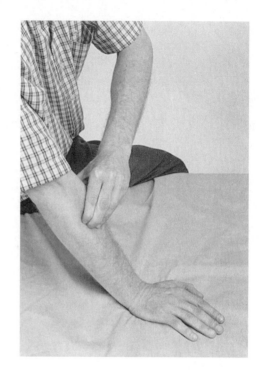

图6-28　伸肌起始端是反复性拉伤的多发点。以此姿势，医师可施行推法、直接筋膜按法或摩擦。见第9章"神经肌肉按摩疗法"及第10章"结缔组织按摩疗法"。

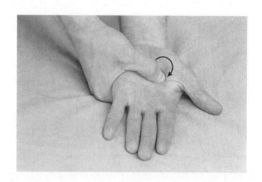

图6-29　用拇指揉捏鱼际部的肌肉。为达到更好的效果，可以对每只手再进行5~10分钟或更长时间按摩，见第9章"神经肌肉按摩疗法"。

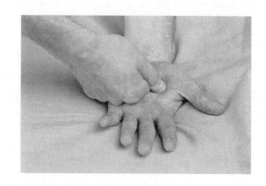

图6-30　拇指用力对鱼际部肌肉进行特殊点按压，见第9章"神经肌肉按摩疗法"。

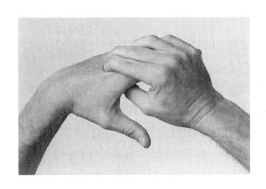

图6-31 用食指和拇指(被挡住了)分别在掌骨间正反侧按摩以放松手内侧肌肉。在此姿势时你可以施行特殊点按压、推法及直接筋膜按摩法,见第9章"神经肌肉按摩疗法"及第10章"结缔组织按摩疗法"。

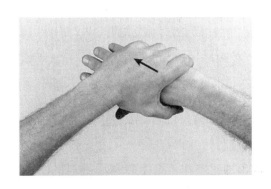

图6-32 施行按摩技术会对腕部和手的关节造成相当大的压力,可以通过自我顺推来缓解。这个动作既放松腕部近侧关节又放松远侧关节。

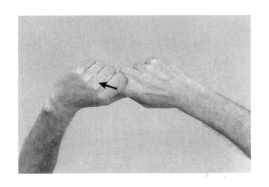

图6-33 可以放松掌指关节及手上其他关节。

调节很快,适用于对快速施行不同技法有高要求的按摩。

如果你经常要流动作业,也有很多结构优良的便携式按摩床可供选择(图6–35)。这些按摩床重约10~20kg,很坚固也很漂亮,配有脸部吊架和手臂支架。唯一不足的是没有快速高度调节装置。因此,你可以在

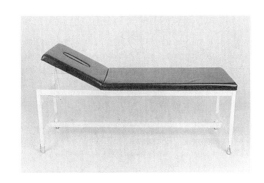

图6-34 金属材质的固定按摩床,其上有置脸孔。床腿更低,可调节以实现局部倾斜。

操作的初级护理机构用它。

如果你选了一款没有高度快速调节装置的按摩床,应将其调于较低的高度。使用这种按摩床要求你对腿部的正确按摩有过训练和练习。新手经常把按摩床设置过高,这样会造成在人体力学上犯很多错误。如果你要施行的操作(比如说神经肌肉和结缔组织治疗)要求很大的身体重量,你可以将按摩床高度调至与伸展的手指指尖相平,甚至更低(图6–36)。如果要求较小的重量,你就可以将按摩床高度调到腰部水平,甚至更高。

便携式按摩椅是专为"坐姿"按摩或"移动"按摩而设的(图6–37A)。这种椅子方便为办公室人员常见问题部位提供舒适而放松的按摩,但这些椅子的功能不是很全面。有些患者认为很难达到这个半跪姿势(图6–37B)。

在患者来之前及每两名患者之间,医师应该对与患者曾经接触过的物品进行清理。按摩桌、按摩床或按摩椅的表面应用商用消毒水消毒。亚麻布应用香皂和热水洗涤并用10%漂白剂漂洗。

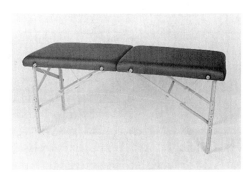

图6-35 便携式按摩床。

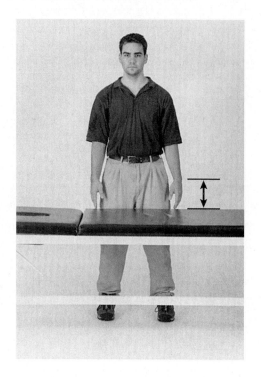

图6-36 合适床高因按摩技法及患者的不同而有所区别。通常，按摩床高度在医师腕关节与伸展的手指指尖末端之间。有时，最适高度也可能低到医师的膝盖或腰部的高度。

支撑物

可以选择一套商业设计的圆枕或枕头来调整患

者在床上或地板上的姿势。另外，你应准备大量不同形状和大小的枕头，至少包括6个标准枕头（图6-38）。有必要的话，可以在地板上铺上泡沫垫或木棉垫。身体对在地板上操作的要求很高，但能用于地板上操作的技法很有限。在患者来之前及每两名患者之间，医师应该做一些清理工作，按摩桌、按摩床或按摩椅的表面应用消毒剂消毒，亚麻布应用香皂和热水洗涤并用10%漂白剂漂白[8]。

亚麻布单

诊所通常用的是白色或彩色、结实、可漂洗、不透明、棉制的布单。虽然单个（或双个）床单可以充分覆盖患者，但稍微窄一些，宽度在127~137cm（50~54英寸）之间的床单用起来更方便，可以减少多余覆盖物的捆扎。枕套、大小不等的毛巾和毯子也都是必需的亚麻制品。每次使用后，医师都必须用洗涤剂和热水来清洗与患者接触过的亚麻单。有些设施也需用漂白剂或商用去污剂来清洗。有可能的话，应尽量进行专业洗涤。

润滑剂

医师通过在患者身上涂抹润滑剂来控制按摩过程中双手与患者皮肤间的滑行、摩擦及牵拉力度的大小。虽然可在患者身上涂抹润滑剂，但这样做会影响

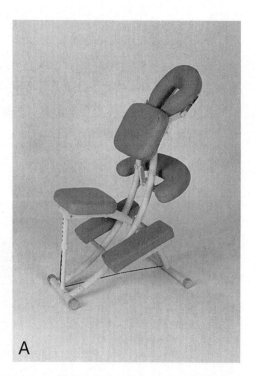

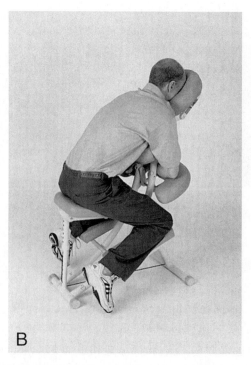

图6-37 （A）便携式座椅框架坚固、轻盈，覆有软垫，可轻易折叠为一体。（B）这有利于背部和颈部的操作。

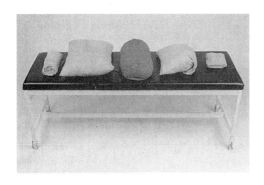

图6-38 医师会用到不同形状和大小的支撑物。

医师触诊的能力并对患者皮肤造成影响。因此,有些技法中需要润滑剂,有些则禁忌润滑剂。只有认真选择并应用润滑剂,才能发挥润滑剂的潜力以有利于其他按摩操作。有多种润滑剂可供选择来协助实施不同的按摩操作。所使用的润滑剂必须是低敏感性的,而且其挤出方式必须卫生,防止污染,如按压瓶式、泵式或摇晃式。选用润滑剂之前必须征得患者同意;在润滑剂中添加香味(如芳香疗法)也必须经患者同意。

油剂

油剂仍为传统骨骼肌治疗所选用的润滑剂。任何一种高质量的植物油,包括橄榄油、瓜子油、红花油、杏仁油、荷荷葩油和椰子油,几乎都可以应用。但矿物油对皮肤营养作用要低一些[9]。每种油的密度、黏滞性和吸收率都略有差别。油有两个缺点:酸败和污染。因此,医师必须用被酒精浸湿的一次性毛巾将患者身上未被吸收的油擦掉。

洗剂

洗剂是一些微粒在油中或水中形成的不透明悬浮液。由于洗剂极易被皮肤吸收,因此它的润滑效果随时间而迅速降低。这种快吸收性有利于对患者施行深部骨骼肌治疗或结缔组织治疗。

乳霜

乳霜是一种黏稠的油性悬浮液。吸收效率介于油剂和洗剂之间。有些乳霜很油,可以促进手的滑行;有的则因含有一些黏性成分(如羊毛脂和蜂蜡)可以减弱滑行力,从而增强医师对患者皮肤的牵拉。减弱滑行力的乳霜对于结缔组织治疗很有用。

粉

粉有不同的形式,如法式粉笔式、玉米粉式或无味婴儿粉式,在对滑行要求高的技法中或在患者拒绝使用油的情况下,可采用这些形式的粉。而且粉也是淋巴排放疗法中常用的润滑剂。

思考题

收集一组不同的润滑剂,将之以不同量分别涂于身体不同部位。你认为每一种润滑剂都有什么优缺点呢?

治疗中患者体位及遮盖

患者体位

在确定患者体位时,应考虑到以下几点:治疗目的、按摩点、患者的喜好以及舒适与否。俯卧、仰卧、斜卧、正坐、斜坐及长坐都是常用的体位,每种体位对枕头的位置和支撑物都有特殊的要求。框6-1总结了这几种常用姿势下容易按摩到的肌肉、组织和区域。

一旦将患者以正确体位安放在按摩床上,适当调节、增加或移动支撑用的枕头、圆枕或卷起的毛巾以保证患者舒适。图6-39至图6-45所示了几种常用姿势,以及怎样用枕头协助完成这些姿势。在实际操作中,枕头应放在底单下面,这样就可以不用清洗而直接再利用。在医院、康复中心、运动场或办公室等环境中工作时,其他很多可能的设置也会需要。

遮盖物

遮盖物并不只是把患者置于一个安全、温暖、得体、舒适的位置以便接受按摩。合适的遮盖物可以充当患者与医师之间的界限,这个界限不论在什么环境(即使在教室)都是很有必要的。因为遮盖物既是象征性的又是实际性的,所以治疗中你与患者靠它分隔,当治疗需要暴露患者部分身体时,必须要遮盖舒适而且要准确安全。

在治疗过程中,操作准则、职业准则和当地法律都对患者的哪部分身体可以裸露做了规定。裸露患者时,必须遵守以下规定:

1. 一次只暴露身体的一部分。
2. 只裸露需治疗的部分。

框6-1	治疗不同肌肉的体位

俯卧位最适于按摩的肌肉

后颈部的肌肉

背阔肌

菱形肌

中下部斜方肌

脊柱伸肌

臀大肌

腿筋

小腿三头肌

足内附肌

仰卧位最适于按摩的肌肉

头颈肌肉

胸肌

手臂肌肉

腹肌

四头肌

前盆腔肌肉

侧卧位最适于按摩的肌肉

在患者上半身部

斜角肌

回旋肌

胸小肌

前锯肌

腹肌

腰方肌

髂肋肌

臀中肌和臀小肌

髂胫束

腓骨肌

患者下半身

臀部内收肌

小腿三头肌

正坐位最适于按摩的肌肉

上斜方肌

斜坐位最适于按摩的肌肉

头颈部后侧的肌肉

上背部的肌肉

上肢后侧肌肉

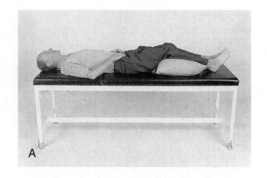

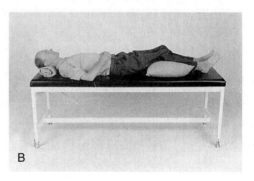

图6-39　(A)如果患者是仰卧位，医师通常会在患者膝下放一两个枕头以减轻腰部的张力。(B)对于头朝上的患者，需要在其颈椎下再放一个枕头或毛巾卷使他舒适。

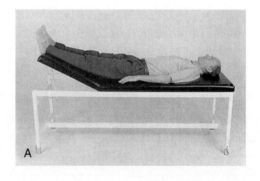

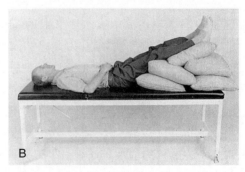

图6-40　可以用一个倾斜的按摩床(A)或一堆枕头(B)来升高双腿以利于血液流动。

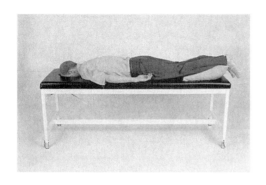

图6-41 仰卧位时,脚踝下置一枕头可减轻患者膝部的压力。

3. 不能暴露肛门、会阴、外生殖器以及女性乳房。

这些规则中也有3个例外是合法的[10-11]。但每次进行这些操作之前仍需确认当地法律没有取消这3个特例。

1. 如果进行胸部按摩而且得到了患者的主动同意,那么女性的胸部就可以裸露出来。

2. 为了便于用力或接生,在经患者同意的情况下,可以裸露患者的臀部。治疗女性盆底障碍性疾病时,医师应该向专业组织咨询遮盖规则。

3. 在父母同意的情况下,可以对婴儿进行裸露按摩。

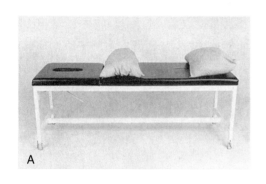

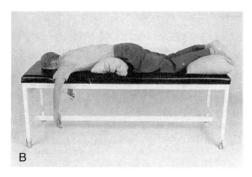

图6-42 (A,B)俯卧位时,在患者腹部再加一个枕头可提高腰椎,减少其前凸。这样可以减少一些腰部疼痛患者(如急性椎关节错位)的疼痛。

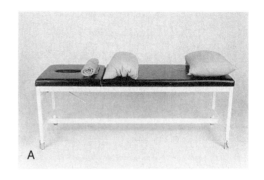

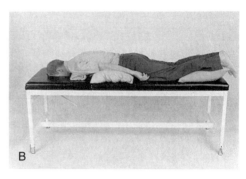

图6-43 (A,B)在上胸部再加一个毛巾卷可以使胸部较大的女性患者更加舒服,或者可减少对甲状软骨的压力。

如果你以按摩为主要治疗手段并且在配有独立按摩室和按摩桌的诊所工作的话,可以按如下步骤进行遮盖。但如果你只是把按摩作为其他治疗的一种辅助手段,或者在医院、康复中心或运动场等其他环境下工作,可以对这些操作步骤进行修改以利于治疗。在与患者商讨好治疗方案后,查看患者的服饰,看是否有需要摘下来的,并向患者解释清楚摘下来的合理性。如果患者坚持不脱衣服或穿部分衣服,必须向他解释这样做对按摩造成的不良效果。然后向患者说明怎样以正确体位置于按摩床上以及如何利用准备好的遮盖物和支撑物。确信患者没有疑问之后,就可以离开房间以便患者脱衣服。如果患者要求你帮助脱衣服或上按摩床,帮助前必须得到她的同意并记录下来。帮助时,必须明确说明你要脱哪些衣服(如果需要脱的话),要碰哪个部位,要把患者移到哪里。在开始遮盖程序及其他后续操作之前,必须用香皂和热水或者酒精型清洁剂清洗双手以及其他接触面,至少清洗10秒钟[8,10]。

学生们必须反复练习合适的遮盖方法,课堂练习时应对搭档表现出适当的尊重。此外,学生最初进行课堂练习时,被试者最好穿着衣服,直到他们遮盖的技术达到一定的水平为止。

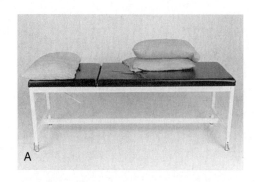

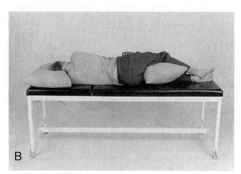

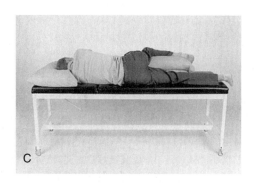

图6-44 (A)侧卧位时,在头部和腿部加几个枕头。(B)在患者两膝盖间加一两个枕头,使患者更舒服些。(C)为了便于按摩大腿部和近桌腿部的内侧组织,应屈臀屈膝90°,并用枕头支撑上面的那条腿,以防臀部内旋。

图6-46至图6-59中的患者都用了两条单人(或双人)床单和一些毛巾。医师也可以用更窄些的单子,122cm宽的就可以。如果医师按文中所示顺序铺单,铺单将使患者既舒适又安全,并且未穿衣服患者的隐私权也会得到保障。如果患者穿着内衣,你可以简单地改变腿部的遮盖顺序。另外,如果你只以按摩作为治疗的一种辅助手段而且因诊所环境或患者喜好而需要使用手术服,也应改变铺单。

按摩完成后,如果时间充足,可以让患者休息一会儿再起来。然后帮助患者安全地从桌子上下来,可以用"身体转向一侧,腿放下,慢慢坐起来,用胳膊撑床"等指示语。如果患者有身体障碍,按摩完成后,他

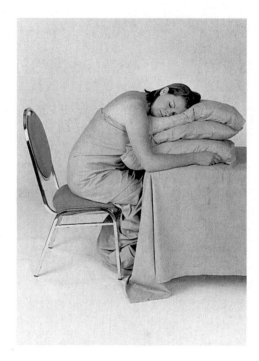

图6-45 用几个枕头来协助完成放松的坐位,这样有利于按摩上背部、肩部和后颈部。

可能会要求你的协助才能坐起、站起或穿衣服。

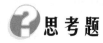 思 考 题

在公共医院病房、患者家中、办公室和公共场所的运动比赛地,你如何运用本章所述的体位调整及铺单方法?

治疗中医师的姿势、协调及身体力学

有效的姿势和动作是有效执行按摩技法的物理基础。良好的按摩技法的效果和典型"感觉"既依赖于医师上肢的运动,也依赖于医师足部、腿部、骨盆和呼吸方式的正确运用,二者同等重要。那些立志要在按摩上有所作为的学生和医师们或许应该重新系统地训练一些姿势习惯。这些训练必须在手法技术课程开始之前,因为一旦开始学习手法技术,就会放松对姿势的注意。如果你有一些习惯性的不良的身体技法,那么在施行按摩时会感到疲劳和疼痛。对许多人而言,这种不良的结果在几周内甚至几小时内即可发生。

以下是按摩中应用身体力学的基本规则。

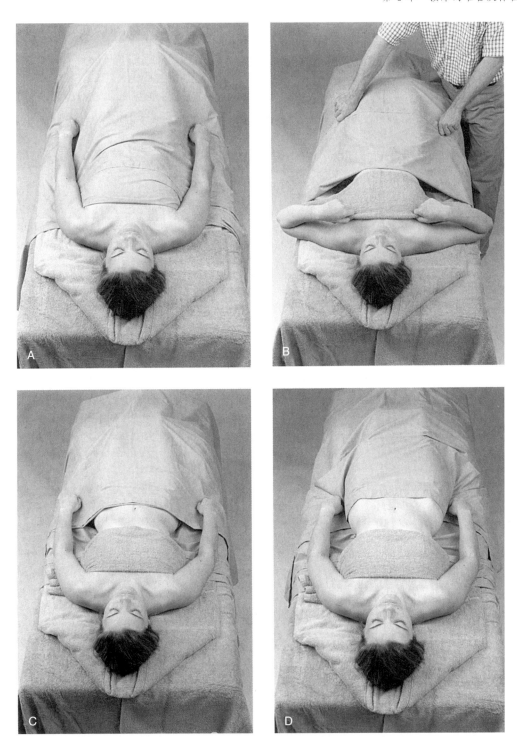

图6-46 (A)仰卧位裸露女性躯干的起始姿势。(B)将一个折叠的毛巾置于亚麻单上面,覆盖乳房。患者持毛巾顶端,医师将单子从毛巾下面向下拉。(C)将毛巾挤在躯干或手臂下,裸露腹部。(D)最终姿势,遮盖物紧束,患者腹部从剑突到髂前上棘裸露。

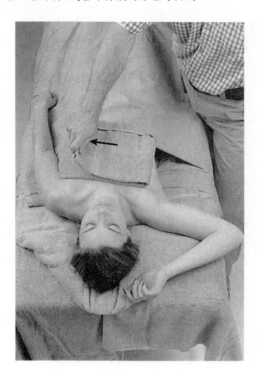

图6-47 对女性患者而言,如果乳房组织或胸肌需进行按摩治疗,经其同意后,可将胸部毛巾折起以裸露一侧或双侧乳房。

1. 姿势要协调,尽量保持身体直立,除非你正在慢慢地转移身体重心。

2. 两脚均不离地。

3. 应通过屈膝来缩短与患者之间的垂直距离,而不要通过弯腰来实现。

4. 应通过前移腿或将身体重心前移到前腿以缩短与患者之间水平距离,而不要通过弯腰或过度抓够来完成。

5. 治疗时,医师脐区与患者的按摩部位相对。

6. 谨慎地利用身体重量来增加压力,不能盲目增加肌张力。

7. 可以将身体倾斜到与患者相接触的点。这样做时必须小心,要始终严格控制转移到患者身体的重量。

8. 尽量使各关节靠近身体中心,当它们聚在一起时不要对其施加压力。

9. 通过经常变换姿势(如从坐到跪)来改变按摩时施加到身体上的压力。

在应用按摩技法时,其技法章节也会用到本章[8,9,12,13]所述的姿势和动作。在学习手法按摩技法

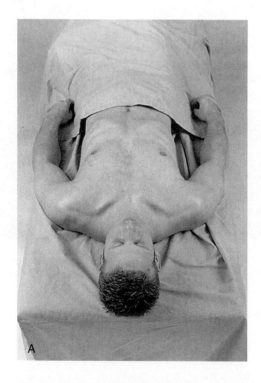

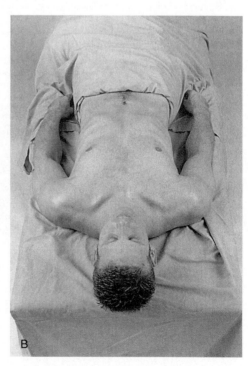

图6-48 (A)对于男性患者,经其同意后可裸露前躯干。如果将对其躯干进行大范围的按摩,可以将其裸露到腰部。如果仅计划对腹部进行按摩,则应用毛巾遮盖其胸部以保暖。(B)最后的遮盖物紧束于髂前上棘水平。

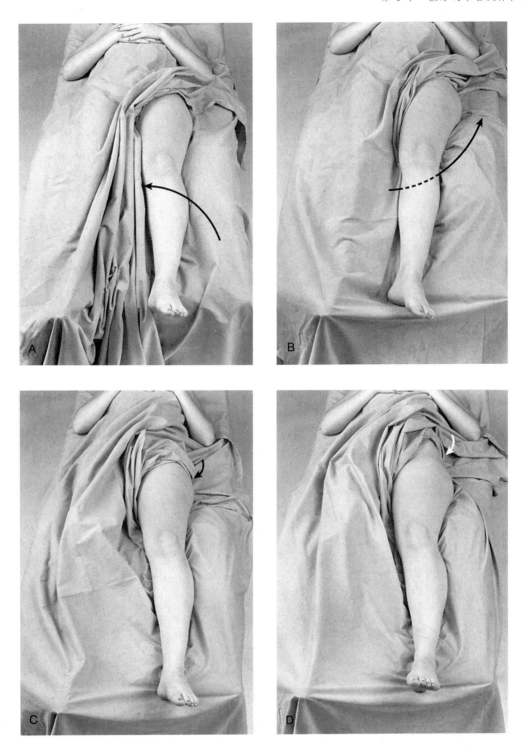

图6-49　(A)裸露患者大腿前部。裸露患者的腿,将多余的单子置于两腿之间。(B)将多余的单子经裸露腿的下方拉回床边。腿的重量即可将单子安全固定。(C)可以将遮盖物顶边掖到臀下,与股骨大转子相平。(D)也可以将单子卷得更高一些以裸露髂前上棘,然后将单子掖到患者下背部。

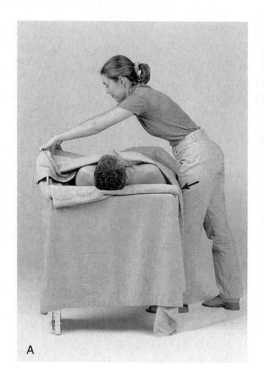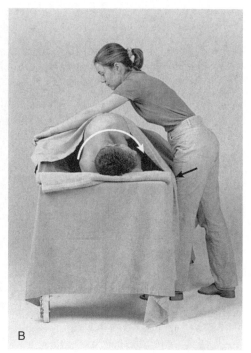

图6-50 (A)转为俯卧位。由仰卧转俯卧、俯卧转仰卧或俯仰转斜卧、斜卧转俯仰的基本步骤都是相似的。用大腿前部紧贴按摩床以固定单子,同时双手确保两个单子都越过按摩床。指示患者转身。(B)整个转身过程中,应始终控制两个单子的两边。如果不能做到这一点,将导致患者暴露或底单移位折叠成束,使患者不舒服。转身过程中,尽量避免与患者的肢体接触。

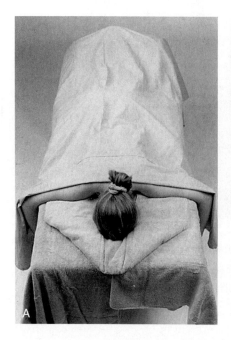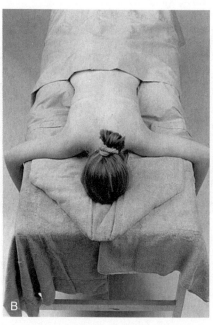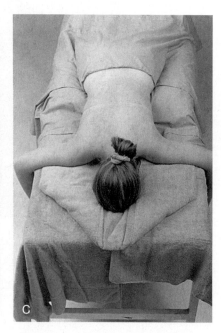

图6-51 (A)俯卧位裸露躯干的起始姿势。(B)对于一般的背部按摩,背部裸露到髂前上棘以下水平就可以。(C)遮盖物紧束。(待续)

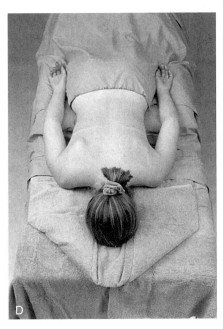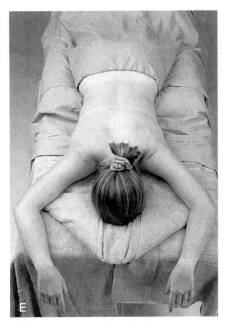

图6-51(续)　(D)患者可将两臂放于身体两侧。(E)患者也可将两臂置于头上方。

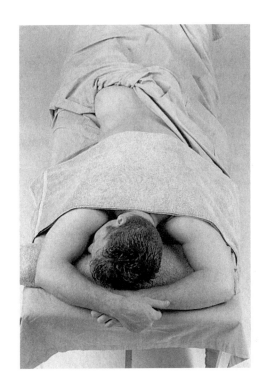

图6-52　这种角度遮盖只裸露了上臀部。医师如需对很多腰部疾病进行治疗,就会经常应用这种遮盖法。

前,最好将这些姿势动作养成习惯。这些练习可帮助放松和清醒,保持平衡与协调,增强柔韧性和力度,这些都是按摩所必需的。缺乏这种练习或与之相近的练习会降低手法技法的质量并增加受伤的风险。另外,这些练习本身也很有价值,你可以将它们用于热身或恢复练习中。

站姿

这个姿势看似简单却很难做到,因为在初次运用按摩技法时,站姿经常会导致并加重你身体的慢性肌紧张。以下是施行正确站姿的步骤(图6-60A和图6-60B)。

1. 两脚分开,与肩同宽。以关节窝为参照,而不要以肱三头肌为参照。

2. 深呼吸,放松。

3. 将重心由腿转移至脚。

4. 通过由前向后摇摆, 由左向右及由内向外移动,使双脚与地面接触。

5. 试着找到一个合适的脚步姿势使两脚所承受身体重量相等。

6. 头顶略抬起,屈伸颈部以检验头部姿势是否正确。

7. 保持正确站立姿势10分钟,慢慢改善脚与地的接触并增强垂直协调感。

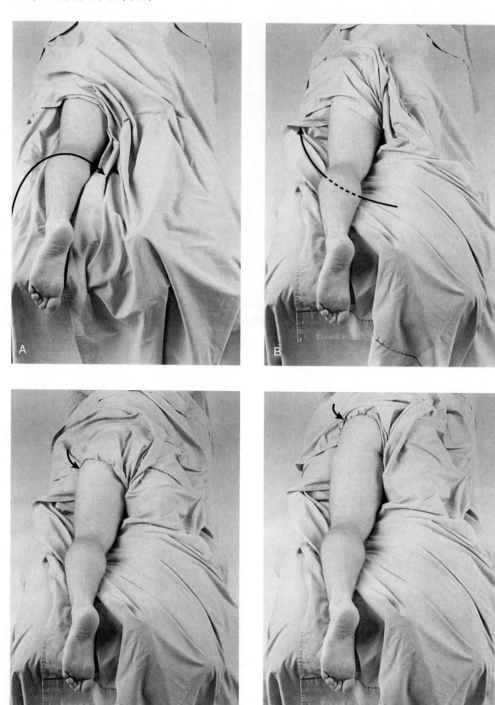

图6-53 （A)裸露大腿后部的方法与前部相同。裸露腿部,将多余单子夹在两腿之间。(B)将多余的单子经裸露大腿的后方拉回床边。这样腿的重量就足以压住单子。(C)如果要裸露得低一些的话,可将单子上边披于大腿前面的股骨大转子水平。(D)更常见且有用的做法是将单边卷起向肛门处拉,并将其披于髂前上棘之上,这样可裸露出大量臀部。

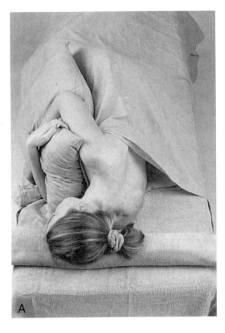 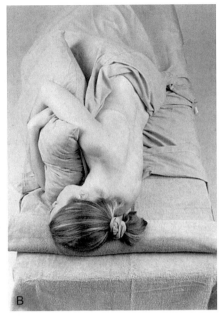 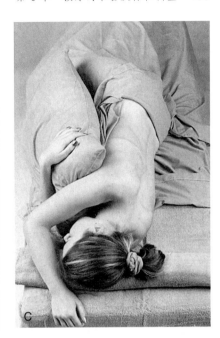

图6-54 （A）对于呈侧卧位的女性患者，要裸露其后背及侧面，首先要指导她在身体前面抱住一个标准大小的枕头。（B）裸露后背到所需水平。（C）然后披好遮盖物。在上的手臂可以举过头顶，在下的手臂要一直抱着枕头使之不移位。

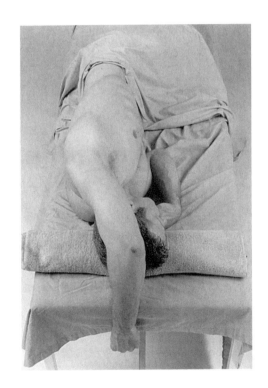

图6-55 仰卧位本身就会使对高回旋肌、前锯肌、股方肌以及部分胸肌、脊柱伸肌的按摩不对称。

站立位腹式呼吸

以下是完成这一姿势的步骤（图6-60C）。

1. 正确站立直到感到稳定和放松。

2. 集中精力在呼吸上。

3. 保持上胸部不动，用膈肌呼吸，这样吸气时腹部会被动向外，呼气时被动归位。

4. 保持此姿势，继续集中精力在腹部的被动运动上，慢慢提高呼吸的长度和深度。

5. 保持这种呼吸10分钟，定时检查身体是否协调。

站立位骨盆倾斜

以下是施行这一姿势的步骤（图6-61）。

1. 正确站立直到感到稳定和放松。

2. 确保膝盖没有过度伸展。

3. 精力集中在骨盆上。

4. 保持腿及上身不动，下移骶骨，同时髂前上棘向后卷，以实现向后的骨盆倾斜。

5. 一手置于腰椎上检查其是否轻微收缩，收缩则表明骨盆倾斜。

6. 保持骨盆倾斜，用前述方法进行膈式深呼吸。

7. 放松。

8. 完成10~20次的倾斜和放松动作。

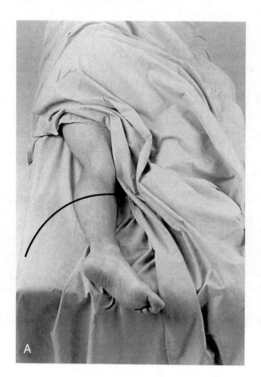

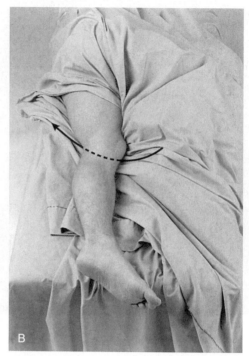

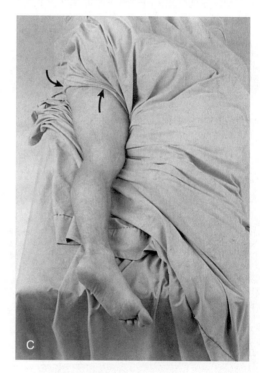

图6-56　(A)侧卧位时裸露大腿底部(适用于收肌、小腿三头肌、胫骨后肌),首先要屈膝屈臀90°并用枕头协助另一条腿向前向外（图6-44C)。然后从后裸露大腿底部,并将多余的单子集于两腿之间。(B)将多余的单子经裸露腿的下方向后拉回床边至大腿中部或更高的水平。这样,腿的重量就足以压住单子。这时,如果患者为男性,指示他将外生殖器向上移(如"自己调整一下")。(C)卷曲单子顶边并尽量保持耻骨支拉,单子的后边掖在大转子下。谨慎起见,最好将对内收肌附着点的按摩移到分支上。

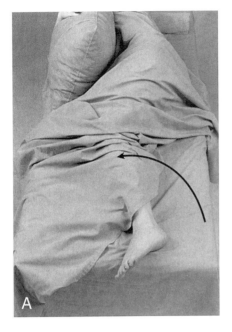
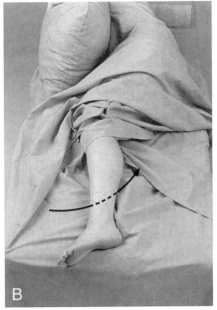
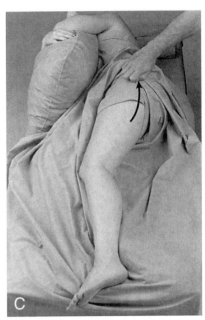
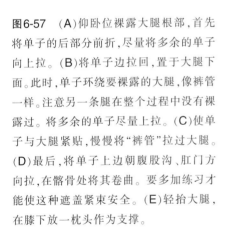
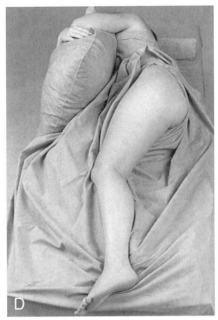
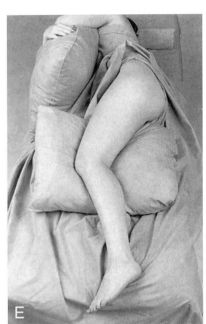

图6-57 （A）仰卧位裸露大腿根部，首先将单子的后部分前折，尽量将多余的单子向上拉。（B）将单子边拉回，置于大腿下面。此时，单子环绕要裸露的大腿，像裤管一样。注意另一条腿在整个过程中没有裸露过。将多余的单子尽量上拉。（C）使单子与大腿紧贴，慢慢将"裤管"拉过大腿。（D）最后，将单子上边朝腹股沟、肛门方向拉，在髂骨处将其卷曲。要多加练习才能使这种遮盖紧束安全。（E）轻抬大腿，在膝下放一枕头作为支撑。

9. 运动幅度加大或更精细或改变屈膝的幅度，以此使这个姿势的练习多样化。

站立位适当骨盆后倾要求有一定的柔韧性。你可以采用俯卧位，如果屈膝屈臀完成这个动作有难度，可以将膝盖臀部伸展来尝试完成这一动作。再次尝试无支撑站立位施行这一姿势前，应用背抵墙协助完成这一动作。

坐位

以下是施行坐位的步骤（图6-62）。

1. 在水平、稳定、护垫良好的椅子上正坐，膝盖、臀部弯曲90°。两脚着地，叉开，与肩同宽或稍微宽一些。

2. 先触摸一下坐骨结节，然后将注意力集中在其上。

3. 直到感到体重集中在坐骨结节上后才能将脊柱弯曲。

4. 保持上半身挺直，慢慢地向前滚动骨盆与椅子的接触点，使接触点从坐骨结节沿耻骨联合方向移到坐骨下支。

5. 由于这个动作可以拉伸你的腰椎，所以可以一手置于后腰以检查腰部的竖脊肌是否收紧。

6. 以很慢的速度前后滚动数次在骨盆上、坐骨结节与耻骨联合之间确定一点，你可感觉到上半身挺直并

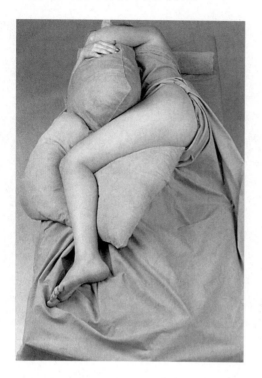

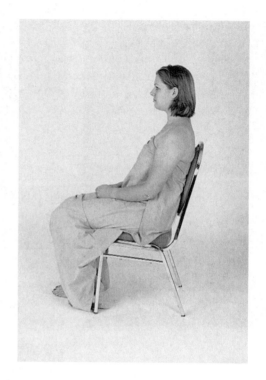

图6-58 按摩梨状肌的最佳姿势是屈膝屈臀90°。如果遮盖良好，即使患者腿动，单子也不会掉。

图6-59 环周遮盖用于坐位时对头、颈及肩部的按摩。

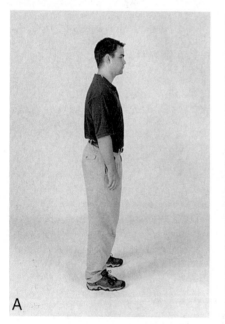

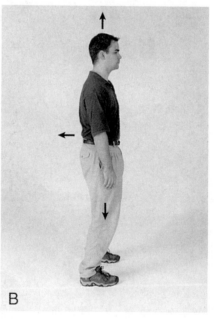

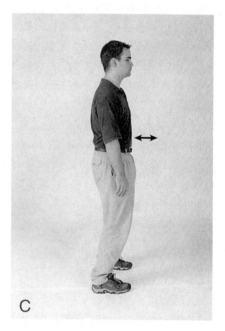

图6-60 （A）侧面观，站立位身体前倾，腰肌缩短并伴骨盆前倾，头向前。这些可能是姿势习惯或因慢性筋膜缩短所致。（B）该医师腰椎更靠近中立位，整个动作也更协调，因为他将体重平衡到双脚上，膝盖柔软，骶骨降低，头抬起。此时，医师通过更加屈膝来完成动作。（C）用膈肌呼吸，吸气时腹部被动弯曲。当施行浅反射技法时，对压力要求不高而你又需要站立一段时间，这时可采用这种站立姿势。

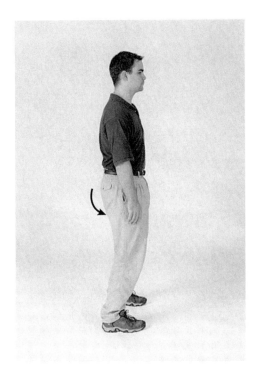

图6-61　站立位慢慢倾斜骨盆时,将骨盆向下包住,但胸椎保持不动。这样可以拉长你的腰部并减少通常状况下脊柱的前凸。这个动作是为稍后的屈膝动作做准备。

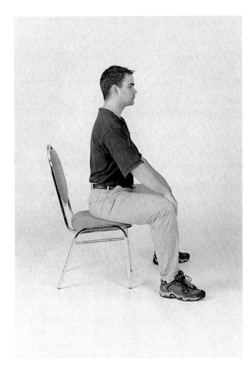

图6-62　很多技法都需应用坐位。注意双脚平放在地板上,上肢直立,靠前骨盆支撑。

舒服地平衡在骨盆上。腰部竖脊肌不参与此动作。

7. 用膈肌深呼吸。

8. 轻轻抬起头顶。你可以通过屈伸颈部来让他人检查你的头部姿势是否正确。

9. 保持坐位10分钟,进一步改善骨盆与椅子的接触及你的垂直协调感。

弓步

该姿势也被称为走式站立、弓站立或弯曲站立。以下是施行这一姿势的步骤(图6-63A和图6-63B)。

1. 两脚同时着地站立。

2. 外转臀部20°~45°,使左脚朝外。

3. 右脚前移至左脚右边一个舒服的距离。

4. 躯干挺直,慢慢挺直左(后)腿,但膝盖不能伸展太过。同时弯曲右(前)腿,将身体重心前移。

5. 伸直右(前)腿,弯曲左(后)膝以将体重移至后腿。慢慢从左脚到右脚前后转移体重,同时一定要保证躯干绝对稳定、挺直。整个过程中,头与地面的距离不变。

6. 你也可以根据动作调节呼吸,即重心后移时吸气,前移时呼气。

7. 继续练习5分钟,然后另一只脚向前重复这些练习。

8. 逐渐增加两脚间距及屈膝的幅度,使这个姿势的练习更多样,更有挑战性。

弓步和伸出

以下是施行这个动作的步骤(图6-64A和图6-64B)。

1. 首先完成前面所述的弓步姿势。

2. 将重心转移至前腿的同时,两臂向前伸展(肘不能完全伸展),高度与脐相平。将重心转移至后腿的同时,屈肘屈肩,两臂向身体回收,高度与腰相平。

3. 为使这个姿势的练习多样化,可以增加两腿间距离,加深屈膝的深度,改变胳膊高度,运用不同的呼吸方式。

执业要领6-1

按摩准备及体位

医师资料

　　某位身体状况良好的30岁医师。每周工作量加倍后开始经常感到肌肉紧张、下背部疼痛。随着时间的推移,疼痛水平不断加重,现在开始影响他的工作能力。

主观检查

　　医师说他的这种症状在连续工作几个小时之后即出现,并

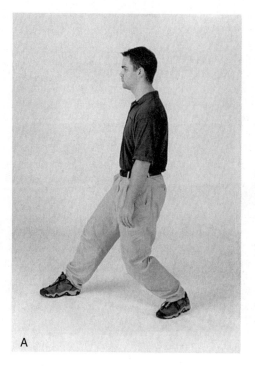
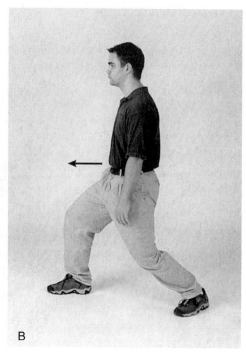

图6-63　(A)重心在后腿的弓步姿势。(B)弓步姿势，重心移至前腿(另一条腿仍可保持某种伸直状态)。在前后转移重心的过程中，躯干保持平衡，与腿部运动一致，保持相对静止。很多技法都会用到这个腿部基本动作，施行这个动作需要股四头肌的力量。

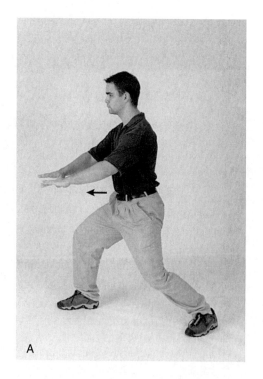
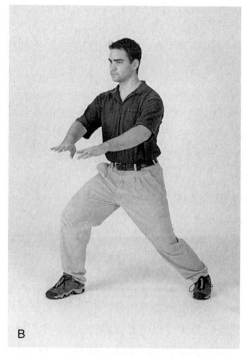

图6-64　(A,B)弓步和伸出。体重移至前腿时，保持身体挺直，手臂向前伸展。这个姿势用于浅表轻抚按摩。

随工作时间不断加重,工作结束后休息一小时即恢复正常。伸展运动,尤其是伸展脊柱伸肌可以缓解症状。他不知道是他工作时的何种姿势造成了这种症状。他认为可能站姿坐姿都有错。

客观检查

这名医师善用右手。姿势中有略微上肢交叉。腰部运动在正常范围内。腹部力量是5/5分。根据坐-够试验,他腿筋紧张。触摸来看,他腰部和胸部的竖脊肌肌紧张度高,与之相关的痛点增加他的疼痛。

治疗方法

医师的资料和检查表明背部疼痛是由于生物力学改变引起的。作用机制可能是过度使用脊柱伸肌——太用力以致不能保持正立姿势的常见结果。

他有以下几种选择

■ 请一位同事监督他工作时的姿势,一旦腰部伸展太过,立刻纠正。

■ 定时用手触摸后腰来查看是否有过度收缩或紧张。

■ 为了使他更加注意骨盆的位置及伸肌的收缩,可以分别在卧位、坐位和站位时练习骨盆倾斜。

■ 可以在日常的腰部伸展活动后练习。

■ 工作时,一旦感觉到疲劳或肌肉紧张立刻停下来,暂时向后退、放松、深呼吸,调整好姿势再继续。

■ 改正姿势期间,调整人体力学负担。

■ 他可以考虑这些症状是否是由于工作量太大导致的劳累引起的,从而适当减少工作量。

按摩的准备及体位调整:深入研究与实践

治疗中医师的姿势、体位调整以及身体机能

弓步和屈身

以下是施行这一姿势的步骤(图6-65)。

1. 首先呈前面所述的弓步移位姿势。

2. 躯干不再一直保持挺直,重心转移至前腿时,躯干前倾(倾斜)。在这个动作中,头顶、躯干、后腿及脚跟应在一条线上。这个动作由重心在后腿、躯干挺直转为重心在前腿、躯干倾斜,前后反复练习。

3. 一旦掌握了重心转移过程中的屈身动作,就可以将前面所述的移位与手的姿势加进去。

开脚站姿屈膝

这个姿势也被称为马步或士步。以下是施行这一动作的步骤(图6-66、图6-67A和图6-67B)。

1. 两腿叉开站立,间距大于肩宽,两脚朝向正前方或微向外旋。

2. 保持上半身挺直,略微屈膝屈臀,保持此姿势。这就是"高位屈膝姿势"。

3. 调节两脚间距离(宽度)至你可以舒服地保持此姿势2~3分钟。

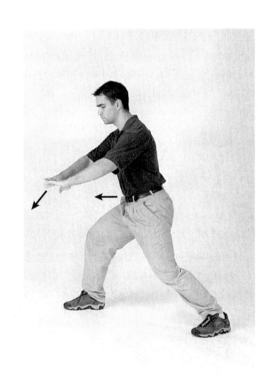

图6-65　弓步和屈身。重心转移至前腿,身体前倾,稍微伸展后膝使前移运动完整。在骨骼肌治疗中,医师正是应用这个姿势将他的身体重量变为对患者的压力的。

4. 慢慢增加屈膝程度,使身体降低15~20cm。这个就是"低位屈膝姿势"。

5. 保持身体挺直,骨盆向后倾斜(步骤如前所述)

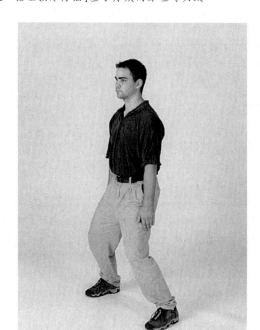

图6-66 首先,练习开脚站姿屈膝(马步),保持身体不动("高位屈膝姿势")。

以使身体下移的同时,拉长下部脊柱。一手置于腰椎上以检查运动过程中腰椎的位置。

6. 慢慢伸展膝部,回到"高位屈膝姿势",但腰椎、膝盖不能过于伸展。

7. 重复以上动作。

8. 练习这一系列动作,从中间位到高位和低位屈膝姿势,逐渐将练习次数增加到100次。

9. 用以下几种方法来改变这种姿势的练习:

■ 改变两腿间距(宽度)。

■ 加深屈膝幅度。

■ 上身挺直,下降时向一个方向旋转,上升时向另一个方向旋转。

■ 在按摩桌旁屈膝,同时将上半身的部分重量通过弯曲的胳膊转移至按摩桌。

小幅站立倾斜

以下是施行这一姿势的步骤(图6-68)。

1. 施行这一姿势,你需要一个按摩床或其他稳定的物体来倚靠。床要放在伸展部分胳膊就可触到的地方。

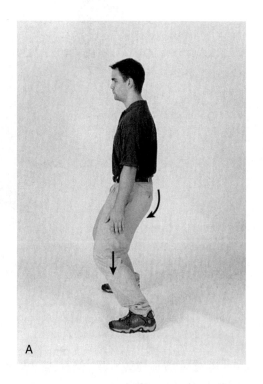

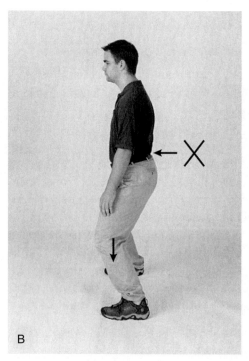

图6-67 (A)开脚站姿屈膝。屈膝同时,骨盆后倾以拉长腰部。这种腿部的移动常用于神经肌肉治疗技术(如握压)。(B)屈膝时,增加腰椎前凸是一个常犯的错误。

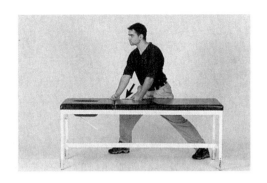

图6-68 对很多神经肌肉治疗及结缔组织治疗技法中都会用到小幅站立倾斜。

2. 首先施行前面所述的跨步屈身动作。

3. 体重转移至前腿时,身体前倾,伸展双臂。手与桌子接触,慢慢将体重转移到桌子上。做这些动作时,你会感觉到重心向伸展的后腿转移。

4. 慢慢将双臂收回原位,同时将上半身转移至后腿。

5. 重复这个前-后动作,每次运动中,找一合适点将部分身体重心转移至按摩床。按压并放松都应缓慢而谨慎。

小幅坐位倾斜

以下是施行这一姿势的步骤(图6-69和图6-70)。

1. 首先调整坐位姿势,面向可以倚靠的桌子或其他稳定的物体。

2. 手置于倚靠物表面。

3. 从腰部逐渐向前屈身,同时轻压支撑物表面以维持身体平衡。

4. 或者,也可以正坐于一固定床或按摩床的边缘,面向其一端。如果你坐在按摩床上,离床最近的那条腿会悬空离地,另一条腿与地接触保证安全。

5. 慢慢前倾以转移身体重心、方法如前所述。

6. 为使这个姿势的练习多样化,你可以改变转移到支撑物表面的重量、接触的高度及按压的时间(所有动作必须在控制范围之内,并且肩膀一定要放松)。

思考题

以上所述各种姿势,你认为哪个最难做到?为什么?就你对身体结构的了解,解释一下。

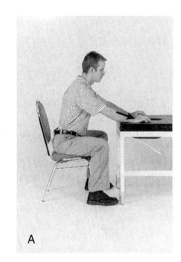

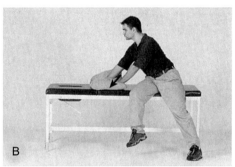

图6-69 (A)用椅子完成小幅坐位倾斜。这在按摩患者肩膀时经常用到。(B)坐于按摩床边上完成小幅坐位倾斜。按摩患者时,如果只有医师的手和前臂接触患者,而大腿和骨盆不接触,医师就可以坐到按摩床边上。

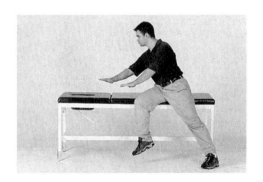

图6-70 医师显然没有用患者来支撑体重。他展示的是这种姿势下正确控制转移到患者身上重量的方法。

参考文献

1. Sharkey B. *Fitness and Health*. 4th ed. Champaign, IL: Human Kinetics; 1997.

2. Anderson B, Pearl B, Burke E. *Getting in Shape*. Bolinas, CA: Shelter Publications; 2002.

3. Moffat M, Vickery S. *The American Physical Therapy Association Book of Body Maintenance and Repair*. New York: Henry Holt & Co.; 1999.

4. Alter MJ. *Science of Stretching*. 3rd ed. Champaign, IL: Human Kinetics; 2004.

5. Oswald C, Basco S. *Stretching for Fitness, Health and Performance: The Complete Handbook for All Ages and Fitness Levels*. New York: Sterling Publishing; 1998.

6. Anderson B. *Stretching*. Revised edition. Bolinas, CA: Shelter Publications; 2000.

7. Loving J. *Massage Therapy*. Stamford, CT: Appleton & Lange; 1999.

8. Fritz S. *Mosby's Fundamentals of Therapeutic Massage*. 3rd ed. St. Louis: Mosby; 2004.

9. Salvo SG. *Massage Therapy: Principles and Practice*. 2nd ed. Philadelphia: WB Saunders; 2003.

10. Quality Assurance Committee of the College of Massage Therapists of Ontario. *Code of Ethics and Standards of Practice*. Toronto: College of Massage Therapists of Ontario; 2006.

11. Curties D. *Breast Massage*. New Brunswick, Canada: Curties-Overzet Publications; 1999.

12. Beck MJ. Milady's *Theory and Practice of Therapeutic Massage*. 3rd ed. Albany, NY: Milady; 1999.

13. Hollis M. *Massage for Therapists*. 2nd ed. Oxford, England: Blackwell Science: 1998.

第 7 章

浅反射技术

浅反射技术指的是那些只在皮肤表面进行操作的按摩技术。其主要影响促醒、自主平衡和疼痛感觉的水平。这些技术包括：静态触摸法、浅表敲击法和微震颤法。本章描述这些技术和操作方法，以及如何将这些技术运用到实践之中。对各种技术的进一步研究部分探讨了相关的疗效、证据、注意事项、禁忌证，以及如何在治疗中应用各种技术。

表 7-1　浅反射技术中与身体结构和功能相关的疗效汇总

治疗效果	技术		
	静态触摸	浅表敲击	微量振动
镇静作用增大	✓	✓	✓
焦虑状态减轻	✓	✓	P
促醒作用增加	?	✓	?
抗刺激镇痛作用	P	P	✓
局部静息肌肉张力或神经肌肉张力增大	?	?	✓
局部静息肌肉张力或神经肌肉张力减小	>	✓	?
刺激肠蠕动	P	P	P

✓:疗效已在本章的研究中得到证实；P:疗效有可能出现；? :治疗尚在争议阶段(治疗效果缺失或无疗效)。

静态触摸法：基本原理

定义

静态触摸法：医师用手部很微弱的压力，对患者身体进行无运动的触压[1-7]。

作用

医师应用静态触摸法旨在与患者建立和谐的关系、促进患者精神放松并辅助患者教育。当有必要避免一些更用力的技术时，医师会选择应用这种方法。

触诊练习

下面的触诊练习可以帮助你提高手法技巧并使你能够集中关注如何将静态触摸法做得更好。

1. 用整个手掌抓握不同形状和尺寸的家居物品。其目的是使你的手掌尽量能够达到较大的接触面积而不会使手部感觉紧绷或紧紧地压缩了物品。

2. Chaitow[8]建议触诊不同材质的家居物品(如金属、玻璃、塑料等制品)，这可以使你在正常室温条件下敏锐地感觉到物品的温暖或寒冷。造成温度感觉差异的原因是什么？是不是你的手掌某些部位对温度更加敏感？

3. 闭上眼睛将手轻轻地放在同伴的胸廓上，监测其呼吸节律。接着尝试离胸廓稍远一些，你是否能够在触摸患者的骨盆、双膝或双足时仍然能够感觉到其呼吸节律？

4. 将你的前臂支撑在按摩床上，用双手托起患者的枕部，持续10分钟。在这种情况下，你能感受到何种节律的运动？

执业要领

浅反射技术

患者资料

患者是一名35岁的近期分居女性，目前是两个未成年人的母亲。为她进行治疗的心理医师认为其存在过度自尊、躯体意象和既往治疗中的身体伤害史等问题。

临床检查结果

主观：

她的病史中除了有过一次剖宫产之外并无其他特殊情况。患者要求医师帮助其应对压力、了解压力如何影响其身体以及减轻偶尔发作的颈部疼痛和僵硬。

客观：

观察：姿势分析提示其中度脊柱后凸。

运动范围：患者由于肌肉静息张力增高和肌肉紧张造成颈椎运动范围的轻度受限。

治疗方法

初始疗效包括：建立良好和谐的关系(信任)、培养其放松感和改善躯体认知。

由于患者有身体伤害史，务必要特别注意在操作过程中征得患者的知情同意。为了获得知情同意，你应该与患者清晰仔细地交流，保证完全地向其介绍整个干预方案。让其在接受按摩的过程中自主决定是否穿衣物。另外，询问其不希望或非常介意在按摩过程中被触碰的身体部位。最后，与患者讨论其触摸激发记忆和躯体感觉情绪释放的可能性。

当患者躺到按摩床上时，提醒其按摩手法将从哪个部位开始。轻轻地应用静态触摸法，并持续几分钟或直到患者表示你可以接着按摩相邻部位为止。(在本节后面的实践系列中，我们会举例说明如何将操作从一个部位进行到另一个部位。)与患者交流能调整其呼吸并达到一般的放松状态，或者指导患者了解你正在治疗的身体区域。使患者能够无拘束地谈论地随着按摩的进行所产生的其他需求。当你在一个部位进行静态触摸法的操作时，可以对其进行浅表敲击1分钟左右，并提醒患者你接下来将要对哪个部位进行治疗。在治疗时间内，对每个需要治疗的部位进行按摩。

在这名患者的情景治疗中，你为了应对患者脊柱后凸和肌肉紧张的问题，有可能向她介绍本章后面介绍的其他按摩技术。在那种情况下，你可以在施加静态触摸法和浅表敲击法若干分钟后继续采取其他干预措施，以促进患者获得安全感和充分放松。在静态触摸法和浅表敲击法结束期间，给予患者短暂思考或暂时结束的时间。

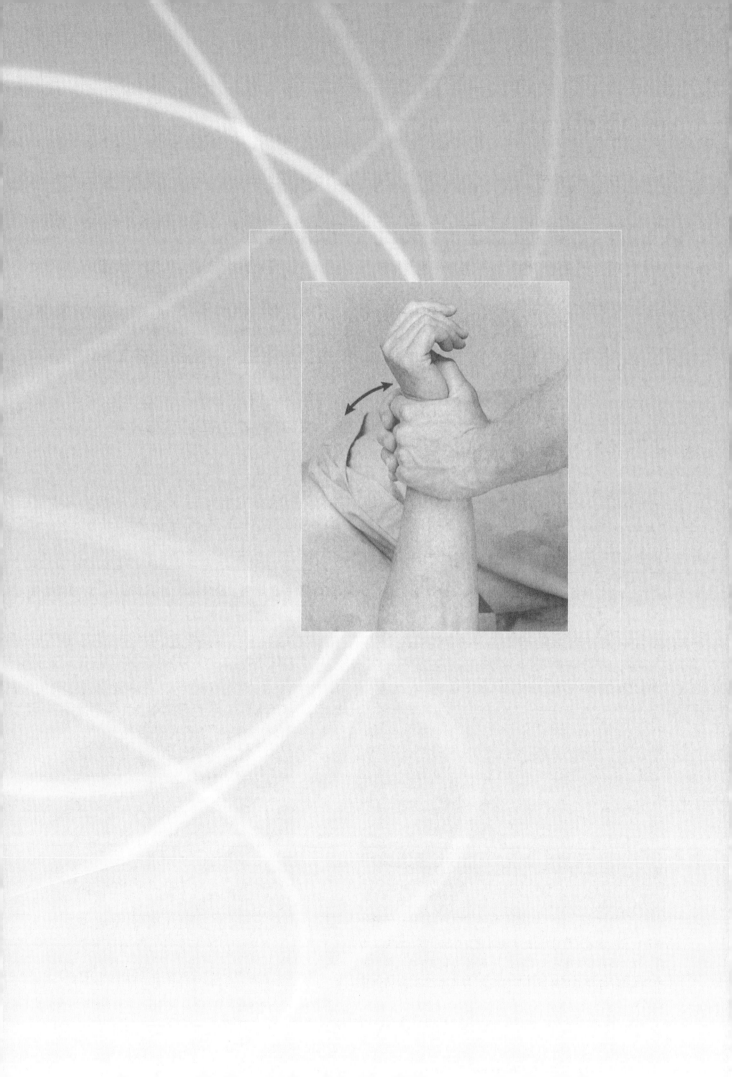

静态触摸法:技术

手法技术

如图7-1至图7-7所示,静态触摸法可运用于全身各部位,操作通常按照从头到脚,先腹侧后背侧的顺序。每幅图均按照下面的指南进行操作。

1. 双手放松,将整个手掌均匀地放到患者皮肤表面。

2. 通常要将双手放在患者对称的位置,这样便于同时触摸左右两边(图7-1A和B,图7-6)。

3. 不要用力,也不要在患者身体上施行任何其他操作。如果患者能够耐受,医师可以在患者身上施一部分力。

4. 在手初触到患者皮肤及按摩结束时,操作要缓慢轻柔。在很大程度上,初触和结束的手法会直接影响患者的放松程度。过于频繁地改变手法会降低患者的镇静疗效。

5. 接触到患者皮肤后,要保持双手稳固。即使治疗时间延长,也要防止手因疲劳而颤抖。

6. 依据作者的临床经验,静态触摸骶骨部和(或)枕部[3](图7-1B和图7-7)时间越长(5分钟或稍长),患者越容易达到深度放松状态。触摸手、足及脸等部位的效果也比较好[3,9,10],可能是由于这些部位的神经纤维密度比较高的原因(图7-5和图7-6)。

静态触摸法是如何起效的

研究人员尚不清楚为什么这么简单的手法会有如此疗效。换言之,皮肤神经是如何使人放松的呢?也许是因为轻微刺激能引起副交感神经系统兴奋[11-14],从而影响神经分泌,例如,使肾上腺皮质激素分泌减少或者提高血液中复合胺的含量[15]。研究灵气疗法、抚摸疗法和治疗性接触的学者认为,可能这种最简单的按摩手法影响了身体的能量场或磁场。新的问题就

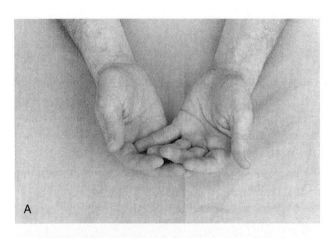

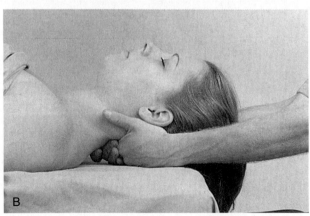

图7-1 (A)患者采取仰卧位,医师以此姿势双手静态触摸其枕骨。注意将前臂支撑在按摩床上。(B)静态触摸患者枕骨。这种轻柔的手法能够缓解颈部肌肉痉挛,降低肌张力,起到镇静的疗效。

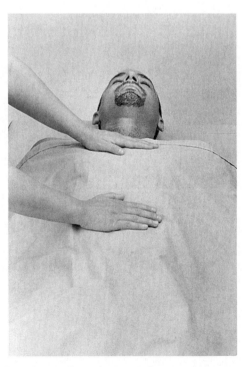

图7-2 静态触摸法使患者注意感受肋骨及腹部随呼吸而运动。

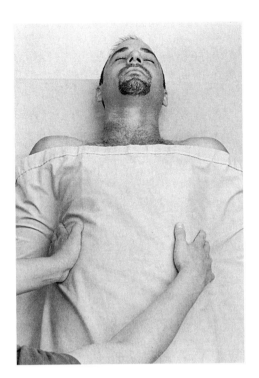

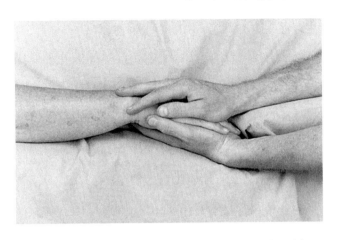

图 7-5　适当静态触摸手部可以使患者感到亲切舒适[10]。

图7-3　指导患者横肋骨呼吸时,配合静态触摸有助于患者完成。

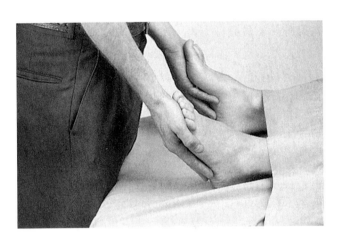

图 7-6　静态触摸双脚掌。

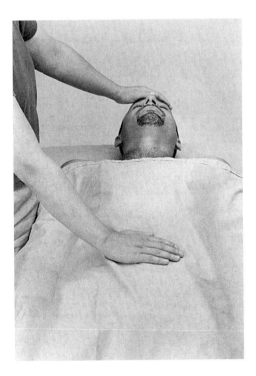

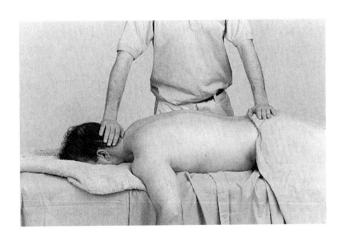

图 7-4　同时抚摸前额及腹部。

图 7-7　长时间同时抚摸枕骨和骶能够使患者放松[3]。

框 7-1	静态触摸法操作要点

接触部位:全手掌、指尖、拇指

压力:最小

作用部位:皮肤

方向:无

幅度:无

速率:无

时间:1~15分钟或者更长

过渡操作:按压或震颤

前后操作:可单独使用。静态触摸法作为一种"构架手法"用于全身或局部按摩开始时,以辅助其他深层组织按摩的操作

产生了:人体真的存在生物磁场吗? 一个技术高超的医师能用手散发磁力吗? 如果能,那又是否能够影响患者的磁场呢? 在《能量医学:科学基础及相关讨论》一书中,詹姆斯·奥斯奇曼(James Oschman)根据科学试验详细探讨了这些问题[16-24]。

医师的体位和动作

1. 依据第6章"按摩的准备及体位调整"选择合适的基本姿势,详见相关基本站姿及坐姿一节。

2. 如果要进行长时间按摩,请选用一个舒适稳定的姿势,避免长时间操作造成手部抖动。

3. 在给患者足部和头部进行按摩或只对患者的一侧进行按摩时,你可以选择坐位,这样可以将前臂支撑在按摩床上,使你在按摩期间保持姿势稳定而不易疲劳(图7-1A和图7-1B)。

触诊

触摸时注意感受患者的皮肤情况,记录以下内容:

1. 皮肤质地。
2. 皮肤温度。
3. 出汗情况和皮肤湿润度。

观察

操作时,观察可以反映患者放松增加的觉醒水平和自主平衡能力的改变。以下几项可作为观测指标:

1. 呼吸速率及深度降低。
2. 语音变低沉。
3. 肤色改变,如皮肤变红。苍白表明不良的交感神经反应。
4. 身体表皮轮廓变柔和或者各部位变平阔均可说明肌肉静息紧张度下降。
5. 肌肉震颤抽搐。
6. 肠蠕动声音增大。
7. 如果患者颈部、手腕、足部脉率改变,均可说明心率降低。
8. 如果患者焦虑不安或者出汗,说明操作引起了不良的交感神经反应。

与患者的交流

与患者交流,使其放松身心,指导其将注意力集中在自己身上,调节呼吸节率。可用以下方式引导患者。

1. "放松……,尽量放松。"
2. "感受你的体重"或者"将你的身体重心放到按摩床上。"
3. "注意你体内的变化。在我的手部位置不远处让你产生了不同寻常的感觉。"
4. "将注意力转向……"
5. "我的抚摸会让你有一种不一般的感觉或者情绪变化。如果需要,就观察和表达它们。"
6. "不要用力,自然地加深呼吸。"
7. "注意感受吸气时此处的肋骨是怎么移动的。"
8. 如果是用该法为患者减痛,你可以问其"你感觉疼痛有何变化?"医师可通过患者自身的感觉来了解静态触摸法对其疼痛调节的效果。

 静态触摸法的操作顺序

练习时间:每人30~60分钟。

如果按摩时长为30分钟,每个姿势在两侧各坚持1分钟;如果时长为60分钟,则坚持2分钟。如果有多个部位需要按摩,医师一般按照从头部到脚趾的顺序操作。我们建议学习者尝试不同的操作顺序,并记录各自的结论。

仰卧	俯卧
头顶	头顶
枕骨	顶骨
眼睛/额骨	颞骨
脸颊/下颌	枕骨
前颈部	项部
前肩部	上斜方肌
上肋骨	中上胸廓
下肋骨	下胸廓
肘部	肘部
手背	手掌
上腹部	腰区
下腹部	骶骨
髋部	臀部
膝盖	膝部
脚踝	脚踝
足背	足底

家庭作业:设计类似操作顺序:

1. 从脚趾到头部按摩
2. 在关节处多加触摸
3. 用一半时间按摩特殊部位,比如腿部

静态触摸法:深入研究与实践

名称和起源

静态触摸法也许是最简单、最古老、应用最广泛的一种按摩手法。在其他文章或与此方法有关的其他按摩技法中,静态触摸法又被称作"静息态""被动触摸""表层触摸""轻触""静态抚摸""持续抚摸"或者"固定按摩"[1,3-7]。人们已经将静态触摸法扩展到能量疗法中,例如,治疗性接触、灵气疗法和极性治疗,都是用以规范人体的磁场或能量场。

疗效和证据

静态触摸法是力学刺激最小的一种按摩手法。它可以增大按摩的流动性,利于不同手法的转换,从而在生理和心理上达到双重治疗效果,明确治疗目的。医师通过静态触摸法使前后操作连贯一致,主要体现在两个方面:同患者建立医患和谐关系[9,25,26];在治疗开始和结束时静态触摸法能够减轻不安,使其镇静[11-14],从而有利于施行其他操作[1,3,4]。静态触摸可产生多种心理

效应,当移动法和压力法不适用时,医师常采用此法来减轻患者的不安和疼痛感。以下情况均可使用此法:外伤、急性病症、剧烈疼痛、内科疾病、临终前、手术后、系统衰弱、康复期、情绪低落、过敏、伤后抑郁、

验证

英国互爱中心对35名癌症患者做了一项非对照试验,初步定性为"轻抚疗伤"[34]。医师用一组简单的方法反复"无压力地抚摸头、胸、手臂、腿、足等部位40分钟",参照前述的相关讲解,操作可能顺利进行。实验需要分别在治疗前和治疗后合理地测试患者生理及心理功能,比较以衡量按摩效果。最值得一提的是,患者感觉能力的提高主要体现在压力承受能力、放松程度、疼痛不适感和焦虑沮丧感等方面。起初患者病症越严重,按摩效果就越明显。这个实验概念清晰,意义重大,报告完整,但缺少实验前和实验后的对照组。如果增加对照组,那将能得到更精确的结果。

Weze C, Leathard HL, Grange J, Tiplady P, Stevens G. Evaluation of healing by gentle touch in 35 clients with cancer. *Eur J Oncol Nurs*. 2004;8:40–49.

不自信，或曾遭受过暴力、性虐待或者自我形象感知较差[27-34]。指导患者调整呼吸或者暗示其注意自己身体局部感觉时，亦可搭配静态触摸法（图7-2和图7-3）[35]。此外，静态触摸法有利于导入移动按摩法。最后，静态触摸法已经渗透到其他一些治疗方法中，如治疗性接触、灵气疗法和极性治疗。就能量和生命力而言，这些治疗手法已经使治疗哲学概念化了[13-14,31-33,36-44]。表7-1总结了静态触摸法对机体组成和功能的主要影响。

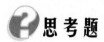 **思考题**

静态触摸法为什么适用于重病患者？

注意事项和禁忌证

学习静态触摸法时，医师需要进行临床培训，并在老师的指导下实践。当治疗疾病时，高级培训可能是适当的。静态触摸法是一种反射疗法，所以其与力学按摩操作禁忌并不相同（参见第3章"按摩的临床决策"）[1]。但有一点例外，即在急性炎症部位静态触摸法亦不适用，否则会引起疼痛。此外，如果患者处于剧烈疼痛、极度痛苦或者濒死状态，最好不要进行任何按摩操作。

使用静态触摸法需要注意以下几点[1]。如果按摩对象为体虚者、高位婴儿或者重症患者，需密切关注其生理和心理需求。静态触摸法看起来如此简单，以致有人质疑其效果，认为此手法作用微乎其微。然而，

和其他按摩法一样，它能在生理和精神上产生极其复杂的效应，包括接触引发的回忆[45]。与其他按摩疗法一样，医师在操作前需要先获得患者的知情同意。如果患者病症导致其思维混乱，甚至意识不清，医师将难以取得治疗的许可。此外，在按摩过程中，如果长时间或者大范围地使用同一种手法，医师要明确且不断地与患者交谈。

静态触摸法在治疗中的应用

如果要使用静态触摸法治疗，医师需先做膈式呼吸，此时医师可站可坐。操作前，请先估计患者会出现怎样的自主功能反应。

放松

可将以下几种方法配合静态触摸法使用以促使患者放松。

1. 在使用静态触摸法前或者与之同时，指导患者渐进式放松或者膈式呼吸来提高镇静效果[35]。例如，医师可以一边长时间抚摸患者枕骨、肋廓或者腹部，一边指导其做膈式呼吸。

2. 如果患者的病情允许，可使用湿热敷镇静止痛[46]。

3. 一些颅骨骶骨疗法也有镇静作用[47]。

4. 患者镇静后，指导其放松10~30分钟，然后再慢慢开始活动。

浅表敲击法：基本原理

定义

浅表敲击法：在患者皮肤上滑动按摩，尽量避免损伤皮下组织。医师通常采用单方向敲击患者身体。

应用

由于接触部位、方向及程度不同，浅表敲击法可

以减轻疼痛，使患者放松或兴奋。亦可放松紧张的肌肉和骨骼。

触诊练习

以下触摸练习有助于提高按摩手法，请认真操作。

1. 敲击地毯或其他阔幅编织物，指出其绒毛方向。敲击有纹理的编织物，仅凭触觉指出该物质地。

2. 闭上双眼,轻轻抚摸大件物品,如车体、家具、木质或金属质雕塑。不断移动手掌,在脑海中形成印象。关于此物最表层的结构,仅凭触觉你能了解多少?

3. 顺着一个方向敲击搭档裸露的四肢,试感知不同部位温度和肤质有何不同。然后在对侧同一部位进行此操作,能否得到同样的感受?

浅表敲击法:技术

手法技术

如图7-8至图7-15所示, 浅表敲击法可运用于全身各部位。图示的顺序是按照从头到脚,先腹侧后背侧的顺序。每幅图示均按照下面的指南进行操作。

1. 如非必要,无需使用润滑剂。

2. 使用全手掌进行按摩前,先放松双手。注意按摩力度,避免过大或过小。

3. 除非为了使患者兴奋,否则应沿一个方向进行按摩,因为浅表敲击的方向决定了是否能起到放松效果。

4. 掉转方向进行回程抚摸。注意保持与之前相同的速度,以维持节拍稳定,从而达到全身放松的效果。

5. 由于个体差异和前后操作的不同,按摩效果也不尽相同,操作者可以调整按摩方式、速度和方向以获取不同效果[1,3-7,48]。如果想要使患者镇静,可以用手掌从中央向肢末按摩患者四肢,或者自下而上按摩背部,注意速度要缓慢且保持一致(图7-13A)。相反,如果欲使患者兴奋, 则可用指尖自肢末向中央按摩四肢,或者自头部向下按摩背部,此时则可快速抚摸而

无需顾虑节拍是否一致(图7-14)。指尖敲击通常能够刺激患者,有时甚至会使其疼痛(图7-9、图7-13B和图7-14)。

6. 医师可采用短程叠加敲击法代替传统的单向长距离敲击(图7-15)。这种新方法称作"分层法""叠瓦法"[3]或者"千手法"[7,48]。此操作的特点是敲击程度轻,受益面积广,而且易于使患者放松。

7. 按摩腹部时,可以横跨腹部或者沿结肠方向进行操作(图7-10和图7-11)[48]。

8. 抚摸脊柱(从枕部至骶部)、手、足及面部疗效可能比身体其他部位更明显,这也许与此部位的神经分布密度有关(图7-8、图7-9和图7-13A)。

9. 在足底进行浅表敲击时,请参照操作禁忌。

10. 隔着患者的衣服或者床单, 浅表敲击依然能

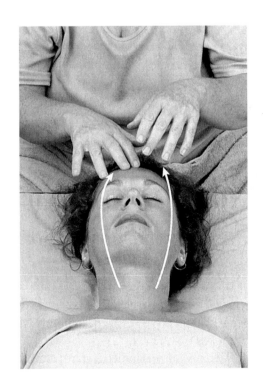

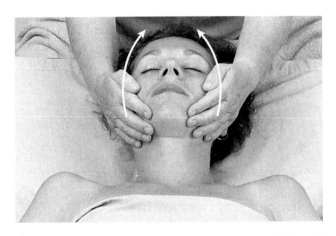

图7-8　在脸的两侧同时进行浅表敲击,注意速度要缓慢,这样能使患者镇静[1,3,5]。

图7-9　按摩即将结束时,用指尖浅表敲击面部和头皮能使患者精神焕发。

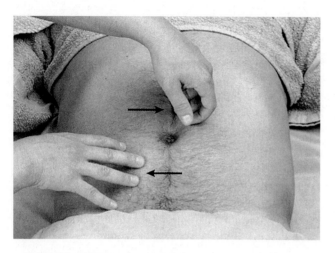

图7-10 来回横向敲击患者腹部时，可用手心和手背交替操作。

够发挥作用(图7-12)。在这种情况下，请注意采取措施避免覆盖物在体表聚集成束，否则会妨碍患者接收按摩产生的感觉信号。医师可以卷起覆盖物悬垂的边角以便安心按摩，也可以一手按住覆盖物，另一只手进行操作。

浅表敲击法是如何起效的

"门控理论"最初是由梅尔扎克和沃尔提出的，它可用于解释为什么用浅表敲击能够减轻疼痛。浅表敲击相当于在皮肤粗大感觉神经纤维传导通路上设置了一个阀门，从而减少通过同一水平脊髓中枢向高级神经中枢所传导的痛觉。最近，研究人员已质疑阀门理论是否是按摩镇痛的机制[15]。不过，敲击可减轻疼痛[48-53]，可能是因为增加了体内催产素的含量[49-52]。

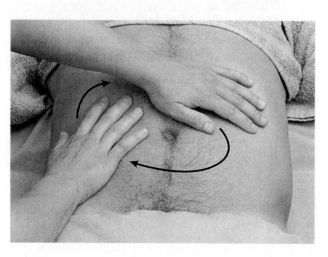

图7-11 两手掌沿结肠走向不断地交替敲击患者腹部。

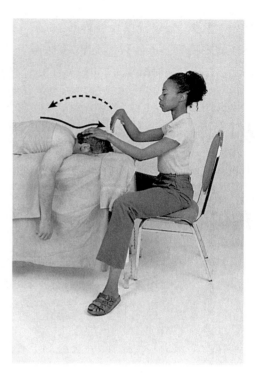

图7-12 浅表敲击可以隔覆盖物进行，此时医师亦可选定位置坐下操作。

与静态触摸法相比，浅表敲击法增加了移动速率和节律。患者放松是否是因为这种周期性移动而非触摸本身呢？也许"夹带"论能解释这一现象，即外界刺激激发了生物节律的改变[54-57]。研究人员指出，按照特定频率近处收听音乐或其他声音，能够改变人体呼吸、心率等生物节律[1,56,57]。有节律的运动刺激可能诱发机体效应，可以与有节律的听觉刺激相比较，从而使自主神经系统进入放松状态。

思考题

为什么敲击四肢时通常按照由近端到远端的顺序进行？

医师的体位和动作

1. 采用第6章"按摩的准备及体位调整"中介绍的姿势，详见相关基本站姿及坐姿一节。

2. 按摩过程中保持肩膀和肢臂放松，无需伸长手臂按摩远端，不要充分伸展肘部。

3. 将脚置于相对宽敞的地方，在按摩过程中可不断转移重心，用双腿交替支撑体重，以便长时间工作。

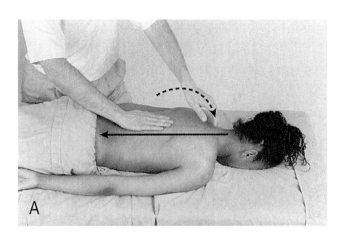

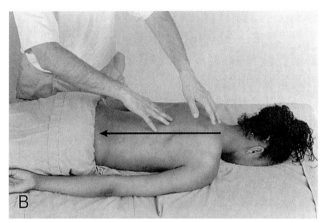

图7-13　(A)手掌缓慢、节律一致地敲击脊柱,从而产生镇静效果[3]。回程敲击(虚线所示)需保持同样的速度。(B)其他条件不变的情况下,指尖抚摸比手掌更能产生兴奋效果[1,3,5]。

触诊

使用浅表敲击法时注意感受患者的皮肤情况,记

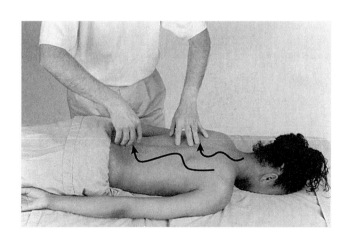

图7-14　快速、多方向的手指浅表敲击能产生明显的兴奋效果,此操作尤其适于帮助唤醒镇静状态中的患者。

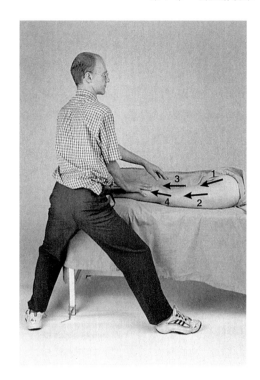

图7-15　以下肢背侧为例,如果按摩部位较长,医师可以采用短程叠加法代替一次性长距离按摩。

录以下内容:

1. 皮肤性质。
2. 皮肤温度。
3. 出汗情况和皮肤湿润度。
4. 在与移动方向垂直线上,皮肤轻微的水平拉伸情况。由于此手法造成的压力小而且移动迅速,皮肤并不会拉伸至弹性阻滞。

框 7-2	浅表敲击法操作要点

接触部位:手掌表面或者指尖

压力:最小

作用部位:仅皮肤

方向:通常平行于按摩部位的长轴

幅度:按摩部位的全长

速率:5~100cm/s

时间:10秒~10分钟或者更长,视治疗目的而定

过渡操作:浅表轻抚法

配合操作:可以配合适度的震动按摩或颤动按摩

前后操作:可单独使用。不论按摩局部还是全身,医师常将其作为一种"构架技术"应用于开始和结束时,以配合深层按摩发挥效应

观察

操作时，观察患者清醒度及自主平衡能力的升降。患者逐渐放松时，可能出现以下几点特征：

1. 呼吸速率及深度改变
2. 语音变低沉
3. 脸色改变,如变红或者变白
4. 身体轮廓变柔和或者各部状态逐渐稳定均可说明肌肉静息紧张度下降
5. 肌肉震颤抽搐
6. 肠蠕动声音
7. 如果患者颈部、手腕、足部脉率改变,均可说明心率发生了变化
8. 如果患者焦虑不安或者出汗,说明操作引起了不良的交感神经反应。

与患者的交流

与患者交流,使其放松身心,指导其将注意力集中在自己身上。可用以下方式引导患者：

1. "放松……,尽量放松。"
2. "感受你的体重"或者"将你的身体重心放到按摩床上。"
3. "注意你体内的变化。在我的手部位置不远处让你产生了不同寻常的感觉。"
4. "将注意力转向……"
5. "我的抚摸会让你有一种不一般的感觉或者情绪变化。如果需要,就观察和表达它们。"

6. 如果是用按摩为患者减痛,在休息时间你可以问其"你感觉疼痛有何变化?"医师通过患者自身的感觉来了解按摩对其疼痛调节的效果。

 浅表敲击法的操作顺序

练习时间:30~45 分钟/人。

开始时用手掌从顶部至骶骨抚摸脊柱,速度要快(100cm/s)。然后逐渐放慢速度直至十几分钟后已降至很低(5~10cm/s)。接下来静态触摸枕骨和骶骨各5分钟。

试改用一组使用部位、速率、方向各异的手法按摩患者身体的不同部位, 操作前请先将情况告知患者。手法包括：

用手掌以中等速率,从枕骨部到骶骨部进行分层抚摸。

用手掌快速、横向抚摸背部。

用指尖快速而不规律地抚摸背部。

用指尖慢速由近端至远端抚摸肢体。

用手掌快速由远端至近端抚摸肢体。

用手掌以中等速度横向抚摸腹部。

用手掌或指尖慢速自下而上抚摸面部和头皮。

按摩结束前由手掌从上到下抚摸脊柱,然后静态触摸枕部和骶部,询问患者的感受及意见。

注意：如此反复操作一段时间才会出现镇静效果,但绝不会使患者更加清醒。

浅表敲击法:深入研究与实践

名称和起源

在其他文章及按摩相关文献中, 我们所说的浅表敲击法又被称作"轻抚法""羽毛抚摸法""抚摸神经法""反射性抚摸法"[7,48]。一些作者认为抒法和轻抚法并没有什么区别,或者认为两者很相似,只是抚摸法有方向性而已[7,48]。本书沿用曼尼尔的观点[58],认为浅表敲击法是一种特殊的手法,它比轻抚法的压力更小。

疗效和证据

医师通过浅表敲击法降低了患者机体觉醒水平,从而减轻疼痛,而且易于改变安静状态下的肌肉张力

和神经紧张度。由于按摩时使用部位、方向和速率不同,表面抚法能产生镇静和兴奋两种效果[7,48],因此医师常在按摩开始和结束时使用此方法,以调节患者机体觉醒水平。与静态触摸法相似,浅表敲击法也适用于不能进行按压操作的状态[7,48]。通常情况下,浅表敲击法已经成为按摩的必要部分。例如,护理文献[59-67]中使用"缓慢抚摸背部"的方法来改善重症患者心情,缓解其焦虑[60-63]。由于浅表敲击法能够激发患者觉醒水平[7,48],适当运用可以暂时改善虚弱症、缓解嗜睡症、减轻抑郁症、促进康复。止痛时,如果有力度的按摩方法不适用,则常采用此法。此时,可能是轻触和震颤通过作用部位的阀门增加了粗大传入神经纤维的信号输入,或者减少了慢痛神经冲动的传导,从而减轻了疼痛[5,7]。也可能是轻触引起体内催产素含量增高所致[49-52]。浅表敲击法能够最低限度地促进或抑制周围肌肉紧张,还可以缓解痉挛。最后,医师可以轻抚臀部周围及其下初级支骨以缓解肢体痉挛[3,68]。

研究还发现,无论是早产儿[69-85]、足月儿[88,95]还是病婴[86,87],浅表敲击法和轻柔的被动运动(婴儿按摩)都能对其身心成长产生积极的影响,而且还能保证母亲孕期健康,加强母子互动[96-101]。先驱研究者[93]认为,对于一般婴儿来讲,如果想促进其体重增长,"中等"压力会比"轻微"(表层)压力更为有效。

注意事项和禁忌证

学习浅表敲击法时,医师需要进行临床培训,并在老师的监督下实践,这对处理病伤患者相当有益。浅表敲击法是一种反射疗法,所以其与力学按摩操作禁忌并不相同(参见第3章"按摩的临床决策")[1]。但有一点例外,即在急性炎症部位浅表敲击法并不适用,否则会引起疼痛。在这种情况下,若患者能够忍受,可以轻抚炎症周边部位减痛。此外,如果患者处于剧烈疼痛、极度痛苦或者濒死状态,最好不要进行任何按摩操作。

使用浅表敲击法需要注意以下几点:如果患者状态导致其思维混乱甚至意识不清,医师将难以取得知情同意;如果按摩对象为体虚者、高危婴儿或者重症患者,需密切关注其生理和心理需求。人们曾经认为心肌梗死患者不能接受任何按摩,现在发现轻度按摩是可以进行的。心脏病患者的相关禁忌还有冠状动脉搭桥手术48个小时后才可接受按摩[102]。使用浅表敲击法刺激患者兴奋时,医师需注意把握力度,避免使患者疼痛。由于基础肌张力的存在,可能经常会出现各种意外情况。如果轻抚时患者觉得痒,医师可采用下述操作:改用大面积接触按摩、使用润滑剂、确认按摩方向与患者体毛方向一致,或者换用稍大力度的方法。

浅表敲击法在治疗中的应用

使用浅表敲击法治疗前,请先做膈式呼吸,此时医师可站可坐,但需预先估算清楚患者可能出现什么样的自主功能反应。

放松

以下几种方法可与浅表敲击法配合使用,促使患者放轻松:

1. 在使用浅表敲击法前或者与之同时,指导患者渐进式放松[35]或者做胸式呼吸,以增强镇静效果。

2. 如果患者的状态允许,可使用湿热敷镇静止痛[44]。

3. 一些颅骶骨疗法也有镇静作用[47]。

4. 患者镇静后,指导其放松10~30分钟,然后再慢慢开始活动。

微震颤法:基本原理

定义

微震颤法:快速震动或者颤动患者皮肤,并尽量

避免影响皮下组织后使之变形[103-128]。此操作能够缓解疼痛,改变神经肌肉紧张度。

微震颤法:技术

手法技术

如图7-16至图7-20所示,微震颤法可广泛运用于全身各部位,按摩通常按照从头到脚,先仰卧后俯卧的顺序。每幅图均按照下面的指南进行操作。

1. 微震颤法振幅很小,通常小于1~5mm,甚至几乎不易察觉。此操作在肌肤表面产生的力学影响微乎其微。

2. 按摩时,使用前臂和手腕力量,而尽量不要借助

肩部肌肉,有效操作要点是速度快、幅度低、前臂轮番旋内旋外,即"振摇"(如图7-16A和图7-16B)。使用全手掌震颤时,不要按压皮下组织,也不要试图使之放松。因为此操作将会拉动肩部肌肉,导致按摩力度大,操作者易于疲劳,而且会对患者皮下组织产生力学作用。

3. 医师双手操作很难完全一致,对于这种情况,练习者可以边震颤双手边观察镜像,以调整提高弱势一方的能力。也有些医师只选用优势手进行震颤按摩。

4. 如果医师做不到双手震颤一致,可以尝试减慢

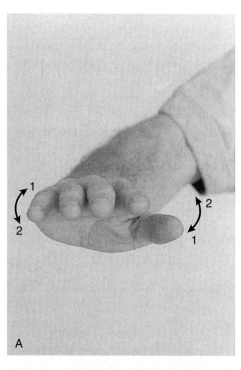
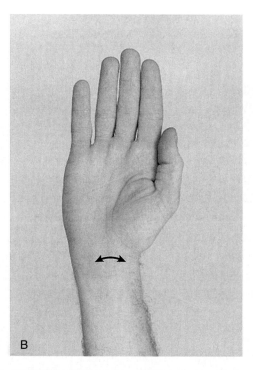

图7-16 (A)微震颤按摩前,练习者可向内向外小幅度地交替旋转前臂。(B)练习者也可以将手腕或者前臂向桡侧和尺侧交替偏转。

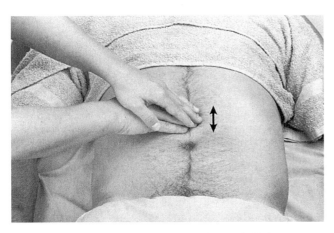

图7-17　指尖紧贴患者腹部进行微震颤按摩。

速度,因为慢速震颤比快速震颤易于控制,便于施行。练习者需勤加练习才能控制速度,运用自如。

　　5.医师可以将微震颤法与浅表敲击法合二为一,进行"流动"震颤按摩,此操作对机体的反射效应的强弱与按摩接触面积的大小、速度的快慢和方向的顺逆有关(图7-18)。

微震颤法是如何起效的

　　微震颤只是一种机械操作,为什么能够减轻疼痛呢?梅尔扎克和沃尔最早提出了"疼痛阀门论"来解释这种现象。微震颤按摩相当于在皮肤粗大感觉神经纤维传导路上设置了一个阀门,从而减少通过同一水平脊髓中枢向高级神经中枢所传导的痛觉。但是最近研究人员们又质疑阀门理论是否是按摩镇痛的机制[15]。最近一项研究发现,以100Hz的频率震颤颞下颌一侧或两侧,能在相当大程度上改善颞下颌关节功能障碍引起的疼痛。这项发现说明除了内啡肽类和内阿片类

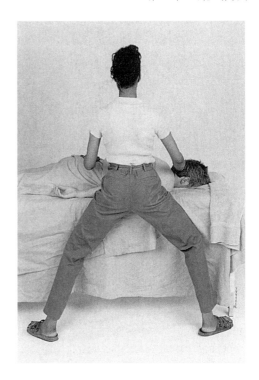

图7-19　无论使用那种手法都要配合使用相关姿势(站姿或者坐姿),需要特别注意的是保持肩部放松。

物质,某种类型的中枢神经系统机制[129]的确也起到了镇痛作用[114,119-122]。

医师的体位和动作

　　1.依据第6章"按摩的准备及体位调整"选择合适的基本姿势,详见相关基本站姿及坐姿一节。亦可参见图7-19。

　　2.放松肩膀(向下)并屈肘。为了减少疲劳感,尽

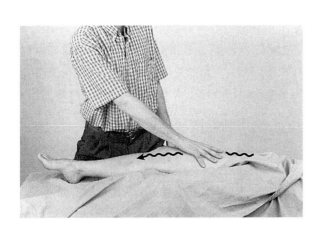

图7-18　将微震颤法与浅表敲击法合二为一,"流动震颤"按摩患者,图示是以此法按摩股四头肌和前肢。

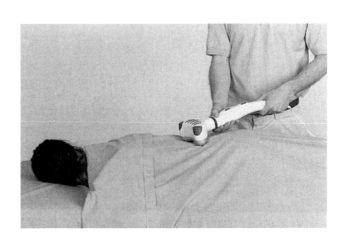

图7-20　可借助手持设备制造微震颤效果。

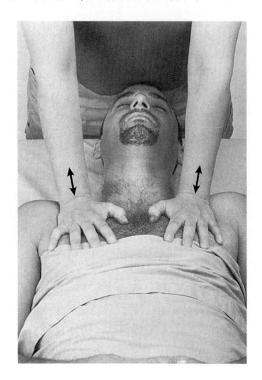

图7-21 较大幅度地振动皮下组织——如图中这样重复快速抽动胸廓——能对机体造成相当大的力学和本体觉影响，这将会在以后的章节中探讨。

量不要使用肩部肌肉。

3. 坐下，将肘部或者前臂的一部分支撑在床边，你会发现这个姿势有利于实施按摩。

4. 医师身体姿势要稳固，因为任何一点不慎的姿势改变都会使震颤效果受到影响。

触诊

微震颤时注意感受患者的皮肤情况，记录以下内容：

1. 皮肤特质。

2. 皮肤温度。

3. 出汗情况和皮肤湿润度。

观察

微震颤按摩时，观察患者疼痛是否减轻，有没有出现整体放松征象。以下几项可作为观测指标：

1. 呼吸速率及深度降低。

2. 语音变低沉。

3. 脸色改变，如变红。面色苍白表明不良的交感神经反应。

框 7-3 微震颤法操作要点

接触部位：与一般手法相同，使用手掌表面或者指尖

压力值：最小

作用部位：仅皮肤

方向：不固定

幅度：小于1~5mm

频率：手振4~10Hz或稍快；若借助机械振动通常100Hz

时间：5~40分钟以镇痛

过渡操作：摇动

配合操作：可以配合浅表敲击法或者按压法

前后操作：借助机械的震颤可单独使用。在治疗适应证相似的情况下，手工微震颤常与浅表敲击法或者静态触摸交替施行

---

4. 身体轮廓变柔和（或）各部状态逐渐稳定均可说明肌肉静息紧张度下降（见本章前面部分的观察内容）。

5. 肌肉震颤抽搐。

6. 肠蠕动声音。

7. 如果患者颈部、手腕、足部脉率改变，均可说明心率发生了变化。

8. 如果患者焦虑不安或者出汗，说明操作引起了不良的交感神经反应。

与患者的交流

与患者交流，以监测其疼痛度是否有改变，并且鼓励其放轻松，你可以用以下方法引导患者。

1. 如果是用按摩为患者减痛，在休息时间你可以问其"你感觉疼痛有何变化？"医师通过患者自身的感觉来了解按摩对其疼痛调节的效果。

2. "加深呼吸，注意不要用力。""把你的身体重心放在按摩床上，完全放松下来"，这些都能促使患者放松。自主功能的变化也许也会影响机体对疼痛的感知。

 手工微震颤法的操作顺序

练习时间：15分钟/天，连续数天。

1. 站好，肩膀下垂放松，肘部弯曲90°。深呼吸。试着用手在空中均匀震颤，振幅要小于1cm。此时手腕和前臂也会随之轻微震动。如此操作1分钟，然后休息1分钟。

2. 再来一次。试着使两手震颤保持一致。练习1分钟，休息1一分钟。

3. 再做一次，轻轻地依次屈曲和伸展肩部、肘部和手腕。震颤过程中，肩、肘、腕关节会出现不同的弯曲方式，因而在整体上会呈现多种组合。练习完成后稍作休息。

4. 将一只手放在对侧后三角肌上，振动另一只手，震颤是否拉动了肩带肌？你能分辨出来吗？逐渐加大振幅，直到感觉肩部肌肉开始紧绷。然后降低振幅，找到一个对肩部肌肉牵动最少的姿势和手法。再换另一只手进行上述操作。每天练习这套动作一次，逐渐延长时间直到一次震颤能达到5分钟。通过练习，医师可以连续震颤而无疲劳感。然后在患者身上练习，亦可交替施行微震颤法和浅表敲击法。

注意：按摩时请保持放松，呼吸均匀，肩部自然下垂。

微震颤法：深入研究与实践

名称和起源

在其他文章和相关按摩文献中，我们所谓的微震颤法又被称作"震颤法""机械振动""皮肤振动""经皮振动"或者"振动刺激"[103-130]。一些作者将"震颤"一词显著区别于其他类似手法[3,5]，例如，以相当大的力度振摇、按压或者叩敲患者皮下组织，如图7-21中所示。本书将微震颤与用力震颤区分开来，后者能够产生力学效应，这一点将会在第9章"神经肌肉按摩疗法"、第11章"被动运动疗法"和第12章"叩击法"中讲解。最近研究报道，便携设备振动的频率一般为20~200Hz，以100Hz最为常见[103-129]。有文献证明，我们不能以借助机械产生的振动，也就是所谓机械振动的效果类推手动震颤，但有一点例外，即它们的操作禁忌相同。

疗效和证据

临床医师用机械震颤减轻疼痛，改善神经肌肉紧张。机械震颤对各种急慢性疼痛均有较好的镇痛效果，如牙疼、幻肢痛、筋膜疼痛、肌肉疼痛、神经性疼痛及原发性疼痛[103,123,129]。尽管镇痛机制尚未研究透彻，但是研究人员指出，按摩结束后，疼痛的降低与随之而来疼痛阈值的升高仍可持续一段时间[114,121,122]。如果机械震颤持续15~30分钟或者更长[109,112]，镇痛效果会更加显著。另外，医师机械震颤与疼痛关联的不同部位都能止痛，包括直接在疼痛部位大面积震颤，震颤疼痛边缘部位、拮抗肌群、邻近皮区，甚或是疼痛对侧部位[107,113,114,116,123,129]。如果患者情况允许，可以使用中等压力震颤，这样能够提高止痛效果[106,109,112,113]。

机械震颤能够提高受振部位休息状态下的肌紧张度[124-126]。治疗神经功能损伤的患者时，可以运用机械震颤的这种效果提高患者运动平衡能力，以利于其他机能活动[125,126]。人们认为微震颤还能产生其他效应，如促使机体放松，作用于脚部时效果尤为显著[127]。此操作还能治疗慢性周围神经病变[128]，减少术后并发症的出现[130]。表7-1总结了微震颤对机体组成和功能的主要疗效。

依照前面介绍的方法，医师若想运用手工微震颤法则要多加练习，这样才能使之发挥效应。此外，如果

验证

近来，研究人员做了一个小型（样本数为17）的非对照试验，以比较20Hz震颤与100Hz震颤的效果。实验内容是调节治疗方法以减轻颞下颌关节功能障碍患者的疼痛（身体疼痛的轻重和对心理的影响两个方面）[129]。直观类比标度的测量数据和图样都说明频率为100Hz的震颤能够减轻疼痛，而20Hz却没有疗效。研究人员从空间和时间两个角度搜寻蛛丝马迹，记录了疼痛征象及其度量方法，并加以总结，做出分析。对空间效果的统计显示，震颤对于慢性颞下颌关节功能障碍患者疼痛部位的同侧与对侧作用一样。这说明，对于慢性病症，震颤止痛在一定程度上依赖于中枢神经系统的作用。试验止痛效果在统计学上具有重大的意义，但医学家认为这个结论过于适中而不能说明临床情况。然而，实验中震颤时间为10分钟，这比研究人员建议的时间短很多，而所建议的时间能在最大程度上发挥此手法的镇痛作用。研究人员有必要延长震颤时间，加入对照组，再做一次实验。

医师想要持续操作1分钟以上，更要掌握较高的技巧，因此人们多采用机械震颤法。之前所讲的浅表敲击法只是轻微接触到皮肤表面，所以能轻易地转换为手工震颤法，而且二者均能通过粗大神经感觉传入纤维传导信号[131]。因此，医师常交替使用这两种手法，或者用浅表敲击法代替微震颤法。在这种情况下，类似的操作也能起到镇痛效果。

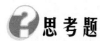 思考题

按摩时，怎样能运用震颤仪器而又不削减其他手工按摩的时间？

注意事项和禁忌证

学习微震颤法时，医师需要进行临床培训，并在老师的监督下实践。这对处理病伤患者相当有益。微震颤法是一种反射疗法，所以其与力学按摩操作禁忌并不相同（参见第3章"按摩的临床决策"）。然而，如果震颤急性炎症部位，患者会无法忍受医师的手或者机械仪器的重量。在这种情况下，如果患者能够忍受，可以震颤炎症周边部位减痛。

微震颤法在治疗中的应用

痛觉缺失

使用微震颤法治疗疼痛前，医师需要先对疼痛做一个基本评估，试着找出痛因。这对区分急性伤害性疼痛、慢性疼痛和慢性疼痛综合征很重要。微震颤按摩时，可以配合下述方法，以提高止痛效果。

1. 配合使用经皮神经电刺激（TENS）能够提高止痛效果[119,120]。

2. 运用各种热疗法能提高镇静止痛效果[47,132]，如湿热敷、射流治疗、旋流温水浴疗。一些冷疗法也可以镇痛[47,132]，如冷裹法、冰按摩、冷水浴。应用时一定要确定患者的状况可以接受这些操作。

3. 医师可以指导患者在家中使用震颤仪器或者做适宜的水疗以镇痛。

临床案例

疾病史

患者，男，44岁，艾滋病晚期患者，曾在家接受临终关怀。

主观症状

■ 总是抱怨无论休息或者运动时常会出现疼痛和强直状况。
■ 检查关节活动度和机能活动时抱怨疼痛。
■ 焦虑沮丧，处于极端状态。
■ 由于疼痛和焦虑而失眠。

客观情况

损伤

■ 标注上肢和下肢肌肉的废用情况。
■ 运动范围——上肢与下肢正常范围内的主动和被动运动（伴随疼痛的范围）。
■ 轻微的上肢和下肢肌肉紧张。
■ 上肢与下肢肌肉一般力量状况；肌肉力量为2/5~3/5级。
■ 锻炼的耐久性：通常是虚弱的，运动不到5分钟就会抱怨疲劳或疼痛。

功能受限

- 床上活动:需要其他人中度的辅助。
- 日常生活活动能力:需要其他人中度的辅助穿衣和吃饭。
- 完全需要其他人辅助进行从平躺到坐起,再从坐姿到站立于床旁的所有活动。
- 情绪:显现出焦虑和抑郁的状况。
- 社会交往受限。

分析

治疗依据

治疗目的旨在减轻患者功能水平下降造成的疼痛、僵硬、焦虑和抑郁等症状。

损伤	按摩的作用和效果
■ 疼痛	■ 减轻疼痛抱怨
	■ 主要治疗:镇痛是直接作用
■ 肌肉延展性降低	■ 提高肌肉延展性
	■ 主要治疗:提高肌肉延展性是直接作用
■ 肌肉失用	■ 减轻肌肉失用
	■ 作用不确定;功能失用是造成肌肉废用的原因
■ 肌肉力量减弱	■ 增加肌肉力量
	■ 可能有次要作用:肌肉力量减弱主要是由功能失用造成的;疼痛减轻可以促进患者进行肢体活动的意愿
■ 锻炼耐久力差	■ 提高锻炼耐力
	■ 可能有次要作用:锻炼耐久力差主要是由于虚弱造成的;疼痛减轻可以促进患者进行肢体活动的意愿
■ 焦虑	■ 减轻焦虑状况
	■ 主要治疗:焦虑减轻和系统镇静是直接作用
■ 抑郁	■ 改善情绪
	■ 次要作用:感觉唤醒可以减轻抑郁和嗜睡的某些症状
活动受限	**功能效果**
■ 自我护理相关活动能力下降	■ 由于疼痛和僵硬抱怨的减少,患者能够在他人协助下进行吃饭和穿衣的活动
■ 转移能力下降	■ 由于疼痛和僵硬抱怨的减少,患者能够在他人协助下进行床上活动和转移活动
■ 社会交往能力下降	■ 由于抑郁症状的减轻,患者表现出社会交往能力的提高
■ 睡眠品质下降	■ 由于疼痛和干扰睡眠的焦虑症状抱怨的减少,患者表现出睡眠持续时间的增加
计划	
按摩技术	■ 静态触摸法、浅表轻抚法和手法微振动可以被患者耐受,并且能够减轻疼痛和焦虑的症状;机械微振动、表面抚触法和轻微揉捏法(参见后面章节)要根据患者的敏感性、虚弱水平和既往对按摩的熟悉情况来判断是否可以被其耐受。
其他适宜技术和干预措施	■ 医疗管理、主动和被动的辅助运动、辅助的日常生活活动、辅助的床上活动和转移活动、咨询或宗教护理

参考文献

1. Fritz S. *Mosby's Fundamentals of Therapeutic Massage*. St Louis: Mosby-Lifeline; 2004.
2. American Physical Therapy Association. *Guide to Physical Therapist Practice*. 2nd ed. Alexandria, VA: American Physical Therapy Association; 1999.
3. Benjamin PJ, Tappan FM. *Tappan's Handbook of Healing Massage Techniques*. 4th ed. Upper Saddle River, NJ: Pearson Prentice Hall; 2005.
4. Loving J. *Massage Therapy*. Stamford, CT: Appleton & Lange; 1999.
5. de Domenico G, Wood EC. *Beard's Massage*. 4th ed. Philadelphia: WB Saunders; 1997.
6. Salvo SG. *Massage Therapy: Principles and Practice*. 2nd ed. Philadelphia: WB Saunders; 2003.
7. Holey E, Cook E. *Evidence-Based Therapeutic Massage*. 2nd ed. Edinburgh: Churchill Livingstone; 2003.
8. Chaitow L. *Palpation and Assessment Skills*. Edinburgh: Churchill-Livingston; 2003.
9. McKorkle R. Effects of touch on seriously ill patients. *Nurs Res.* 1974;3:125–132.
10. Weiss SJ. Psychological effects of caregiver touch on incidence of cardiac dysrhythmia. *Heart Lung.* 1986;15:496–503.
11. Anonymous. Research: Reiki induces relaxation, liminal state of awareness. *Massage Magazine.* 2002;129.
12. Oh HJ, Park JS. Effects of hand massage and hand holding on the anxiety in patients with local infiltration anesthesia. *Taehan Kanho Hakhoe Chi.* 2004;34:924–933.
13. Post-White J, Kinney ME, Savik K, Gau JB, Wilcox C, Lerner I. Therapeutic massage and healing touch improve symptoms in cancer. *Integr Cancer Ther.* 2003;2:332–344.
14. Wardell DW, Engebretson J. Biological correlates of Reiki touch healing. *J Adv Nurs.* 2001;33:439.
15. Moyer CA, Rounds J, Hannum JW. A meta-analysis of massage therapy research. *Psychol Bull.* 2004;130:3–18.
16. Oschman JL. *Energy Medicine: The Scientific Basis*. Edinburgh: Churchill Livingston, 2000.
17. Oschman JL. Energy and the healing response. *J Bodywork Movement Ther.* 2005;9:3–15.
18. Oschman JL. Clinical aspects of biological fields: an introduction for health care professionals. *J Bodywork Movement Ther.* 2002;6:117–125.
19. Oschman JL. The electromagnetic environment: implications for bodywork. Part 1: environmental energies. *J Bodywork Movement Ther.* 2000;4:56–67.
20. Oschman JL. Energy circles: energy review part 6B. *J Bodywork Movement Ther.* 1998;2:59–61.
21. Oschman JL. What is healing energy? Part 6: conclusions: is energy medicine the medicine of the future? Energy review part 6A. *J Bodywork Movement Ther.* 1998;2:46–59.
22. Oschman JL. What is healing energy? Part 2: measuring the fields of life. Energy review part 2A. *J Bodywork Movement Ther.* 1997;1:117–121.
23. Oschman JL. Polarity, therapeutic touch, magnet therapy and related methods. Energy review part 2B. *J Bodywork Movement Ther.* 1997;1:123–128.
24. Oschman JL. What is healing energy? Part 4: vibrational medicines. Energy review part 4A. *J Bodywork Movement Ther.* 1997;1:239–247.
25. Knable J. Handholding: one means of transcending barriers of communication. *Heart Lung.* 1981;10:1106.
26. Linn LS, Kahn KL. Physician attitudes toward the "laying on of hands" during the AIDS epidemic. *Acad Med.* 1989;64:408–409.
27. Lynch JJ, Thomas SA, Mills ME, et al. The effects of human contact on cardiac arrhythmia in coronary care patients. *J Nerv Mental Dis.* 1974;158:88–89.
28. Lynch JJ, Flaherty L, Emrich C, et al. Effects of human contact on the heart activity of curarized patients in a shock-trauma unit. *Am Heart J.* 1974;88:160–169.
29. McCaffery M, Wolff M. Pain relief using cutaneous modalities, positioning, and movement. *Hospice J.* 1992;8:121–153.
30. Werner R. *A Massage Therapist's Guide to Pathology*. 2nd ed. Philadelphia: Lippincott Williams & Wilkins; 2002.
31. Apostle-Mitchell M, MacDonald G. An innovative approach to pain management in critical care: therapeutic touch. *Off J Can Assoc Crit Care Nurs.* 1997;8:19–22.
32. Bracciante LE. Scientific validation for healing touch. *Massage Bodywork.* 2004;19:12.
33. Cook CAL, Guerrerio JK, Slater VE. Healing touch and quality of life in women receiving radiation treatment for cancer; a randomized controlled trial. *Altern Ther Health Med.* 2004;10:34–41.
34. Weze C, Leathard HL, Grange J, Tiplady P, Stevens G. Evaluation of healing by gentle touch in 35 clients with cancer. *Eur J Oncol Nurs.* 2004;8:40–49.
35. Kisner C, Colby LA. *Therapeutic Exercise: Foundations and Techniques*. 4th ed. Philadelphia: FA Davis; 2002.
36. Krieger D. The response of in-vivo human haemoglobin to an active healing therapy by direct laying on of hands. *Hum Dimens.* 1972;1:12–15.
37. Krieger D. Healing by the laying on of hands as a facilitator of bioenergetic change: the response of in-vivo human haemoglobin. *Psychoenerg Syst.* 1974;1:121–129.
38. Krieger D. Therapeutic touch: the imprimatur of nursing. *Am J Nurs.* 1975;75:784–787.
39. Krieger D, Peper E, Ancoli S. Physiologic indices of therapeutic touch. *Am J Nurs.* 1979;14:660–662.
40. Krieger D. *The Therapeutic Touch*. New York: Prentice-Hall; 1979.
41. Siedman M. *Like a Hollow Flute: A Guide to Polarity Therapy*. Santa Cruz, CA: Elan Press; 1982.
42. Gordon R. *Your Healing Hands: The Polarity Experience*. Santa Cruz, CA: Unity Press; 1979.
43. Stein D. *Essential Reiki: A Complete Guide to an Ancient Healing Art*. Freedom, CA: Crossing Press; 1995.
44. Richards K, Nagel C, Markie M, Elwell J, Barone C. Use of complementary and alternative therapies to promote sleep in critically ill patients. *Crit Care Nurs Clin North Am.* 2003;15:329–340.
45. Nathan B. *Touch and Emotion in Manual Therapy*. Edinburgh: Churchill Livingstone; 1999.
46. Fowlie L. *Heat and Cold as Therapy*. Toronto: Curties-Overzet Publications; 2006.
47. Upledger J, Vredevoogd JD. *Craniosacral Therapy*. Seattle, WA: Eastland Press; 1983.
48. Hollis M. *Massage for Therapists*. 2nd ed. Oxford, England: Blackwell Science; 1998.

49. Lund I, Lundeberg T, Kurosawa M, Uvnas-Moberg K. Sensory stimulation (massage) reduces blood pressure in unanaesthetized rats. *J Auton Nerv Syst.* 1999;78:30–37.

50. Lund I, Yu LC, Uvnas-Moberg K, et al. Repeated massage-like stimulation induces long-term effects on nociception: contribution of oxytocinergic mechanisms. *Eur J Neurosci.* 2002;16:330–338.

51. Kurosawa M, Lundeberg T, Agren G, Lund I, Uvnas-Moberg K. Massage-like stroking of the abdomen lowers blood pressure in anesthetized rats: influence of oxytocin. *J Auton Nerv Syst.* 1995;56:26–30.

52. Agren G, Lundeberg T, Uvnas-Moberg K, Sato A. The oxytocin antagonist 1-deamino-2-D-tyr-(oet)-4-thr-8-orn-oxytocin reverses the increase in the withdrawal response latency to thermal, but not mechanical, nociceptive stimuli following oxytocin administration or massage-like stroking in rats. *Neurosci Lett.* 1995;187:49–52.

53. Brooks WW, Conrad CH, Nedder AP, Bing OH, Slawsky MT. Thoracic massage permits use of echocardiography in unanesthetized rats. *Comp Med.* 2003;53:288–292.

54. Oschman JL. Therapeutic entrainment. Energy review part 3B. *J Bodywork Movement Ther.* 1997;1:189–194.

55. Oschman JL. What is healing energy? Part 3: silent pulses. Energy review part 3A. *J Bodywork Movement Ther.* 1997;1: 179–189.

56. Rider MS, Floyd JW, Kirkpatrick J. The effect of music, therapy, and relaxation on adrenal corticosteroids and the re-entrainment of circadian rhythms. *J Music Ther.* 1985;22:46–58.

57. McCaffrey R. Music listening as a nursing intervention: a symphony of practice. *Holist Nurs Pract.* 2002;16:70–77.

58. Mennell JB. *Physical Treatment by Movement, Manipulation and Massage.* 5th ed. Philadelphia: Blakiston; 1945.

59. Longworth JCD. Psychophysiological effects of slow stroke back massage in normotensive females. *Adv Nurs Sci.* 1982;6:44–61.

60. Sims S. Slow stroke back massage for cancer patients. *Nurs Times.* 1986;82:47–50.

61. Fakouri C, Jones P. Relaxation treatment: slow stroke back rub. *J Gerontol Nurs.* 1987;13:32–35.

62. Meek SS. Effects of slow stroke back massage on relaxation in hospice clients. *Image J Nurs Scholar.* 1993;25:17–21.

63. Lewis P, Nichols E, Mackey G, et al. The effect of turning and backrub on mixed venous oxygen saturation in critically ill patients. *Am J Crit Care.* 1997;6:132–140.

64. Mok E, Woo CP. The effects of slow-stroke back massage on anxiety and shoulder pain in elderly stroke patients. *Complement Ther Nurs Midwifery.* 2004;10:209–216.

65. Muller-Oerlinghausen B, Berg C, Scherer P, Mackert A, Moestl HP, Wolf J. Effects of slow-stroke massage as complementary treatment of depressed hospitalized patients. *Dtsch Med Wochenschr.* 2004;129:1363–1368.

66. Rowe M, Alfred D. The effectiveness of slow-stroke massage in diffusing agitated behaviors in individuals with Alzheimer's disease. *J Gerontol Nurs.* 1999;25:22–34.

67. Holland B, Pokorny ME. Slow stroke back massage: its effect on patients in a rehabilitation setting. *Rehabil Nurs.* 2001;26: 182–186.

68. Brouwer B, Sousa de Andrade V. The effects of slow stroking on spasticity in patients with multiple sclerosis: a pilot study. *Physiother Theory Pract.* 1995;11:13–21.

69. Aly H, Moustafa MF, Hassanein SM, Massaro AN, Amer HA, Patel K. Physical activity combined with massage improves bone mineralization in premature infants: a randomized trial. *J Perinatol.* 2004;24:305–309.

70. Dieter JN, Field T, Hernandez-Reif M, Emory EK, Redzepi M. Stable preterm infants gain more weight and sleep less after five days of massage therapy. *J Pediatr Psychol.* 2003;28:403–411.

71. Ferber SG, Kuint J, Weller A, et al. Massage therapy by mothers and trained professionals enhances weight gain in preterm infants. *Early Hum Dev.* 2002;67:37–45.

72. Field T. Preterm infant massage therapy studies: an American approach. *Semin Neonatol.* 2002;7:487–494.

73. Field T. Massage therapy facilitates weight gain in preterm infants. *Current Dir Psychol Sci.* 2001;10:51–54.

74. Field TM. Massage therapy effects. *Am Psychol.* 1998;53: 1270–1281.

75. Hayes JA, Adamson-Macedo EN, Perera S. The mediating role of cutaneous sensitivity within neonatal psychoneuroimmunology. *Neuroendocrinol Lett.* 2000;21:187–193.

76. Hayes JA. TAC-TIC therapy: a non-pharmacological stroking intervention for premature infants. *Complement Ther Nurs Midwifery.* 1998;4:25–27.

77. Mathai S, Fernandez A, Mondkar J, Kanbur W. Effects of tactile-kinesthetic stimulation in preterms: a controlled trial. *Indian Pediatr.* 2001;38:1091–1098.

78. Vickers A, Ohlsson A, Lacy JB, Horsley A. Massage for promoting growth and development of preterm and/or low birthweight infants. *Cochrane Database Syst Rev.* 2004;2:CD000390.

79. Field T, Schanberg SM, Scafidi F, et al. Tactile/kinesthetic stimulation effect on preterm neonates. *Pediatrics.* 1986;77: 654–658.

80. Schanberg SM, Evoniuk G, Kuhn CM. Tactile and nutritional aspects of maternal care: specific regulators of neuroendocrine function and cellular development. *Proc Soc Exp Biol Med.* 1984;175:135–146.

81. Jay SS. The effect of gentle human touch on mechanically ventilated very short-term gestation infants. *Matern Child Nurs J.* 1982;11:199–259.

82. White JL, Labarda RC. The effects of tactile and kinesthetic stimulation on neonatal development in the premature infant. *Dev Psychol.* 1976;9:569–577.

83. Kramer M, Chamorro I, Green D, Knudtson F. Extra tactile stimulation of the premature infant. *Nurs Res.* 1975;24:324–334.

84. Kattwinkel J, Nearman HS, Fanaroff AA, et al. Apnea of prematurity: comparative therapeutic effects of cutaneous stimulation and nasal continuous positive airway pressure. *J Pediatr.* 1975;86:588–592.

85. Solkoff N, Matuszak D. Tactile stimulation and behavioral development among low-birthweight infants. *Child Psychiatry Hum Dev.* 1975;6:33–37.

86. Lewis S. Utilising paediatric massage in an intensive care unit (PICU) in Saudi Arabia. *Aust J Holist Nurs.* 2000;7:29–33.

87. Onozawa K, Glover V, Adams D, Modi N, Kumar RC. Infant massage improves mother-infant interaction for mothers with postnatal depression. *J Affect Disord.* 2001;63:201–207.

88. Kim TI, Shin YH, White-Traut RC. Multisensory intervention improves physical growth and illness rates in Korean orphaned newborn infants. *Res Nurs Health.* 2003;26:424–433.

89. Agarwal KN, Gupta A, Pushkarna R, Bhargava SK, Faridi MM, Prabhu MK. Effects of massage and use of oil on growth, blood flow and sleep pattern in infants. *Indian J Med Res.* 2000; 112:212–217.

90. Kuhn CM, Schanberg SM. Responses to maternal separation: mechanisms and mediators. *Int J Dev Neurosci.* 1998;16: 261–270.

91. Bellieni CV, Bagnoli F, Perrone S, et al. Effect of multisensory stimulation on analgesia in term neonates: a randomized controlled trial. *Pediatr Res.* 2002;51:460–463.

92. Davanzo R. Newborns in adverse conditions: issues, challenges, and interventions. *J Midwifery Womens Health.* 2004; 49:29–35.

93. Field T, Hernandez-Reif M, Diego M, Feijo L, Vera Y, Gil K. Massage therapy by parents improves early growth and development. *Infant Behav Dev.* 2004;27:435–442.

94. Elias PM. Impact of topical oils on the skin barrier: possible implications for neonatal health in developing countries. *Acta Paediatr.* 2002;91:546.

95. Ferber SG, Laudon M, Kuint J, Weller A, Zisapel N. Massage therapy by mothers enhances the adjustment of circadian rhythms to the nocturnal period in full-term infants. *J Dev Behav Pediatr.* 2002;23:410–415.

96. Dennis CL. Treatment of postpartum depression. Part 2: a critical review of nonbiological interventions. *J Clin Psychiatry.* 2004;65:1252–1265.

97. Field T. Early interventions for infants of depressed mothers. *Pediatrics.* 1998;102:1305–1310.

98. Field T. Maternal depression effects on infants and early interventions. *Prev Med.* 1998;27:200–203.

99. Glover V, Onozawa K, Hodgkinson A. Benefits of infant massage for mothers with postnatal depression. *Semin Neonatol.* 2002;7:495–500.

100. Onozawa K, Glover V, Adams D, Modi N, Kumar RC. Infant massage improves mother-infant interaction for mothers with postnatal depression. *J Affect Disord.* 2001;63:201–207.

101. Porter LS, Porter BO. A blended infant massage–parenting enhancement program for recovering substance-abusing mothers. *Pediatr Nurs.* 2004;30:363–372,401.

102. Labyak SE, Metzger BL. The effects of effleurage backrub on the physiological components of relaxation: a meta-analysis. *Nurs Res.* 1997;46:59–62.

103. Hansson P, Ekblom A. Acute pain relieved by vibratory stimulus. *Br Dent J.* 1981;6:213.

104. Ottoson D, Ekblom A, Hansson P. Vibratory stimulation for the relief of pain of dental origin. *Pain.* 1981;10:37–45.

105. Lundeberg T, Ottoson D, Hakansson S, Meyerson BA. Vibratory stimulation for the control of intractable chronic orofacial pain. *Adv Pain Res Ther.* 1983;5:555–561.

106. Lundeberg TCM. Vibratory stimulation for the alleviation of chronic pain. *Acta Physiol Scand Suppl.* 1983;523:1–51.

107. Bini G, Cruccu G. Hagbarth KE, et al. Analgesic effect of vibration and cooling on pain induced by intraneural electrical stimulation. *Pain.* 1984;18:239–248.

108. Lundeberg T. The pain suppressive effect of vibratory stimulation and transcutaneous electrical nerve stimulation (TENS) as compared to aspirin. *Brain Res.* 1984;294:201–209.

109. Lundeberg T. Vibratory stimulation for the alleviation of pain. *Am J Chinese Med.* 1984;12:60–70.

110. Lundeberg T. A comparative study of the pain alleviating effect of vibratory stimulation, transcutaneous electrical nerve stimulation, electroacupuncture and placebo. *Am J Chinese Med.* 1984;12:72–79.

111. Lundeberg T. Long-term results of vibratory stimulation as a pain relieving measure for chronic pain. *Pain.* 1984;20:13–23.

112. Lundeberg T, Nordemar R, Ottoson D. Pain alleviation by vibratory stimulation. *Pain.* 1984;20:25–44.

113. Ekblom A, Hannson P. Extrasegmental transcutaneous electrical nerve stimulation and mechanical vibratory stimulation as compared to placebo for the relief of acute oro-facial pain. *Pain.* 1985;23:223–229.

114. Lundeberg T. Naloxone does not reverse the pain-reducing effect of vibratory stimulation. *Acta Anaesthesiol Scand.* 1985; 29:212–216.

115. Lundeberg T. Relief of pain from a phantom limb by peripheral stimulation. *J Neurol.* 1985;232:79–82.

116. Sherer CL, Clelland JA, O'Sullivan P, et al. The effect of two sites of high frequency vibration on cutaneous pain threshold. *Pain.* 1986;25:133–138.

117. Lundberg T, Abrahamsson P, Bondesson L, Haber E. Effect of vibratory stimulation on experimental and clinical pain. *Scand J Rehabil Med.* 1988;20:149–159.

118. Palmesamo TJ, Clelland JA, Sherer C, et al. Effect of high-frequency vibration on experimental pain threshold in young women when applied to areas of different size. *Clin J Pain.* 1989;5:337–342.

119. Guieu R, Tardy-Gervet MF, Blin O, Pouget J. Pain relief achieved by transcutaneous electrical nerve stimulation and/or vibratory stimulation in a case of painful legs and moving toes. *Pain.* 1990;42:43–48.

120. Guieu R, Tardy-Gervet MF, Roll JP. Analgesic effects of vibration and transcutaneous electrical nerve stimulation applied separately and simultaneously to patients with chronic pain. *Can J Neurol Sci.* 1991;18:113–119.

121. Guieu R, Tardy-Gervet MF, Giraud P. Metenkephalin and beta-endorphin are not involved in the analgesic action of transcutaneous vibratory stimulation. *Pain.* 1992;48:83–86.

122. Tardy-Gervet MF, Guieu R, Ribot-Ciscar E, Roll JP. Transcutaneous mechanical vibrations: analgesic effect and antinociceptive mechanisms. *Rev Neurol (Paris).* 1993;149:177–185 (Abstract).

123. Yarnitsky D, Kunin M, Brik R, Sprecher E. Vibration reduces thermal pain in adjacent dermatomes. *Pain.* 1997;69:75–77.

124. Cody FWJ, MacDermott N, Ferguson IT. Stretch and vibration reflexes of wrist flexor muscles in spasticity. *Brain.* 1987;110: 433–450.

125. Schmitt T, O'Sullivan S. *Physical Rehabilitation, Assessment and Treatment.* 2nd ed. Philadelphia: FA Davis; 1988.

126. Hagbarth KE, Eklund G. The muscle vibrator: a useful tool in neurological therapeutic work. *Scand J Rehabil Med.* 1969;1: 26–34.

127. Matheson DW, Edelson R, Hiatrides D, et al. Relaxation measured by EMG as a function of vibrotactile stimulation. *Biofeedback Self Regul.* 1976;1:285–292.

128. Spicher C, Kohut G. A significant increase in superficial sensation, a number of years after a peripheral neurologic lesion, using transcutaneous vibratory stimulation. *Ann Chir Main Memb Super (French).* 1997;16:124–129 (Abstract).

129. Roy EA, Hollins M, Maixner W. Reduction of TMD pain by high-frequency vibration: a spatial and temporal analysis. *Pain.* 2003;101:267–274. Erratum in *Pain.* 2003;104:717.

130. Strelis AA, Strelis AK, Roskoshnykh VK. Vibration massage in the prevention of postresection complications and in the clinical rehabilitation of patients with pulmonary tuberculosis after surgical interventions. *Probl Tuberk Bolezn Legk.* 2004;11: 29–34.

131. Hertling D, Kessler RM. *Management of Common Musculoskeletal Conditions.* 4th ed. Philadelphia: Lippincott Williams and Wilkins; 2006.

132. Michlovitz S. *Thermal Agents in Rehabilitation.* 3rd ed. Philadelphia: FA Davis; 1996.

延伸阅读

Anonymous. Craniosacral therapy receives nod of approval from Blue Cross/Blue Shield of Michigan. *Connections (Connections Magazine)*. 1999:3.

Benjamin PJ. A look back: massage in the nursery 100 years ago. *Massage Ther J*. 2004;43:144,146–148.

Bond C. Positive touch and massage in the neonatal unit: a British approach. *Semin Neonatol*. 2002;7:477–486.

Burke D, Hagbarth KE, Lofstedt L, Wallin BG. The responses of human muscle spindle endings to vibration of non-contracting muscles. *J Physiol*. 1976;261:673–693.

Carter A. The use of touch in nursing practice. *Nurs Stand*. 1995;9:31–35.

Cashar L, Dixon BK. The therapeutic use of touch. *J Psychiatr Nurs*. 1967;5:442–451.

Ching M. The use of touch in nursing practice. *Aust J Adv Nurs*. 1993;10:4–9.

Cochran-Fritz S. Physiological effects of massage on the nervous system. *Int J Altern Complementary Med*. 1993;September:21–25.

Cody FWJ, Plant T. Vibration-evoked reciprocal inhibition between human wrist muscles. *Brain Res*. 1989;78:613–623.

Darmstadt GL, Saha SK. Neonatal oil massage. *Indian Pediatr*. 2003;40:1098–1099.

Darmstadt GL, Saha SK. Traditional practice of oil massage of neonates in bangladesh. *J Health Popul Nutr*. 2002;20:184–188.

Doering TJ, Fieguth HG, Steuernagel B, Brix J, Konitzer M, Schneider B, Fischer GC. External stimuli in the form of vibratory massage after heart or lung transplantation. *Am J Phys Med Rehabil*. 1999;78:108–110.

Doraisamy P. The management of spasticity—a review of options available in rehabilitation. *Ann Acad Med Singapore*. 1992;21:807–812.

Engle VF, Graney MJ. Biobehavioral effects of therapeutic touch. *J Nurs Scholarsh*. 2000;32:287–293.

Feldman R, Eidelman AI. Intervention programs for premature infants: how and do they affect development? *Clin Perinatol*. 1998;25:613–626.

Geis F, Viksne V. Touching: physical contact and level of arousal. *Proc Ann Convent Am Psychol Assoc*. 1972;7:179–180.

Gharavi B, Schott C, Linderkamp O. Value of kangaroo care, basal stimulation, kinesthesis awareness and baby massage in development promoting nursing of premature infants. *Kinderkrankenschwester*. 2004;23:368–372.

Helmig O. Vibrator therapy. History repeats itself. *Ugeskr Laeger*. 2001;163:7286–7288.

Hernandez Reif M, Field T, Diego M, Beutler J. Evidence-based medicine and massage. *Pediatrics*. 2001;108:1053.

Hernandez-Reif M, Oschman J. Energy medicine: correspondence: Oschman J 2002 Clinical aspects of biological fields: an introduction for health care professionals. *J Bodywork Movement Ther*. 6:117–125. *J Bodywork Movement Ther*. 2003;7:62–65.

Huhtala V, Lehtonen L, Heinonen R, Korvenranta H. Infant massage compared with crib vibrator in the treatment of colicky infants. *Pediatrics*. 2000;105:E84.

Issurin VB, Tenenbaum G. Acute and residual effects of vibratory stimulation on explosive strength in elite and amateur athletes. *J Sports Sci*. 1999;17:177–182.

Jones JE, Kassity N. Varieties of alternative experience: complementary care in the neonatal intensive care unit. *Clin Obstet Gynecol*. 2001;44:750–768.

Kubsch SM, Neveau T, Vandertie K. Effect of cutaneous stimulation tary care in the neonatal intensive care unit. *Clin Obstet Gynecol*. 2001;44:750–768.

Kubsch SM, Neveau T, Vandertie K. Effect of cutaneous stimulation on pain reduction in emergency department patients. *Accid Emerg Nurs*. 2001;9:143–151.

Kubsch SM, Neveau T, Vandertie K. Effect of cutaneous stimulation on pain reduction in emergency department patients. *Complement Ther Nurs Midwifery*. 2000;6:25–32.

Kuntz A. Anatomic and physiologic properties of cutaneo-visceral vasomotor reflex arc. *J Neurophysiol*. 1945;8:421–430.

Lewis N. Using the whole brain: integrating the right and left brain with hemi-sync sound patterns. *Noetic Sci Rev*. 1994:43.

MacManaway B, Turcan J. *Healing*. Wellingborough, England: Thorsons; 1983.

Malaquin-Pavan E. Therapeutic benefit of touch-massage in the overall management of demented elderly. *Rech Soins Infirm*. 1997;49:11–66 (Abstract).

Mansour AA, Beuche M, Laing G, Leis A, Nurse J. A study to test the effectiveness of placebo Reiki standardization procedures developed for a planned Reiki efficacy study. *J Altern Complement Med*. 1999;5:153–164.

Matthew PBC. The reflex excitation of the soleus muscle of a decerebrated cat caused by vibration applied to its tendon. *J Physiol*. 1966;184:450–472.

Megharfi W, Bughin V. Physical therapy-massage of children in a sterile isolator. *Rev Infirm*. 2002;86:33.

Miriutova NF, Levitskii EF, Abdulkina NG. Electromagnetic and mechanical vibrations in the therapy of myofascial pains. *Vopr Kurortol Fizioter Lech Fiz Kult*. 2000;1:14–16.

Modrcin-Talbott MA, Harrison LL, Groer MW, Younger MS. The biobehavioral effects of gentle human touch on preterm infants. *Nurs Sci Q*. 2003;16:60.

Mullany LC, Darmstadt GL, Khatry SK, Tielsch JM. Traditional massage of newborns in Nepal: implications for trials of improved practice. *J Trop Pediatr*. 2005;51:82–86.

Naliboff BD, Tachhiki KH. Autonomic and skeletal muscle responses to non-electrical cutaneous stimulation. *Percept Motor Skills*. 1991;72:575–584.

Oschman JL. Healing energy. Part 1: historical background. Energy review part 1A. *J Bodywork Movement Ther*. 1996;1:34–39.

Porter LS, Porter BO. A blended infant massage–parenting enhancement program for recovering substance-abusing mothers. *Pediatr Nurs*. 2004;30:363–372,401.

Sansone P, Schmitt L. Providing tender touch massage to elderly nursing home residents: a demonstration project. *Geriatr Nurs*. 2000;21:303–308.

Savage L. Preterm touch and massage. *Massage Australia*. 2003:12.

Schneider EF. The benefits of infant massage. *Massage Magazine*. 1997:41.

Seraia EV, Lapshin VP, Loginov LP, Artemova VV. Comparative efficacy of various massage techniques in the rehabilitation treatment of patients with inhalation trauma early after admission to the hospital. *Vopr Kurortol Fizioter Lech Fiz Kult*. 2002;5:32–33.

Spencer KM. The primal touch of birth: midwives, mothers and massage. *Midwifery Today Int Midwife*. 2004;70:11–13,67.

Stiles KG. A new look at energy work. *Massage Ther J*. 2005;44:88–99.

Stiles KG. An introduction to bowtech. *Massage Ther J*. 2003;42:92–104.

Tovar MK, Cassmeyer VL. Touch: the beneficial effects for the surgical patient. *AORN J*. 1989;49:1356–1361.

Tyler DO, Winslow EH, Clark AP, White KM. Effects of a one minute back rub on mixed venous saturation and heart rate in critically ill patients. *Heart Lung*. 1990;19:562–565.

Ulm G. The current significance of physiotherapeutic measures in the treatment of Parkinson's disease. *J Neural Transm Suppl.* 1995;46:455–460.

Wang R. Treatment of 40 cases of hydroceles with massage at qichong (st 30). *J Tradit Chin Med.* 1998;18:218–219.

White-Traut R. Providing a nurturing environment for infants in adverse situations: Multisensory strategies for newborn care. *J Midwifery Womens Health.* 2004;49:36–41.

第 8 章

浅表体液按摩疗法

医师运用浅表体液法按摩体表到肌肉的组织,以此增加血液和淋巴液的回流。这一方法包括浅表轻抚按摩法(superficial effleurage)和体表淋巴引流术(superficial lymph drainage)。本章除了详细描述这些方法的操作以及在实际操作中的运用,还将进一步研究每种方法的疗效和证据、注意事项和禁忌证,以及在治疗中如何使用这些技术。

表 8-1 浅表体液按摩疗法疗效总结

效果	技术	
	浅表轻抚法	体表淋巴引流术
全身镇定作用	✓	✓
减轻焦虑	✓	✓
抗刺激性止痛作用	P	P
增加静脉回流	?	✓
减轻水肿	P	✓
增加淋巴回流	P	✓

✓:疗效已在本章的研究中得到证实;P:疗效有可能出现;?:治疗尚在争议阶段(治疗效果缺失或无疗效)。

浅表轻抚按摩法：基本原理

定义

浅表轻抚按摩法：用较轻的力量沿着静脉血和淋巴回流的方向滑动，按压组织至深层的深筋膜[1-8]。

应用

医师在按摩的开始阶段在按摩区域涂抹润滑油以使患者放松，增加静脉和淋巴回流。医师经常在常规按摩中运用这种方法过渡，使患者在接受深层用力按摩之前得到休息。

触诊练习

以下练习对掌握按摩技巧有帮助，并且这些是做好体表按摩所必备的技能。

1. 首先结合按摩对象的皮肤状况，估计其肌肉层上覆盖的脂肪层的厚度，由于人体脂肪分布不均，因此一定要在多个区域进行练习，尽可能找不同的人练习，以便对比脂肪层厚度，比较男性与女性的差别。

2. 按摩浅静脉和嵌入浅层脂肪与筋膜中的动脉。

3. 寻找并按摩深筋膜，这一层比上面的脂肪层和下面的肌肉层更坚韧。应避免按压至位置更深的肌层。要找到以下这些深筋膜较厚、易定位的部位：肩胛骨上部、腰部、胫部外侧、手掌和脚底。有可能的话，放一本解剖学图谱在手边，可以帮助医师准确定位。

执业要领

浅表体液按摩法

患者资料

患者是一名跑步爱好者，两天前在一次越野跑中扭伤了右脚踝。受伤后疼痛逐渐加剧，12小时后他来看急诊，拍过X线片后，医师诊断为"2级扭伤"。患者在10年前发生过类似扭伤。

临床表现

主观感受：

踝关节持续性疼痛、肿胀，不能承重，走路一瘸一拐，不能跑。

客观诊断：

■ 体格检查：表现为因阵痛而步态失调，站立时右脚不能受力，右脚从距骨头到脚踝上数尺处肿胀，肿胀处皮肤变色，依靠拐杖行走。

■ 触诊：腓韧带前方有明显压痛点。

■ 运动范围：右侧活动度、被动转向及距骨屈曲受限达50%，同时在活动度达最大时伴有疼痛。

■ 重点检查：向前牵拉测试和内翻压力测试疼痛加剧。

治疗方法

■ 初步结果包括肿胀减轻和疼痛缓解。

■ 恢复期长达数星期，期间右脚在还未完全康复的情况下承重病情加重。

■ 患者取仰卧位，用枕头把腿垫高到30°，脚踝冰敷10分钟。指导患者用腹式呼吸。轻轻按摩患侧腿的近端，再按摩远侧端，一定采用由前至后交替按摩，按摩范围要大至全腿。在治疗时间允许的情况下，尽可能长时间用这种方法按摩，还可以用条件反射的方法，例如，在患者可承受范围内实施按摩法和击打。指导患者如何在家中垫高腿和使用冰敷，如何活动脚趾和脚踝，以及如何在治疗恢复期间内减少受伤部的压力等。

■ 此外，在后面几章中还将介绍对患者的康复治疗。包括：大腿跟腱的治疗和肌肉功能的恢复等（见第14章）。

■ 其他的治疗内容，如体能、平衡感、步态等受损部位的功能恢复，将在本章中进行介绍。

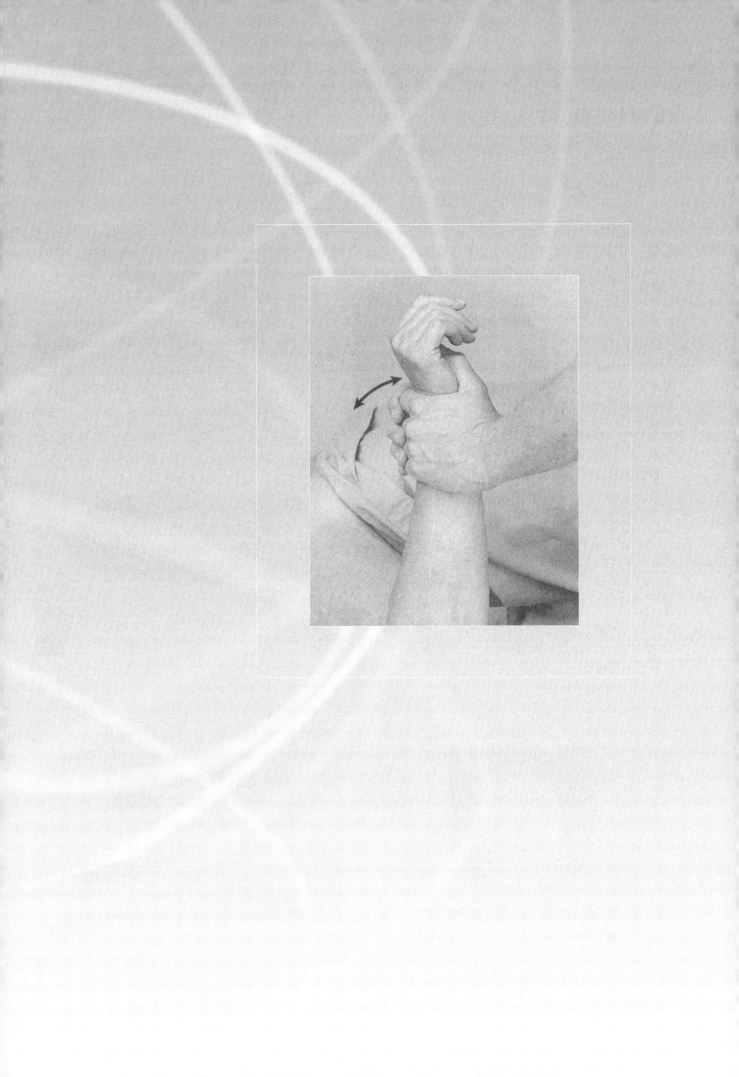

浅表轻抚按摩法:技术

手法技术

图 8-1 至图 8-9 展示医师运用浅表轻抚按摩法作用于全身各部位,图示操作遵照从头到脚,先腹侧后背侧的顺序。每幅图均按照下面的步骤进行操作。

1. 运用浅表轻抚按摩法按摩时,医师通常会使用润滑剂。除非患者皮肤湿润或者体毛较多,一般情况下使用润滑剂。

2. 轻抚患者体表时,尽量柔软和放松,这样在患者皮肤上操作时,患者舒适度较好。人体各处形状和弧度不同,医师用整个手掌按摩时,动作应如流水般灵活自如。手指放松,避免因分开距离过大引起肌肉紧张。针对一些关节的按摩,也可以依次使用拇指,其余四指,再到手掌,顺着组织的结构和形状进行自然地延展。

3. 按摩前,将手按照作用力方向放置,腕关节微屈,以吻合体表弧度。腕关节活动幅度不宜过大,以免造成反复拉伤。

4. 按摩躯干部时,沿腋淋巴或腹股沟淋巴的方向操作(图 8-3)。按摩四肢部则呈向心性(图 8-4、图 8-5、图 8-7、图 8-10 和图 8-11)。以此法按摩患者后背时,通常按照由骶骨向腋窝(图 8-6)方向按摩,也可以自上而下按摩。

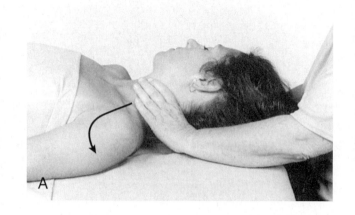

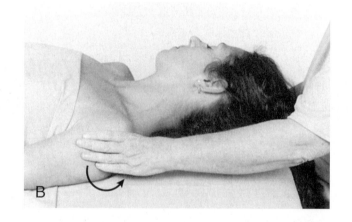

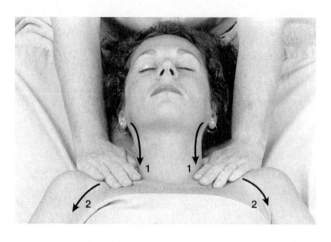

图8-1　浅表轻抚按摩法按摩双侧颈肩。按摩路线经过颈部,越过锁骨,行向腋窝,止于三角肌,然后用手轻柔地向下按压肩膀。

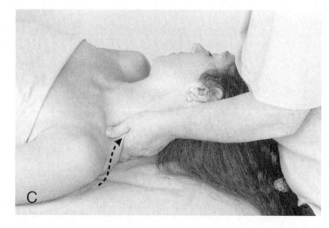

图8-2　(A)让患者头转向一侧,轻按一侧颈部,也可沿锁骨按揉至腋窝。(B)重复操作一次,为保证按摩时手部放松,医师需前臂外展。(C)用手轻轻按摩返回枕骨。

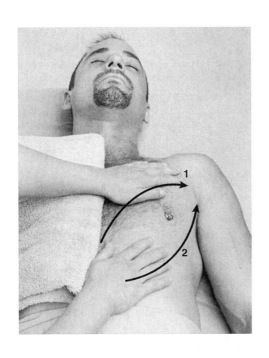

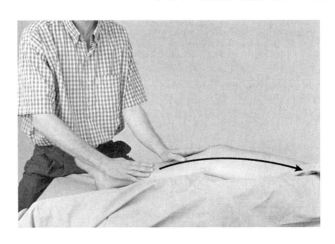

图8-5　在对手臂进行轻抚按摩时，医师可以针对胳膊的外侧和中部进行交替按摩。

图8-3　在按摩胸部时，无论男女，按摩的路径均应由内侧朝腋下移动，尽量避免碰到乳头(需要考虑按摩胸部时的道德观，已在第3章"按摩的临床决策"和第6章"按摩的准备及体位调整"中提到)。

5. 每重复一次向心按摩前进到达深筋膜时，医师可以逐渐增加力度，进一步地按触组织深层，反复按摩 5~10 次，以克服惯性抵抗性。如果在规定范围内，可以逐渐增加力度，按至深层的肌肉。

6. 一些作者建议，心脏附近按摩力度可适当增加[6,8]。治疗结束时，可稍加停顿加重力度，稍微超过患者的承受范围也是可以的，特别是针对淋巴结等部位进行按摩的时候比较适用。

7. 按摩的频率范围为 5~50cm/s。有作者提出频率可以为 15cm/s 或 15.24~17.78cm/s[6]。

8. 对于反向按摩，许多人有不同的看法，因为轻度离心式按摩会产生阻碍体液回流的结果，所以有人会省略掉这个步骤(图 8-1 和图 8-2A)。在做回返按摩时，医师的手要尽量与患者皮肤接触，同时可以用手掌或手指尖在按摩部位上做一个牵引式的快速滑动(图 8-2B 和图 8-2C)。或者在做回返按摩时，可让双手与患者身体持续地接触，但手掌和手指在浅表肌群做轻柔和牵拉式按摩时，力度要最小；如果选择做回返按摩，在从身体一处到另一处转换时应确保流畅。

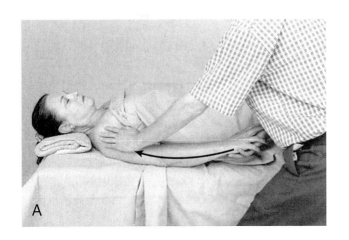

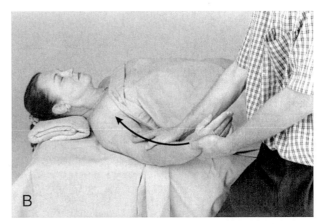

图8-4　(A)臂外侧面按摩的方向。(B)臂内侧面按摩的方向，注意医师的站姿。前面提到的按摩法同样适用于腿内侧及中部按摩。

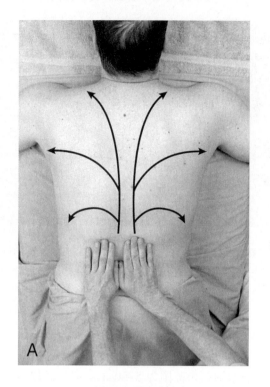

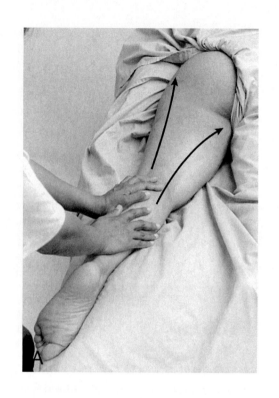

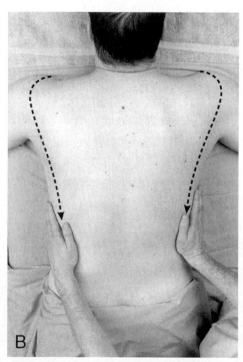

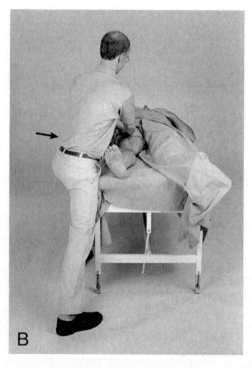

图8-6 （A，B）背部两侧的按摩由骶骨开始，也可以从腰部开始，在连续按摩时，医师可以更换不同路线。

图8-7 （A）大腿后侧及臀部按摩。（B）按摩大腿前侧时，医师上身直立，在轻压患者腿部时配合腿部运动。同时医师身体微倾，避免因长时间背部拉伸而引起损伤。

9. 双手交替进行浅表轻抚按摩时,交替按摩是很有效的。

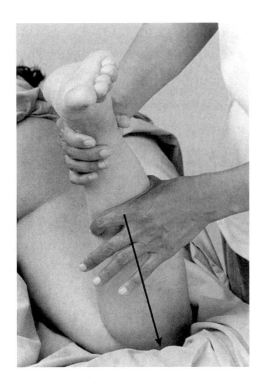

图8-8　采用浅表轻抚按摩法按摩脚踝,两手轻叩住脚踝。

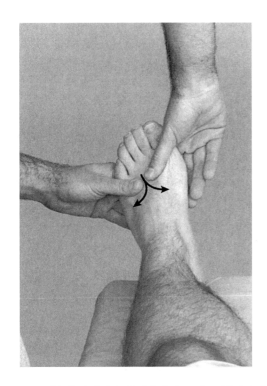

图8-9　用双手拇指按摩脚部能增加脚部回流,同时这种离心方向的轻抚按摩方法对于一些外伤造成的损伤性水肿有促进消肿的作用,按摩部位要避开肿块的周边。

框 8-1	浅表轻抚按摩的操作方法

接触部位:放松的全手掌

力度:轻微

作用部位:皮肤、浅筋膜、脂肪层

方向:从四肢到心脏,向心按摩,从躯干到腋下或腹股沟的淋巴结

幅度:据躯体部位而定

频率:5~50cm/s

持续时间:2分钟或更长

结合手法:揉捏和浅表轻抚按摩

适应证:长时间单独应用或与浅层淋巴液流动术交替使用,以利于淋巴与血液回流。该手法通常用于神经肌肉按摩的起始和后续阶段

10. 用拇指或手指接触按摩面积比较小的部位,或肿胀部位的边缘(图 8-8 和图 8-9),手呈链状或环状,围绕前肢和脚趾进行按触式按摩。

11. 应用轻抚按摩治疗局部肿胀时,最好从肿胀的周边开始。当接近肿胀处时,确保应从无肿块处或其外周开始,这样才可避免将液体推入或推向肿胀部。后面的章节将讨论促进淋巴及静脉回流相关按摩的顺序。

浅表轻抚按摩是如何起效的

轻抚按摩法:通过按压血管内静脉血被抽空,将会产生压力促使远端液体近流[7]。尽管对于正常个体[9]来说不会影响到全身的血液循环[9-11],但仍能使静脉回流量增多[9],心脏搏出量增大。此外,轻压淋巴管末端能够刺激淋巴管平滑肌收缩,促进淋巴液流动[12]。另外,有节律地反复按压还能使机体放松(见第 7 章"浅反射技术"中"浅表敲击法是如何起的"一节中关于夹带理论的探讨)。

医师的体位和动作

1. 依据第 6 章"按摩的准备及体位调整"选择合适的基本姿势,详见"站姿、坐位、弓步、弓步和伸出"一节。

2. 在背部或大腿等大面积部位使用此法时,为了

保证按摩到位,医师可适当移动双腿,但不要过度伸长胳膊操作。按摩时要保持上身的直立状态,减少腰椎重复弯曲或伸展。

触诊

轻抚按摩时注意感受患者的皮肤情况,记录以下内容:

1. 皮肤肌理(肤质)。

2. 皮肤温度。

3. 出汗情况和皮肤湿润度。

4. 垂直于作用力方向的皮肤和浅筋膜水平拉伸情况。由于使用按摩油减少了皮肤摩擦力,按摩时这些皮下组织并不会被牵拉。

5. 检查是否有皮下脂肪过多造成的脂肪瘤,多发于背部[13],常游移不定。还有硬纤维化瘤,常见于枕骨部。两种瘤都可因为触压而变柔软。

6. 表皮轮廓。

7. 感知表层皮下组织的柔韧性。连续按摩后,组织黏滞力会变小,惯性阻力增大。

8. 皮下组织的惯性阻力,这能反应组织的流体含量(例如,间质流体压)。

9. 水肿液渗出,这种情况通常还会伴有表皮轮廓改变、皮下组织粘连和惯性阻力改变。

观察

操作时观察患者是否有肿胀减轻或者放松征象。以下几点可以作为观察指标。

肿胀减轻

1. 皮肤颜色和肤质变正常。

2. 表皮轮廓改变。

3. 按摩 15~45 分钟后,水肿会明显减轻。如果是按摩炎症部位或者淋巴循环功能障碍的患者,在按摩过程中水肿会逐渐减退。

放松的程度

1. 心率减慢,呼吸加深。

2. 语调变低。

3. 皮肤颜色发生改变,如脸变红。如果皮肤变白,说明操作造成了不良反应。

4. 肌肉静息张力降低,这点可以从表皮轮廓变柔或身体各部位变舒展开阔反映出来。

5. 肌肉抽搐震颤。

6. 按摩中,患者同步发出的反馈声音增加。

7. 心跳的频率降低,可以从患者的颈部、手腕和脚部的脉搏状态中观察。

8. 如果患者焦虑不安或者出汗,说明操作引起了不良反应。

与患者的交流

在按摩过程中,如何获得患者满意的反馈,可以参考以下的表达方式。

1. "如果按摩的力度不合适,您可以随时告诉我。"医师在按摩急性或亚急性炎症部位时,要尽量保证按摩手法不会增加患者的疼痛感。

2. "您这里是怎么受伤的?"医师在减轻患者疼痛的过程中可以这样说。通过这种交流沟通,医师可以据此判断,按摩手法是否加重炎症部位的疼痛反应。

3. 在对淋巴排毒和放松按摩的时候,鼓励患者进行深呼吸。

 思 考 题

为什么在进行轻抚按摩的时候,要使用向心的压力,而不是使用离心力?

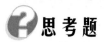 **轻抚按摩的操作顺序**

以下部位可按照由近端向远端的顺序按摩,可以在 30 分钟内完成,每个部位的浅表轻抚按摩应连续进行,各部位由远侧开始,然后覆盖至整个区域,重复按摩几次。

仰卧:颈部、面部、胸部、上肢、腹部、前肢

俯卧:背部、臀部、后肢

医师还可以尝试变换方式,如

■ 仅仅使用向心性按摩的方式;

■ 重复使用轻抚按摩的方法;

■ 逐渐增加力度;

■ 在按摩结束部位邻近淋巴结可以运用点按手法;

■ 使用不同的频率(5~50cm/s)。

浅表轻抚按摩法:深入研究与实践

名称和起源

在以往的教材中,关于浅表轻抚按摩的介绍通常会用"轻轻抚摸""滑动""按压""深压"等关键词来表述[1-8],本书中的"轻抚"是指在按摩的手法和力度上都是可调整的。有的作者也会将"轻抚"和"按抚"的方法交替使用[1-5]。本书中遵循的是大部分教材中通用的词汇,包括《Beard 按摩法》等[6],鉴别轻抚疗法和叩击法在用力、方向、组织管理和按摩疗效上存在的不同[6-8]。浅表轻抚按摩会产生与浅表按摩类似的浅表反射效应(见第 7 章"浅反射技术"),除此以外,它还可以促进体液的流动。同时,本书还描述了轻抚按摩与深度按摩的区别(见第 9 章"神经肌肉按摩疗法")。初学者要了解这两者的区别,就要掌握皮肤的组织结构:表皮、浅筋膜、脂肪和肌肉[1,3,5,7]。了解这些可以帮助医师针对不同治疗部位选择按摩方法,以达到理想的治疗效果。

疗效和证据

医师可以按照以下的操作方法,用轻柔、连续的手法促进组织液流动,从而产生诸多效应,包括循环效应、心理效应和各种生理效应。按摩时最好使用按摩油,同时可以将此按摩手法作为局部或整体按摩的配合手法。另外,它可以作为对患者肌肉的深度按摩之间的过渡性按摩阶段(见第 9 章"神经肌肉按摩疗法")。

浅表轻抚按摩因有助于循环而为人熟知。许多资料显示,轻抚按摩可以加快按摩部位的淋巴和液体循环回流[1-8]。产生这种效果的一个原因是,熟练轻柔的按摩手法会使小淋巴血管收缩,从而增加淋巴液的生成和回流[10]。而且如果按摩力度轻、速度慢,会促使淋巴流动。浅表轻抚按摩具有促进淋巴液流动的效果,但只对健康组织有效[11-13]。轻抚按摩的这种淋巴效应,使得它可以专门治疗包括坠积性水肿;一些常见的与骨骼肌肉损伤(如滑囊炎、扭伤、拉伤、挫伤、脱位、骨折与粉碎性骨折)有关的急性或亚急性阶段的

水肿、渗出;反射性交感神经营养不良、月经或哺乳期的胸闷。它还对静脉淤血[13]及其有关的静脉曲张和静脉性溃疡有效[14]。因为它对淋巴流动的广泛作用,浅表轻抚按摩是一些淋巴排毒系统疗法的一部分。

浅表轻抚按摩对心理和生理方面均有一定作用。轻抚按摩和体表按摩均可以减少焦虑,有助于患者放松[15,16](尽管有些人不认同[17]),暂时降低运动神经的兴奋性[18,19],同时促进活血化瘀[20,21]。因为它的轻微力学效果,临床医师可以结合浅表轻抚按摩和浅反射技术达到镇静作用,增加总体舒适度,减少术后疼痛感。它还是婴儿绞痛的特效疗法[21]。图 8-1 概括了浅表轻抚按摩的主要疗效。

注意事项和禁忌证

临床医师需要在临床培训和监管的情况下进行浅表轻抚按摩。在一些特定情况,尤其是处理病理状态下的患者时练习是很有益的。虽然浅表按摩作用力仅达皮下及脂肪层,但由于其与血管相连,医师还应

注意一些禁忌(见第 3 章"按摩的临床决策")[1]。对一些心脏病患者、外科患者以及新陈代谢异常的人来说，不宜进行轻抚按摩[16,22,23]。重症患者一般可以进行按摩，但是急性心脏病患者禁用。尽管轻度按摩对心肌梗死患者有益，但最好在冠状动脉旁路手术 48 小时后再按摩[22]，而且医师必须对那些心功能不全或梗死，以及心力衰竭的患者要特别小心，因为静脉回流的增加会危及心肺功能。

有急性外科损伤或者反射交感神经营养不良的患者不可以进行局部按摩。在这种情况下，医师应该运用手法按摩来促进损伤部位的组织液流动。总的来讲，医师不能在新瘢痕[24]、已确诊或是受感染的炎症部位以及血栓的部位进行按摩。轻抚按摩可能促进肾滤过功能，对于肾病或营养不良的患者可能引起并发症。最后，即使是最轻柔的按摩，也可以减少硬膜外麻醉的有效持续时间[25]。

浅表轻抚按摩在治疗中的应用

在考虑使用浅表轻抚按摩前，应该了解一些重要的心血管疾病和淋巴功能紊乱的症状，并了解其并发症。

外科损伤

治疗由创伤引起的水肿时，可在创伤部位附近广泛的、反复按摩并结合冰敷，把四肢抬高到 30°或 45°位置，进行被动运动，并且用最小幅度关节活动技术来减轻疼痛。鼓励患者进行深度腹式呼吸以促进淋巴回流。后续创伤的护理方法包括休息、冰冻或冷敷、按压和肢体抬高 30°或 45°。

淋巴水肿

淋巴水肿的综合治疗需要详细的专业指导和皮肤护理以及专项锻炼。根据水肿的大小及扩散范围，可以采取下列方法：步态训练、移动练习、平衡训练、姿态意识训练、力量练习以及个人护理的功能训练和家庭护理，同时配合使用帮助和适应性的设施[2]。针对神经肌肉及其相连的组织的按摩技术有助于消除水肿。

静脉淤滞

治疗与静脉淤滞有关的水肿，要保证血栓以及血栓性静脉炎已经消除，然后再对相应部位进行按摩，避免直接按摩溃疡或静脉舒张的部位。治疗时应抬高四肢，在家庭护理中还可以进行提脚练习，均有辅助疗效[26]。

体表淋巴引流术:基本原理

定义

体表淋巴引流术是一种非滑动性的按摩方法,顺着淋巴流动方向,短时间、有节奏的轻抚。以轻微的力度按压,移动皮下组织,而不触及肌肉[27-37]。

作用

医师运用体表淋巴引流术来增加淋巴回流。适当运用该技术时,还可以产生镇静作用。

触诊练习

以下练习有助于医师熟练掌握深层淋巴液流动术的相关技巧。

1. 首先结合按摩对象的皮肤状况,估计其肌肉层上覆盖的脂肪层的厚度,由于人体脂肪分布不均,因此一定要在多个区域进行练习,尽可能找不同的人练习,以便对比脂肪层厚度,比较男性与女性的差别。

2. 寻找并按摩深筋膜,这一层比上面的脂肪层和下面的肌肉层更坚韧。应避免按压至位置更深的肌层。要找到以下这些深筋膜较厚、易定位的部位:肩胛骨上部、腰部、胫部外侧、手掌和脚底。有可能的话,放一本解剖学图谱在手边,可以帮助医师准确定位。

3. 找到皮肤、表层脂肪和皮下层之间的弹性层。医师用手平推皮肤之前,应该对组织厚度有所了解,在多深的位置可以按触这些组织而不会对皮下组织施压。在多个区域做上述练习。

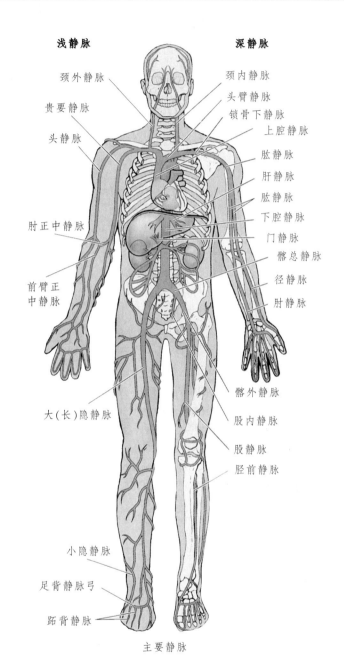

图 8-10　回流心脏的静脉。(Reprinted with permission from Moore K. *Clinically Oriented Anatomy*. 4th ed. Philadelphia: Lippincott Williams & Wilkins; 1999:33.)

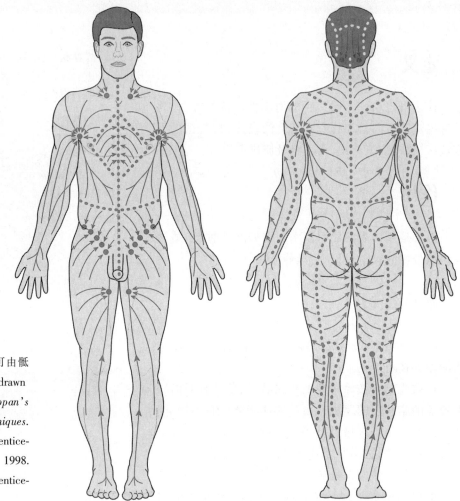

图8-11　当治疗背部疾患时,方向可由骶骨至腋下,也可以自头部向下。(Redrawn from Tappan FM, Benjamin PJ. *Tappan's Handbook of Healing Massage Techniques.* 3rd ed. Upper Saddle River, NJ: Prentice-Hall, Inc.; 1998:227. Copyright 1998. Adapted with permission from Prentice-Hall, Inc,, Upper Saddle River, NJ.)

体表淋巴引流术：技术

手法技术

图 8-12 至图 8-20 展示医师运用体表淋巴引流术作用于身体各部位。图示操作遵循从头到脚、由仰卧位到俯卧位的顺序。每幅图均展示了本节技法的操作要领。

1. 不要使用按摩油。如果医师或者患者的皮肤比较湿润，可以用优质无味的滑石粉、玉米淀粉或白垩来干燥皮肤。

2. 大量练习有助于保证按摩时手部完全放松。治疗时，要求手法轻柔、用力均匀，以手的任意部位作为着力点（图 8-15、图 8-16 和图 8-19）。拇指可外展，以增加接触面积（图 8-15）。也可以用拇指或其余手指点压治疗部位，会对治疗有所帮助（图 8-12、图 8-13 和图 8-20）。

3. 治疗躯干、大腿等面积较大的部位时，可以双手合并以加大接触面积（图 8-16）。

4. 最初应以轻轻的力度按压皮肤，慢慢到达皮下脂肪层，以不发生变形为宜。沿淋巴液流动方向轻轻伸展皮肤和浅筋膜（图 8-11），尽量避免按压至深层肌肉，沿皮肤表皮方向一致用力。手呈半圆或半椭圆效果更好。这种方式可以确保在患者体表向心性施

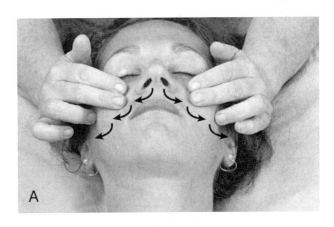

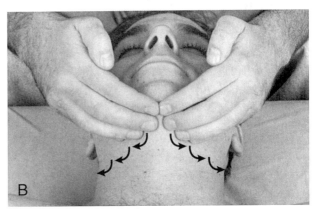

图8-13 （A）面部体表淋巴引流术。（B）下颌下面部位的按摩手法。

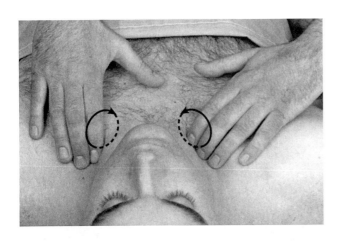

图8-12 当按摩至颈部时，可以在静脉和淋巴结合部附近结束手法。在锁骨下方直接施压并向内侧直到终点。这可以排净大部分淋巴系统的毒素，并开始新的介入治疗。练习者应该多次重复这样的淋巴按摩。

力，并在两个方向上牵拉相应组织[27,31]。

5. 该手法不是在患者体表皮肤滑动，而是在治疗部位附近小范围推动。

6. 在做伸展皮肤和浅筋膜排出组织淤滞的短暂、缓慢的结束手法时，可以稍加停顿，然后逐渐减轻手部压力，使皮肤回位。

7. 可以在同一部位进行多次按摩。回位时，保持作用力向下（图 8-12、图 8-14、图 8-16 和图 8-18）。或者可以在患者皮肤上两手交替做抹法，就像在患者皮肤上"走路"（图 8-15 和图8-17）。两种情况都需要重复轻抚或用一系列的轻抚按摩来避免液体的惯性阻力。掌握这项技术需要练习数小时。

8. 当医师运用体表淋巴引流术时，应注意按摩的次序。开始时，在淋巴和静脉交汇处做按摩（图 8-

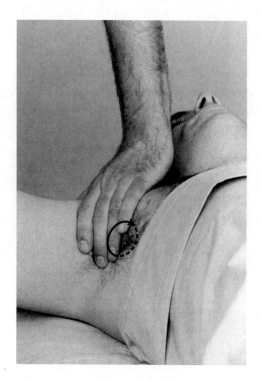

图8-14 按照腋动脉、腹股沟以及相应肢体的顺序进行按摩，在按摩四肢时，还要返回重复按摩淋巴结，用力应沿着手臂中线向上。

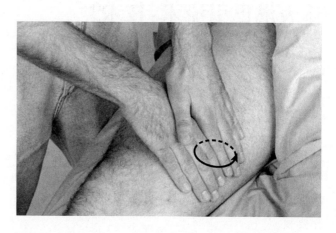

图8-16 大腿前侧的按摩手形是椭圆形。反方向的按摩（虚线），尽量不要使用向心力。医师的手应该顺着皮肤的反作用力来完成动作。

12），先按摩颈部，以促使淋巴排毒，然后在治疗部位进行操作。如果时间有限，可以缩短病变部位的治疗时间[33]。开始时查看腋窝及腹股沟淋巴结是否完整（图 8-14），并且要先处理附近受影响的部位，然后才是末端部位。最后，回到近端部位，在近端和末端部位

来回运动。

9. 如果患者淋巴有病变或者最近受到感染，则沿着正常的淋巴分支到最近的淋巴结进行按摩。这些区域总有对侧淋巴腋动脉和腹股沟结或者同侧的腹部结点。首先要完全排空这些部位，以便淋巴液可以流入[33]。

10. 在对浅层淋巴液流动技术熟悉后，尽量掌握按摩的节奏，以增强镇静作用。

11. 体表淋巴引流术和相关物理疗法是非常耗时的。在治疗开始阶段，根据患者的状态和水肿的程度，通常每天需要治疗 45~90 分钟[31,33]。

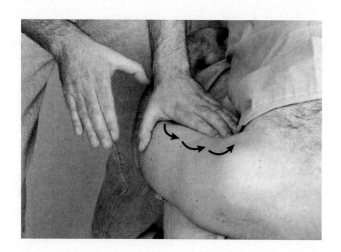

图8-15 拇指外展的手形很适合手臂部的按摩。双手交替按摩。从肘到腋的一套动作要多重复几次（这套动作要用整个手掌去接触患者的皮肤）。

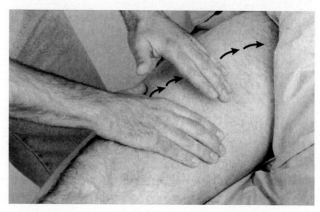

图8-17 两只手可以一起工作：一只手向前推着淋巴，当第一只手移到近处时，第二只手按住淋巴准备下次抚触。

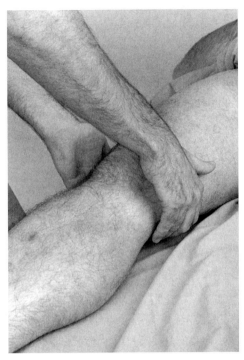

图8-18 处理膝关节时患者取仰卧位。

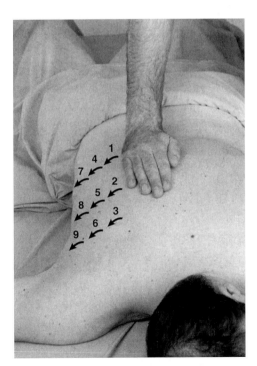

图8-19 背部按摩时要向腋动脉方向施压。

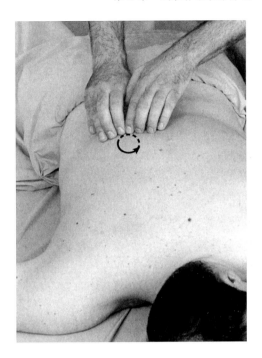

图8-20 肋间的手指抚触技术。在肋骨间轻轻按压,并由肋骨向脊椎方向施压,使之能达到胸口淋巴。

体表淋巴引流术是如何起效的

这种体表淋巴引流术在浅层有节奏地抽吸会导致小间隙压强不断变化,刺激淋巴液的生成[37]。浅表轻抚按摩也是一样,较轻的压力会刺激末端淋巴管。通过血管推动淋巴液流动,而这些管内有瓣膜可以防止回流[7,9]。一个淋巴管的一部分被压空,负压的抽吸效应会把附近的末端空间液体吸过来[7,37]。轻度压力还会促使淋巴管的平滑肌收缩[37],推动淋巴液排出[7,12,37]。最后,重复而有规律的压力可以帮助患者放松(见第 7 章"浅反射技术"中"浅层轻抚是怎样起效的"部分的讨论)。

框 8-2	体表淋巴引流术操作要点
接触部位:完全放松的手掌面,手掌根后部,分开的手指	
力度:极小,相当于5mmHg或5分钱(镍币)的重量	
按摩部位:皮肤,皮下层	
方向:向心的,沿淋巴流动方向	
幅度:段,小于2.5cm(1英寸)	
速度:慢,大约2.5cm/s	
持续时间:5～60分钟或更久	
结合法:浅表轻抚按摩法	
应用:在延长期单独使用或与浅表轻抚按摩相结合	

思考题

比较表层轻抚按摩与体表淋巴引流术在哪些方面相同,哪些方面不同?

医师的体位和动作

1. 依据第 6 章"按摩的准备及体位调整"中介绍的姿势，详见"站姿、坐位、弓步、弓步和伸出"一节。因为体表淋巴引流术中按摩的时间很短，所以医师能做的标准姿势和动作可能性较小。

2. 根据患者的体型调整手的接触面，根据接触的部位不同，肩和肘要灵活，因此医师要相对大幅度地摆动手臂来配合手掌运动。

触诊

操作时，要了解患者的状况，如：

1. 肤质。

2. 皮肤温度。

3. 出汗情况和皮肤湿润度。

4. 伸展皮肤和浅筋膜。因为手动的速率很慢，医师可以触到这层浅表组织伸展的最后感觉。触及而不渗透。

5. 皮层下的脂肪瘤非常常见[9]，可以移动，还有一种硬的纤维组织炎性结节。常见于髂嵴附近和枕骨部，触感较软。

6. 表面的形状。

7. 柔韧性的增加反映了健康的表面皮下组织黏性下降，这在持续的按摩过程中是正常的。

8. 反映体液含量的皮下组织惯性阻力（体液空隙压力）。

9. 与纤维化程度有关的水肿组织的密度。

10. 水肿组织的体液再吸收，这伴随着表面形状的变化、组织的伸展、组织密度、黏性及皮下组织惯性阻力。

观察

医师进行按摩操作时，应观察患者肿胀部位减小的征象，如：

1. 肤色和肤质的正常化。

2. 改善营养状态。

3. 表面轮廓的减小。

4. 肿胀明显缩小，经常发生在 15~45 分钟内。肿胀缩小通常会发生在进行排毒的过程中，并伴有炎症消失和淋巴紊乱的消除。

与患者的交流

在按摩过程中，想要了解患者的舒适度，可以问以下问题：

1. "如果这个力度不舒服就请告诉我"，在处理一些急性或亚急性的炎症时，要确保治疗力度可以承受。这种技术按摩在任何时候都应该是无痛的。

2. 建议患者在进行按摩前上厕所，并且告诉他们在按摩的过程中或结束后不久可能还要上厕所[36]。

3. 向患者解释在第一次治疗后感到疲倦是正常的。另外，可以让患者反馈其他的并发症，如强烈的呕吐、发抖或治疗后的疼痛，这些并发症均提示治疗过度。

 体表淋巴引流术的操作顺序

和浅表轻抚按摩一样，促使淋巴回流的顺序是由附近的区域开始，然后才是末端的部位。因为体表淋巴引流术很慢，所以根据重复次数，一整套身体按摩需要1.5~3 个小时。

要使手法连续地作用于每个区域。开始时，在某一个区域按摩，然后用小的向心手法在整个区域重复几次，并逐渐移向近端。若操作时间较短，可以在各区域按摩，半小时左右按至颈部。

仰卧：颈部、面部、胸部、手、腹部、前肢

俯卧：背部、臀部、后肢

根据患者身体的形状，找到相应的轻柔、舒适、放松的接触方式来完成这些按摩。试一试以下几种其他可行的方法：

- 整个手掌面；
- 手掌尺侧；
- 大拇指、食指及掌指间隙；
- 平坦的手掌，包括手指。

治疗时怎样做可以由近到远都采用侧卧的姿势？

体表淋巴引流术：深入研究与实践

名称和起源

体表淋巴引流术是由浅表轻抚按摩演变而来。轻抚法是在20世纪由 Emil Vodder 提出的，之后几名手法淋巴引流派专家又对轻抚法进行了完善[27-35,37]。体表淋巴引流术和浅表轻抚按摩的共同之处在于，它们都是要将轻小的压力向心地作用于相同的组织层。然而，在应用轻抚法时，临床医师的手是在皮肤上快速滑动的。相反，体表淋巴引流术要求医师非常轻柔地沿着淋巴流动方向将皮肤、浅筋膜以及其中的淋巴管伸展到它们之间的弹性分界。另外，它不挤压深层组织，然后在伸展组织后逐渐减轻压力。

体表淋巴引流术是多种手法淋巴液流动术的基本技术，它在应用时会用到浅表轻抚法、挤压以及其他按摩技术。通常被用来作为更广泛的治疗法，如被人熟知的复杂或完全降低充血疗法或物理疗法（CDT、CDP、CDMT）的一部分。这种治疗包括绷带、压力衣、专项训练以及卫生教育[33-35]。

疗效和证据

在局部区域使用体表淋巴引流术可以促进淋巴液从局部向治疗部位流动。当加大治疗范围时，可以引起淋巴液大量回流至静脉[37]。这种缓慢、轻柔的刺激可以引起淋巴管收缩[12,27,31,37]，推动淋巴液通过浅表淋巴管流出[27,31,37,38]。增加了局部的循环[39]，同时减少了在淋巴管路线因损坏而断裂后形成的代偿淋巴管所需的时间。医师很好地应用这项技术时，它还可以达到镇静（副交感神经的活动）、减少疼痛（抗刺激止痛）以及提高免疫功能的作用[27,37,40]。

复合消肿疗法疗效很好，许多疗法都表明它对于治疗淋巴水肿有特效[41-59]，特别是对于乳腺癌手术后导致的淋巴水肿[34,43,60-74]。最近关于手法淋巴引流的治疗作用备受争议[44,75-80]。体表淋巴引流术对创伤水肿[81-84]、静脉功能不全[85,86]、粉刺[27,31]以及其他病症[87-94]均有疗效。但是对复杂的局部疼痛症状则不如锻炼有效[95]。表8-1概括了体表淋巴引流术的主要效果。

注意事项和禁忌证

临床医师需要通过临床培训和大量实践来恰当掌握体表淋巴引流术。在一些特殊的病情下，预先训练是很有用的。有力学效应的技术应用的禁忌也适用于体表淋巴引流术（见第3章"按摩的临床决策"）。

体表淋巴引流术的禁忌包括：急性细菌或病毒感染，局部炎症急性期，未治疗的转移性疾病，过敏反应，新生血栓，以及右心心力衰竭引起的水肿（可以在水肿以外的部位按摩）[27-29,31,96,97]。应用该技术时还要注意，当患者有心脏功能不全或心肌梗死而致衰竭的症状时，必须要谨慎。静脉回流的增加会危及心肺功能。当患者有甲亢时，避免在甲状腺周围做局部治疗；当患者有哮喘时，禁止在发作时进行按摩，并避免在胸骨区域做治疗。

如果患者在月经期，医师应该避免进行腹部治疗；如果患者在孕期，则应该减少或取消按摩治疗。如果患者有低血压，要小心处理并在治疗初期缩短疗程[27,29,31]。治疗创伤性水肿，要像其他情况一样，应确

验证

2004年，科克伦的系统回顾数据库评价了用于治疗淋巴水肿包括绷带、压力袖、针织类以及手法淋巴引流等方法[75]。研究组筛选了可以在大医疗数据库里找到再检验的随机临床试验，并且有6个月的后续数据。符合纳入标准的3篇文章采用了不同的干预措施。在一个检测按摩的单个试验中，与用压力带相比，手工淋巴排毒效果并不十分明显。最后结论认为，治疗淋巴水肿的最好办法需要有精心设计的大范围康复疗法的随机试验。这种研究严格且得到验证。选择研究方法、筛选标准以及评论过程都要进行详尽陈述。作者描述了10项最符合结果标准的研究，并提供了排除其中7项标准的理由。剩余的研究无法完成荟萃分析，作者的结论提出今后需要开展更多的相关研究。

Badger C, Preston N, Seers K, Mortimer P. Physical therapies for reducing and controlling lymphoedema of the limbs. *Cochrane Database Syst Rev*. 2004;4:CD00314183.

保浅层淋巴治疗是无痛并且舒适的。如果患者忍受不了局部治疗,可以在邻近区域进行治疗。在有慢性炎症的部位应用浅层治疗时, 有可能会诱发急性炎症[29]。最后,在进行完全身的治疗后,患者可能会有轻微呕吐或疲倦感[31]。

思考题

体表淋巴引流术、手法淋巴引流术和复合消肿治疗有什么不同?

体表淋巴引流术在治疗中的应用

在考虑使用体表淋巴引流术 (手法淋巴引流术)之前,应该了解一些重要的心血管疾病和淋巴功能紊乱的特征和症状,并了解其并发症。

外科损伤

治疗由创伤引起的继发性水肿,可在创伤部位附近进行广泛的、反复的按摩,并结合冰冻或冷敷,把四肢抬高到 30°~45°位置。被动活动,并且用最小幅度关节活动技术来减轻疼痛。鼓励患者进行深度腹式呼吸以促进淋巴回流。后续创伤的护理方法包括:休息、冰冻或冷敷、压迫、肢体抬高到 30°~45°。

淋巴水肿

淋巴水肿的综合治疗需要具体的专业指导、皮肤护理以及专项锻炼。根据水肿的大小及扩散的范围,可以采取下列方法:步态训练、移动练习、平衡训练、姿态意识训练、力量练习以及个人护理的功能性训练和家庭护理,同时使用帮助和适应性的设施[2]。针对神经肌肉及其相连的组织的按摩技术可以对纤维水肿有所帮助。

静脉淤滞

治疗与静脉淤滞有关的水肿,要保证血栓以及血栓性静脉炎已经消除,然后再对相应部位进行按摩,避免直接按摩溃疡或静脉舒张的部位。治疗时应抬高四肢,家庭护理时还可以进行提脚练习,均有辅助的疗效[26]。

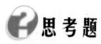**思考题**

医师可以用按摩技术治愈哪种类型的水肿?按摩技术对哪种类型的水肿不会有效?

临床案例

现病史

女性,45岁,乳腺癌患者,在乳房切除手术后1个月,病情好转,右手臂和手掌同时出现慢性淋巴水肿。患者50%的腋淋巴结和一些胸组织已经摘除,并且没有接受过放射性治疗。

主观症状

■ 主诉右手疼痛和肿胀,正常功能受限。
■ 主诉活动时局部疼痛。
■ 自觉手臂外观形变。

客观情况

损伤

■ 水肿:大面积水肿,从肩部到手指出现凹坑。
■ 肢体程度:右>左;定性分析。

- ■ 肌力:3级——右侧肩部、肘和腕活动。
- ■ 动作范围
  - ■ 右肩:屈伸=85°,伸展=5°,外展=70°;内收=10°,外旋=30°,内旋=5°。
  - ■ 右肘:屈伸=95°,伸展=中立,内旋=45°,旋后=30°。
  - ■ 右腕:屈伸=25°,伸展=35°,径内偏差=5°,尺骨偏差=10°。
  - ■ 右手:m.c.p.:屈伸=45°,伸展=中立;i.p.:屈伸=45°,伸展=中立。

功能限制

- ■ 不能用右臂梳头。
- ■ 穿衣困难,不能自理。
- ■ 不能抬手臂够物。
- ■ 右手不能抬物。

分析

治疗依据

目的是为了减轻患者水肿和继发性虚弱、疼痛、形变和功能受限。

损伤	按摩的作用和效果
■ 水肿(淋巴液回流受损)	■ 水肿减轻:右臂大小=左臂大小
	■ 一级处理,对淋巴排水的直接作用
■ 活动范围	■ 在正常的限制内,动作幅度扩大
	■ 一级处理,直接作用,因为动作幅度受限
■ 肌力	■ 完全增加到5/5级的力度
	■ 可能是二级处理;虚弱主要是由于使用不当;消肿可能有助于增强力量,同时增加了力量的范围
■ 形变	■ 外形好转
	■ 可能是一级处理或是二级处理作用,因为大范围的水肿造成了变形的状态
活动受限	**功能效果**
■ 自理能力下降	■ 当需要拿杂货时,患者将可以用右手拿起约4.54kg的物体走约30米
	■ 患者可以在没有外部设备的情况下进行自我护理
	■ 当需要把衣服挂到晾衣绳上时,患者可以用右手伸到头顶以上约0.9米的地方
	■ 当要求将厨房柜子上放东西和拿东西时,患者用右手可以举起在头上橱子里的大约0.45kg重的物体
■ 活动能力下降	■ 患者积极交流,而在这当中患者会更少地关注自己手臂的外表以及抱怨
计划	
按摩疗法	浅表轻抚法,要短,然后是体表淋巴引流法。每次治疗时两者都要一次进行。先在对侧区大面积按摩(包括肋骨和胸骨区),然后按摩病变邻近区域,特别是腋、肋以及胸骨区。医师要自末端开始逐渐按摩到患者手部,然后在近端和末端部分来回交替按摩。另外,每次治疗的开始时,在右侧淋巴管和有腔静脉的胸导管结合处进行大范围的重复触压也会有疗效(见第9章"神经肌肉按摩疗法")
其他合理的技术和疗法	医疗管理、绷带或压力服、皮肤卫生、增大幅度运动、功能性活动、增加力量练习、短期的适应设备

参考文献

1. Fritz S. *Mosby's Fundamentals of Therapeutic Massage*. 3rd ed. St. Louis: Mosby; 2004.

2. American Physical Therapy Association. *Guide to Physical Therapist Practice*. 2nd ed. Alexandria, VA: American Physical Therapy Association; 1999.

3. Benjamin PJ, Tappan FM. *Tappan's Handbook of Healing Massage Techniques*. 4th ed. Upper Saddle River, NJ: Pearson Prentice Hall; 2005.

4. Loving J. *Massage Therapy*. Stamford, CT: Appleton & Lange; 1999.

5. Salvo SG. *Massage Therapy: Principles and Practice*. 2nd ed. Philadelphia: WB Saunders; 2003.

6. de Domenico G, Wood EC. *Beard's Massage*. 4th ed. Philadelphia: WB Saunders; 1997.

7. Holey E, Cook E. *Evidence-Based Therapeutic Massage*. 2nd ed. Edinburgh: Churchill Livingstone; 2003.

8. Hollis M. *Massage for Therapists*. 2nd ed. Oxford, England: Blackwell Science; 1998.

9. Yates J. *A Physician's Guide to Therapeutic Massage*. 3rd ed. Toronto: Curties Overzet; 2004.

10. Tiidus PM, Shoemaker JK. Effleurage massage, muscle blood flow and long-term post-exercise strength recovery. *Int J Sports Med*. 1995;16:478–483.

11. Shoemaker JK, Tiidus PM, Mader R. Failure of manual massage to alter limb blood flow: measures by Doppler ultrasound. *Med Sci Sports Exerc*. 1997;29:610–614.

12. Schmid-Schonbein GW. Microlymphatics and lymph flow. *Physiol Rev*. 1990;70:987–1028.

13. Grieve GP. Episacroiliac lipoma. *Physiotherapy*. 1990;76:308–310.

14. Mason MP. The treatment of lymphoedema by complex decongestive physiotherapy. *Aust J Physiother*. 1993;39:41–45.

15. Groer M, Mozingo J, Droppleman P, et al. Measures of salivary secretory immunoglobulin A and state anxiety after a nursing back rub. *Appl Nurs Res*. 1994;7:2–6.

16. Labyak SE, Metzger BL. The effects of effleurage backrub on the physiological components of relaxation: a meta-analysis. *Nurs Res*. 1997;46:59–62.

17. Fischer RL, Bianculli KW, Sehdev H, Hediger ML. Does light pressure effleurage reduce pain and anxiety associated with genetic amniocentesis? A randomized clinical trial. *J Matern Fetal Med*. 2000;9:294–297.

18. Goldberg J, Sullivan SJ, Seaborne DE. The effect of two intensities of massage on H-reflex amplitude. *Phys Ther*. 1992;72:449–457.

19. Sullivan SJ, Seguin S, Seaborne D, et al. Reduction of H-reflex amplitude during the application of effleurage to the triceps surae in neurologically healthy subjects. *Physiother Theory Pract*. 1993;9:25–31.

20. Larsen JH. Infants' colic and belly massage. *Practitioner*. 1990; 234:396–397.

21. Emly M. Abdominal massage. *Nurs Times*. 1993;89:34–36.

22. Dunbar S, Redick E. Should patients with acute myocardial infarctions receive back massage? *Focus Crit Care*. 1986;13:42–46.

23. Tyler DO, Winslow EH, Clark AP, White KM. Effects of a one minute back rub on mixed venous saturation and heart rate in critically ill patients. *Heart Lung*. 1990;19:562–565.

24. Leduc A, Lievens P, Dewald J. The influence of multi-directional vibrations on wound healing and on regeneration of blood and lymph vessels. *Lymphology*. 1981;14:179–185.

25. Ueda W, Katatoka Y, Sagara Y. Effect of gentle massage on regression of sensory analgesia during epidural block. *Anesth Analg*. 1993;76:783–785.

26. Ciocon JO, Galindo-Ciocan D, Galindo DJ. Raised leg exercises for leg edema in the elderly. *Angiology*. 1995;46:19–25.

27. Wittlinger H, Wittlinger G. *Textbook of Dr Vodder's Manual Lymphatic Drainage, Volume 1: Basic Course*. 3rd ed. Heidelberg, Germany: Karl F Haug Verlag; 1982.

28. Kurz I. *Textbook of Dr. Vodder's Manual Lymph Drainage, Volume 2: Therapy*. 4th ed. Heidelberg, Germany: Karl F Haug Verlag; 1997.

29. Kurz I. *Textbook of Dr. Vodder's Manual Lymph Drainage, Volume 3: Treatment Manual*. 2nd ed. Heidelberg, Germany: Karl F Haug Verlag; 1990.

30. Kasseroller RG. The Vodder School: the Vodder method. *Cancer*. 1998;83:2840–2842.

31. Harris R. An introduction to manual lymph drainage: the Vodder method. *Massage Ther J*. 1992;winter:55–66.

32. Fritsch C, Tomson D. The usefulness of lymphatic drainage. *Schweiz Rundsch Med Prax*. 1991;80:383–386 (Abstract).

33. Casley-Smith JR, Boris M, Weindorf S, Lasinski B. Treatment for lymphedema of the arm—the Casley-Smith method: a noninvasive method produces continued reduction. *Cancer*. 1998;83 (Suppl 12):2843–2860.

34. Leduc O, Leduc A, Bourgeois P, Belgrado JP. The physical treatment of upper limb edema. *Cancer*. 1998;83(suppl 12):2835–2839.

35. Lerner R. Complete decongestive physiotherapy and the Lerner Lymphedema Services Academy of Lymphatic Studies (the Lerner School). *Cancer*. 1998;83(Suppl 12):2861–2863.

36. Kurz W, Kurz R, Litmanovitch YI, et al. Effect of manual lymph drainage massage on blood components and urinary neurohormones in chronic lymphedema. *Angiology*. 1981;32:119–127.

37. Foldi M, Strossenreuther R. *Foundations of Manual Lymph Drainage*. 3rd ed. St. Louis: Elsevier Mosby; 2005.

38. Francois A, Richaud C, Bouchet JY, et al. Does medical treatment of lymphedema act by increasing lymph flow? *VASA*. 1989; 18:281–286.

39. Hutzschenreuter P, Brummer H, Ebberfeld K. Experimental and clinical studies of the mechanism of effect of manual lymph drainage therapy. *Z Lymphol (German)*. 1989;13:62–64 (Abstract).

40. Hutzschenreuter P, Ehlers R. Effect of manual lymph drainage on the autonomic nervous system. *Z Lymphol (German)*. 1986; 10:58–60 (Abstract).

41. Liao SF, Huang MS, Chou YH, Wei TS. Successful complex decongestive physiotherapy for lymphedema and lymphocutaneous reflux of the female external genitalia after radiation therapy. *J Formos Med Assoc*. 2003;102:404–406.

42. Cheville AL, McGarvey CL, Petrek JA, Russo SA, Taylor ME, Thiadens SR. Lymphedema management. *Semin Radiat Oncol*. 2003;13:290–301.

43. Williams AF, Vadgama A, Franks PJ, Mortimer PS. A randomized controlled crossover study of manual lymphatic drainage therapy in women with breast cancer-related lymphoedema. *Eur J Cancer Care (Engl)*. 2002;11:254–261.

44. Kriederman B, Myloyde T, Bernas M, et al. Limb volume reduction after physical treatment by compression and/or massage in a rodent model of peripheral lymphedema. *Lymphology*. 2002;35:23–27.

45. Kasseroller RG, Schrauzer GN. Treatment of secondary lymphedema of the arm with physical decongestive therapy and sodium selenite: a review. *Am J Ther*. 2000;7:273–279.

46. Ko DS, Lerner R, Klose G, Cosimi AB. Effective treatment of lymphedema of the extremities. *Arch Surg*. 1998;133:452–458.

47. Franzeck UK, Spiegel I, Fischer M, et al. Combined physical

therapy for lymphedema evaluated by fluorescence micro-lymphography and lymph capillary pressure measurements. *J Vasc Res.* 1997;34:306–311.

48. Herpertz U. Outcome of various inpatient lymph drainage procedures. *Z Lymphol (German).* 1996;20:27–30 (Abstract).

49. Boris M, Weindorf S, Lasinski B, Boris G. Lymphedema reduction by noninvasive complex lymphedema therapy. *Oncology (Huntingt).* 1994;8:95–106.

50. Foldi M. Treatment of lymphedema. *Lymphology.* 1994;27:1–5.

51. Gillham L. Lymphedema and physiotherapists: control not cure. *Physiotherapy.* 1994;80:835–843.

52. Ruger K. Lymphedema of the head in clinical practice. *Z Lymphol (German).* 1993;17:6–11 (Abstract).

53. Barrellier MT. Lymphedema: is there a treatment? *Rev Med Interne (French).* 1992;13:49–57 (Abstract).

54. Lerner R. The ideal treatment of lymphedema. *Massage Ther J.* 1992;winter:37–39.

55. Clodius L, Foldi E, Foldi M. On nonoperative management of chronic lymphedema. *Lymphology.* 1990;23:2–3.

56. Cluzan R, Miserey G, Barrey P, Alliot F. Principles and results of physiotherapeutic therapy in mechanical lymphatic insufficiency of secondary or primary nature. *Phlebologie (French).* 1988;41:401–408 (Abstract).

57. Einfeld TH, Henkel M, Schmidt-Aufurth T, et al. Therapeutic and palliative lymph drainage in the treatment of face and neck edema. *HNO (German).* 1986;34:365–367.

58. Foldi E, Foldi M, Weissleder H. Conservative treatment of lymphoedema of the limbs. *Angiology.* 1985;36:171–180.

59. Kurz W, Wittlinger G, Litmanovitch YI, et al. Effect of manual lymph drainage massage on urinary excretion of neurohormones and minerals in chronic lymphedema. *Angiology.* 1978;29:764–772.

60. Howell D, Watson M. Evaluation of a pilot nurse-led, community-based treatment programme for lymphoedema. *Int J Palliat Nurs.* 2005;11:62–69.

61. Campisi C, Boccardo F, Zilli A, et al. Lymphedema secondary to breast cancer treatment: possibility of diagnostic and therapeutic prevention. *Ann Ital Chir.* 2002;73:493–498.

62. Enig B, Mogensen M, Jorgensen RJ. Lymphedema in patients treated for breast cancer. A cross-sectional study in the county of Ribe. The need of manual lymph drainage; risk factors. *Ugeskr Laeger (Danish).* 1999;161:3293–3298 (Abstract).

63. Johansson K, Albertsson M, Ingvar C, Ekdahl C. Effects of compression bandaging with or without manual lymph drainage patients with postoperative arm lymphedema. *Lymphology.* 1999;32:103–110.

64. Fiaschi E, Francesconi G, Fiumicelli S, et al. Manual lymphatic drainage for chronic post-mastectomy lymphoedema treatment. *Panminerva Med.* 1998;40:48–50.

65. Foldi E. The treatment of lymphedema. *Cancer.* 1998;83(Suppl 12): 2833–2834.

66. Johansson K, Lie E, Ekdahl C, Lindfeldt J. A randomized study comparing manual lymph drainage with sequential pneumatic compression for treatment of postoperative arm lymphedema. *Lymphology.* 1998;31:56–64.

67. Ferrandez JC, Laroche JP, Serin D, et al. Lymphoscintigraphic aspects of the effects of manual lymphatic drainage. *J Mal Vasc (French).* 1996;21:283–289 (Abstract).

68. Cluzan RV, Alliot F, Ghabboun S, Pascot M. Treatment of secondary lymphedema of the upper limb with CYCLO 3 FORT. *Lymphology.* 1996;29:29–35.

69. Mirolo BR, Bunce IH, Chapman M, et al. Psychosocial benefits of post-mastectomy lymphedema therapy. *Cancer Nurs.* 1995; 18:197–205.

70. Gruffaz J. Management by the angiologist of sequelae of radio-surgical treatment of breast cancer. *J Mal Vasc (French).* 1995; 20:150–152 (Abstract).

71. Bunce IH, Mirolo BR, Hennessy JM, et al. Post-mastectomy lymphoedema treatment and measurement. *Med J Aust.* 1994; 161:125–128.

72. Bertelli G, Venturini M, Forno G, et al. An analysis of prognostic factors in response to conservative treatment of post-mastectomy lymphedema. *Surg Gynecol Obstet.* 1992;175:455–460.

73. Casley-Smith JR, Casley-Smith JR. Modern treatment of lympho-edema. 1. Complex physical therapy: the first 200 Australian limbs. *Aust J Dermatol.* 1992;33:61–68.

74. Zanolla R, Monzeglio C, Balzarini A, Martino G. Evaluation of the results of three different methods of post-mastectomy lymphedema treatment. *J Surg Oncol.* 1984;26:210–213.

75. Badger C, Preston N, Seers K, Mortimer P. Physical therapies for reducing and controlling lymphoedema of the limbs. *Cochrane Database Syst Rev.* 2004;4:CD00314183.

76. McNeely ML, Magee DJ, Lees AW, Bagnall KM, Haykowsky M, Hanson J. The addition of manual lymph drainage to compression therapy for breast cancer related lymphedema: a randomized controlled trial. *Breast Cancer Res Treat.* 2004;86:95–106.

77. Harris R, Piller N. Three case studies indicating the effectiveness of manual lymph drainage on patients with primary and secondary lymphedema using objective measuring tools. *J Bodywork Movement Ther.* 2003;7:213–221.

78. Harris SR, Hugi MR, Olivotto IA, Levine M, Steering Committee for Clinical Practice Guidelines for the Care and Treatment of Breast Cancer. Clinical practice guidelines for the care and treatment of breast cancer. 11. Lymphedema. *CMAJ.* 2001;164:191–199.

79. Andersen L, Højris I, Erlandsen M, Andersen J. Treatment of breast-cancer-related lymphedema with or without manual lymphatic drainage: a randomized study. *Acta Oncol.* 2000; 39:399–405.

80. Johansson K, Albertsson M, Ingvar C, Ekdahl C. Effects of compression bandaging with or without manual lymph drainage treatment in patients with postoperative arm lymphedema. *Lymphology.* 1999;32:103–110.

81. Kessler T, de Bruin E, Brunner F, Vienne P, Kissling R. Effect of manual lymph drainage after hindfoot operations. *Physiother Res Int.* 2003;8:101–110.

82. Haren K, Backman C, Wiberg M. Effect of manual lymph drainage as described by Vodder on edema of the hand after fracture of the distal radius: a prospective clinical study. *Scand J Plast Reconstr Surg Hand Surg.* 2000;34:367–372.

83. Weiss JM. Treatment of leg edema and wounds in a patient with severe musculoskeletal injuries. *Phys Ther.* 1998;78:1104–1113.

84. Trettin H. Craniocerebral trauma caused by sports. Pathogenic mechanism, clinical aspects and physical therapy with special reference to manual lymph drainage. *Z Lymphol (German).* 1993;17:36–40 (Abstract).

85. Valentin J, Leonhardt D, Perrin M. Prevention of venous thromboses and cutaneous necroses using physical methods and pressure therapy in the surgery of chronic venous insufficiency of the lower limbs. *Phlebologie (French).* 1988;41:690–696 (Abstract).

86. Asdonk J. Physical lymph drainage and therapy of edema in chronic venous insufficiency. *Z Lymphol (German).* 1981;5: 107–111 (Abstract).

87. Chomard D, Habault P, Ledemeney M, Haon C. Prognostic aspects of TcPO2 in iloprost treatment as an alternative to amputation. *Angiology.* 1999;50:283–288.

88. Husmann MJ, Roedel C, Leu AJ, et al. Lymphoedema, lympha-

tic microangiopathy and increased lymphatic and interstitial pressure in a patient with Parkinson's disease. *Schweiz Med Wochenschr (German)*. 1999;129:410–412 (Abstract).

89. Klyscz T, Bogenschutz O, Junger M, Rassner G. Micro-angiopathic changes and functional disorders of nail fold capillaries in dermatomyositis. *Hautarzt (German)*. 1996;47:289–293 (Abstract).

90. Zahumensky E, Rybka J, Adamikova A. New aspects of pharmacologic and general prophylactic care of the diabetic foot. *Vnitr Lek (Russian)*. 1995;41:531–534 (Abstract).

91. Bringezu G. Combating fatigue in sports physical therapy with reference to manual lymph drainage. *Z Lymphol (German)*. 1994; 18:12–15 (Abstract).

92. Joos E, Bourgeois P, Famaey JP. Lymphatic disorders in rheumatoid arthritis. *Semin Arthritis Rheum*. 1993;22:392–398.

93. Trettin H. Neurologic principles of edema in inactivity. *Z Lymphol (German)*. 1992;16:14–16 (Abstract).

94. Kaaja R, Tiula E. Manual lymph drainage in nephrotic syndrome during pregnancy. *Lancet*. 1989;21:990.

95. Uher EM, Vacariu G, Schneider B, Fialka V. Comparison of manual lymph drainage with physical therapy in complex regional pain syndrome, type I. A comparative randomized controlled therapy study. *Wien Klin Wochenschr*. 2000;112:133–137.

96. Preisler VK, Hagen R, Hoppe F. Indications and risks of manual lymph drainage in head-neck tumors. *Laryngorhinootologie (German)*. 1998;77:207–212 (Abstract).

97. Herpertz U. Malignant lymphedema. *Z Lymphol (German)*. 1990;14:17–23 (Abstract).

延伸阅读

Adcock J. Rehabilitation of the breast cancer patient. In: McGarvey CL III, ed. Physical *Therapy for the Cancer Patient*. New York: Churchill Livingstone; 1990:67–84.

Asdonk J. Effectiveness, indications and contraindications of manual lymph drainage therapy in painful edema. *Z Lymphol (German)*. 1995;19:16–22 (Abstract).

Bauer WC, Dracup KA. Physiologic effects of back massage in patients with acute myocardial infarction. *Focus Crit Care*. 1987;14:42–46.

Bernas M, Witte M, Kriederman B, Summers P, Witte C. Massage therapy in the treatment of lymphedema: rationale, results, and applications. *IEEE Eng Med Biol Mag*. 2005;24:58–68.

Bertelli G, Venturini M, Forno G, et al. Conservative treatment of post-mastectomy lymphedema: a controlled study. *Ann Oncol*. 1991;2:575–578.

Browse NL. The diagnosis and management of primary lymphedema. *J Vasc Surg*. 1986;3:181–184.

Calnan JS, Pflug JJ, Reis ND, Taylor LM. Lymphatic pressures and the flow of lymph. *Br J Plast Surg*. 1970;23:305–317.

Campisi C, Boccardo F, Casaccia M. Post-mastectomy lymphedema: surgical therapy. *Ann Ital Chir*. 2002;73:473–478.

Carriere B. Edema: its development and treatment using lymph drainage massage. *Clin Manage*. 1988;8:119–121.

Casley-Smith JR. Changes in the microcirculation at the superficial and deeper levels in lymphoedema: the effects and results of massage, compression, exercise and benzopyrones on these levels during treatment. *Clin Hemorheol Microcirc*. 2000;23: 335–343.

Casley-Smith JR. Estimation of optimal massage pressure: is this possible? *Folia Angiol*. 1981;29:154–156.

Casley-Smith JR. Measuring and representing peripheral oedema and its alterations. *Lymphology*. 1994;27:56–70.

Chikly B. Post-mastectomy care and lymph drainage therapy. *J Bodywork Movement Ther*. 1999;3:11–16.

Drinker CK, Yoffey JM. *Lymphatics, Lymph, and Lymphoid Tissue: Their Physiological and Clinical Significance*. Cambridge, MA: Harvard University Press; 1941.

Dubois F. Use of a new specific massage technique to prevent the formation of hypertrophic scars. In: Cluzan RV, Pecking AP, Lokiec FM, eds. *Progress in Lymphology XIII, Exerpta Medica*. International Congress Series no. 994. Amsterdam: Elsevier Science Publishers BV; 1992:635.

Eliska O, Eliska M. Ultrastructure and function of the lymphatics in man and dog legs under different conditions—massage. In: Cluzan RV, Pecking AP, Lokiec FM, eds. *Progress in Lymphology XIII, Exerpta Medica*. International Congress Series no. 994. Amsterdam: Elsevier Science Publishers BV; 1992:97.

Enig B, Mogensen M, Jorgensen RJ. Lymphedema in patients treated for breast cancer. A cross-sectional study in the county of Ribe. The need of manual lymph drainage; risk factors. *Ugeskr Laeger*. 1999;161:3293–3298.

Evrard-Bras M, Coupe M, Laroche JP, Janbon C. Manual lymphatic drainage. *Rev Prat*. 2000;50:1199–1203.

Flowers KR. String wrapping versus massage for reducing digital volume. *Phys Ther*. 1998;68:57–59.

Foldi E. Massage and damage to lymphatics. *Lymphology*. 1995;28:1–3.

Foldi E, Sauerwald A, Hennig B. Effect of complex decongestive physiotherapy on gene expression for the inflammatory response in peripheral lymphedema. *Lymphology*. 2000;33:19–23.

Foldi M. Anatomical and physiological basis for physical therapy of lymphedema. *Experentia*. 1978;33(Suppl):15–18.

Francois A. Use of isoptic lymphography in the evaluation of manual lymphatic drainage effects in chronic lower limb edema. In: Partsch H, ed. *Progress in Lymphology XI, Exerpta Medica*. International Congress Series no. 779. Amsterdam: Elsevier Science Publishers BV; 1987:555.

Giardini D, Bohimann R. *Le Drainage Lymphatique Manuel*. Lausanne: Ed. Payot; 1991.

Gironet N, Baulieu F, Giraudeau B, et al. Lymphedema of the limb: predictors of efficacy of combined physical therapy. *Ann Dermatol Venereol*. 2004;131:775–779.

Gruffaz J. Le drainage lymphatique manuel. *J Mal Vasc (French)*. 1985;10:187–191.

Herpertz U. Significance of radiogenic damage for lymphology. *Z Lymphol (German)*. 1990;14:62–67.

Hurst PAE. Venous and lymphatic disease—assessment and treatment. In: Downie PA, ed. *Cash's Textbook of Chest, Heart and Vascular Disorders for Physiotherapists*. London: Faber and Faber; 1987:654–665.

Kaya TI, Kokturk A, Polat A, Tursen U, Ikizoglu G. A case of cutaneous lymphangiectasis secondary to breast cancer treatment. *Int J Dermatol*. 2001;40:760–761.

Kirshbgaum M. Using massage in the relief of lymphoedema. *Prof Nurse*. 1996;11:230–232.

Leduc A, Caplan I, Lievens P. Traitment Physique de l'Oedeme du Bras. Paris: Masson Editeurs; 1981.

Lindemayr H, Santler R, Jurecka W. Compression therapy of lymphedema. *Munch Med Wochenschr (German)*. 1980;122:825–828 (Abstract).

Little L, Porche DJ. Manual lymph drainage (MLD). *J Assoc Nurses AIDS Care*. 1998;9:78–81.

Morgan RG, Casley-Smith JR, Mason MR, Casley-Smith JR. Complex physical therapy for the lymphoedematous arm. *J Hand Surg.* 1992;17:437–441.

Mortimer PS. Therapy approaches for lymphedema. *Angiology.* 1997; 48:87–91.

Mortimer PS, Simmonds R, Rezvani M, et al. The measurement of skin lymph flow by isotope clearance—reliability, reproducibility, injection dynamics, and the effect of massage. *J Invest Dermatol.* 1990;95:677–682.

Pastura G, Mesiti M, Saitta M, et al. Lymphedema of the upper extremity in patients operated for carcinoma of the breast: clinical experience with coumarinic extract from *Melilotus officinalis. Clin Ter.* 1999;150:403–408.

Reiss M, Reiss G. Manual lymph drainage as therapy of edema in the head and neck area. *Schweiz Rundsch Med Prax.* 2003;92:271–274.

Rinehart-Ayres ME. Conservative approaches to lymphedema treatment. *Cancer.* 1998;83(Suppl 12):2828–2832.

Robert L. *Therapie Manuelle des Oedemes.* Paris: Ed Spek; 1992.

Rubin A, Hoefflin SM, Rubin M. Treatment of postoperative bruising and edema with external ultrasound and manual lymphatic drainage. *Plast Reconstr Surg.* 2002;109:1469–1471.

Ruger K. Diagnosis and therapy of malignant lymphedema. *Fortschr Med (German).* 1998;116:28–30,32,34.

Stahel HU. Manual lymph drainage. *Curr Probl Dermatol.* 1999; 27:148–152.

Strossenreuther RH, Dax I, Emde C. Lymphedema: treatment. *MMW Fortschr Med.* 2004;146:28–30,32–3.

Swedborg I. Effectiveness of combined methods of physiotherapy for post-mastectomy lymphoedema. *Scand J Rehabil Med.* 1980;12:77–85.

Szuba A. Literature watch: the addition of manual lymph drainage to compression therapy for breast cancer related lymphedema— a randomized controlled trial. *Lymphat Res Biol.* 2005;3:36.

Thiadens SR. Current status of education and treatment resources for lymphedema. *Cancer.* 1998;83(Suppl 12):2864–2868.

Uher EM, Vacariu G, Schneider B, Fialka V. Comparison of manual lymph drainage with physical therapy in complex regional pain syndrome, type I. A comparative randomized controlled therapy study. *Wien Klin Wochenschr (German).* 2000;112:133–137 (Abstract).

Vasudevan SV, Melvin JL. Upper extremity edema control: rationale of the techniques. *Am J Occup Ther.* 1979;33:520–523.

Vignes S, Champagne A, Poisson O. Management of lymphedema: experience of the Cognacq-Jay Hospital. *Rev Med Interne.* 2002;23(Suppl 3):414s–420s.

Vodder E. Lymphdrainage. *Aesthet Med.* 1965;14:6.

Williams C. Compression therapy for lymphoedema from Vernon-Carus. *Br J Nurs.* 1998;7:339–343.

Woods M. The experience of manual lymph drainage as an aspect of treatment for lymphoedema. *Int J Palliat Nurs.* 2003;9: 336–342.

Worthington EL Jr, Martin GA, Shumate M. Which prepared-childbirth coping strategies are effective? *JOGN Nurs.* 1982;11:45–51.

Xujian S. Effect of massage and temperature on the permeability of initials. *Lymphology.* 1990;23:48–50.

第 9 章
神经肌肉按摩疗法

神经肌肉按摩疗法是指触摸肌肉，影响静息状态下肌肉的紧张度，并对心理神经免疫方面产生一定作用。这类手法主要包括：广泛按压、揉捏法、拨法、特殊按压。本章主要介绍神经肌肉按摩疗法、操作方法以及临床应用。此后每节就每种手法进行深入研究，包括相关疗效和证据、注意事项和禁忌证，以及治疗应用等。

表 9-1　神经肌肉按摩疗法疗效总结

效果	技术			
	广泛按压	揉捏法	拨法	局部按压
应激激素水平下降和放松感加强	P	✓	P	✓
焦虑感和应激激素水平下降	P	✓	P	✓
刺激免疫功能	P	✓	P	P
全身镇定	P	✓	P	✓
感觉系统兴奋	P	✓	?	?
止痛	P	P	✓	✓
动脉供给加强(直接作用)	P	P	?	?
静脉回流增加(直接作用)	P	P	?	?
淋巴回流增加(直接作用)	P	P	?	?
水肿减轻(直接作用)	P	P	?	?
肌肉静息张力和神经肌肉张力正常化	?	P	✓	✓
肌肉痉挛减轻	?	P	P	P

（待续）

213

表 9-1(续)　神经肌肉按摩疗法疗效总结				
效果	**技术**			
	广泛按压	揉捏法	拨法	特殊按压方法
肌肉延展性增强	?	✓	✓	✓
肌肉性能增强(间接作用)	?	✓	✓	✓
主动肌与拮抗肌的功能平衡	?	P	P	P
反应灵敏性提高	?	P	P	P
疼痛激发点活动性减低	?	✓	✓	✓
组织的能力活动增强	?	✓	✓	✓
关节的灵活性增强	?	✓	✓	✓
筋膜的分离与延长	?	P	P	P
不良姿势的校正	?	P	P	P
呼吸困难缓解	P	P	P	P
胸廓的运动性增强	P	P	P	P
气道清洁/分泌物的调节能力增强	✓	?	?	?
肠蠕动增强	P	P	P	P

✓:疗效已在本章的研究中得到证实；P:疗效有可能出现；? :治疗尚在争议阶段(治疗效果缺失或无疗效)。

广泛按压：基本原理

定义

　　广泛按压，即医师用比较宽大的接触面，如手掌作用于患者的一种非滑动手法。这种疗法应垂直作用于患者肌肉层，包括按压和松离两部分[1-8]。

应用

　　医师可将广泛按压应用于评估较大骨骼肌的静息张力的大体质量与水平，增加静脉和淋巴的回流并帮助患者呼吸。由于它具有镇静或兴奋的作用，因而可将其用于体育运动按摩，帮助运动员做赛前准备。

触诊练习

　　1. 检查者以全手掌接触，先慢慢地用轻柔的力，然后用适中的力度作用在被检查者有坚实肌肉覆盖的身体各部位，如胸部、肩部前面、上臂及前臂的前面和后面，背部邻近脊柱两侧的肌肉；大腿的前面、后面及内侧面；以及小腿等处的肌肉。当压力作用于组织时，它会有多大程度的变形呢？当压力直接作用在机体上时，这些组织真的会以一种或另一种形式发生变化吗？

　　2. 全手掌接触，慢慢地使用由轻柔到适中的力度，作用在被检查者身体上骨骼明显突起的部位，如肩峰、锁骨、胸腔、髂嵴、坐骨结节、股骨大转子、胫骨的前面。每次按压时相应的关节究竟如何运动呢？

　　3. 将双手置于被检查者上部肋骨处，并且观察其在放松(平静)呼吸时胸廓的运动情况。其后让被检查者用力呼气与吸气，记录此时胸廓运动并与前者比较。将双手放在被检查者的侧面肋骨与下部肋骨上，重复上述步骤。

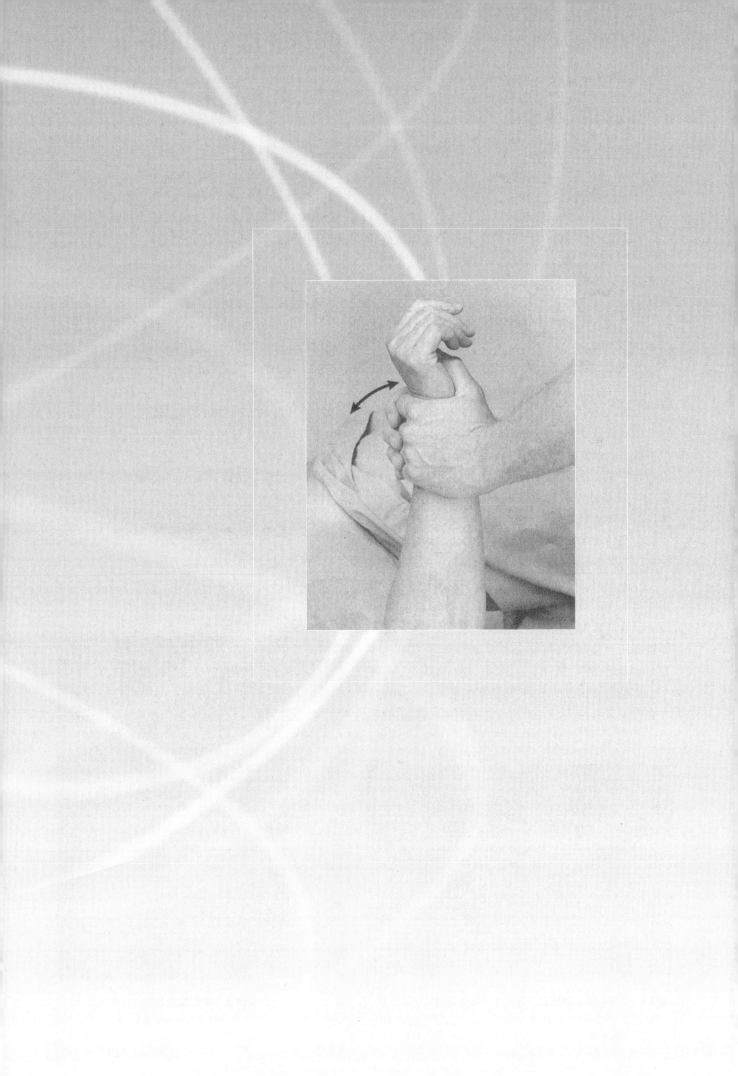

广泛按压:技术

手法技术

图9-1至图9-8展示了医师应用广泛按压法作用于身体的不同区域。图示操作遵循从头到脚、由俯卧位到仰卧位的顺序。每幅图均展示了本节技法的操作要领。

1. 医师在实施广泛按压疗法时,最好少量使用或不使用润滑剂。

2. 医师通常将此技巧应用于肌肉组织覆盖的部位(图9-4至图9-7)。除此之外,医师也可将其应用在骨骼上,以达到特殊的效果(图9-1和图9-3)。

3. 放松双手以便于触摸,并将力度均匀地用于整个接触面。当使用手掌面时,将手指伸直并稍微分开,以增大与皮肤的接触面积(图9-4)。当运用较强的力量触压时,不应使用腕部,而应使用拳头或邻近肘部的位置作用于接触面(图9-5至图9-7)。

4. 当按摩的速度较慢时,应缓慢而平稳地按压和松离。若速度加快,也应保持平稳操作。

5. 施治时,压力应垂直作用于患者体表部位。禁止在水平方向或平行于患者身体的表面用力按摩,否则会导致其肌肉纤维断裂受损。当对大面积肌肉组织如臀部用力按摩时,可能会发生滚动,产生某些水平方向的运动(图9-5A,B)。

6. 临床施用目的不同,施压频率也不同。医师通常会将快节奏按压(1~2次/秒)应用于体育赛前阶段。

当然,也可以先采用10~20s的单纯按压,随着时间的变化逐渐进行加力或减力地按摩(图9-7)。如果按摩到组织的末端,放松的效果可能会更好,并且可能更易作用到肌肉的结缔组织成分。

7. 当快速且有节奏地按压患者大面积的肌肉时,如腘绳肌或股四头肌等,可在每次按压前提捏起患者的肌肉组织。

8. 节奏性按压会产生一种具有其自身临床作用的摇摆运动,尤其当作用在骨盆部位时(见第11章"被动运动技术")。

9. 为加快静脉血和淋巴在四肢的回流速度,可在最接近四肢和四肢肢带的结合处按压,然后运用一系列击打按摩法从远端向近端移动。从某一点开始进行一系列连续按压,应在上一套按压止点之前开始(图9-8)。运用该疗法促进淋巴回流时,应确保至少每隔8秒钟再次作用于相同的部位[9]。

广泛按压法是如何起效的

皮肤反射、节律周期以及血液在带瓣血管中前行机制,都已在前面章节介绍浅表轻抚技术时讨论过,

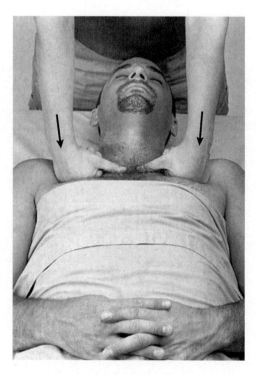

图9-2 按压胸腔上部以助呼气。

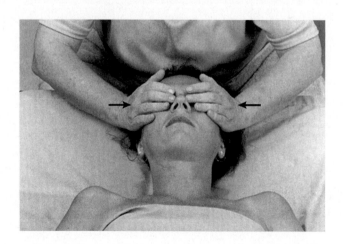

图9-1 手掌在头部两侧柔和地用力可以帮助窦腔引流液体。

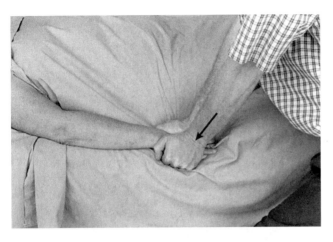

图9-3　广泛按压法作用于肢体末端以提高其灵活性。

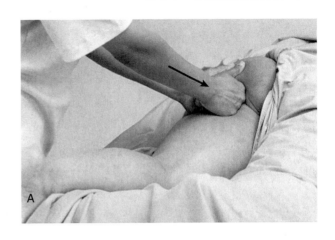

而这些机制同样适用于广泛按压法[1,8]。除此之外,广泛按压可以延展肌肉纤维[1,8],这种延展会导致本体感觉器输入,可能会降低神经肌肉的紧张性[1,6]。而且,持续的压力会通过降低胶原蛋白之间的交连并增加结缔组织基质的水合作用,从而对结缔组织产生作用[6]。

医师的体位和动作

1. 使用第 6 章"按摩的准备及体位调整"中的基

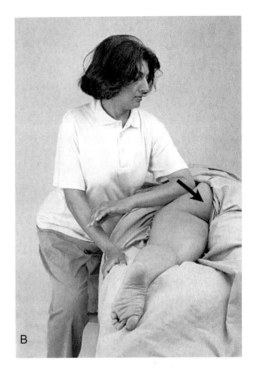

图9-5　(A)广泛按压法按摩患者臀部肌肉可起镇定作用,而此效果的产生来自直接作用于患者的皮肤或通过其他组织。医师在接触表面时可选择加强用力双拳或双手掌用力。(B)使用前臂按压臀部肌肉,以向前倾的姿势作用于患者。与此同时,医师用另一只手保持平衡稳定。

本站立方法:站立位时,保持侧身前倾、脚开立、双膝弯曲的姿势。可在患者体表作用区域内通过稳定的向前移动或滚动中心点来增加按摩力度。除此之外,也可以通过弯曲膝盖降低上身高度,以便其重心作用施压于患者身体上(图 9-4、图 9-5B、图 9-6 和图9-7)。

2. 无论选择哪种操作姿势,一定要确保两脚平踏于地板上,双肘弯曲,双手、前臂和两肩尽可能放松。

3. 治疗时,施压力度应在接触面而非双手。在此

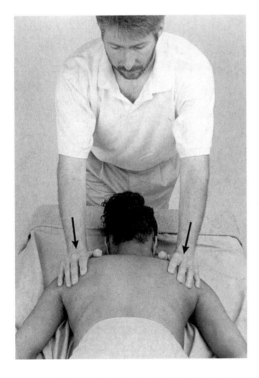

图9-4　以双手掌部按压患者双肩,并保持站姿以控制肩部的倾斜情况,手掌的根部置于斜方肌上部的尖峰处。

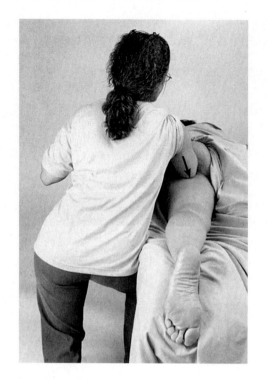

图9-6　运用前臂或肘部按压时，可通过杠杆作用提供给医师一种机械作用力，使其作用于腘绳肌肌肉上部的附属部分。治疗时须小心操作，并且应该两侧同时操作以防止患者骨盆转动。

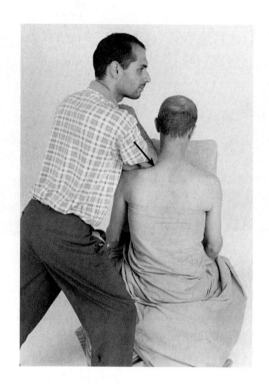

图9-7　患者取正坐位，医师用肘部或前臂按压上部斜方肌可有效舒缓其慢性硬死。医师通过弯曲膝盖，稍微倾斜躯干，并保持两肩放松，从而将其身体重心转移到患者身上，但不能完全将自身重量压在患者身上。

之前，可估计一下在重力所造成的压力下，患者被按压的组织会如何变形（图 9-4 至图 9-7）。这种类型的触诊被称为"本体感受触诊"，与严格的触诊操作不同之处在于医师根据本体感受判断患者组织的运动与变化。"本体感受触诊"技巧的发展是学习如何将强力度应用于神经肌肉和结缔组织疗法的基础。

触诊练习

施行该手法时，可按照以下步骤触诊患者组织：

1. 软组织的阻力与弹性。

2. 硬度大或紧绷的部位更适宜使用局部按压手法。

3. 柔韧性的增加反映了正常皮下组织黏滞性降低，这种情况通常出现在采用连续手法操作之后。

4. 水肿组织处的水液重吸收，常伴随皮下组织外形、黏性和惯性阻力的改变。

5. 连续使用此疗法可使静息肌张力改变。

6. 在胸廓局部使用此手法时，可改变胸廓的活动性。

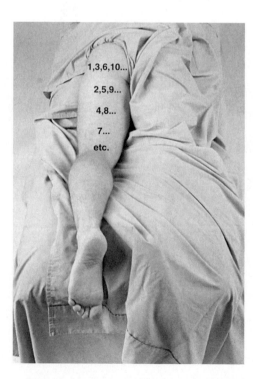

图9-8　这些数字表示能加快下肢体液回流的按摩顺序（见本章手法技术中详细描述）。

框 9-1　广泛按压法操作要点

接触部位: 全手掌面、掌跟部、邻近指骨的背面全部或前臂

力度: 由轻到重

作用部位: 肌肉以及相关组织,深层组织(如胸廓)。以上皆通过医师持续按压肌肉所至这些部位

方向: 垂直作用于患者身体表面

幅度\长度: 无

频率: 每次按压\释放的周期为5~10s,或更长

持续时间: 20~60s或更长

过渡方法: 揉捏法,特定部位按压法

结合方法: 可与滚法合用,但并未提升两种手法的单独疗效

操作内容: 通常可以单独广泛应用。医师通常在轻抚法按摩之后使用该法,或在更有针对性的神经肌肉按摩法之前使用

观察

操作时,应观察患者肌肉紧张度、血液循环以及呼吸方式的改变。以下征象可以作为其标志:

1. 肌肉静息张力下降,可通过组织轮廓变柔软的程度或身体某部分平展或变宽的程度来反映。

2. 如果使用这种疗法治疗呼吸系统疾病,注意患者治疗前的异常呼吸方式以及在使用该手法治疗后呼吸方式的改变。

3. 如果使用该手法治疗水肿,并且作用在接近水肿的部位,肿胀通常会在15~45分钟内明显减轻。因为应用该手法,可使炎症好转或使血液淋巴循环恢复正常,从而使水肿部位逐渐消肿。

4. 皮肤的颜色与质地的正常化可反映血液循环的好转。

与患者的交流

在运用该手法治疗时,可通过与患者交流获得有关患者舒适度的信息回馈。交流时可问以下问题:

1. "请告诉我这样开始是否会弄痛你?"确保找到患者最舒服的按压深度。

2. "你能感受到胸廓在受挤压吗?那么现在请开始深呼吸。"如果对患者胸廓施力(图9-2和图9-4),应确保按压患者胸廓时所产生的阻力不会阻碍患者的呼吸。

 广泛按压疗法的操作顺序

每人30分钟。

要求每次按压持续4~5s,包括逐渐用力、保持和逐渐释放。每次按压要与呼吸同步,以形成一种规律而放松的节拍。按压时弯曲你的膝盖,并慢慢移动身体,使自身重力在接触面上产生深层甚至有压迫感的力度。此外,接触应放松且广泛。

仰卧位

轻微转动患者头部,然后使用该手法柔和地作用于以下部位:

1. 颈部下方从乳突到锁骨处,注意此处为许多人的敏感部位。

2. 越过胸上部,从胸骨到腋窝下部再到锁骨。

3. 从三角肌前部下移至两条手臂,然后按压手部,以此作为一个治疗单元。

4. 治疗部位在胸骨以下时,应用较窄的接触面,如手的尺骨边缘部位进行操作,目的在于避开患者的乳房组织。

5. 从正中线到腋窝,越过下部肋骨。按压时应避免直接作用在剑状软骨上。

6. 放松手掌,以顺时针方向,轻柔地按摩患者腹部周围。

7. 从腹股沟处作用至膝盖上部,重复操作以覆盖大腿前中部和前外侧部表面。

俯卧位

使用该手法柔和地作用于以下部位:

1. 两侧同时沿上部斜方肌移至尖峰部。操作者站在按摩床头时可使用该手法。注意此位置可使用大力度按压。

2. 从背后的三角肌向下移至每条手臂。

3. 先在脊柱的一侧开始,从后脑部向下移至骶骨。重复操作,在反复按压中,缓慢由背部中线移至体侧。

4. 用宽阔的手掌面作用在腰部肌肉组织的一侧或两侧。

5. 从一边的髂嵴向下至臀部,从末端至膝。重复操作以覆盖大腿后中部及后外侧部表面。如果作用在臀部表面时引起患者主诉膝部疼痛,则应在患者膝关节到脚(如踝部)或小腿部放置枕头。

广泛按压:深入研究与实践

名称和起源

在相关文献及按摩体系中,广泛按压法又称"触法""按法"或"压法"[1-8]。广泛按压之所以可作为一项独立技术拥有特定分类,是由于它在竞技体育领域中的应用[1-3,5,10]。可是,这种疗法在较早的文献中基本不被讨论[11-13],甚至现在也依然被一些人忽视[6,7]。然而,这种按摩法却是经典的滑动手法,如揉捏肌肉(参见后面章节中的"揉捏法")的技术基础和必备条件。尽管广泛按压法缺乏揉捏法特有的"牵引"(水平牵拉),但其自身仍是拥有诸多功能的一种疗法。

疗效和证据

广泛按压法是一种很实用的引导性疗法,临床医师可以用它评估较大骨骼肌的静息张力。这些疗法对循环、肌肉的静息张力和胸廓的运动都会产生一定影响。表9-1总结了广泛按压法的主要疗效。

对心肺的作用

虽然许多文献认为重复规律地运用广泛按压法可导致"循环加快"[1-8],但这是在假设其直接机械作用可能导致灌注增加、加快动脉的供应、淋巴回流或静脉回流基础之上。例如,广泛按压法作用于胸廓时,可加快组织的淋巴回流[14],尤其在身体上部的前面和后面肋骨处,右侧淋巴和胸导管与静脉循环的交界处等按摩,效果更明显[14-16]。除此之外,当临床医师将此疗法作用于患者的足底或手掌时,可加快四肢淋巴的回流[15,16]。然而,广泛按压法在血液循环方面的功效却没有在相关按摩研究中被系统地评价过。而且,对于与此手法相似的揉捏法对体液流动影响的研究结论也不明确(在后面的章节中讨论)[17]。

然而,值得注意的是,有两个领域已有大量文献研究支持广泛按压法对血液循环的作用:封闭胸腔心脏按压和充气装置提供按摩的疗法。封闭胸腔心脏按压(CPR)中对胸廓强有力地按压可推动血液向前流动[18-20]。通过充气装置按压(间歇性空气按压或推动式按压)作用于患者四肢,可加快静脉回流,并且对各种血液循环疾病都十分有效[21-26]。研究表明,在四肢周围使用充气袖并进行中等强度的按压可以加快血液供应[26]和淋巴回流[27,28]。一项研究表明,施加压力增加(达320mmHg,1kPa约7.5mmHg),淋巴回流速度加快,并且每次局部按压后,至少需要8s才能到达淋巴循环终端[9]。胸廓按压在心肺修复方面有广泛应用。胸廓按压法也可归于呼吸再训练疗法,因其可改善呼吸方式,并增加呼气与吸气的最大通气量[29]。当医师反复且强有力地使用这套手法作用于患者胸廓时("摇动"或"振动肋骨"),可以通过支气管树促进分泌物的排出[6,30,31]。该疗法既可以单独使用,也可以结合姿势引流法共同应用(见第12章"叩击技术")。

对肌肉静息张力的作用

广泛按压法究竟会加重还是减轻肌肉静息张力仍存在很大分歧[1-3,5]。广泛按压可导致肌肉静息张力少量、暂时增加或降低,效果取决于该疗法操作时的速度与力度。医师通常将广泛按压法应用于体育比赛之前,是因为对肌肉张力有一定作用;不需要润滑剂或脱掉衣服;可诱导出使人镇定或兴奋的作用[1-3,10]。医师单独而有技巧地使用广泛按压法在全身按摩可能会对患者多个系统都有特殊的疗效。

注意事项和禁忌证

临床医师只有通过临床训练和专业实践,才能正确掌握广泛按压手法。治疗疾病时,可能需要进一步的训练。所有关于按摩手法的一般和具体的禁忌证均适用于广泛按压法(见第3章"按摩的临床决策")。运用该手法时的特殊禁忌证包括患有血友病、身体局部出现急性炎症和感染,以及确定或疑似患有血栓性静脉炎或恶性肿瘤者。如果临床医师将广泛按压疗法作用于患者的胸廓来活动胸壁或帮助排出支气管分泌物以促进呼吸道的通畅,应禁忌胸或胸廓不能运动、肋骨断裂或脆性增强以及近期胸廓或脊椎手术等患者[6]。临床医师应对已确定或疑似骨质疏松症的患者、处于受伤康复早期的患者和正服用抗凝剂的患者进行仔细检查并采用适度按压的方法。临床医师在治疗痉挛、肌张力降低、活动性疼痛激发点和可能患有支气管痉挛患者的胸廓时,也应结合注意事项进行操作。

应用广泛按压进行治疗

压力

临床医师不论单独使用此疗法还是与其他疗法相结合,与普通按摩手法相比,广泛按压法在缓解压力方面疗效显著。临床医师以适中的力度缓慢按压,每次均保持2s以上,这应该是最为有效的放松方式。在患者因压力而出现全身性静息肌张力升高时,可配合采用湿热和腹式呼吸或进行渐进式放松治疗。

胸壁运动

临床医师使用广泛按压法时,特别在持续性按摩后能增强胸壁运动;但应该确保没有禁忌证如骨质疏松等,尤其是对于老年人。可联合使用以下按摩方法,包括:

1. 筋膜放松疗法可应用于上身(见第10章"结缔组织按摩疗法")。

验证

目前并无临床实验单纯评估人工按压疗法的作用。一项小型随机对照研究(n=36)通过用一个可充气的机械装置作用于有闭塞性动脉疾病患者的循环系统[26],检验了按压疗法的效果。研究人员在患者大腿约1/3处施加压力,并使其节奏与心脏收缩压波动频率同步。结果显示,与仅接受药物疗法的对照组相比,机械按压使得患者行走距离和下肢末端血流循环容积明显增加。这些结果提示仍需进行更深入的临床试验来检测其他人工按压疗法,以观测是否会获得类似的效果。

Allegra C, Bartolo M, Martocchia R.Therapeutic effects of Vascupump treatment in patients with Fontaine stage IIB ar-teriopathy. *Minerva Cardioangiol.* 2001;49:189–195.

2. 直接作用于筋膜的手法按摩胸廓(见第10章"结缔组织按摩疗法")。

3. 呼吸练习以促进深吸气与深呼气。

4. 常规的上身伸展运动。

患者可以自行掌握后两种方法作为家庭保健活动。

揉捏法:基本原理

定义

揉捏法以拉、提、滑等多种手法进行反复挤压剪滑,随即放松软组织,它主要用于按摩肌肉[1-8]。

应用

揉捏法是一种传统按摩技法,临床医师应用该方法来促进放松,降低骨骼肌的静息张力,并改善结缔组织的延展性。该方法可以用来治疗多种原因引起的骨骼肌疼痛,而且其普遍放松功效同样可以帮助减轻许多其他形式的疼痛。虽然文献中经常提到揉捏法可以增加局部的循环血量,但更确切地说,它可能是改变了血液的灌注量,增强了静脉血和淋巴的回流。另外,这种手法对内脏的影响还不明确。

触诊练习

在几个星期内,对身体的每块大型骨骼肌进行如下练习:

1. 在练习搭档身上选取一处肌肉并确定其边界处与轮廓。然后用指尖触摸肌纤维来确定其方向。

2. 用记号笔在身体一侧画出肌肉轮廓,并标出肌纤维方向。

3. 观察搭档,你画的这些肌肉结构是如何影响身体表面轮廓的?

4. 握住这块肌肉并尝试将其提拉离开下层的组织。提拉时感觉容易吗?这块肌肉是单独被提起的,还是和其他肌肉被一起提起的?

5. 这块肌肉被提起的同时,试着用双手使它弯曲。这样做容易吗?

6. 最后,将这块肌肉压在其下层组织上。下层组织对这个压力产生了多大的阻力?又是哪些下层组织提供了这些压力呢?

揉捏法：技术

手法技术：揉捏法1，肌肉挤压法

图9-9至图9-15显示了医师运用揉捏法作用于全身各部位。图示操作遵照从头到脚，先腹侧后背侧的顺序。每幅图展示出本节技法的操作要领。

1. 在不涂抹润滑油的情况下，医师可以将无滑行手法操作得很好，或者用布操作同样可以取得很好的效果（图9-12）。

2. 用一只或两只手抓、提、挤压肌肉、肌群或身体的某个部位，操作时手尽量不要滑动。这一操作在身体较大部位时较容易进行，如小腿（图9-15）、手部、足部（图9-12）、上臂、上斜方肌（图9-13）等处。

3. 医师还可以用拇指和食指揉捏较小的肌肉，如胸锁乳突肌（图9-9和图9-10）。

4. 如果用两只手按摩，可以增加使肌肉弯曲的动作，以便肌肉剪压得更深。

5. 由于这一手法多靠手和前臂的力量，所以我们不建议长期运用。尤其是在按摩大型肌群如股四头肌时，更应注意这一点（图9-11）。

揉捏法是如何起效的

在前几章中讨论那些较为浅表的手法时提到的皮肤反射、节律周期以及血液在带瓣血管中的前行作用机制同样适用于揉捏法。另外，揉捏法可以使肌纤

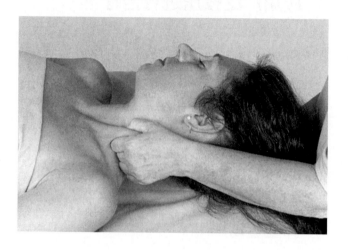

图9-10　用拇指和食指挤压头部两侧的胸锁乳突肌，可能会引起来自潜在筋膜激发点的疼痛（见本章后面表述）。医师必须准确辨别肌肉两侧轮廓。

维分离、剪压表面粘连肌层，并且给肌肉结缔组织以紧张力（拉长、拉紧）[1-8]。伸展、剪压肌肉可以引起本体感觉的输入，从而降低神经肌肉的张力[1,4,6,8]。最

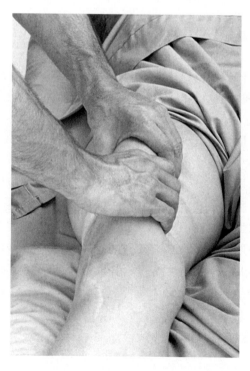

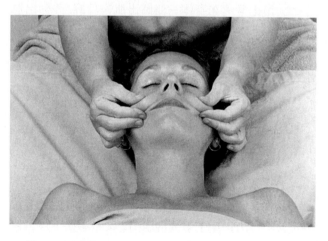

图9-9　用食指和拇指柔和地相对挤压面部肌肉和表面组织。

图9-11　两只手挤压大型肌群如股四头肌时，会加重手的负担，应避免长时间使用。

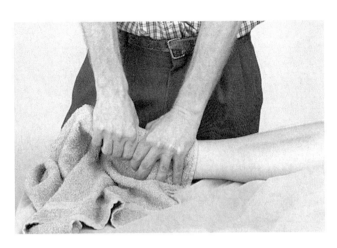

图9-12　医师可借助床单或毛巾挤压整个足部，以带来更好的紧握感。与直接按摩相比，这种方法可以使手法运用效果更好。

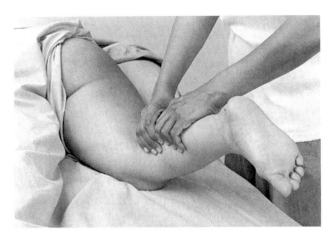

图9-15　两手挤压腿后部的间隔时，可以和膝盖的被动屈伸或者脚踝、脚的摆动相结合进行。

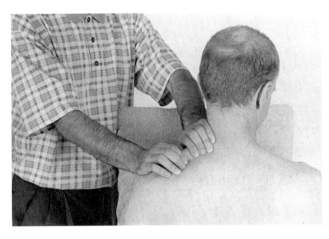

图9-13　挤压斜方肌上部的肌肉时，可以让患者取俯卧、仰卧、侧卧或正坐位。还可以附加一些使肌肉弯曲的动作。

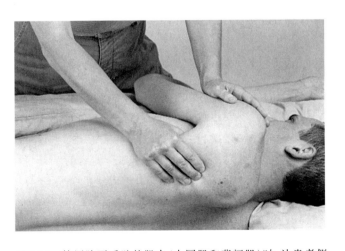

图9-14　挤压腋下后壁的肌肉（大圆肌和背阔肌）时，让患者侧卧更易进行操作。一只手挤压肌肉的同时，另一只手扶住肩胛骨，以增加肌肉的可及性。

后，慢速滑行揉捏可以使张力达到最大，从而对结缔组织产生影响[4,8]，这些都是通过减少胶原质的交连以及增强结缔组织基质的水合作用来完成的。

医师对肌肉挤压的体位和动作

1. 采用第6章"按摩的准备及体位调整"中描述的基本姿势进行操作。

2. 医师的位置较灵活。按摩身体较大部位时，可以面对按摩肌肉的长轴（图9-12至图9-15）。

手法：揉捏法2，扭拧法

图9-16至图9-22显示了医师运用扭拧法按摩作用于全身各部位。图示操作遵照从头到脚，先腹侧后

框 9-2　揉捏肌肉法操作要点

接触部位：整个手掌面，拇指和食指以及之间的空隙
力度：由轻到中等力度
作用部位：肌肉以及相关筋膜
方向：围绕肌腹或四肢的界线（局部）进行
幅度/长度：N/A
频率：每次挤压/放松周期保持1~3s或更长
持续时间：10~20s或更长
结合手法：其他类型的揉捏法
前后操作：通常作为一种引导性的肌肉按摩技法，它需要先进行浅表轻抚，然后再进行其他形式的揉捏按摩，可以作为结束前的按摩法，也可以单独用于快速确定肌肉范围

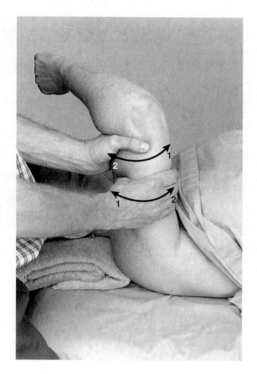

图9-16 在身体较小部位,如上臂,可以用两个拇指相对扭拧。在使用此手法时,应保证患者手臂完全放松。

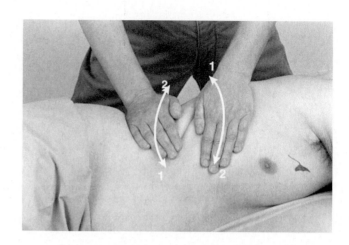

图9-17 在仰卧、俯卧或侧卧位对胸腔下部进行扭拧,可以间接使呼吸隔膜得到放松。

背侧的顺序。每幅图均展示本节技法的操作要领。

1. 对于身体较大区域,把两只手放在所选施术部位周围的两侧,然后双手进行相对扭拧、挤压(图9-18A)。

2. 保持压力,使双手相对滑行,当双手交错时,提拉并剪压肌肉(图9-17、图9-18B、图9-20和图9-22)。

3. 继续保持双手滑行,但不要用力,直到手停在与开始时相对应的部位(图9-18C)。然后重新开始按摩。在两个完整周期后,双手应回到开始的位置。

4. 按摩初期应注意逐渐加大力度,以免肌肉痉挛。

5. 扭拧身体较大区域时,如躯干或股四头肌,应内收拇指以免腕掌关节过度疲劳(图9-17、图9-18A~C和图9-20)。对于较小的区域,如手臂、手部或足部,可以将拇指交错,以使拇指与食指间的整个连接空间在按摩过程中保持联系(图9-16和图9-19)。注意拇指交错的扭拧法会使拇指关节受到过度拉力,应避免在治疗中长期使用。

6. 如同其他全掌揉捏法一样,扭拧法也是由四肢近端开始,然后向远端移动。移回近端时,可扭拧可轻抚并重复。医师认为这种方法可以先使近端区域畅

通,从而实现淋巴回流最大化[32]。

7. 肌肉静息张力较高的区域可以通过延长扭拧时间(5分钟或更多)来缓解,虽然这样做会给医师增加工作量。

8. 注意:双手在提拉、剪压大块肌群时,应给予一定压力,避免让手在身体上滑行产生表面抚摸效果,而对肌肉无任何手法作用。

医师扭拧肌肉的体位和动作

对于身体的大型区域,如躯干或大腿,扭拧时必须要有正确的腿部动作,这样可以使医师产生足够的力量来挤压、提拉、剪压双手之间的肌肉。可按照以下步骤进行腿部的动作:

1. 面对按摩身体部位长轴站好(图9-18A)。

2. 开始时,以双脚分开的骑式姿势站定,膝盖弯曲30°~45°。这种较低的姿势可以增大近端手掌的接触面积,同时减少手腕的伸展(图9-18A)。

3. 在用力阶段,随着手的挤压和相对滑行,渐渐伸直双腿,但不要过度伸展膝盖(图9-18B)。在放松阶段,随着双手的远离,再次弯曲膝盖(图9-18C)。这样,在每次扭拧中,膝盖都在重复做弯曲、伸展的动作,所以运用这一手法的多数力量来自于膝盖的伸展运动。

4. 腿与手臂的协调动作应多加练习,这样才能熟练掌握安全、有力、疗效好的按摩手法。

5. 开始时,腿可能会疲劳甚至疼痛,但随着腿部力量的加强,这些反应都会渐渐消失。

当扭拧身体较小的部位时,可以运用多种站位姿

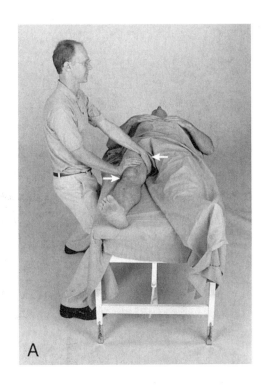

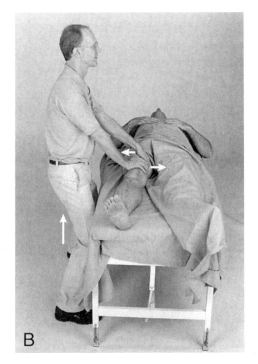

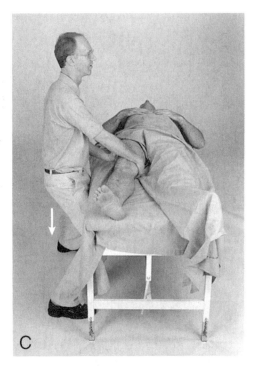

图9-18　(A)对于较大的部位来说,如股四头肌、腘绳肌和背部,按摩者需恰当地运用身体力量来实现有效的扭拧疗法。按摩之初,双手直接相对,然后同时挤压。这时按摩者的姿势是双膝弯曲的"骑式"。(B)医师双腿伸直,两手移动的同时增加力量来提拉、剪压肌肉。(C)放松阶段:双手交错,放松组织,然后变换到与开始相反的位置。同时双膝再次弯曲,开始为下次按摩做准备。

势,这些姿势在第6章"按摩准备及体位调整"中有所描述。

手法:揉捏法3,提捏法("C字形揉捏法")

图9-23至图9-28显示了医师运用提捏法作用于

全身各部位。图示操作遵照从头到脚、先仰卧后俯卧的顺序。每幅图均展示出本节技法的操作要领。

　　A. 单手技法适用于身体较小的部位,如上臂、前臂以及小腿(图9-23至图9-24C)。

　　1. 张开拇指,其余四指并拢,使手呈"C"字形。

　　2. 握住并挤压肌肉,同时双手向中心滑动。手掌大部分要与患者体表相接触,而且接触的重点在拇

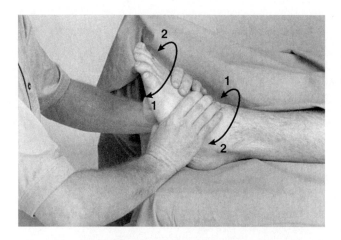

图9-19　扭拧整只脚或手时,可以在每次按摩中同时扭拧多处结构。尤其在时间有限时,这是个很好的选择。

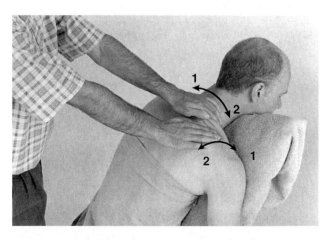

图9-20　可嘱患者持坐姿扭拧斜方肌。

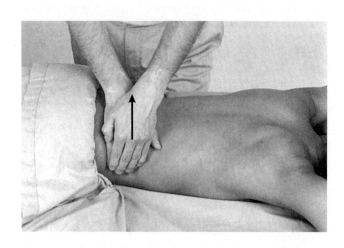

图9-21　扭拧法的变形手法是,当患者取仰卧或俯卧位时,用一只或两只手提拉躯干部,此时,重力可提供相反的作用力。

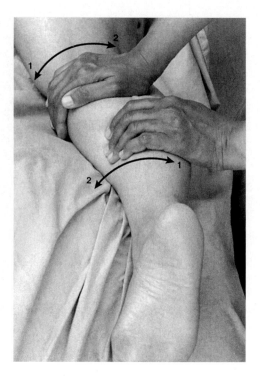

图9-22　扭拧小腿部。

指、食指及其之间的区域。通过双手之间的部位挤压患者组织,从开始的用力挤压,到最后逐渐外展拇指,完成一次按摩("挤压分离按摩")。

3. 在用力按摩阶段,用力提起被按摩组织,使其离开下部骨骼(图9-24A至C)。

4. 再次打开手使其呈"C"字形,并用最小的力量滑到原来的位置(返回阶段)。

5. 有作者建议提捏法采用以下4步:一压、二抓提、三放松、四移动和滑行[8]。

框 9-3	扭拧法操作要点

接触部位:两只手的手掌表面

力度:由轻到重

作用部位:肌肉、相关的筋膜以及所包含的组织

方向:垂直身体部位的长轴

幅度/长度:所要扭拧的身体部位周界的一半

频率:每个挤压、放松周期需要1~3s

持续时间:20~60s或更长

结合手法:其他类型的揉捏法

前后操作:通常作为一种引导性的肌肉按摩技术,需先进行浅表轻抚,然后再进行其他形式的揉捏按摩

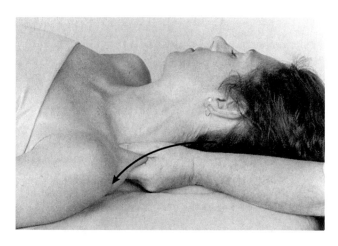

图 9-23　患者取仰卧位,对其斜方肌上部肌肉单侧提捏。

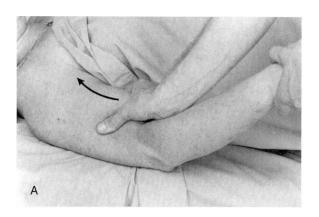

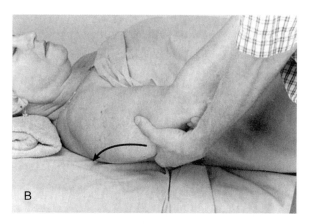

　　B. 双手手法适用于按摩更大、更平展的身体部位,如大腿和背部(图9-25、图9-27和图9-28)。

　　1. 同A中第4步描述的一样,将双手相对放置,且打开呈"C"字形(图9-28)。

　　2. 双手动作和A中所描述的单手动作相似。区别在于双手呈相反的动作:一只手短暂用力按摩,同时另一只手短暂放松。在用力阶段,一只手将力量传给另一只手;而在放松阶段,一只手远离另一只手。

　　3. 为了达到最佳效果,在运用这一技术的过程中,双手要始终保持一定的压力,这样可以使双手之间的组织得到持续地提拉。

　　4. 在四肢应用这种手法时,应先进行近端按摩,然后逐渐向远端按摩[32]。

　　5. 两手的协调需要大量练习。一旦掌握了该技术,熟练的手法使患者感到很舒适。

　　6. 避免一次持续提捏(用一只或两只手)超过几分钟,因为这对临床医师的手和前臂的力量消耗很大。

医师提捏肌肉时的体位和动作

　　1. 运用第6章"按摩的准备及体位调整"中描述的基本站姿,在这部分应采取直立站姿,双脚开立,双膝弯曲,可以带有躯干的扭转。

　　2. 为了增强单手操作的力量,可以在用力挤压、提捏时将身体稍向前倾斜,然后在放松阶段恢复原位。

　　3. 运用双手按摩时,双脚开立、膝盖弯曲,面对患者所要按摩部位的长轴,以便施力扭拧。双膝弯曲按摩时,可以更靠近患者,这样可减轻手腕的过度伸展(图9-27)。

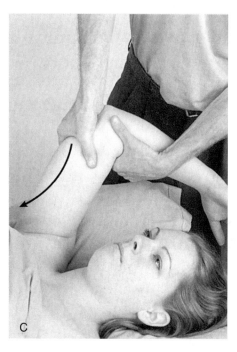

图9-24　上臂最适合进行单手提捏法。(A)肱二头肌。(B)肱三头肌(肩关节处于完全放松状态)。(C)肱三头肌、肩和肘关节同时处于弯曲状态。医师朝向心方向用力,并将组织提拉离开下部的骨骼。

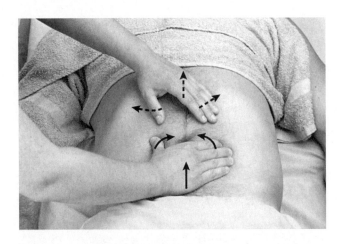

图9-25 双手提捏腹直肌。放松阶段如虚线箭头所示。在体表较平坦的部位，如腹部或背部进行双手提捏法时，双手应与皮肤有较好地接触。以上这些手法都是需要练习的。

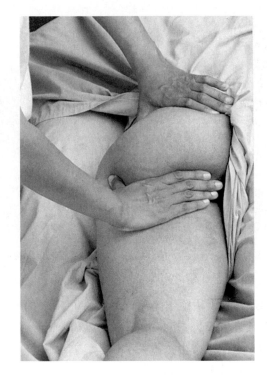

图9-28 双手提捏臀肌时的手部位置。

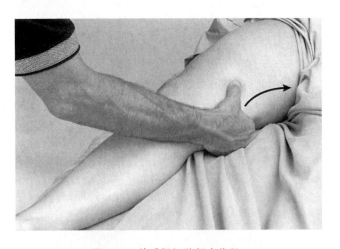

图9-26 单手提捏髋部内收肌。

4. 用双手按摩时，为了产生更大的力量，可以在每次用力按摩时轻微旋转同侧的肩部（双脚开立，双膝弯曲的同时弯曲躯干）。这样可以增加这种手法的力度和效果，降低手和前臂的疲劳感，并且可保持上身节律性平稳。

5. 在操作此手法时，尽量不要抬高双肩。

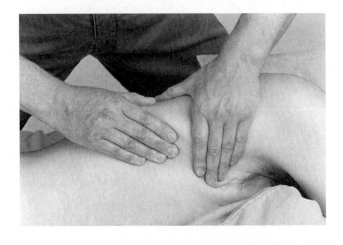

图9-27 双手提捏法适用于揉捏背阔肌侧部边缘部分。医师可以一直以这种方式揉捏到髂嵴。可通过将患者手臂上举至头部的方法，增强腹斜肌和腰方肌的可及性。

框 9-4	提捏法操作要点

接触部位：手掌表面，尤其是拇指与食指之间的区域
力度：由轻到中等力度
作用部位：肌肉和相关的筋膜
方向：与按摩部位的长轴相平行
幅度/长度：5~20cm或更长
频率：每个挤压、放松周期需要1~3s
持续时间：20~60s或更长
结合手法：结合其他形式的揉捏法
前后操作：通常需要先进行浅表轻抚或其他一般的揉捏按摩，在提捏法后再进行更具体的揉捏按摩

手法:揉捏法4,广泛触捏法和重抚法

如图9-29至图9-36所示,广泛触捏法可以运用于全身各部位。图示操作遵照从头到脚、先仰卧后俯卧的顺序。每幅图均展示本节技法的操作纲领。

1. 扭拧与提捏时,会出现挤压和放松交替的过程。把发力和放松相结合,沿着不同肌层的肌纤维画圆或椭圆进行按摩(图9-30A,B和图9-33)。通常情况下,用力的方向应与按摩的区域或肌肉的长轴平行,而且在用力明显时,更应如此(图9-30A和和9-33)。操作这一手法时,如果把椭圆形拉长围绕中心用力,此时就变成了"重抚法"(图9-33和图9-34)。

2. 保持手腕伸直(桡骨和尺骨不偏离)。在进行大力度广泛触捏法时,应降低腕关节的压力(图9-29、图9-30A和B、图9-33、图9-35和图9-36)。

3. 用一只手压住另一只手或手腕的背部 (图9-30A和图9-33),或把两只手叠放在一起,这样双手可以共同用力(图9-35)。

4. 轻微地弓起手可以获得一种更特殊的接触感(弯曲指掌关节和指骨间关节),这样会产生两个接触面,在掌根部的宽接触面和指尖部较窄的接触面(图9-33)。

5. 进行任何一种揉捏法时,都应从近身端开始按摩,而后向远端移动,同时要始终保持一定的向心力以使淋巴回流最大化。

6. 变形手法1:有些作者描述了一种循环掐捏法,

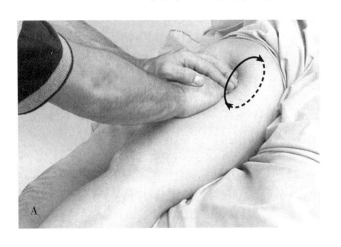

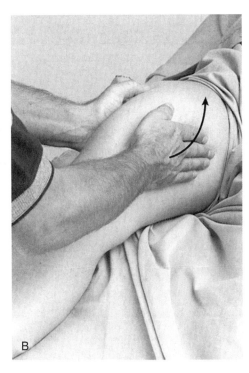

图9-30　(A)对大腿前面用力掐捏。放松阶段是点线标出的部分。(B)"盒式掐捏法"的一种形式。双手相对用力,提起组织或近距离地前推组织。

其操作体表无任何滑动[7]。将此手法作用于肌肉时,就疗效而言,可能与产生滑行的掐捏法是一致的。

7. 变形手法2:一些作者描述了一种双手的掐捏法,称为全展法或扩张法。使用这种手法时,双手下压,然后向相反方向移动,以使肌腹延展、延长,而后在放松阶段时将肌肉提起[3,5]。

8. 变形手法3:一些作者描述了一种双手的掐捏法,称为盒式掐捏法。使用这种方法时,可以将双手直接放在患者四肢部对侧,然后相对用力,尽量使双手

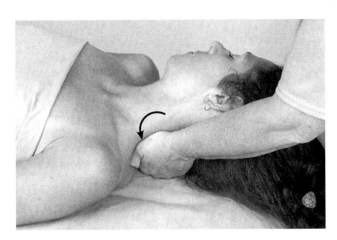

图9-29　用掌跟掐捏颈后三角区。

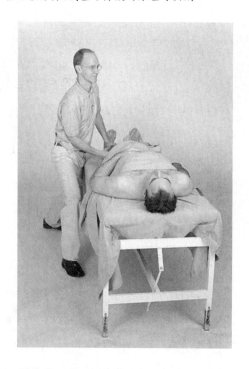

图9-31 操作者正确运用自身重力以帮助按摩才能完成有效的掐捏法。由于髂肌束是由大量致密结缔组织构成的,在按摩髂肌束时尤为重要,即医师固定自己的肘部,用力抵住髂嵴,慢慢将身体移向患者。

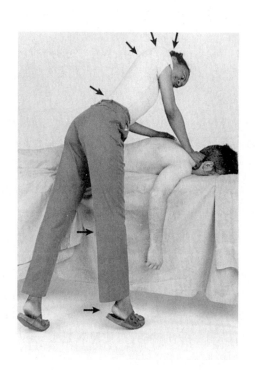

图9-32 医师在对斜方肌进行用力掐捏时,在身体用力方面至少犯了5个常见错误。这些错误在第6章"按摩的准备及体位调整"中做了详细的介绍。

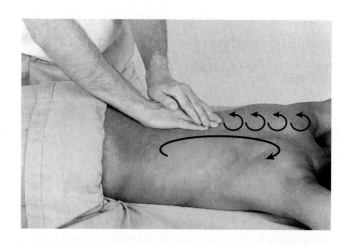

图9-33 对竖脊肌进行掌部用力掐捏时,手要轻微弓起。使用这种按摩手法时,用手画小圆圈或长椭圆的形式对竖脊肌进行按摩("重按摩"或"重抚")。

靠近。这种手法可增强体液的回流(图9-30B)[7]。

医师进行广泛按压法时的体位和动作

1. 运用第6章"按摩的准备及体位调整"中描述的基本位置,在这部分是以弓步、弓步和伸手臂、前倾体位来控制倾斜度的。使用这一姿势时,躯干要朝向手所接触的部位(图9-31和图9-35)。

2. 为了增强按摩的力度,可稍微伸展肘部,在前推时也可以通过腿来使身体向前,或者在前推和倾斜时使身体倾向按摩位置(图9-31和图9-35)。

3. 借助正确的下身动作,让肩和手臂传递力量,

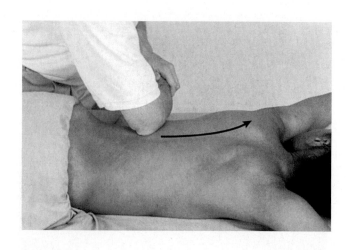

图9-34 用前臂沿竖脊肌进行按摩。医师应注意避免按压棘突。放松阶段通常可以省略。

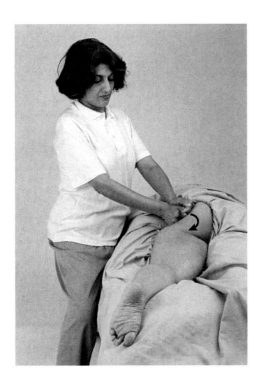

图9-35　当骶骨或髂嵴上附着组织移动时,将拳头用力掐捏臀肌上部的组织会更有效。

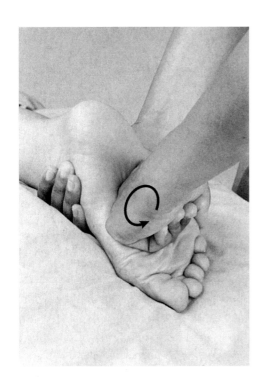

图9-36　用拳头揉捏脚底,如果在按摩过程中旋转拳头,这个手法是很好控制的。如果脚被动背屈,则会产生一种虽用力很重但使人感觉很不舒服的感觉。

框 9-5　广泛触捏法操作要点

接触部位:整个手掌表面,用力部位常为手腕或手掌部、拳头/指节或前臂近端

力度:由轻到重

作用部位:肌肉和相关的筋膜。比起快速按摩,缓慢按摩和大力的牵拉(平行牵拉)可以使肌肉内的结缔组织成分延展拉长

方向:做圆形或椭圆形按摩。椭圆形的长轴通常与肌肉或肌群的长轴平行

幅度/长度:10cm或更长

频率:10~25cm/s

持续时间:20~60s或更长

结合手法:结合表面轻抚法和其他形式的揉捏法。值得注意的是,经常用到的变形手法又被称为"重抚法"或"重按法",它们与表面轻抚有着同样的滑行路线,但对肌肉有更大的作用力度。这不是应用于肌肉表面的手法,但是与这里谈到的广泛触捏法有很多共同之处。而无滑行的手法是依靠指尖与肌肤之间的摩擦力来完成的(见第10章"结缔组织按摩疗法")

前后操作:通常进行这一手法前后都要先进行表面轻抚,与其他揉捏法交替进行,而后采取一些特殊的揉捏法

而非产生力量。可以通过正确运用前突–倾斜姿势来获得更多的力量。

4. 常见错误,尤其是在加大按摩力量时出现的错误:

- 过度伸直肘部("直臂");
- 过度抬高或伸展肩部;
- 倾斜头部;
- 过度前倾腰部(图9–32)。

如果按摩床太高,也很容易发生这些错误。

手法:揉捏法5,特殊捏法(拇指、指腹、指尖)

图9–37至图9–44显示了医师运用特殊捏法作用于全身各部位。图示操作遵照从头到脚、先仰卧后俯卧的顺序。每幅图均展示了本节技法的操作要领。

A. 指尖和指腹揉捏法 (图9–37、图9–39和图9–43)

1. 如果要揉捏的部位相对较小(图9–37),可将手指并拢进行按摩(图9–42和图9–43)。手掌根部或者整

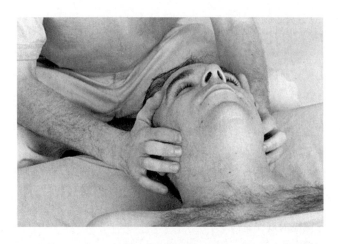

图9-37　对脸部进行揉捏时,指尖和指腹是最佳选择。使用这种手法通常不需要润滑剂。图示为对咬肌进行的指腹揉捏。

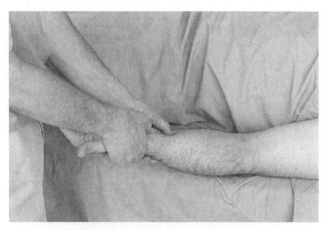

图9-40　交替拇指掐捏法十分适用于按摩前臂。先从近身端开始,再向远端移动,返回时保持向心力慢慢回到开始的位置。按摩小腿时,返回时要"分离"腓肠肌的两个腱头。

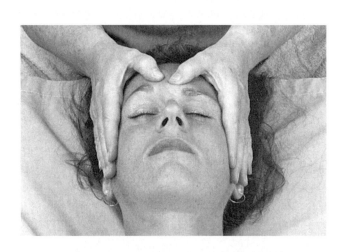

图9-38　交替拇指掐捏法来按摩前额肌肉。

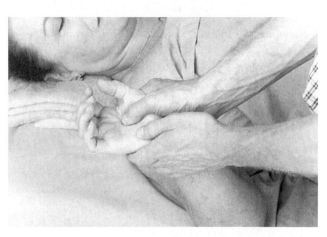

图9-41　对手掌和小鱼际进行缓慢而有节律性的拇指掐捏法,可以使患者彻底放松。由于手部(或足部)组织结构复杂,所以完成一次完整的揉捏按摩至少需要30分钟。

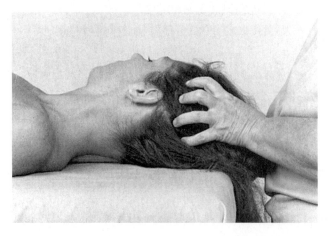

图9-39　对头皮进行指尖掐捏时,指尖可以透过头发在头皮表面轻轻滑行或稍用力掐捏而无滑行。

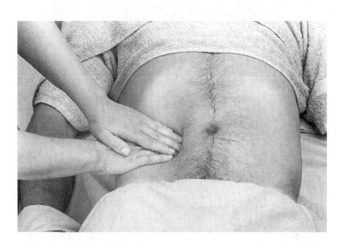

图9-42　用指腹对腹直肌侧面边界进行掐捏按摩。

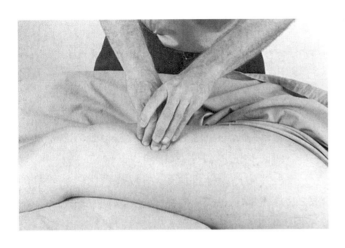

图9-43 对股四头肌进行有力度的指尖掐捏法。

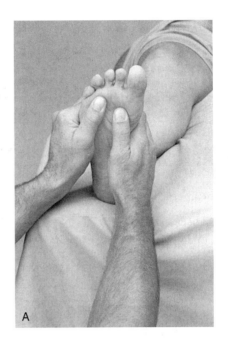

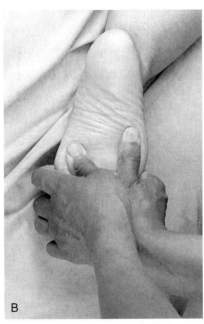

图9-44 （A）患者呈仰卧位，按摩者跪在按摩床的尾部，用交替拇指掐捏法对患者足底进行按摩。（B）患者俯卧位的按摩法同上。

只手可能都要和患者身体接触，以提供一定的稳定性（图9-42）。但在需要进行轻力揉捏的部位时，如脸部，可以省略这步稳定操作。

2. 重复画圈按摩时，当操作方向远离你的身体时，可以用力按摩。这种手法可借助身体重量来增加力度。

3. 可以用一只手叠压在另一只正在进行按摩的手的腕部或掌部来增强手法的力度和稳定性。

B. 拇指揉捏法（图9-38、图9-40、图9-41和图9-44A和B）

1. 保持手指平行，将手靠近或平放在患者身体表面（图9-38）。手指在与患者接触时要保持放松。根据揉捏部位的不同，手根部可能也会与患者身体有部分接触（图9-40）。

2. 用拇指指骨端的侧面进行椭圆形小幅度画圈按摩时，接触面应与拇指长轴平行。操作时，不要过分外展拇指（图9-41和图9-44A）。

3. 确保用力的方向与拇指长轴平行而非垂直。

4. 通常应该使用两个拇指交替按摩，一个拇指用力按摩，另一个拇指放松按摩（图9-38、图9-41和图9-44A和B）。

5. 第1~3步中所描述的手法起初看起来较笨拙，但是它对拇指关节产生很小的压力，从而保护其拇指关节。

6. 尽量不要长时间使用这种特殊揉捏方法，而且可以经常与其他手法交替进行，这样可以避免手关节的同一部位长时间受压。

医师进行特殊捏法时的体位和动作

1. 运用第6章"按摩的准备及体位调整"中描述的基本位置，在这部分是以站姿、坐姿以及平行跪姿进行的，同时还应面向被按摩者的身体部位。

2. 在进行拇指掐捏法时，就像拇指技法中所描述的一样,拇指活动受限。腕掌关节、腕关节及肘关节的较小动作可产生手法力量,并带动前臂和上臂的重量增加按摩力度。

3. 进行指尖掐捏法时,身体稍前倾可在用力阶段增加按摩力量。

触诊:针对所有形式的揉捏法

按照以下步骤对患者皮肤和组织进行触诊:

1. 软组织的阻力和弹力。

2. 各肌肉和肌层之间分界处的活动性。

3. 在每次轻抚末端对肌肉进一步延展的阻力。

4. 在局部坚硬部位可能需要运用特殊手法。

5. 肌肉条索样带可能反映肌肉疼痛激发点的活动性(见本章后面部分)。

6. 各肌层间的纤维化、粘连和硬化,提示慢性炎症的存在。

7. 运用持续的揉捏法来降低局部的体液黏性。

8. 通常在医师进行揉捏法后几分钟即可显现出明显的肌肉组织放松。这反映出由于温度升高,表面组织黏性降低;结缔组织间质的水合作用提升;与激发点活动降低相一致的肌肉条索样带得到了放松;如果按摩处于放松阶段,那么骨骼肌的静息张力水平就会得到有效的系统性降低。

框 9-6　　特殊掐捏法操作要点

接触部位:用指尖、指腹或拇指与皮肤表面接触。有时手掌根部也会与皮肤相接触以保持手的稳定

力度:由轻到中等力度

作用部位:肌肉以及相关的筋膜。比起快速按摩,缓慢按摩和大力的牵拉(平行牵拉)可使肌肉内的结缔组织成分被拉得更长

方向:画圆形或椭圆形。椭圆形的长轴通常与肌肉或肌群的长轴相平行

幅度/长度:最多10cm(主要依据医师的手的大小)

频率:每个挤压、放松周期需要0.5~2s

持续时间:一次最多20s,以医师的手不会感到疲劳为度

结合手法:拨按法

前后操作:通常这一手法前后都要进行浅表轻抚和一般的揉捏法,如扭拧法或手掌掐捏法,而且特殊掐捏法也可以与这些手法交替使用

另外,在按摩深部肌肉时,放慢揉捏的频率有利于触诊,并且可以使浅表组织随着每次按摩移至一边。

观察:针对所有形式的揉捏法

进行揉捏法时,观察患者肌肉静息张力水平和水肿等方面的变化,以下征象可作为其标志:

1. 肌张力的系统性降低,可以表现为组织轮廓的松弛或身体部位的变宽和变平。

2. 肌肉的粘连度和放松度。当移动组织时,活动性如何?

3. 肌肉放松的明显条索样带。在突出解剖结构处覆盖的肌肉处于休息状态时,可能仍处于亢进状态。

4. 充血。随着这一手法的运用会产生反应性充血。

5. 如果用揉捏法治疗水肿(近似水肿)或纤维组织水肿,注意以下表明体液从水肿组织重吸收的标志:表面轮廓的改变,水肿的大小和硬度的降低,皮下组织黏性和惯性阻力的改变。

6. 按摩穿透的深度。随着患者肌肉的放松和组织体液黏性的降低,同样大小的力量可以对患者深部组织产生影响。因此,不需要加大力量来获得更强的穿透效果;相反,长期进行适当的该手法按摩就可达到这一目的。

与患者的交流：针对所有形式的揉捏法

在运用这一手法的过程中,应与患者交流以确保其舒适度。这里有一些例句供你参考。

1. "这个力度行吗?""再重点儿行吗?""轻点儿好吗?""哪个感觉好点,这个,(调整力度)还是这个?"确保运用这一手法的力度可使患者感到舒适。

2. "这里感觉舒服吗?""按这里时其他部位有感觉吗? "如果检查中发现患者肌肉静息张力提高,那么在询问关于力度和牵制痛的同时慢慢加大按摩力度。

 揉捏法的操作顺序

首先,单独尝试使用这一手法,直到你足够熟悉这些基本手法和自身动作,然后就可以进行下面的练习了,每一部位按摩应持续15~20分钟。你也可以以相

同顺序用较少的手法变化按摩身体的所有区域。

1. 在患者体表涂抹少量润滑剂,而后运用浅表轻抚法。

2. 在某一区域的近端开始使用扭拧法,然后向远端移动。

3. 当按摩至这一区域的最远端时,返回阶段也可以采用扭拧法或浅表轻抚法。

4. 以相似的模式,开始是在近身端,逐渐向远端移动,依次介绍以下手法:

■ 挤压肌肉;

■ 提捏法;

■ 广泛触捏法;

■ 特殊揉捏法。

无论如何,如果条件允许,可使向心压力最大化。最后,再以扭拧法和浅表轻抚法结束按摩。

区域性变化:

■ 背部:可以站在患者任意一侧,然后指定近心端和远心端。

■ 腹部:按摩任意部位时,如使用轻抚法或揉捏法,都应用顺时针方向和顺序来进行按摩。

■ 脸部:力度要轻柔且无需使用润滑剂。可以运用前面介绍的任何一种手法,而且可以稍微改动。可以仅用两个手指或一个手指和拇指在可以提起的组织部位进行"小的"扭拧法、提捏法和挤压法。手指揉捏法是最有效的按摩手法。

■ 手部和足部:可以单独按摩许多小块肌肉、肌腱末端和筋膜鞘,并且会获得很好的效果。对于脸部,可运用的手法范围更小,但是可以运用较大的力量,因为这一区域结缔组织的密度相当高。

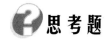 **思 考 题**

如何运用以及按什么顺序运用上面介绍的这些按摩手法,以促进皮肤表面以及深层静脉和淋巴的回流和动脉血的供应?

揉捏法:深入研究与实践

名称和起源

揉捏法(来源于法语中的petrir,译为揉捏)[3,6]是经典按摩与瑞典按摩中主要运用的两种技法之一(另一种是轻抚法)。它是临床医师治疗肌肉时不可缺少的方法。在其他文章中,我们所说的揉捏法有时也叫"kneading"(揉捏)[1-8]。揉捏法这个词起初是被用作描述用双手反复抓取、提拉、剪压、放松肌肉的手法(见本章前面提到的扭拧法、肌肉挤压法和提捏法)。其他文章也用相关的技法来描述"揉捏法",如反复按压、剪压、放松肌肉,使其与下部肌肉和骨骼分离开来,然而有时这些定义都是颠倒的。尽管在用法上仍然存在着细微的不同,但提拉、按压等技法已经普遍被归入揉捏法了[1,2,6-8](近期一篇文章并未使用法语词汇[3])。

人们一般认为揉捏法,无论是以提拉还是掐捏的形式,都是反复按压放松肌肉的方法。但是,仍然会有一些作者[3]赞成Kellogg的用法[13],把按压和放松肌肉等其他方法归于"摩擦"的不同形式。就本书而言,我们更倾向于用"摩擦"一词来指一些针对结缔组织精确而又特殊的手法(见第10章"结缔组织按摩疗法")。

在使用这一手法时,按压或揉捏应产生多少滑行量,对于这个问题,当代作者们经常意见不一[2,6-8]。只要改变滑行量、频率和压力等因素,就会产生许多相关揉捏法的变形手法。另外,放慢按摩速率或减少润滑剂使用量都会增强拉力或持续的水平力量,这些可能都会对结缔组织产生更大的影响。

很多按摩研究都有一个令人遗憾的缺点,那就是许多研究者经常对他们所做的一些干预治疗描述过于简单,虽然揉捏法是经典(瑞典)按摩的主要手法,有时甚至是唯一可运用的技法,但"揉捏法"这个词却在方法学的描述中很少出现;这一现象正在改变。在本书中,在干预治疗中运用的手法并没有被具体谈及或仅被宽泛地概括为 "按摩""标准按摩""瑞典按摩"或 "经典按摩",但我们假设临床医师正在用揉捏法(我们认为包括"重抚法"和"捏法")直接作用于骨骼肌进行治疗。这样做的结果就是使基于揉捏法研究的讨论和一系列相关的疗效都会比对其他的按摩技法进行研究时得出的结果要多。值得注意的是,下面谈到的一些问题可能对其他技法也适用,尤其适用于在本章描述的其他神经骨骼肌手法。

疗效和证据

最近许多关于按摩的研究都着眼于经典按摩对心理-神经-免疫系统的影响。然而,揉捏法可能对骨骼肌、心肺和神经等系统和功能有物理作用。除此之外,它也可能会影响疼痛、运动性能和一些特殊的临床表现。最后,揉捏法对循环的影响和对内脏功能的反射性影响仍不明确。表9-1总结了揉捏法的主要疗效。

对心理-神经-免疫系统的影响

心理

经典按摩可能会减轻焦虑(根据状态=特质诊断焦虑调查问卷+唾液皮质醇水平而衡量)、减轻压力、促进放松[33-43]。研究者已经广泛在临床条件下观察、研究了这一抗焦虑作用。而且,揉捏法对于减轻行为性抑郁症[35,39,41,43-45]、多动症[46]以及其他情志因素引起的症状也有所帮助[38,42,46,47]。另外,揉捏法在康复与情志方面的积极作用已经在其他篇章中进行了阐述[33-45,48-57]。

免疫功能

许多研究已经显示,在进行揉捏法按摩后,可改善免疫功能,并对过敏反应有积极作用[58-61]。

骨骼肌作用

肌肉静息张力

我们不能将揉捏法对肌肉静息张力的影响与其对心理的影响分开来讨论[62]。焦虑已经被证实在造成骨骼肌静息张力增高方面有着广泛的影响[63-65]。因此一些减轻焦虑的操作可能会间接影响到肌肉静息张力。另外,一些作者认为揉捏法作为对本体肌肉机械性压力的方法,可以降低被按摩处的肌肉静息张力[1,3,5,6]。然而其他研究者对这一影响持模棱两可的态度,或者根本未提及这一影响[2,7]。

动作范围

研究表明,进行揉捏法后可能会使关节运动范围增大[48,66,67](不同观点[68])。

位置感

一项近期研究表明,在按摩后(包括揉捏法),关节位置感会增强[69]。

组织延展性

一些文献[1,3,6,7]和研究[49,50,70]显示,揉捏法可以增强结缔组织的延展性和移动性。延展性的增强有效减少运动所致的撕裂伤[70-75]。但是,这并不代表揉捏法可以像结缔组织手法那样伸长结缔组织,因为运用结缔组织手法时须提供更持久的、高紧张度负荷或拉力(见第10章"结缔组织按摩疗法")。

神经系统作用

肌张力

研究指出,揉捏法可降低运动神经元的兴奋性,但这只发生在运用这一手法的过程中[76-83]。这可能会限制其在临床上的应用[32,84],但对于因脑或脊椎神经受损而引起异常运动和异常神经骨骼状态(痉挛)的患者,这一手法仍然适用[78]。

对心血管和肺部的影响

肺功能

揉捏法对一些肺部疾患,如哮喘、慢性阻塞性肺病(chronic obstructive pulmonary disease, COPD)和肺泡纤维化等都有积极的疗效,可能由于减轻焦虑和增强胸壁运动性双重影响所致[85-87]。

循环和内脏功能

虽然许多文章都指出揉捏法可增加静脉回流[2,3,6,7],但是研究结果却大不相同。这一手法可能会轻微影响到血液化学成分和局部的血液流动[88-90]。另外,它还会影响局部和系统流动,但这一影响短暂且较微[91-96]。与已知揉捏法对血液流动的轻微影响相一致的是,对于"运动按摩"(包括揉捏法)的观察显示,按摩提高运动后乳酸盐从肌肉中的排出速率并不一定高于被动休息的排出[97-102]。一些研究指出揉捏法可能对心脏有影响[103,104]。而且揉捏法还有一个更可靠的作用,即促进淋巴回流。然而,许多研究是利用机器实施反复按压技术来证明这一作用的[105,108]。这可能就是水肿消散的机制,在接近水肿或在肿胀周围运用这一手法时(如果可以),效果会更明显。

最后,一些研究指出临床医师可以运用经典按摩(包括揉捏法)达到对循环和内脏功能的放松作用,但这一观点并未在英语文献中出现[104,109-117]。

对多系统的影响

疼痛

患者在接受揉捏法治疗后均表示疼痛明显缓解,而这些疼痛可能是由于劳动[118-120]、外科手术[121]、肿瘤[122,123]、偏头痛[124]或长期矫形术引起的[67,125-127]。揉捏法可能对缓解腰背疼痛疗效甚佳[128,129]。目前,揉捏法减轻痛觉的机制还未完全明确。现在通行的相关理论有疼痛刺激闸门、增强的血清素水平、改善有效睡眠和P物质的减少等[17,127,130,131]。

运动性能

虽然最近按摩在运动员中流行甚广,但是在近期的一些文献综述中对按摩可以增强多类型运动能力提出了怀疑[132-134]。例如,研究并没有得出运动前进行揉捏法按摩可大幅度提高运动能力的结论[135-137];其对于定时发作的肌肉酸痛的治疗作用也不明确[138-143];对损伤修复和功能恢复方面的作用也很模糊[101,102,144-152]。相反,揉捏法对于情绪和运动后疲劳感的改善作用更加明显[101,148,149,153]。

用于多种形式的干预

揉捏法现与多种其他手法联合使用,对临床疾病如头痛、激发点症状、下背疼痛、纤维肌痛和肺气肿等进行多种形式的干预[51-57,129]。在这些状况下,揉捏法的积极作用主要表现在物理疗法和患者配合等方面的应用[52,56,129]。

注意事项和禁忌证

临床医师需要大量临床训练和专业实践,以便完全掌握揉捏法的正确操作方法。提前准备的训练对于处理病理状况是很有必要的。对于一般按摩手法的普遍和局部禁忌证同样适用于揉捏法(见第3章"按摩的临床决策")。除此之外,对于揉捏法还有几个特殊禁

验证

以下这些成功的研究[76]在某些方面有不同寻常的发现。它单独研究揉捏法,并且依靠揉捏法降低H反射(测量脊髓反射性兴奋的一种方法)来检测其作用机制。研究者在运用揉捏法和皮肤麻醉后揉捏法时,对一些静态时的神经正常指标(按他们控制运动的指标)进行检测。反复检测研究的草案报告十分详细,而且还包括了按摩手法的详细描述。在进行揉捏法时,不管是否麻醉皮肤,H反射均较静止水平降低。这就说明深层机械性刺激感受器而非表面机械性刺激感受器调节了揉捏法对H反射的禁止作用。我们指出这一发现对治疗痉挛有着重要的临床意义。但是,研究者必须重复实施这个方案,以及一个关于痉挛的项目来验证这个假说。除此之外,这个假说的临床意义可能极有限,因为H反射会随着按摩的结束而恢复正常。

Morelli M, Chapman CE, Sullive SJ. Do cutaneous receptors contribute to the changes in the amplitude of the H-reflex during massage? *Electromyogr Clin Neurophysiol*.1999;39: 441–447.

忌证:患有血友病或局部急性炎症和感染的患者,确定或怀疑患有血栓[117],血栓性静脉炎和潜在的转移性恶性肿瘤的患者。对于那些已经确定或怀疑自己患有骨质疏松症,或在以前的治疗中留下伤口,或服用了抗凝血剂的患者,临床医师必须先对其进行仔细的检查,而且在进行揉捏法时应采取中等力度。另外,在治疗一些有痉挛、张力减退和活动性激发点的部位时,临床医师必须小心仔细。虽然用力按摩可以促进水肿部位水液的排出,但过度的压力可能会损伤脆弱的终端淋巴[154]。最后,对那些有深度学习障碍或痴呆的患者进行按摩时,可能会大大增加手法运用的困难程度[155,156]。

揉捏法在治疗中的运用

心理压力

临床医师可以单独运用揉捏法或与其他一般按摩手法相结合,用来抵抗心理压力的影响。临床医师对患者进行缓慢而有节奏地揉捏往往对放松很有帮助,而后逐渐采用重压按摩与轻压交替的形式进行。当患者的肌肉静息张力水平出现广泛提升时,临床医

师可以在进行揉捏法的同时进行湿热敷让患者横膈膜呼吸或渐进放松。

整形手术的损伤

局部揉捏法对于治疗亚急性和慢性整形手术的损伤很有帮助。根据损伤的严重程度和阶段,临床医师可以运用其他手法作为补充疗法,如浅表体液按摩疗法、其他神经肌肉按摩技术、结缔组织按摩技术和被动活动技术。另外,在进行被动拉伸、本体神经骨骼肌延展技法和关节动员等技法前,用揉捏法进行按摩也是不错的选择。

后干预自我保健的说明

1. 在进行大面积的重揉捏后,24~48小时内有时会有轻微的局部酸痛。热水澡、热泻盐澡或者采用湿热敷法可能会减轻这种酸痛感。

2. 治疗后引起的疼痛加剧、持续疼痛或者邻近部位疼痛加剧,都可能提示潜在或附属的疼痛激发点(见本章后面部分)已经被激活了,也可能预示着拮抗肌群产生了广泛的反应性紧张。注意,如果患者在接受按摩治疗后,感到不只是轻微的、短暂的疼痛,请让他及时联系你。

3. 根据临床状况,可以运用治疗手法、自身运动技术、横膈膜呼吸或渐进放松练习等方法。

4. 指导患者对可触及的部位进行自我按摩。

5. 家庭成员也可以学习基本的揉捏法,而运用这一手法的注意事项都包含在家庭按摩的内容里[87]。

拨法:基本原理

定义

拨法是一种操作缓慢的特殊手法,适用于治疗某块肌肉附着于其他肌肉的位点,以此减少肌筋膜疼痛激发点的活性。疼痛激发点是骨骼肌的高敏感区域,在条索样紧张带处可触及到结节。按压这个区域会有明显的压痛,可以引起一系列的症状,比如牵涉性疼痛、牵涉性压痛、运动功能障碍和其他自觉现象[1-8,157]。

应用

医师利用拨法,以减少激发点活性、疼痛和其他症状,并帮助恢复受影响肌肉的长度和强度[157]。

触诊练习

以下肌肉常常存在潜在的疼痛激发点:上斜方肌、胸锁乳突肌、竖脊肌、胸小肌、指伸肌、拇指对掌肌、臀中肌、腘绳肌以及胫骨前肌。

1. 留意这些肌肉的连接和肌纤维方向。

2. 触摸某个疼痛激发点:开始时力度要小,轻轻地按摩肌纤维。能找到条索样紧张带吗?条索样紧张带与肌纤维走向平行,一般可见并可以清晰地触摸到,触摸时会感觉很"硬""张力较高""很紧",像"金属线"或像"绳索"一样。你发现抽搐反应了吗?

3. 让指导员确认你找到紧张带。

表 9-2	疼痛激发点类型[145]
疼痛激发点类型	描述
活跃型	休息时会有典型的疼痛
潜在型	触摸时才会有典型的疼痛
主要型	创伤或急性或慢性超负荷疼痛增加
关键型	负责激活(和灭活)伴发部位
伴发型	由关键型疼痛激发点激活,成为关键激发点的牵涉部位,或成为其拮抗或协同作用因素
中心型	靠近肌纤维中心处
附着型	位于肌肉的肌腱或腱膜处

拨法

患者资料

患者是一名身体健康的30岁男性。他抱怨每当玩美式足球（四分卫）尤其掷球时，总感到持久性"右肩关节疼痛"。疼痛始于2年前，比赛中只要传球就会感觉更疼痛。医师已经排除了颈椎关节和肩关节炎。

临床表现

主观感受

患者踢球时，同样的疼痛会在投几次球之后再次出现，他总感觉右肩深处和整个三角肌疼痛（疼痛随着活动强度增加而加剧，降低投掷的力量和减少投掷的时间才能够继续活动）。打完球之后的一天，他的肩膀僵硬、疼痛，睡觉时连枕头都枕不了。

客观诊断

■ 姿态：右肩出现内旋。相比左肩胛骨，右肩胛骨离脊椎更远

■ 步态：步态正常

■ 关节活动度：右侧主动内旋范围减小了15°，其他关节活动度处于正常范围

■ 强度：右侧等距外旋抵抗力弱于左侧

■ 触诊：对受累的肌腱套，轻中度触诊产生局部疼痛，但没有常见的牵扯痛。冈下肌上部纤维深部触诊非常敏感，这两点再现了患者传球时出现的"关节痛"

治疗方法

刚受伤时，冈下肌的核心疼痛激发点会因为同心绕臂或偏心收缩而超负荷。他们还会在下次运动中重新处于兴奋状态。初步治疗主要的疗效有：

■ 减少冈下肌核心疼痛激发点的活动

■ 全面恢复使得内外旋转均无痛感

■ 减少并平衡受影响的肌腱套和肩胛带的紧张度

让患者俯卧，温暖上背部和肩膀10分钟，并进行大面积的揉捏。然后加大力度按摩冈下肌，直到患者不觉有任何压痛和牵涉痛。被动伸展冈下肌，同时防止肩胛骨滑动。大面积的接触揉捏几分钟，然后进行热敷。对另一侧肩膀也进行类似的大面积的神经肌肉按摩技术。患者取仰卧位，对患病肩膀进行大幅度运动，并进行5~10分钟的颈部按摩。

你也许要重复这种基本的按摩1~2次，进一步具体的工作是处理与冈下肌相协同或拮抗的肌肉，如小圆肌、三角肌、肩胛肌和胸大肌。告诉患者如何热敷，如何正确牵拉冈下肌（肩胛骨一定不能滑动）。也可以教患者如何用壁球或高尔夫球对冈下肌进行自我按摩。

拨法：技术

手法技术

图9-45至图9-52显示临床医师运用拨法作用于全身各部位。图示操作是遵循从头到脚，从仰卧位到俯卧位进行的。每幅图展示了本节技法的操作要领。这些手法技术主要由Simons、Travell等人提出[157]。

1. 让患者躺在一个舒适的位置，保证需要按摩的肌肉完全伸展，既不能太放松也不能太紧张。

2. 如果润滑剂不多，可以在手上和患者的皮肤上各涂抹1~2滴。

3. 当你将双手放在一起时，拇指或其余四指更用力（图9-46、图9-48和图9-50），或者不用单个手指而是用多个手指一起进行整体按摩。只要有可能，使用推法，因为这样对手上的肌肉压力小，比拉法更容易控制，想用力时方便用力（图9-49和图9-51）。选用的手和体位必须固定。

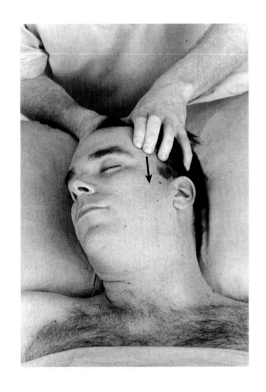

图9-45 指尖拨法按摩颞肌是一种常规的缓解颞部头痛的方法。

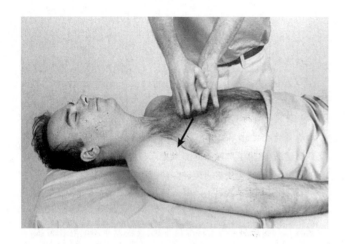

图9-46　两手交叉，指尖用力拨按胸大肌的胸骨头端，如果患者觉得拉到胸部毛发而感到不适，医师可以多用点润滑剂或者把拨按长度变短，方法不变。

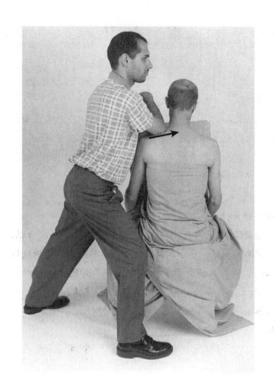

图9-49　对于最易引发肌筋膜疼痛的上斜方肌，最好让患者采取坐姿进行治疗。让患者保持上身直立，脚踩地面来维持身体平衡。

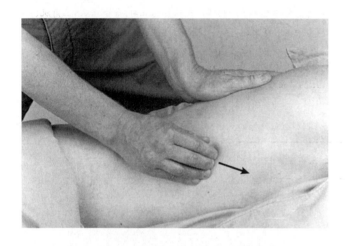

图9-47　这种按摩法非常像拨按，不同点是按摩的走向与肋间肌纤维的走向不同，按照肋间隙走向，将加强胸壁的活动性。

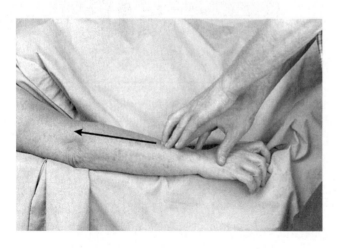

图9-48　用指尖增强按摩力度，拨按伸肌。

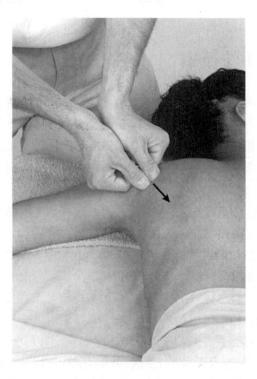

图9-50　拨按冈下肌。拇指用力并在一起，同时与弯曲的食指相依靠。

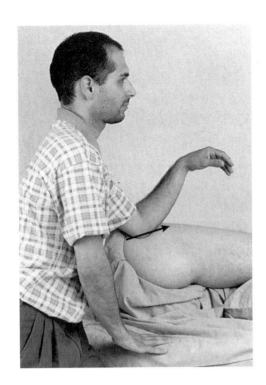

图9-51 在拨按臀中肌、臀小肌时，需要采用侧卧位，用肘部以较大的力度推按。当疼痛激发点位于髂骨附着处时（臀中肌疼痛激发点），避免挤压髂骨浅表组织。

4. 从疼痛激发点的一端开始，将足够大的力量施加于条索样紧张带，然后用连续的动作以相等的压力沿着肌带通过触发点缓慢滑行按摩连接肌[157,158]。接下来对其他的连接肌通过疼痛激发点向相反的方向进行滑行按摩。如果紧张带变得柔软，牵涉痛和敏感度减弱，可以用同样的力度再做一遍。另一种方法是运用这种技术逐步增加压力。

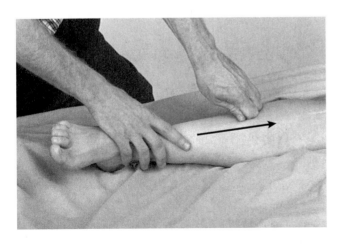

图9-52 用手拨按胫骨前肌。此外，对于疼痛激发点，拨按还有可能伸长前腔隙的筋膜长度。

5. 文献资料中建议的滑行按摩速度是8mm/s[158]，缓慢的按摩足以使紧张带内的结节明显缓解，在手指下有柔软的感觉[157]。在任何情况下，滑行速度均要低于标准揉捏法的速度。

6. 必须保持对深度和压力的完好控制，最初向前按摩紧张带时，可能会觉得接触治疗疼痛激发点有必要迅速降低压力，以此确保患者可以忍受。

7. 如果紧张带在按摩2~3次之后没有改变，不应坚持使用这种手法。使用这种按摩手法对治疗没有效果，说明另外一种按摩方法可能对疼痛激发点更有效，还有可能这个疼痛激发点只是牵涉痛，所以需要对关键疼痛激发点进行治疗。

8. 一旦疼痛激发点成功失活，且按压时牵扯痛消失，马上进行30秒钟以上的被动伸展。尽快让患者小心地进行大幅度活动，使按摩过的肌肉产生等张收缩[157]。如果患者在按摩台上不能进行自主运动，则应该让患者在按摩后进行运动。最后湿热敷几分钟。

9. 在处理一个区域内的几个疼痛激发点之前，采用揉捏法和表面轻抚法会有一定的帮助。如果疼痛激发点出现慢性和特殊的症状，可以采用区域性解决方法按摩整个肌群部位的多个触发点。

拨法是如何起效的

一个关于疼痛激发点病因的综合假设提示运动终板功能丧失会引发突触后膜持续性去极化，从而引发肌浆网释放钙离子，还会引发疼痛激发点处持续的肌节缩短[126,157,159]。进一步在局部范围内减少血流量使组织缺氧，产生典型的牵涉痛[157]。此外，有两项研究表明重复按摩纤维组织结节深部（疼痛激发点）会引起肌红蛋白的释放[126,159]。Simons和Travell支持这一理论，他们认为疼痛激发点处肌节缩短的"收缩结"更容易被类似拨法技术而压迫。他们认为这种按摩治疗法会导致细胞破裂。随着细胞破裂，释放出肌红蛋白，这很可能会破坏其中作为功能性组成的神经肌肉接头，从而有效终止挛缩和相关的能量缺损。由于这种技术减少结节中的收缩结，患者会感觉症状减轻[157]。最终，沿着肌肉进行拨按会引起紧张传递，使肌节、紧张带和肌肉整体性恢复正常长度[157]。

医师的体位和动作

1. 姿势必须非常固定，特别是当拨按一个活跃的

框9-7　拨按操作要点

接触部位: 食指和(或)拇指、近侧指间关节(指关节)、鹰嘴

力度: 由轻到重。压力随着肌层及其敏感性而改变。拨按表面肌肉中藏有活跃疼痛激发点的紧张带时,力度和手的重量差不多,而拨按深层腿筋纤维时要用上身的压力和腿的支撑力。

作用部位: 肌肉及其筋膜

方向: 沿肌纤维或与其平行

幅度: 肌肉长度

速率: 很慢。Travell和Simons[158]的速率为0.8cm/s,慢到足以维持明显的释放

持续时间: 10s至几分钟

结合手法: 具体的揉捏法和直接筋膜技术

前后操作: 对不兴奋的疼痛激发点进行30s的被动牵拉,然后进行大幅度运动使之产生等张收缩。对于严重的、持续时间长的或是在深层肌肉中的疼痛激发点,在拨按前后进行局部揉捏法更为有利

疼痛激发点时,因为用力时无意间一个小的偏差也许会产生来自疼痛激发点的剧烈的牵涉痛。图9-49和图9-50展示的是两种不同的按摩方式,医师把自己的重量加到了患者身上,以此来控制力度。无论选择哪种体位,必须保持对压力的准确控制,尤其是在一直用很大力量的时候[160]。

2. 小幅改变压力方向可能也会产生很大的变化,这取决于你是否接触到疼痛激发点。例如,一味地向前拨按髂肋肌的疼痛激发点不会引发牵涉痛(或者产生治疗效果)。而另一方面,如果用同等大小的力量沿着内侧拨按相同的紧张带,就会引发剧烈的牵涉痛(图9-59)。

触诊练习

运用这种技术时,可依照如下操作触诊患者的组织:

1. 紧张带。肌纤维的方向和牵涉痛的方式能让你确定受损的肌肉。同一紧张带一般产生相同的紧张度。因此,医师在触诊时必须具有区分相同紧张度层面的紧张带的能力。

2. 局部硬物。在紧张带上,疼痛激发点表面通常有一定硬物(可触摸的结节)。

3. 抽搐反应。触诊表层肌肉时会产生抽搐反应。

4. 跳跃迹象。触诊疼痛激发点时,患者可能会出现大量非自主收缩以及其他严重的疼痛迹象。

5. 一般的硬物。如果在重叠层内出现相邻的疼痛激发点(经常出现在肩胛骨)时,你会发现除了一般的硬物很难摸到别的东西。

6. 组织的软化。采用这种技术后,紧张带和局部僵硬常会变软。

若配合采用揉捏法,你还要触诊:

7. 组织阻力。软组织的一般抵抗或复原的阻力。

8. 组织活动性。肌肉和肌层间接口的活动性。

9. 炎症的征象。肌层内肌层间的纤维化、粘连和硬化伴随慢性炎症出现。

观察

运用该技术时,应注意患者疼痛激发点的活性。下列症状可以提示疼痛激发点的状态或对治疗有反应。

1. 浅层肌肉的紧张带总是可见的。

2. 抽搐反应很快(0.25s),可见却不易感觉。偶尔看起来像邻近肌肉的震颤。

3. 连续使用此种技术来软化紧张带的轮廓。有时整块肌肉的轮廓变软,更少见的情况是,随着疼痛激发点消失,整个区域内肌肉放松。

若配合揉捏时,也应注意:

4. 组织轮廓的松弛,肌节的舒展和平整证明了肌张力的系统性消失。

5. 整体柔韧度与静息张力水平。

6. 局部充血。反应性充血(由P物质释放引发)[161],可能与运用此种技术有关。

与患者的交流

与患者交流以确保运用该技术时患者舒适。这里有一些可运用的交流方法。

1. "按摩经过疼痛激发点时,你也许会感到疼痛加剧……"向患者解释什么是疼痛激发点,什么是牵涉痛,说明疼痛暂时加剧是因为按摩刺激了疼痛激发点。对于患者来说,了解治疗的目的和按摩中的不舒适感很重要。

2. "压力会产生某种不适感,但不是痛感,还是可以忍受的。感觉太难受时跟我说一下。"要确保患者可

以忍受用力的大小。虽然不适感可以忍受,但痛感完全不能忍受。通过逐步加大力度来核查患者的忍耐度。若出现明显的疼痛,则应当减小力度。此外,可向患者解释10度疼痛量表,并告诉患者拨法时疼痛不能超过4度。如果活跃疼痛激发点的静止痛已超过4度,按摩时最多增加1度患者的疼痛,这样做的前提是患者未表现出明显的疼痛征象,并且同意继续进行。

3. "这种痛感是不是和刚才在……处感觉的一样?"定位疼痛激发点时,你可以暂停一下,让患者以疼痛激发点的牵涉痛感与此次的症状进行比较。

 拨法的操作顺序

每人至少30分钟。

很多人在上、中斜方肌和长斜方肌的肌纤维上有潜在疼痛激发点。如果患者没有这些潜在疼痛激发点,则可以在这一区域继续使用拨法技术。

开始前,评估肩关节和肩胛骨运动的幅度和难易程度。

俯卧位

1. 在患者背部涂抹少量润滑油,运用浅表轻抚按摩法。

2. 运用"拨法操作顺序"中对上背部和后肩胛带上的所有肌肉进行的局部揉捏法。从包含广泛区域的广泛按压技术开始,逐步使用针对于局部的按摩法如指尖揉捏,逐步加深。

3. 按摩到这一阶段应密切观察含有较硬紧张带的肌肉、具有抽搐反应的肌肉、有痛点或牵涉痛的肌肉。

4. 如果你发现了一个疼痛激发点,触诊进行确认。

5. 逐步拨按斜方肌上所有的肌纤维,注意肌纤维方向。轻轻地舒展肌肉,在这个过程中不要使肌肉绷紧。在俯卧位有效拨按上斜方肌,需要坐在桌子的起始部向桌尾方向用力按摩。

6. 周期性的大规模穿插运用拨法技术,如掌揉或捏提。

7. 交替方向拨按紧张带上任何活跃疼痛激发点或潜在疼痛激发点,直到患者敏感程度下降。

8. 重复第5、第6步,重点按摩斜方肌。或许需要在此部位轻微加力。肌纤维方向和牵涉痛可以帮助定位肌层。

9. 进行局部揉捏法,最后进行浅表轻抚按摩。

10. 从患者的感觉得到反馈信息。如果患者开始感觉暂时性头痛,很可能激活了上斜方肌的潜在疼痛激发点。这样的话,就回到第5步。如果患者开始感觉眶上头痛,说明胸锁乳突肌受到了牵连,则需要更多的治疗。

11. 再次评估肩胛骨的活动范围和难易度。

很多人胸肌的前表面有潜在疼痛激发点。该如何调整按摩顺序来进行治疗呢?

拨法:深入研究与实践

名称和起源

在其他文献或按摩相关的体系中,拨法被称作"拨刮按摩""重压""重压按摩"或"肌肉拨按"[157]。Travell和Simons第一次创造了拨按这一术语[158]。事实上,由于滑拨的慢速率(见本章的前几节),其中包括肌纤维的收缩和舒张,以及直接筋膜技术(见第10章"结缔组织按摩疗法"),因此将拨法与特定的揉捏法联系起来。本文中,由于这种方法被描述得很完备,而且它对疼痛激发点的活性的影响非常有效,因此把它分离出来。

Chaitow[162]和其他人定义的"神经肌肉按摩疗法"或"神经肌肉技术"是一个非常复杂的技术系统,包括早期定义的指法(拨法)和其他技术。

"拨法"或"纤维交叉拨法"是定向筋膜技术的一种形式,指的是沿肌纤维定向按摩[163]或跨越肌纤维按摩[157,163],后者更常见。有时这些词指的就是拨法,对疼痛激发点的活动有一定的影响。

疗效和证据

肌筋膜疼痛激发点是骨骼肌上的高应激性区域,

与紧张带上的高敏感、易触及的结节有一定联系。按压此区域有痛感，并产生一系列的症状，如牵涉痛、牵涉性触痛、运动障碍及其他自主感觉[157]。疼痛激发点对触诊有特征性反应：进行或加大对疼痛激发点的直接压迫时，绷紧的肌纤维会产生局部抽搐反应，并产生特定类型的牵涉痛[157,158,163]。分辨疼痛激发点时有两个问题：①疼痛激发点是活跃型还是潜在型？②疼痛激发点是主要型（关键型）还是伴发型？无论肌肉处于工作状态还是休息状态，活跃的疼痛激发点都可以引发疼痛、削弱肌肉、阻止肌肉完全伸长。相反，每当触诊潜在疼痛激发点时才会产生疼痛。特殊的按摩方法会引发潜在疼痛激发点，产生典型的牵涉痛。内含潜在疼痛激发点的肌肉也会缩短，并被削弱。主要的疼痛激发点在创伤、急性和慢性超负荷（重复性压力损伤或腱鞘炎）、姿势不平衡、疲劳和情绪紧张时出现。这些疼痛激发点在很多因素影响下会恶化[157,163]。伴发疼痛激发点会随着变化的生物力学，主要疼痛激发点产生的牵涉痛，或者包含了主要疼痛激发点的协同肌和拮抗肌而改变[157]。最后，关键疼痛激发点负责激活伴发型疼痛激发点。因此，关键疼痛激发点的失活会导致与它有关的伴发型疼痛激发点的失活[157]。

在结缔组织中也存在疼痛激发点，如筋膜、韧带、骨膜，也会产生一系列的症状[157,163]。肌肉中的疼痛激发点经常会引发骨骼肌症状，如紧张性头痛、颞下颌关节问题、脊柱痛、慢性腰痛、椎间盘突出症、骨盆疼痛、肋骨疼痛、非关节疼痛及其他肌筋膜疼痛症状[162,157]。此外，肌肉中的疼痛激发点还可引发神经卡压、类神经卡压及内脏病变[157,164,175]。

医师可以利用拨法降低疼痛激发点的活性，缓解疼痛及其他症状，并帮助疼痛激发点相关肌肉恢复长度和力量[157]。拨法是当疼痛激发点位于肌肉中心时首选的按摩技术。由于拨法和揉捏法作用于组织层的力度相似，因此在进行按摩时可能会产生相同的效果（见本章前几节）。拨法可能还和直接筋膜技术有着相同的疗效（见第10章"结缔组织按摩疗法"）。表9-1总结了拨法的主要效果。

思考题

描述疼痛激发点的特征。由Travell和Simons发明的肌筋膜疼痛治疗技术和传统揉捏法、广泛按压法有何不同？

执业要领

最近的文献资料中没有对拨法或类似技术，如"重压"或"重压按摩"等进行临床试验。1例手术修复Bankart损伤后两年出现肩痛、活动范围减小、无力的症状，可以采取放松技术[176]。主动放松系统结合了与拨法十分相似的软组织技术（本章的前几节中曾经描述过），并对于特殊的肌肉采用主动和被动按摩。在此例中，研究人员针对肩胛下的肩关节肌腱进行每周2次共2周的治疗。在肩关节肌肉的张力和扭力测量中，患者的肩关节功能很大程度上得到了好转。另外，在相当周密的病例报告中没有说明治疗协议。很明显，除了被主动释放研究机构采纳，这些病例报告在其他地方不会被承认。这就造成了问题，如果其中的重要信息不为大众所认可，我们能否恰当地评估这种理论呢？

Buchberger DJ. Use of Active Release techniques in the postoperative shoulder: a case report. *J Sports Chiropr Rehabil.* 1999;13:60–66.

注意事项和禁忌证

医师需要通过临床训练和专业实践才能正确掌握拨法技术。病理状态时训练效果最好，因为此时进行的是高难度训练。按摩技术中指出的一般禁忌证和局部禁忌证适用于拨法技术（见第3章"按摩的临床决策"）[1]。拨法特殊的禁忌证包括血友病、局部急性炎症和感染、确定或疑似血栓[117]、血栓性静脉炎及潜在转移性恶性肿瘤。对于确定或疑似骨质疏松症患者、恢复早期受过伤的患者及使用抗凝血剂的患者，医师不应对未激活的疼痛激发点使用手法按压，而应使用冰敷或伸展法[157]。另外，对于存在结缔组织的痉挛或急性炎症的肌肉，医师应特殊对待。

Simons和Travell[157]告诫医师必须用触诊定位触痛点。与之相反的是，研究表明通过触诊定位的疼痛激发点不一定准确[177]。因此，医师必须努力并仔细定位疼痛激发点。此外，由于疼痛激发点会引起软组织损伤[157,164]、放射性痛及内脏病变[157,164,173]，医师必须特别注意区分检测，如果怀疑患者有更为严重的疾病，应及时让患者就诊。

活跃的疼痛激发点会引发疼痛，对接触十分敏感。如果这样的话，使用拨法时留意患者的疼痛耐受性是很重要的。对于长期存在或周期型的疼痛激发点，医师要谨慎处理解剖学上的主动肌、拮抗肌和协同肌肉群。医师还应强调使疼痛激发点长期存在的因素，例如，不对称结构和重复超负荷[157,162,164,178]。如果疼痛激发点在使用按摩技术后仍维持原样，说明按摩的疼痛激发点可能是伴发型的，医师必须找到关键型疼痛激发点。在对位于关节周围的单一肌肉或肌群大规模运用按摩技术，这之后可能会造成协同肌、拮抗肌群或对侧肌肉产生反应性紧缩（反应性绞痛）[157]。后发型疼痛与患者表现的其他症状可以明显区分，经常因潜在型或伴发型疼痛激发点的激活而引发，说明医师需要更全面地治疗患者的协同肌和拮抗肌群。

拨法技术在治疗中的运用

疼痛激发点

临床医师在降低疼痛激发点的活性时，可采用多种辅助方式。处理急性创伤时，采用冷敷法可以帮助消退急性炎症，而无需考虑疼痛激发点的影响[157]。一旦度过急性临床阶段，可以运用下列按摩方法。

1. 揉捏法。
2. 特殊按压法（疼痛激发点压力释放）[157,164]。
3. 结缔组织按摩技术，例如，皮肤滚动法[157]、肌筋膜释放法[157,164]和直接筋膜技术。

临床医师也可以运用下面的相关技术有效治疗疼痛激发点[157,164]。

1. 持续温和地被动伸展（需要疼痛激发点失活后进行）。
2. 大幅度主动性运动，使受累肌肉产生等张收缩（需要在疼痛激发点失活后进行）。
3. 等长收缩后放松。
4. 收缩-放松、紧张-放松、相关肌肉能量技术。
5. 湿热处理。
6. 冰敷法（或喷雾冷疗法），同时进行被动牵拉。可参考《肌筋膜疼痛和功能障碍》[157]的综合治疗指导。
7. 超声波治疗。
8. 高电压电流疗法刺激。
9. 经皮神经电刺激。虽然不是对疼痛激发点进行特殊治疗，但可能会暂时缓解疼痛。

综合多学科的治疗方法，包括适当的药物治疗，对于治疗肌筋膜疼痛综合征和疼痛激发点最有效[16,157,158]。医师可以通过上述补充的方式指导患者以便家庭使用。

特别重要的是：
1. 正确的自我拉伸法和等长收缩后放松法。
2. 对相关肌肉进行轻柔的全方位的运动，使之产生等张收缩。
3. 对疼痛激发点进行湿热处理（不包括牵涉痛区域）。
4. 如何恰当地在易触及的区域进行按摩。
5. 关于姿势或重复动作的人体工程学教育。

特殊按压方法：基本原理

定义

特殊按压方法：医师通过对肌肉、肌腱、结缔组织表面进行特定的按压而达到按摩效果的一种非滑行技术。医师沿着垂直于靶组织的方向进行按压和放松，一般情况下医师都会保持按压状态。

应用

运用特殊按压方法可有效地降低肌筋膜疼痛激发点活动性和症状。这种方法或许还可以在短时间内抑制相关肌肉的张力，例如，痉挛。此外，如果医师缓慢持久地运用此种技术，还可以有效地软化粘连和纤维化的肌肉、肌腱和筋膜。最后，足部反射放松疗法[3,5-7,178-180]与东方按摩系统[181-184]虽然有很大区别，但它们都应用了特殊的按压方法以消除疼痛，改变病理状态。表9-1总结了特殊按压方法的疗效。

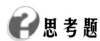

思考题

在放松疗法与针灸疗法之中，特殊按压方法的应用有什么相似点和不同点？

触诊练习

1. 开始时先回顾一些普通的疼痛激发点的位置。

2. 在指导老师的帮助下,找到一个或多个紧张带。

3. 用四指或拇指沿紧张带缓慢地进行拨法。观察抽搐反应和(或)弹跳迹象。

4. 尽量准确地寻找疼痛激发点。疼痛激发点本身不太明显,你可以通过紧张带、局部疼痛、抽搐反应、牵涉痛来定位疼痛激发点。你能使患者产生明显的牵涉痛吗?如果不能,加大压力再试一次。找到疼痛激发点后,让患者尽可能清晰地描述牵涉痛。在《肌筋膜疼痛和功能障碍》[157]这本书中对患者的描述进行匹配。

5. 或者可以用四指和拇指试着抓起患者的紧张带进行挤压(钳形触诊)。这种方法适用于容易抓起的肌肉,例如,胸锁乳突肌。采用钳形触诊法较大力度地抓起上斜方肌,引发牵涉痛。

6. 找到疼痛激发点后应被动牵拉30s。

特殊按压方法:技术

手法技术

图9-53至图9-60显示临床医师运用特殊按压方法作用于身体各部位。图示操作遵照从头到脚、由仰卧位到俯卧位进行。每幅图显示出本节技法的操作要领。

对于特殊按压方法:

1. 接触方法由医师和患者的身高、治疗部位及组织强度决定。很有必要选择一种适合患者"体表形态"的接触方法。拇指和四指最好放在小块肌肉上,例如肌腱套、颈部、腓骨处,如有需要可以施加一定的压力(图9-53A和B、图9-54、图9-55和图9-58)。如果患者的组织较硬,且位于背部、腿部、骨盆处的肌肉上,最好使用肘关节按摩。按摩时可以利用上半身的重量保持压力,以此来降低医师的疲劳感(图9-56和图9-57),还可以握着木棒或塑料棒进行按摩。详见图9-61。

2. 所选择的接触方式必须稳固,必须对按摩方向和力度准确控制。正因为如此,患者的皮肤不能涂有润滑剂,以防止在按摩时出现滑手现象。

3. 缓慢施加压力,逐步按压到指定深度,均匀地维持这种压力,并逐步释放。按压时间可以从几秒到一分钟。

使用特殊按压方法对疼痛激发点进行释放时[157]:

4. 在患者承受范围之内,要用足够大的压力再次产生或稍微增加疼痛激发点引发的牵涉痛。对位于浅表肌肉的高活性疼痛激发点,施加的压力要轻;对位于深层肌肉的低活性疼痛激发点,施加的压力要重。

5. 一旦与患者确立了一个初步适宜的深度压力后,有两种方法进行疼痛激发点的特殊按压。

从患者口述的反馈意见确定:这种方式关键靠患者即时的反馈,我们向初学医师推荐这种方式。在使用时保持开始按压的深度,指导患者牵涉痛减弱。"我的拇指压在上面,要是不疼了就告诉我。"然后增加施加的压力,直至患者再次产生放射疼。坚持这种深度的按压,直到患者疼痛减弱,然后重复这种按压。逐渐增加按压的深度,直到患者的放射痛已完全消失了。

从触诊的感觉入手:或者可以保持施加的压力不变,然后通过障碍层放松,组织也松弛了,往里逐渐按压直到患者的疼痛消失。这种方式要求医师必须准确地按压组织障碍层,然后凭感觉并随着障碍层的松弛深入患者的组织,这种方式比第一种方式需要更多熟练的触诊技巧[157]。

6. 关于对一个疼痛激发点维持多长时间的特殊按压有许多不同的意见,尤其是10秒到超过1分钟这个时间段存在许多争议[157,164,185-187]。对于经验少的医师来说,特别是在治疗那些慢性的或高度敏感的激发点时,我们建议进行短时间(15~30秒)的按压,并且结合使用揉捏、拨法、被动屈伸法和其他按摩手法。这样可以最低限度地降低过度治疗患处的概率,从而避免潜在性伴发的协同肌和拮抗肌的活动,或者产生生物力学失衡的现象。技艺高超的医师可以通过他们在治疗过程中的判断来调控按压时间。

7. 即使不使用润滑剂,在准确的部位维持特殊按压也不一定总能让患者再次产生放射痛。这时必须确定患者减弱的放射痛究竟是因为疼痛激发点的灵敏性降低了,还是按压的位置脱离了疼痛激发点。拨法

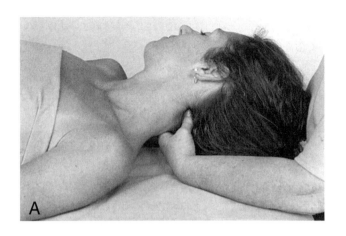
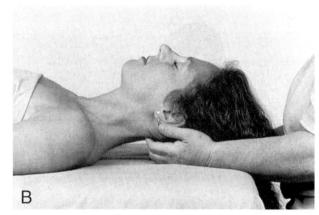

图9-53　适当按摩枕部连接肌肉是一种非特异性治疗方法,对于紧张性头痛和颈椎病非常有效。(A)用拇指旋转颈部;(B)用四指水平牵拉颈部,使颈部伸直。

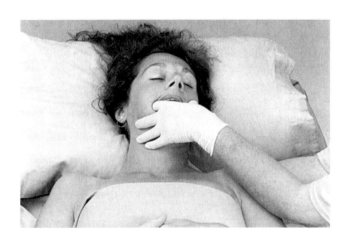

图9-54　翼外肌可能与颞下颌关节的功能障碍有关。按摩口内这块肌肉需要具备与患者良好的交流能力,并需要准确把握按摩力度。

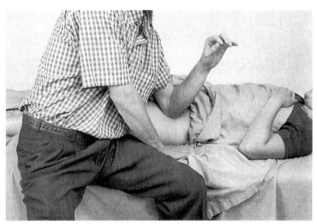

图9-56　采用倾斜坐位对阔筋膜张肌用肘部进行特殊按压。

和屈伸法比较适合棘手的疼痛激发点。

8. 在疼痛激发点减活后,对一个做过30秒特殊按压法的肌肉做被动屈伸。在被动屈伸后迅速让患者进行大幅度运动,使之与被影响的肌肉产生一个等张的联系。然后给予几分钟的湿热敷。

9. 当一个区域有很多疼痛激发点需要治疗时,可以先后使用揉捏法、轻抚法等不同的按压方法。当一个肌觉单位有许多疼痛激发点,特别是当这些疼痛激发点有慢性或严重的症状时,应对肌觉单位进行逐步治疗。

特殊按压方法是如何起效的

　　局部缺血性按压可能会降低疼痛激发点的活性,其机制和拨法(本节前有关拨法的讨论)相同。这种特殊按压法会使疼痛激发点里缩短的肌节破裂,并破坏功能障碍的神经肌肉接头,从而抑制住这个疼痛激发

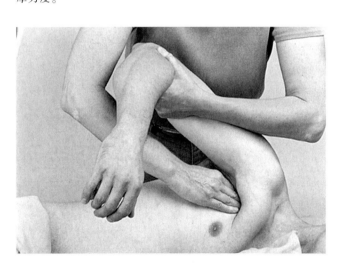

图9-55　有效直接接触胸小肌肉疼痛激发点:在胸大肌下,通过肋向喙突或肋骨附件滑动。按摩速度一定要缓慢,否则会产生疼痛。另一只手横向固定患者的胳膊和肩胛骨。进行按摩时也可以让患者采取仰卧位。

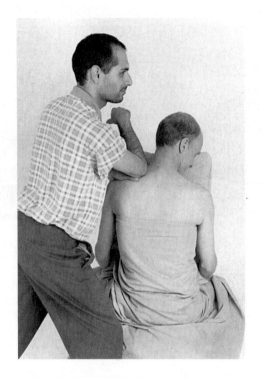

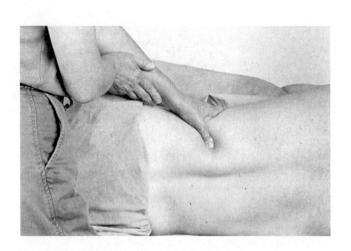

图9-59 利用特殊按压法按压疼痛激发点时,按摩角度非常重要。这里医师直接按压髂腰肌。单手拇指轻轻地按压,使活跃的疼痛激发点足以产生牵涉痛;需要加大手指、肘或身体的力量,引发潜在疼痛激发点的牵涉痛。

图9-57 用肘部进行特殊按压方法按摩上斜方肌时,让患者改变头部位置以保持最重的牵涉痛。医师用左手固定接触点,进行触诊以软化紧张带。

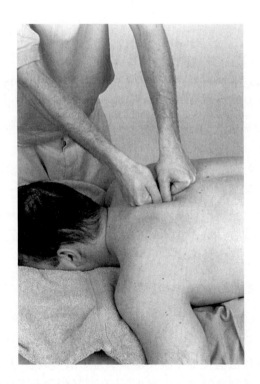

图9-58 用双手的拇指对长斜方肌、中斜方肌进行特殊按压。

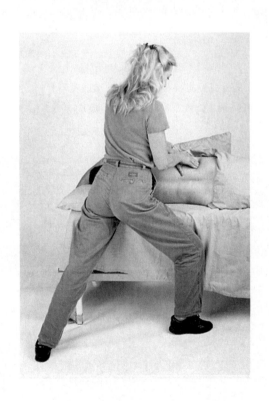

图9-60 只有在侧卧位采用特殊按压法按摩腰方肌的外侧边缘才会有效。束缚住患者身体同侧的手臂,使同侧下肢向下被动伸展,露出腰部。可以用双手拇指、四指和肘尖进行按摩。注意不要让第11、第12肋单独支撑。

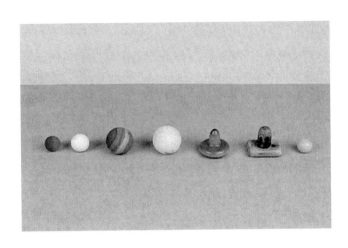

图9-61　这些工具可以帮助患者应用特殊按压法进行疼痛激发点的自我治疗，它们包括各种型号和不同密度的球，以及木质或塑料的按摩工具。

点和它的症状。沿着疼痛激发点做特殊按压很重要，因为这样可以充分拉伸涉及的肌肉，使肌节、紧张带和肌肉成为一个整体并使之恢复原来的长度[157]。特殊按压的机制可能受到引起机体反射性的影响，更深一步的应用现在还未过多涉及，将在本章后面的框9-9和框9-10中具体讨论。

医师的体位和动作

1. 所选择的体位必须平稳、舒适并能足以支撑医师。

2. 基础的体位和要求在第6章"按摩的准备及体位调整"中已经具体描述了，弓步并倾斜（图9-60）控制好坐和站的倾斜度（图9-57和图9-56）。这些位置均可以自主控制，用上半身体重增加按压力并使力度保持稳定。切忌用患者的身体作为支撑，正确的做法是要以适当的方式倾斜向患者，并且要控制好压在患者身体表面的体重而不能失去平衡。

3. 当用肘部按摩时（图9-56和图9-57），应掌控放松的程度，可以通过评估患者受压组织变形的程度来控制上半身的压力。

触诊练习

运用这种技术时，依据如下操作触诊患者的组织：

1. 紧张带。纤维的方向和牵涉痛的区域都可以帮助确定受损的肌肉。

2. 局部的硬物。疼痛激发点局部的硬物（可触及的结节）可能很小，并且隐藏在紧张带里。慢慢地按压结节，直到按压到了障碍层之后，再进一步按压。

3. 抽搐反应。触诊表层肌肉时，会产生抽搐反应。

4. 跳跃迹象。如果触摸疼痛激发点时过于用力，患者可能会产生一个非自主收缩或者其他严重的疼痛迹象。

5. 一般的硬物。如果重叠层内出现邻近的疼痛激发点，如在肩胛骨处很容易发生，你会发现除了一般的硬物很难摸到其他东西。

6. 当持续按压组织间隙一段时间，可触及的结节或疼痛激发点的结节会松软或放松。你可以沿着这种松弛的趋势进入组织内部，而不需要增加压力。

7. 炎症的征象。肌层内、肌层间的纤维化、黏着和硬化伴随慢性炎症出现。

观察

当你运用该技术时，要观察患者疼痛激发点的活动征象。下列的征象可能会显示疼痛激发点的活动或对治疗的主动反应。

1. 表层肌肉的紧张带通常容易见到。

2. 可见抽搐反应的过渡阶段（1/4秒），却不易感觉。偶尔看起来像邻近肌肉的振动。

3. 不断运用这种技术使束状带放松，有时整个肌肉会松软，也有极低可能会使整个区域肌肉松弛，这种情况通常会在关键疼痛激发点和伴发疼痛激发点减弱时发生。

如果配合揉捏法，还可以观察到：

4. 肌张力系统性降低，这可以从组织轮廓的松弛、肌肉的舒展和平整看出来。

5. 肌肉整体的柔韧度和静息张力水平。

6. 局部的充血。这种技术的运用可能会导致局部充血。

与患者的交流

与患者交流以确保患者舒适，下面几种方法可以参考。

1. "在我按摩时，你可能感到疼痛会延伸到……"向患者解释什么是疼痛激发点，什么是牵涉疼，说明疼痛暂时加剧是因为按摩刺激了疼痛激发点。对于患者来说，了解治疗的目的和按摩中的不舒适感很重要。

2. "压按可能会让你的某些部位不舒适，但那不是疼感，还是可以忍受的。如果感到极不舒适，请赶快告诉我。"确保患者可以忍受你用力的大小，虽然不适感可以忍受，但痛感却完全不能忍受。通过逐步加大力度来核查患者的耐受度。若出现明显的疼痛，应该降低力度。另外，可以向患者解释10度疼痛量表，并告诉患者不要让疼痛程度超过4度。如果活跃的疼痛激发点的静止痛超过4度，按摩时最多增加1度疼痛。只有当患者没有明显疼痛行为并明确答复可以继续时，才能继续按摩。

3. "你……有反跳痛吗？"当按压一个疼痛激发点时，可以停下来让患者自己比较一下疼痛激发点的牵涉痛与他先前的症状。

4. "让我知道疼痛什么时候消失，当你只能感觉到我的拇指时告诉我。"引导患者在牵涉痛消失和他仅能感觉到你的按压时告诉你。

疼痛激发点特殊按压的操作顺序（疼痛激发点的按压与放松[157]）

时间：30~40分钟。

接下来的一系列治疗组合对疼痛激发点的治疗，开始运用一系列连续的拨法，但与特殊按压中的拨法不同。

一系列治疗组合适宜治疗腿筋(另一个潜在疼痛激发点较多的地方)，这样患者仅换一次姿势即可。开始之前必须了解患者腿筋的长度及柔韧度。然后确定如何使用此法才能最低限度地降低患者转换姿势的次数。

1. 开始先轻抚表面，然后深入按摩。

2. 对四肢施用区域性揉捏时，应增加深度和专一性。

3. 运用触诊寻找并确定当前的疼痛激发点。

4. 对要治疗的肌肉进行轻微拉伸，施以特殊按压10~30秒。

5. 被动屈伸肌肉30秒。

6. 重复第4、第5步，直到反应减弱或消失。

7. 对拮抗肌群和协同肌群进行区域性揉捏。

8. 对其他疼痛激发点重复进行第3~7步。不要重复4次以上，除非在腰部、臀肌和腓肠肌做了几分钟的大面积揉捏。思考为什么这么做。

9. 在揉捏法和表面轻抚法做完后结束。

10. 必须对另一条腿做同样时间的按摩。为什么要这么做？

再检查一下，根据患者叙述以了解他的感觉。

特殊按压方法:深入研究与实践

名称和起源

在其他文献或按摩相关的体系中,按压技术被称作"集中按压""缺血性按压""数字化按压""数字化压力""保持的数字化按压""直接按压""静态摩擦"和"深入接触"[1-3,5-8,157,158,163]。除了静态关联,特殊按压可能是按摩中应用最广的技术。它可以独自运用或成为一个更加详尽的技术方法和系统,这包括姿位松弛[185]、肉食疗法[186,187]、疼痛激发点放松肌肉技术[157,162]、指压法[181,182]、针压法[183,184]和反射疗法[1-3,6,7]。特殊按压的应用具有很多基本原理和名称。

疗效和证据

对肌肉骨骼的疗效特殊按压可能是有效的手法技术,可减少活动和肌筋膜疼痛激发点症状,尤其是股薄肌[157,158,164]。有关疼痛激发点的具体定义和描述,可参见本章前面介绍的"拨法"或表9-2。在按摩疼痛触发点进行压力释放期间,医师应用特殊按压作用于疼痛激发点(不是转诊区),并进行积极地拉伸和主动活动[157]。由于医师可以使用特殊按压减少疼痛激发点活动,特殊按压可广泛用于治疗各种疾病。这些症状包括:外伤;急性或慢性超载荷,如肌腱病变和重复性压迫损伤;姿势不平衡;疲劳;心理压力;常见的肌肉骨骼主诉,如紧张性头痛、颞下颌关节问题、脊椎疼痛、慢性腰背痛、椎间盘突出、慢性盆腔痛、疼痛肋骨综合征和非关节疼痛;以及其他肌筋膜疼痛综合征[157,158,164-175,188]。我们通过临床观察发现,当医师缓慢并维持特殊按压时,也可软化肌肉、肌腱、筋膜的粘连和纤维化。

对神经系统的疗效

特殊按压可以作为兴奋本体感觉的技术[190-194]使用,另外,治疗医师也可以通过用稳固和适当的特殊按压(抑制性压力)作用于肌腱,可短时间内对牵涉到的肌肉产生抑制肌张力的效果[190]。有时,间歇地或持续地对肌腱而不是肌肉进行特殊按压,不仅会降低运动皮质的兴奋性(高反射),还会达到刺激效果[191-194]。特殊按压的应用可以抑制肌肉的收缩,并且可以融合到许多治疗中,可以对一些疾病进行辅助治疗,如痉挛这种非正常的肌肉紧张症状。

其他疗效

最后,足反射治疗[1-3,5-7,180,195]和东方按摩系统[181-184]广泛应用特殊按压治疗疼痛和恢复生理功能,不过这看起来并不属于特殊按压的作用范围。这些体系的治疗是通过一些假定的特别复杂的内脏反射进行的。表9-1总结了一些主要的特殊按压应用的范围及疗效。

注意事项和禁忌证

临床医师需要通过临床培训和专业实践才能正确掌握特殊按压手法。遇到病理状态时,高水平的培训技能就会显示出优越性。当运用同类的按摩手法时,一定要谨记所有的禁忌(见第3章"按摩的临床决策",其中详细讨论了诸多禁忌)。特殊按压法不得用于以下疾病的患者:血友病、局部急性炎症和感染、血栓和血栓疑似病例、血栓性静脉炎和恶性肿瘤。有时

验证

一项随机的临床试验采用一个实验组和一个对照组或安慰剂组来检验足反射疗法对于多发性硬化的疗效[195]。每周做一次足反射疗法,持续做11周。实验组(53例)对小腿进行45分钟的全放松疗法。安慰剂组对小腿进行45分钟的非特异性按摩。在治疗后继续维持3个月,我们可以发现放松组的感觉异常、泌尿系统疾病和麻痹痉挛症状都明显改善。研究人员发现,对照组非特异性疗效不明显,这同预期一致。不幸的是,研究人员对治疗组和对照组的描述过于简单,这就出现了许多问题,例如,这两个试验中治疗的按摩力度是否一样?研究人员应该减少因为医师的技术因素造成的误差。因为治疗组的一个医师只治疗一名患者,这样就产生了误差。但对于主要环节,该项研究还是合理且令人信服的。

Siev-Ner I, Gamus D, Lerner-Geva L, Achiron A. Reflexology treatment relieves symptoms of multiple sclerosis: a randomized controlled study. *Mult Scler*. 2003;9:356–361.

候特殊按压的效果特别明显,如在外伤的亚急性阶段可以使水肿消退。在这种情况下,临床医师必须减少按压的力度,以保证按压不会使患者疼痛。临床医师不能长时间直接按压在浅表神经上,例如,放射状或一般的腓神经,因为这样会产生按压机能性麻痹[196]。有骨质疏松症、早期外伤、接受抗凝剂疗法和大面积痉挛以及低血压的患者慎用[1,2,6,7]。

表9-3列举了治疗疼痛激发点时容易出现的错误。当临床医师对疼痛激发点进行特殊按压时,必须保证按压在患者所能承受的范围之内。而且必须在未治疗时与患者认真交流。对于长时间或复发的疼痛激发点,临床医师可以通过以下治疗将疼痛激发点症状的复发降到最低,以治疗拮抗和协同肌群即治疗疾病的根本性因素, 如结构偏位和反复人体超负荷状态[157,158,163,164]。后干涉状态疼痛明显不同于患者当前的症状,这主要由于潜在或伴发的疼痛激发点的激活产生的。这表明需要对协同肌和拮抗肌做进一步的治疗[157]。临床医师必须明白特殊按压法可能产生远部位的反射,这与他们的治疗区域和按压的压力大小是不成正比的[7,162]。

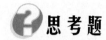

思考题

肌筋膜的疼痛激发点和纤维肌痛敏感点有什么联系?

特殊按压方法在治疗中的运用

疼痛激发点

临床医师可以采用多种辅助方式以降低疼痛激发点的活性。处理急性外伤时,采用冷敷法可以帮助消退急性炎症,而无需考虑疼痛激发点的影响[157]。一旦度过急性临床阶段,可以运用下列按摩方法。

1. 揉捏法。
2. 拨法[157,163]。
3. 结缔组织按摩技术,如皮肤滚动法[157]、肌筋膜释放法和直按筋膜技术[157,163]。

临床医师也可以运用下面的相关技术有效治疗疼痛激发点[157,163]。

1. 持续温和地被动伸展 (需要在疼痛激发点失活后进行)。
2. 大幅度主动性活动,使相关肌肉等张收缩(需要在疼痛激发点失活后进行)。
3. 等长收缩后放松。
4. 收缩-放松、紧张-放松和相关肌肉能量技术。
5. 湿热处理。
6. 冰敷法(或喷雾冷疗法),同时进行被动牵拉。可参考《肌筋膜疼痛和功能障碍》[157]的综合治疗指导。
7. 超声波治疗。
8. 高压电流疗法刺激。
9. 经皮神经电刺激。尽管不是对疼痛激发点进行特殊治疗,但可能会暂时缓解疼痛。

综合多学科的治疗方法, 包括适当的药物治疗,对于治疗肌筋膜疼痛综合征和疼痛激发点最有效[157,158,163,178]。临床医师可以通过上述补充的方式指导患者以便家庭使用。在治疗疼痛激发点时,以下几个方面特别重要:

1. 正确的自我拉伸法和等长收缩后放松法。
2. 对相关肌肉进行轻柔的全方位的运动, 使之产生等张收缩。
3. 对疼痛激发点进行湿热处理(不包括涉痛区域)。
4. 自己操作的特殊按压。用不同型号和强度的球

表9-3	对激发点进行特殊按压时易出现的错误	
错误	结果
按压过速	患者终止治疗
	自主神经系统/交感神经反射
按压超出了患者疼痛承受能力	患者终止治疗
	自主神经系统/交感神经反射
按压没有保持在激发点的位置上	对症状无效
没达到产生效果的深度	对症状无效
按压重复的次数太少	对症状无效
长时间精准地按压未使牵涉痛减弱	尝试另一个激发点
忽略了被动拉伸	相同激发点的症状又复发
未治疗根本的因素	相同激发点的症状又复发
未治疗伴发和复发的激发点	产生新症状

足反射学是基于脚(和手)的一些特殊穴位,它们反射性地与身体其他部分或器官产生联系(图9-62)[2,3,6,7,179,180]。在反射中,足部特定反射区域的疼痛、触痛或轻微的组织硬化都被认为是反映身体各部分或器官的急性或慢性的功能障碍。在这基础上,特殊按压应用到足上的反射穴位可以使反射到的身体各部分或内脏恢复正常机能,可以通过"使失衡状态复原"或"激发能量运动"[2]。

反射疗法的影响机制现在还不清楚,这方面的研究并不多,而且通常出现在未经翻译的欧洲期刊上[197-215],对反射疗法的效果和评价并不肯定[207-213],但是一些研究的确支持足的某些区域可能影响内脏的功能[199,201,205,214,215]。这种技术肯定可产生疗效的症状有:婴儿急腹痛[216]、多发性硬化[195]、恶心和呕吐[217]。还有更多的疗效可能来自足反射疗法,其中包括:减少焦虑感、增加放松感、改善情绪、增加动力和提高生活质量[2,3,6,197,218,219,220]。足反射疗法理论上操作很简单,不需要用油、毛巾,也不需要患者过多裸露身体。足反射疗法的禁忌和注意事项也相对较少,只有一些局部的禁忌,例如痛风、外周脉管疾病和传染或感染性足部疾病[3]。另外,临床医师也要缩短对体弱、恢复期或老年患者的治疗时间。一个完整的治疗包括使用足反射疗法30~40分钟。或者医师可以采用对身体其他部位进行5~10分钟的足反射疗法来巩固疗程。

检查完患者以后,典型治疗按下列步骤进行:简单的洗过脚以后,临床医师让患者舒适地坐着或平躺着,可以运用一些平常的宽接触面的神经肌肉按摩技术如拧、压和对踝、跖、趾关节进行被动运动几分钟[2,6]。从趾部开始向近心端进行[6]。临床医师要系统地对整个足的全部表面进行按压,按压时要有节律。通常用拇指或指节按压足底,其他手指按压足面[2,3]。要在每一个穴位上按压并保持几秒钟,如果穴位柔软或者坚硬可以再额外延长15~30秒[3]。按压通常要深一点,但是如果和别的按压手法同时运用,则必须减小按压的力度与深度。以患者感到舒适或者只产生轻微不适为宜,防止发生疼痛[3]。临床医师也可以短暂地滑行轻抚,该方法同拔法和直接筋膜治疗法相似[2,3,6]。另外,本书还介绍了更多的关于足反射疗法的描述[179,180]。

临床意义

至少反射疗法提供了一种通过足按摩来治疗相关疾病的方法[33,197],可作为临床医师进行特殊按压的辅助疗法。使用该技术时,必须清楚可能产生的效果。在使用这种按摩手法时,可以产生全身系统性的疗效,而不仅仅只对手或脚产生作用,其原因是手或脚的压力或柔软性的改变,可能会导致身体其他部分发生生理性作用。

或手持式按摩装备去治疗(图9-61)。患者必须先了解基本的疼痛激发点理论再进行自我按摩。建议患者不要重复使用一种特殊按压两到三次以上,并且应该在使用特殊按压之前对肌肉做些准备活动,例如在肌肉表面做轻抚法放松,而在按压之后做一个等张收缩和恰当的拉伸运动。总之,建议患者不要一次在一个疼痛激发点按压几分钟,即使按压式感觉很好或者感觉当前的症状减轻了。

5. 对一个单独的疼痛激发点进行保守和有效的自我治疗的范例,是显著降低疼痛激发点的敏感性和疼痛程度,使更多成年人对颈部的慢性肌筋膜疼痛进行自我治疗[275]。这套技术患者每天做一次,共有五个基本的组成部分:第一部分是按压疼痛激发点并轻抚肌肉2~3分钟。第二部分是用平滑的按摩装置对疼痛激发点局部进行15~60秒的特殊按压。第三部分是对影响到的肌肉做5次轻柔的等张收缩。第四部分是对影响到的肌肉做两次30秒的拉伸。第五部分是对影响

到的肌肉做2~3分钟的推摩法和揉捏法。另外,患者可以用湿热敷对疼痛激发点进行治疗,作为对自我操作技术的辅助治疗。

6. 与姿势或重复活动相关的人体工学教育。

运动的控制

当临床医师用特殊按压法作为本体感受刺激技术时,有许多可行的技术可以抑制或刺激神经肌肉的紧张度并促进运动反射。

1. 临床医师可以通过延长冷疗、温疗和对局部表面进行慢慢推摩或通过后面的神经突来抑制神经肌肉的紧张度和促进运动反射（见第7章"浅反射技术"）[190]。

2. 临床医师可以使用振法、关节屈伸法、轻扫法和静态按触法(持续触按),再加上轻压和重压来增加神经肌肉的紧张度和促进运动反射(见第7章"浅反射技术")[190]。

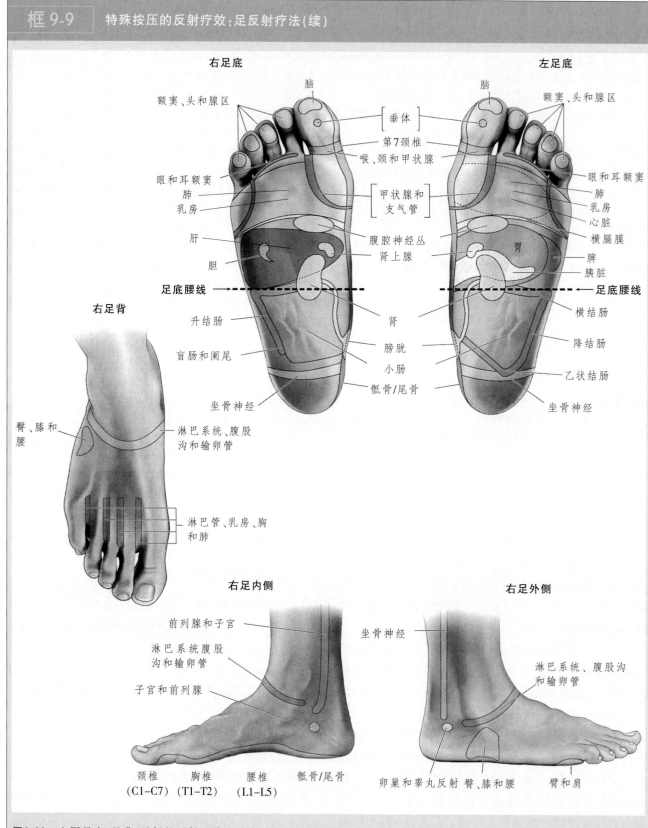

右足底

左足底

脑

脑

额窦、头和腺区

额窦、头和腺区

[垂体]

第7颈椎

喉、颈和甲状腺

眼和耳额窦

眼和耳额窦

肺

肺

乳房

乳房

心脏

[甲状腺和支气管]

横膈膜

肝

脾

腹腔神经丛

胰脏

胆

肾上腺

胃

足底腰线

足底腰线

右足背

升结肠

横结肠

盲肠和阑尾

降结肠

肾

膀胱

乙状结肠

小肠

臀、膝和腰

坐骨神经

骶骨/尾骨

坐骨神经

淋巴系统、腹股沟和输卵管

淋巴管、乳房、胸和肺

右足内侧

右足外侧

前列腺和子宫

坐骨神经

淋巴系统腹股沟和输卵管

淋巴系统、腹股沟和输卵管

子宫和前列腺

颈椎　　胸椎　　腰椎　　骶骨/尾骨

(C1–C7)　(T1–T2)　(L1–L5)

卵巢和睾丸反射　臀、膝和腰　　臂和肩

图9-62　上图足底、足背、足侧的反射区域以及其对应的身体各部分或各器官。(From Williams, A. Spa Bodywork. Philadelphia, PA: Lippincott Williams & Wilkins: 2007:159–160. Reprinted by permission of the publisher Lippincott Williams & Wilkins.)

| 框 9-10 | 特殊按压的反射性疗效：经络学说和穴位 |

中医是一门古老、博大、复杂的哲学体系，它囊括了生理学、临床理论和临床实践。中医近几十年来引起了西方的广泛关注，最初是因为针灸的麻醉效果[2,3,6,7,221,222]。中药的基础理论体系有许多相关的思想。其与西药没有平行化的理论。在中药的理论体系中，气循环于全身，并通过叫做经络[2,223]的管道或通道进行全身的循环。人体有12条经络和2条位于躯体正中的经络[1,2,222]，每条经络都对应着一个脏器，这条经络就以这个脏器命名，并且与生理性功能有关，这与西医中定义的脏器功能不相同。每条经络都有一个基础性的气，它被赋予了阴或阳的特性[1,2,223]。阴气可以类比成雌性或负性，它是呈上升趋势的，和空的脏器（比如胃）相关联。阳气可类比成为雄性或正性，它是成下降趋势的，和实质性脏器（如肝）相联系[1,2,223]。健康的概念是流注于各经络中的阴阳之气的动态平衡[2,223]。经络的循环通路不同于任何实质性的解剖结构。虽然它们有时循行肌间的外缩凹孔和主要的神经通路[2,7]。

沿着每条经络，从皮肤表面深入到1英寸（约2.5cm）深度，有许多小点或穴位，它们有低电阻和高重叠性皮肤温度现象，并且在机体阴阳不平衡和疾病时表现出高度敏感性（图9-63）[2,223]。当大多数穴位的位置同神经、疼痛激发点或运动点位置[2,7]相一致时，那么我们就应该讨论一下这些实质性的系统是否彼此相互影响[185,224,225]。穴位可以被许多精确的方法激活，它可以在经络远处发生效应。它与脏器相关，也同一些生理机能相关[2,223]。每一条经络都有许多临床疗效好的特殊而重要的穴位，它包括兴奋性穴位、抑制性穴位和稳定性穴位[2,185,223]。兴奋性穴位和抑制性穴位会相应地刺激和抑制经络和与其相关的内脏及机能。稳定性穴位的作用是使一个经络的机能与其他经络相关联。最后一点，许多别的穴位当相关的经络功能异常时，会出现敏感性反应或微痛。

刺激穴位的方法包括针法（针灸）、按摩法、电流刺激法、激光法和艾灸法[7]。刺激穴位如针压和指压这样的手法体系，基本上依赖于一定深度、一定时间作用于穴位本身的特殊按压，也可能包括一些小的循环系统、穿刺放液法和拉伸[181-184]。最近的许多研究证实，用按压法刺激穴位会产生许多临床疗效。许多证据表明，坚持在某些特殊穴位（心包-6穴，腕横纹中间处）上按压对于一些疾病有很好的疗效，如恶心、呕吐或运动性疾病[226-250]（伴随有异议）[251-254]。针压法可能对以下疾病有效：焦虑[255]、多种疼痛[256-261]（虽然可能不是手术后的疼痛）[251]、睡眠节律失调[262-266]、便秘[267,268]、慢性阻塞性肺病[269,270]、女性月经失调[271-273]和临终关怀[274]，干涉治疗的目的是使当前不平衡的气重新恢复到和谐运行状态或使因多个穴位刺激产生的疾病恢复正常。并且也运用别的治疗手段和多种诊断方法。针灸、针压和相关的疗法主要凭借精巧、尖端和根本的不同理念的身体按压法，这比西医中的疗法丰富得多。要想掌握合理的刺激穴位的方法，还要进一步学习这些理论，本书将进行介绍[221,222]。

临床意义

广泛使用特殊按压法治疗疼痛激发点的临床医师，必须知道以下事项。疼痛激发点远处的痛觉会在使用特殊按压时消失，可能会出现在一些部位，但不一定是对应的疼痛激发点。出现这种情况的原因是临床医师治疗的是一个穴位而不是一个疼痛激发点，另外，尤其在复发时，疼痛的方式和肌肉紧张度可能会产生更远的生理病理现象。所以，必须在患者可以承受的疼痛范围之内使用特殊按压，并且时刻关注施加特殊按压时可触知的组织突然间发生的发射。如果患者的组织特别敏感，临床医师必须停止使用这种技术，并且在不能产生迅速可触知的组织变化时不要坚持使用。如果使用特殊按压导致症状暂时减轻，而症状不久又复发，临床医师就得先明确产生这种现象的原因，然后再决定是否使用该技术。

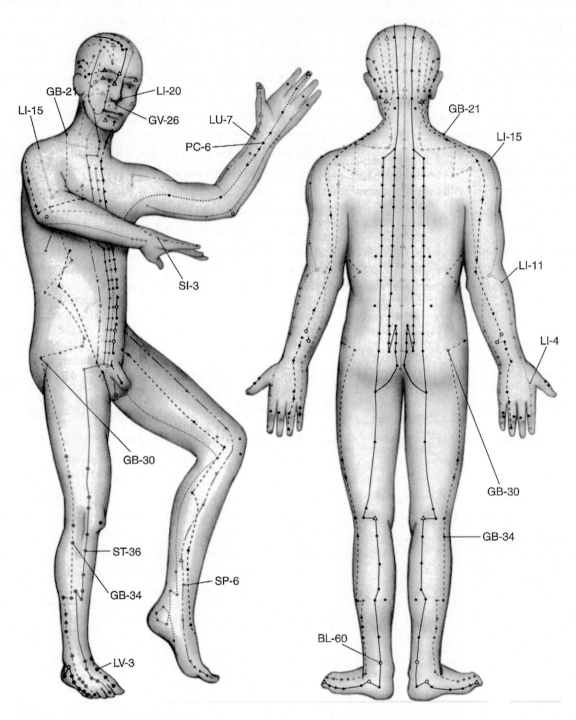

图9-63 图示经络循行路线和穴位。(From Tappan FM, Benjamin PJ. *Tappan's Handbook of Healing Massage Techniques*. 3rd ed. Upper Saddle River, NJ: Prentice-Hall. Inc;1998. Copyright 1998. Reprinted by permission of Prentice-Hall, Inc.)(待续)

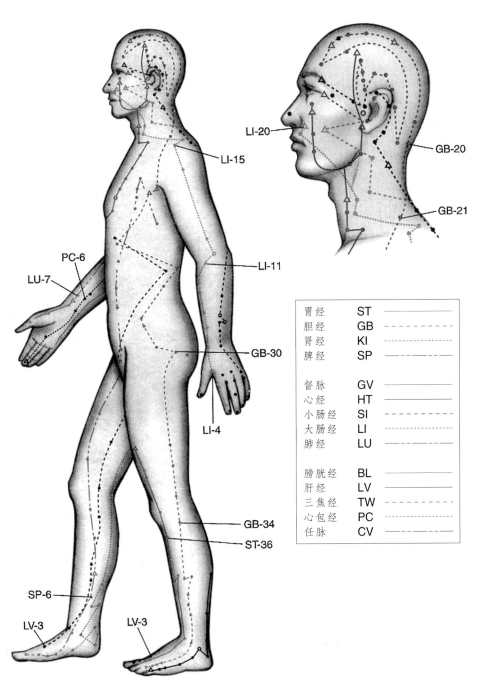

胃经	ST	————————
胆经	GB	— — — — —
肾经	KI	·················
脾经	SP	— — — — —
督脉	GV	————————
心经	HT	————————
小肠经	SI	— — — — —
大肠经	LI	·················
肺经	LU	— — — — —
膀胱经	BL	————————
肝经	LV	————————
三焦经	TW	— — — — —
心包经	PC	·················
任脉	CV	— — — — —

图9-63(续)

临床案例

现病史

一名40岁高危孕妇,因反复早产而住院,经医院检查,该女士已经怀孕28周,住院之前已经卧床6周。用药:特布他林,也称间羟沙丁胺醇(β-肾上腺素兴奋剂)。

主观症状

1. 主诉肌肉和关节疼痛。

2. 主诉全身无力。

3. 主诉高危怀孕的压力。

4. 光学压力频率达到8/10。

5. 与压力相关的症状。

■ 躯体方面:睡眠模式改变、疲劳、休息不足、头痛和肩、颈、背部疼痛以及肌肉紧张。

■ 情绪方面:对怀孕焦虑、抑郁、沮丧,伴有情绪大幅度波动。

■ 精神方面:健忘、精力不能集中。

■ 行为方面:经常哭泣、衣冠不整、脾气暴躁及失眠。

客观情况

损伤

■ 监护胎儿的动向。

■ 患者平躺进行检查。患者去盥洗室回来之后可以坐位或站位进行检查。

■ 运动幅度:颈部和上下肢可在正常运动范围之内活动。运动期间伴有疼痛不适的症状。腰椎运动无法进行。

■ 力量:不可以像平常一样运动,禁忌长时间运动。因为活动水平受限,所以不断减少强度,这也是很危险的。

■ 肌肉静息张力:触诊时,颈、肩和竖脊肌的肌肉张力增加。

功能限制

■ 床上可动性:用滚法可从一边到另一边并且用单杠可以自由地控制。主诉有疼痛和无力的症状。

■ 转移:对于主诉无力和疼痛症状的患者,使用卧到坐,坐到站,站到盥洗室,盥洗室到站的方法。这些必须在看护人员的帮助下进行。

■ 下床活动:对于一个平衡感差和主诉无力的患者必须在10英尺(3.048米)范围以内活动,并予以帮助。

分析

治疗依据

治疗目的是为了:①防止因缺少活动导致的健康状况和机能水平的恶化。②减少与压力相关的症状,增加患者的舒适度,并促进母亲和胎儿的健康。

注意:

■ 监护孕妇和胎儿,看是否有心动过速和低血压症状。

■ 严格限制身体活动:不能一直坐着或站着,或移动(即使在盥洗室也要进行援助)。

■ Valsalva手法即咽鼓管充气检查法,禁忌腹部按摩。

■ 治疗时要保证充足的饮水,并尽量建议间歇排空膀胱。

■ β-肾上腺素的副作用:母亲和胎儿的心动过速和低血压症状。

损伤	按摩的作用和效果
■ 焦虑	■ 减少焦虑
	■ 初期治疗:按摩的直接作用是减少已知焦虑
■ 已知的压力	■ 减少已知的压力
	■ 初期治疗:按摩的直接作用是增加放松感
■ 增加的肌肉静息张力	■ 减少肌肉静息张力
	■ 初期治疗:按摩的主要局部作用是减少肌肉静息张力水平
	■ 进一步的效果是增加放松和减少焦虑
■ 肌肉和关节痛	■ 减少肌肉和关节痛
	■ 初期治疗:通过强刺激和镇静以达到减痛
■ 疲劳	■ 减少疲劳
	■ 二期治疗:通过感官刺激达到按摩的间接功效
■ 其他与压力相关的症状	■ 减少与压力相关的症状
	■ 二期治疗:按摩的间接功效是增加放松感和减少焦虑感
■ 肌无力	■ 增加肌肉力量
	■ 无效

活动受限	功能效果
	■ 患者能够翻身,借助扶杆独立行走
■ 行动和运动能力下降	■ 在看护人员的帮助下,患者可以使卧到坐,坐到站,站到盥洗室,盥洗室到站的方法活动
■ 行动减少	■ 在一名看护者的精心协助下患者可以移动 3.048m 到盥洗室
■ 主诉功能活动中疼痛和无力症状	■ 患者的反馈告诉我们在功能活动中疼痛和无力感减少了
■ 舒适感减少和压力感增加的症状	■ 患者的反馈告诉我们舒适感增加了,与压力相关的症状减少了

计划	
按摩技术	常见问题:
	医师在治疗过程中要自始至终与主治医师咨询。至少在刚开始按摩期间,禁忌腹部按摩,施加压力的深度要限制在最表面的肌肉。被动运动式的技术如搓法不可以在治疗时使用。介入治疗开始时先简单进行 15 分钟。当患者能很好地耐受且对胎儿或孕妇没有造成任何不适时,再开始增加时间,每次加 5 分钟,直至 40 分钟。随着治疗的进行,将对患者身体的更多部位实施治疗。
	技术:
	医师柔和地、有节律地使用浅表轻抚法和广泛按压法对四肢、背和肩进行治疗,以产生在按摩过程中使患者镇静的特殊疗效。应使用节律性的和轻柔的特殊揉捏法,这主要作用于患者的手、足和脸。在增加肌肉张力的部位如肩部,可以使用更多的精神肌肉按摩手法,如拨法和特殊按压,这样可以使患者更舒适。可以使用延长按摩或在使用按摩之后用腹式呼吸。另外,对被治疗的肌肉可以使用轻柔的被动拉伸按摩方法。最后在治疗中播放患者选用的放松音乐。

按摩技术	随着患者的损伤康复以及精神上的好转，医师可以告诉她怎样用（非机械的）表面肌肉的反射疗法，如静态按压和表面推摩法来按摩自己的腹部。她做这些之前可以用洗剂对皮肤做一下护理，以改善准妈妈的心情和与孩子的联系。
其他适当的技术和治疗[29]	■ 药物治疗
	■ 放松训练（进行肌肉放松，引导想象、冥想）
	■ 压力治疗指导（应对法）
	■ 躺卧治疗练习（伸展运动或慢而缓和的行动范围内的运动锻炼，主要对于颈和上下肢的特殊肌肉），特别是足踝关节以增加下身的循环
	■ 呼吸训练
	■ 姿势指导
	■ 心理咨询
	■ 自我监视药物的副作用和分娩迹象
	■ 所需的产前和产后教育

参考文献

1. Fritz S. *Mosby's Fundamentals of Therapeutic Massage*. 3rd ed. St. Louis: Mosby; 2004.

2. Benjamin PJ, Tappan FM. *Tappan's Handbook of Healing Massage Techniques*. 4th ed. Upper Saddle River, NJ: Pearson Prentice Hall; 2005.

3. Salvo SG. *Massage Therapy: Principles and Practice*. 2nd ed. Philadelphia: WB Saunders; 2003.

4. Yates J. *A Physician's Guide to Therapeutic Massage*. 3rd ed. Toronto: Curties Overzet; 2004.

5. Loving J. *Massage Therapy*. Stamford, CT: Appleton & Lange; 1999.

6. de Domenico G, Wood EC. *Beard's Massage*. 4th ed. Philadelphia: WB Saunders; 1997.

7. Holey E, Cook E. *Evidence-Based Therapeutic Massage*. 2nd ed. Edinburgh: Churchill Livingstone; 2003.

8. Lowe WL. *Orthopedic Massage*. Edinburgh: Mosby; 2003.

9. McGeown JG, McHale NG, Thornbury KD. Effects of varying patterns of external compression on lymph flow in the hind limb of the anaesthetized sheep. *J Physiol*. 1988;397:449–457.

10. Benjamin PJ, Lamp SP. *Understanding Sports Massage*. Champaign, IL: Human Kinetics; 1996.

11. Murrell W. *Massotherapeutics or Massage as a Mode of Treatment*. Philadelphia: Blakiston; 1890.

12. Palmer MD. *Lessons on Massage*. 4th ed. London: Balliere Tindall and Cox; 1912.

13. Kellogg JH. *The Art of Massage: A Practical Manual for the Nurse, the Student and the Practitioner*. Battle Creek, MI: Modern Medicine Publishing; 1929.

14. Dery MA, Yonuschot G, Winterson BJ. The effects of manually applied intermittent pulsation pressure to rat ventral thorax on lymph transport. *Lymphology*. 2000;33:58–61.

15. DiGiovanna EL, Schiowitz S. *An Osteopathic Approach to Diagnosis and Treatment*. Philadelphia: Lippincott-Raven; 1997.

16. Greenman PE. *Principles of Manual Medicine*. 2nd ed. Baltimore: Williams & Wilkins; 1996.

17. Field TM. Massage therapy effects. *Am Psychol*. 1998;53: 1270–1281.

18. Mair P, Kornberger E, Schwarz B, et al. Forward blood flow during cardiopulmonary resuscitation in patients with severe accidental hypothermia: An echocardiographic study. *Acta Anaesthesiol Scand*. 1998;42:1139–1144.

19. Boczar ME, Howard MA, Rivers EP, et al. A technique revisited: hemodynamic comparison of closed- and open-chest cardiac massage during human cardiopulmonary resuscitation. *Crit Care Med*. 1995;23:498–503.

20. Redberg RF, Tucker KJ, Cohen TJ, et al. Physiology of blood flow during cardiopulmonary resuscitation. A transesophageal echocardiographic study. *Circulation*. 1993;88:534–542.

21. Horiuchi K, Johnson R, Weissman C. Influence of lower limb pneumatic compression on pulmonary artery temperature: effect on cardiac output measurements. *Crit Care Med*. 1999; 27:1096–1099.

22. Malone MD, Cisek PL, Comerota AJ Jr, et al. High-pressure, rapid-inflation pneumatic compression improves venous hemodynamics in healthy volunteers and patients who are post-thrombotic. *J Vasc Surg*. 1999;29:593–599.

23. Liu K, Chen LE, Seaber AV, et al. Intermittent pneumatic compression of legs increases microcirculation in distant skeletal muscle. *J Orthop Res*. 1999;17:88–95.

24. Vanek VW. Meta-analysis of effectiveness of intermittent pneumatic compression devices with a comparison of thigh-high to knee-high sleeves. *Am Surg*. 1998;64:1050–1058.

25. Ricci MA, Fisk P, Knight S, Case T. Hemodynamic evaluation of foot venous compression devices. *J Vasc Surg*. 1997;26: 803–808.

26. Allegra C, Bartolo M, Martocchia R. Therapeutic effects of Vascupump treatment in patients with Fontaine Stage IIB arteriopathy. *Minerva Cardioangiol*. 2001;49:189–195.

27. Valtonen EJ, Lilius HG, Svinhufvud U. The effect of syncardial massage produced without synchronization and with different pressure impulse frequencies. *Ann Chir Gynaecol Fenn*. 1973;62:69–72.

28. McGeown JG, McHale NG, Thornbury KD. The role of external compression and movement in lymph propulsion in the sheep hind limb. *J Physiol*. 1987;387:83–93.

29. Kisner C, Colby LA. *Therapeutic Exercise: Foundations and Techniques*. 4th ed. Philadelphia: FA Davis; 2002.

30. Frownfelter DL, Dean E. *Principles and Practice of Cardiopulmonary Physical Therapy*. 3rd ed. St. Louis: CV Mosby; 1996.

31. Frownfelter D, ed. *Chest Physical Therapy and Pulmonary Rehabilitation: An Interdisciplinary Approach*. Chicago: Year

Book; 1978.

32. Lederman E. *The Science and Practice of Manual Therapy.* 2nd ed. Edinburgh: Elsevier Churchill Livingstone; 2005.

33. Hayes J, Cox C. Immediate effects of a five-minute foot massage on patients in critical care. *Intensive Crit Care Nurs.* 1999;15:77–82.

34. Ahles TA, Tope DM, Pinkson B, et al. Massage therapy for patients undergoing autologous bone marrow transplantation. *J Pain Symptom Manage.* 1999;18:157–163.

35. Field T, Hernandez-Reif M, Hart S, et al. Pregnant women benefit from massage therapy. *J Psychosom Obstet Gynecol.* 1999;20:31–38.

36. Richards KC. Effect of a back massage and relaxation intervention on sleep in critically ill patients. *Am J Crit Care.* 1998;7:288–299.

37. MacDonald G. Massage as a respite intervention for primary caregivers. *Am J Hospice Palliat Care.* 1998;15:43–47.

38. Field T, Schanberg S, Kuhn C, et al. Bulimic adolescents benefit from massage therapy. *Adolescence.* 1998;33:555–563.

39. Field T, Peck M, Krugman S, et al. Burn injuries benefit from massage therapy. *J Burn Care Rehabil.* 1998;19:241–244.

40. Field T, Hernandez-Reif M, Seligman S, et al. Juvenile rheumatoid arthritis: benefits from massage therapy. *J Pediatr Psychol.* 1997;22:607–617.

41. Field T, Ironson G, Pickens I, et al. Massage therapy reduces anxiety and enhances EEG pattern of alertness and math computations. *Int J Neurosci.* 1996;86:197–205.

42. Fraser J, Kerr JR. Psychophysiological effects of back massage on elderly institutionalized patients. *J Adv Nurs.* 1993;18:238–245.

43. Field T, Morrow C, Vaideon C, et al. Massage reduces anxiety in child and adolescent psychiatric patients. *J Am Acad Child Adolesc Psychiatry.* 1992;31:124–131.

44. Field T. Maternal depression effects on infants and early interventions. *Prev Med.* 1998;27:200–203.

45. Field T, Grizzle N, Scafidi F, Schanberg S. Massage and relaxation therapies effects on depressed adolescent mothers. *Adolescence.* 1996;31:903–911.

46. Field T, Quintino O, Hernandez-Reif M. Adolescents with attention deficit hyperactivity disorder benefit from massage therapy. *Adolescence.* 1998;33:103–108.

47. Field T, Lasko D, Mundy P, et al. Autistic children's attentiveness and responsivity improved after touch therapy. *J Autism Dev Disord.* 1997;27:329–334.

48. Leivadi S, Hernandez-Reif M, Field T, et al. Massage therapy and relaxation effects on university dance students. *J Dance Med Sci.* 1999;3:108–112.

49. Blackman PG, Simmons LR, Crossley KM. Treatment of chronic exertional anterior compartment syndrome with massage: a pilot study. *Clin J Sport Med.* 1998;8:14–17.

50. Field DA, Miller S. Cosmetic breast surgery. *Am Fam Phys.* 1992;45:711–719.

51. Gam AN, Warming S, Larsen LH, et al. Treatment of myofascial trigger-points with ultrasound combined with massage and exercise—a randomised controlled trial. *Pain.* 1998;77:73–79.

52. Gluck NI. Passive care and active rehabilitation in a patient with failed back surgery syndrome. *J Manipulative Physiol Ther.* 1996;19:41–47.

53. Hammill JM, Cook TM, Rosecrance JC. Effectiveness of a physical therapy regimen in the treatment of tension-type headache. *Headache.* 1996;36:149–153.

54. Inoue M, Ohtsu I, Tomioka S, et al. Effects of pulmonary rehabilitation on vital capacity in patients with chronic pulmonary emphysema. *Nihon Kyobu Shikkan Gakkai Zasshi (Japanese).* 1996;34:1182–1188 (Abstract).

55. Pope MH, Phillips RB, Haugh LD, et al. A prospective randomized three-week trial of spinal manipulation, transcutaneous muscle stimulation, massage and corset in the treatment of subacute low back pain. *Spine.* 1994;19:2571–2577.

56. Waylonis GW, Perkins RH. Post-traumatic fibromyalgia. A long term follow-up. *Am J Phys Med Rehabil.* 1994;73:403–412.

57. Levoska S, Keinanen-Kiukaanniemi S. Active or passive physiotherapy for occupational cervico-brachial disorders? A comparison of 2 treatment methods with a 1 year follow-up. *Arch Phys Med.* 1993;74:425–430.

58. Ironson G, Field T, Scafidi F, et al. Massage therapy is associated with enhancement of the immune system's cytotoxic capacity. *Int J Neurosci.* 1996;84:205–217.

59. Zhao A. Study of effects of traditional Chinese massage. *Chin J Sports Med.* 1982;1:46–48,64.

60. Schachner L, Field T, Hernandez-Reif M, et al. Atopic dermatitis symptoms decreased in children following massage therapy. *Pediatr Dermatol.* 1998;15:390–395.

61. Shor-Posner G, Miguez MJ, Hernandez-Reif M, Perez-Then E, Fletcher M. Massage treatment in HIV-1 infected Dominican children: a preliminary report on the efficacy of massage therapy to preserve the immune system in children without antiretroviral medication. *J Altern Complement Med.* 2004;10:1093–1095.

62. Yates J. *A Physician's Guide to Therapeutic Massage.* 3rd ed. Toronto: Curties Overzet; 2004.

63. Hoehn-Saric R. Psychic and somatic anxiety: worries, somatic symptoms and physiological changes. *Acta Psychiatr Scand Suppl.* 1998;393:32–38.

64. Millensen JR. *Mind Matters: Psychological Medicine in Holistic Practice.* Seattle: Eastland Press; 1995.

65. Lundberg U. Muscle tension. *J Soft Tissue Manip.* 2006;13:3–9.

66. Crosman LJ, Chateauvert SR, Weisburg J. The effects of massage to the hamstring muscle group on range of motion. *Massage J.* 1985:59–62.

67. van den Dolder PA, Roberts DL. A trial into the effectiveness of soft tissue massage in the treatment of shoulder pain. *Aust J Physiother.* 2003;49:183–188.

68. Barlow A, Clarke R, Johnson N, Seabourne B, Thomas D, Gal J. Effect of massage of the hamstring muscle group on performance of the sit and reach test. *Br J Sports Med.* 2004;38:349–351.

69. Henriksen M, Højrup A, Lund H, Christensen L, Danneskiold-Samsøe B, Bliddal H. The effect of stimulating massage of thigh muscles on knee joint position sense. *Adv Physiother.* 2004;6:29–36.

70. Shipman MK, Boniface DR, Tefft ME, McCloghry F. Antenatal perineal massage and subsequent perineal outcomes: a randomised controlled trial. *Br J Obstet Gynaecol.* 1997;104:787–791.

71. Vendittelli F, Tabaste JL, Janky E. Antepartum perineal massage: review of randomized trials. *J Gynecol Obstet Biol Reprod (Paris).* 2001;30:565–571.

72. Stamp G, Kruzins G, Crowther C. Perineal massage in labour and prevention of perineal trauma: randomised controlled trial. *BMJ.* 2001;322:1277–1280.

73. Eason E, Labrecque M, Wells G, Feldman P. Preventing perineal trauma during childbirth: a systematic review. *Obstet Gynecol.* 2000;95:464–471.

74. Labrecque M, Eason E, Marcoux S. Randomized trial of per-

ineal massage during pregnancy: perineal symptoms three months after delivery. *Am J Obstet Gynecol*. 2000;182:76–80.

75. Shipman MK, Boniface DR, Tefft ME, McCloghry F. Antenatal perineal massage and subsequent perineal outcomes: a randomised controlled trial. *Br J Obstet Gynaecol*. 1997;104: 787–791.

76. Morelli M, Chapman CE, Sullivan SJ. Do cutaneous receptors contribute to the changes in the amplitude of the H-reflex during massage? *Electromyogr Clin Neurophysiol*. 1999;39:441–447.

77. Morelli M, Sullivan SJ, Chapman CE. Inhibitory influence of soleus massage onto the medial gastrocnemius H-reflex. *Electromyogr Clin Neurophysiol*. 1998;38:87–93.

78. Goldberg J, Seaborne DE, Sullivan SI, Leduc BE. The effect of therapeutic massage on H-reflex amplitude in persons with a spinal cord injury. *Phys Ther*. 1994;748:728–737.

79. Goldberg J, Sullivan SI, Seaborne DE. The effect of two intensities of massage on H-reflex amplitude. *Phys Ther*. 1992;72:449–457.

80. Sullivan SJ, Williams LRT, Seaborne D, Morelli M. Effects of massage on alpha neuron excitability. *Phys Ther*. 1991;71:555–560.

81. Morelli M, Seaborne DE, Sullivan SJ. H-reflex modulation during manual muscle massage of human triceps surae. *Arch Phys Med Rehabil*. 1991;72:915–919.

82. Morelli M, Seaborne DE, Sullivan SJ. Changes in H-reflex amplitude during massage of triceps surae in healthy subjects. *J Orthop Sports Phys Ther*. 1990;12:55–59.

83. Dishman JD, Bulbulian R. Comparison of effects of spinal manipulation and massage on motoneuron excitability. *Electromyogr Clin Neurophysiol*. 2001;41:97–106.

84. Newham DJ, Lederman E. Effect of manual therapy techniques on the stretch reflex in normal human quadriceps. *Disabil Rehabil*. 1997;19:326–331.

85. Hernandez-Reif M, Field T, Krasnegor J, et al. Children with cystic fibrosis benefit from massage therapy. *J Pediatr Psychol*. 1999;24:175–181.

86. Beeken JE, Parks D, Cory J, Montopoli G. The effectiveness of neuromuscular release massage therapy in five individuals with chronic obstructive lung disease. *Clin Nurs Res*. 1998;7:309–325.

87. Field T, Henteleff T, Hernandez–Reif M, et al. Children with asthma have improved pulmonary functions after massage therapy. *J Pediatr*. 1998;132:854–858.

88. Ernst E, Matrai A, Imagyarosy I, et al. Massages cause changes in blood fluidity. *Physiotherapy*. 1987;73:43–45.

89. Arkko PJ, Pakarinen AJ, Kari-Koskinen O. Effects of whole-body massage on serum protein, electrolyte and hormone concentrations, enzyme activities and hematological parameters. *Int J Sports Med*. 1983;4:265–267.

90. Liu Y, Xu S, Yan J, et al. Capillary blood flow with dynamical change of tissue pressure caused by exterior force. *Sheng Wu Yi Xue Gong Cheng Xue Za Zhi*. 2004;21:699–703.

91. Shoemaker I, Tiduus M, Mader R. Failure of manual massage to alter limb blood flow: measures by Doppler ultrasound. *Med Sci Sports Exerc*. 1997;1:610–614.

92. Linde B. Dissociation of insulin absorption and blood flow during massage of a subcutaneous injection site. *Diabetes Care*. 1986;6:570–574.

93. Wyper DJ, McNiven DR. Effects of some physiotherapeutic agents on skeletal muscle blood flow. *Physiotherapy*. 1976; 62:83–85.

94. Hovind H, Nielsen SL. Effect of massage on blood flow in skeletal muscle. *Scand J Rehabil Med*. 1974;6:74–77.

95. Hansen TI, Kristensen JH. Effect of massage, shortwave diathermy and ultrasound upon ^{133}Xe disappearance rate from muscle and subcutaneous tissue in the human calf. *Scand J Rehabil Med*. 1973;5:179–182.

96. Hinds T, McEwan I, Perkes J, Dawson E, Ball D, George K. Effects of massage on limb and skin blood flow after quadriceps exercise. *Med Sci Sports Exerc*. 2004;36:1308–1313.

97. Martin NA, Zoeller RF, Robertson RJ, Lephart SM. The comparative effects of sports massage, active recovery, and rest in promoting blood lactate clearance after supramaximal leg exercise. *J Athletic Train*. 1998;33:30–35.

98. Gupta S, Goswami A, Sadhukhan AK, Mathur DN. Comparative study of lactate removal in short term massage of extremities, active recovery and a passive recovery period after supramaximal exercise sessions. *Int J Sports Med*. 1996;17:106–110.

99. Dolgener FA, Morien A. The effect of massage on lactate disappearance. *J Strength Condition Res*. 1993;7:159–162.

100. Bale P, James H. Massage, warmdown and rest as recuperative measures after short term intense exercise. *Physiother Sport*. 1991;13:4–7.

101. Hemmings B, Smith M, Graydon J, Dyson R. Effects of massage on physiological restoration, perceived recovery, and repeated sports performance. *Br J Sports Med*. 2000;34:109–114.

102. Monedero J, Donne B. Effect of recovery interventions on lactate removal and subsequent performance. *Int J Sports Med*. 2000;21:593–597.

103. Boone T, Tanner M, Radosevich A. Effects of a 10-minute back rub on cardiovascular responses in healthy subjects. *Am J Chin Med*. 2001;29:47–52.

104. Anonymous. Trends in slow wave variability of the central circulation in healthy individuals in response to massage of the collar cervical region. *Vopr Kurortol Fizioter Lech Fiz Kult*. 2004;6:13–15.

105. Mortimer PS, Simmonds R, Rezvani M, et al. The measurement of skin lymph flow by isotope clearance—reliability, reproducibility, injection dynamics, and the effect of massage. *J Invest Dermatol*. 1990;95:677–682.

106. Yamazaki Z, Idezuki Y, Nemoto T, Togawa T. Clinical experiences using pneumatic massage therapy for edematous limbs over the last 10 years. *Angiology*. 1988;39:154–163.

107. Yamazaki Z, Fujimori Y, Wada T, et al. Admittance plethysmographic evaluation of undulatory massage for the edematous limb. *Lymphology*. 1979;12:40–42.

108. de Godoy JM, Batigalia F, Godoy Mde F. Preliminary evaluation of a new, more simplified physiotherapy technique for lymphatic drainage. *Lymphology*. 2002;35:91–93.

109. Aksenova AM, Teslenko OI, Boganskaia OA. Changes in the immune status of peptic ulcer patients after combined treatment including deep massage. *Vopr Kurortol Fizioter Lech Fiz Kult (Russian)*. 1999;2:19–20 (Abstract).

110. Makarova MR, Kuznetsov OF, Markina LP, et al. The effect of massage on the neuromuscular apparatus and blood coagulating system of patients with chronic salpingo-oophoritis. *Vopr Kurortol Fizioter Lech Fiz Kult (Russian)*. 1998;6:45–48 (Abstract).

111. Aksenova AM, Romanova MM. The effect of reflex muscle massage on the body regulator processes of peptic ulcer patients with concomitant diseases. *Vopr Kurortol Fizioter Lech Fiz Kult (Russian)*. 1998;6:24–26 (Abstract).

112. Gusarova SA, Kuznetsov OF, Gorbunov FE, Maslovskaia SG. The characteristics of the effect of point and classical massage on the hemodynamics of patients with a history of transient ischemic attacks in the vertebrobasilar system.

Vopr Kurortol Fizioter Lech Fiz Kult (Russian). 1998;5:7–9 (Abstract).

113. Kuznetsov OF, Makarova MR, Markina LP. The comparative effect of classic massage of different intensities on patients with chronic salpingo-oophritis. *Vopr Kurortol Fizioter Lech Fiz Kult (Russian).* 1998;2:20–23 (Abstract).

114. Aksenova AM. A new method for deep reflex muscular massage. *Vopr Kurortol Fizioter Lech Fiz Kult (Russian).* 1997;4: 30–32 (Abstract).

115. Aksenova AM, Reznikov KM, Andreeva VV. The effect of deep massage and physical exercises on the cerebral circulation in osteochondrosis of the cervicothoracic spine. *Vopr Kurortol Fizioter Lech Fiz Kult (Russian).* 1997;3:19–21. (Abstract).

116. Gusarova SA, Kuznetsov OF, Maslovskaia SG. The effect of the massage of different areas of the body on the cerebral hemodynamics in patients with a history of acute disorders of the cerebral circulation. *Vopr Kurortol Fizioter Lech Fiz Kult (Russian).* 1996;1:14–16 (Abstract).

117. Richaud C, Bouchet JY, Bosson JL, et al. Manual fragmentation of deep vein thrombosis. *J Mal Vasc (French).* 1995;20: 166–171 (Abstract).

118. Labrecque M, Nouwen A, Bergeron M, Rancourt JF. A randomized controlled trial of nonpharmacologic approaches for relief of low back pain during labor. *J Fam Pract.* 1999; 48:259–263.

119. Field T, Hernandez-Reif M, Taylor S, et al. Labour pain is reduced by massage therapy. *J Psychosom Obstet Gynecol.* 1997; 18:286–291.

120. Yildirim G, Sahin NH. The effect of breathing and skin stimulation techniques on labour pain perception of Turkish women. *Pain Res Manag.* 2004;9:183–187.

121. Nixon N, Teschendorff J, Finney J, Karnilowicz W. Expanding the nursing repertory: the effect of massage on post-operative pain. *Aust J Adv Nurs.* 1997;14:21–26.

122. Ferrell-Tory AT, Glick OJ. The use of therapeutic massage as a nursing intervention to modify anxiety and the perception of cancer pain. *Cancer Nurs.* 1993;16:93–101.

123. Weinrich SP, Weinrich MC. The effect of massage on pain in cancer patients. *Appl Nurs Res.* 1990;3:140–145.

124. Akbayrak T, Citak I, Demirturk F, Akarcali I. Manual therapy and pain changes in patients with migraine: an open pilot study. *Adv Physiother.* 2001;3:49–54.

125. Puustjarvi K, Airaksinen O, Pontinen PJ. The effect of massage in patients with chronic tension headache. *Int J Acupunct Electrother Res.* 1990;15:159–162.

126. Danneskiold-Samsoe B, Christiansen E, Anderson RB. Myofascial pain and the role of myoglobin. *Scand J Rheumatol (Stockholm).* 1986;15:174–178.

127. Field T. Fibromyalgia pain and substance P decrease and sleep improves after massage therapy. *J Clin Rheumatol.* 2002; 8:72–76.

128. Ernst E. Massage therapy for low back pain: a systematic review. *J Pain Symptom Manage.* 1999;17:65–69.

129. Preyde M. Effectiveness of massage therapy for subacute low-back pain: a randomized controlled trial. *CMAJ.* 2000;162: 1815–1820.

130. Carreck A. The effect of massage on pain perception threshold. *Manipulative Physiother.* 1994;26:10–16.

131. Day JA, Mason RR, Chesrown SE. Effect of massage on serum level of beta-endorphin and beta-lipotropin in healthy adults. *Phys Ther.* 1987;67:926–930.

132. Tiidus PM. Manual massage and recovery of muscle function following exercise: a literature review. *J Orthop Sports Phys Ther.* 1997;25:107–112.

133. Callaghan MJ. The role of massage in the management of athletes: a review. *Br J Sports Med.* 1993;27:28–33.

134. Cafarelli E, Flint F. Role of massage in preparation for and recovery from exercise. *Physiother Sport.* 1993;16:17–20.

135. Harmer PA. The effect of pre-performance massage on stride frequency in sprinters. *Athletic Train.* 1991;26:55–59.

136. Boone T, Cooper R, Thompson WR. A physiologic evaluation of the sports massage. *J Athletic Train.* 1991;26:51–54.

137. Wiktorsson-Moller M, Oberg B, Ekstrand J, Giliquist J. Effects of warming up, massage, and stretching on range of motion and muscle strength in the lower extremity. *Am J Sports Med.* 1983;11:249–252.

138. Ernst E. Does post-exercise massage treatment reduce delayed onset muscle soreness? A systematic review. *Br J Sports Med.* 1998;32:212–214.

139. Weber MD, Servedis FJ, Woodall WR. The effects of three modalities on delayed onset muscle soreness. *J Orthop Sports Phys Ther.* 1994;20:236–242.

140. Smith LL, Keating MN, Holbert D, et al. The effects of athletic massage on delayed onset muscle soreness, creatine kinase, and neutrophil count: a preliminary report. *J Orthop Sports Phys Ther.* 1994;19:93–99.

141. Cheung K, Hume P, Maxwell L. Delayed onset muscle soreness: treatment strategies and performance factors. *Sports Med.* 2003;33:145–164.

142. Farr T, Nottle C, Nosaka K, Sacco P. The effects of therapeutic massage on delayed onset muscle soreness and muscle function following downhill walking. *J Sci Med Sport.* 2002; 5:297–306.

143. Hilbert JE, Sforzo GA, Swensen T. The effects of massage on delayed onset muscle soreness. *Br J Sports Med.* 2003; 37:72–75.

144. Rinder AN, Sutherland CJ. An investigation of the effects of massage on quadriceps performance after exercise fatigue. *Complement Ther Nurs Midwifery.* 1995;1:99–102.

145. Tiidus PM. Massage and ultrasound as therapeutic modalities in exercise-induced muscle damage. *Can J Appl Physiol.* 1999;24:267–278.

146. Rodenburg JB, Steenbeek D, Schiereck P, Bar PR. Warm-up, stretching and massage diminish harmful effects of eccentric exercise. *Int J Sports Med.* 1994;15:414–419.

147. Drews T, Kreider B, Drinkard B, et al. Effects of post-event massage therapy on repeated endurance cycling. *Int J Sports Med.* 1990;11:407.

148. Drews T, Kreider RB, Drinkard B, Jackson CW. Effects of post-event massage therapy on psychological profiles of exertion, feeling and mood during a 4-day ultra endurance cycling event. *Med Sci Sport Exerc.* 1991;23:91.

149. Weinberg R, Jackson A, Kolodny K. The relationship of massage and exercise to mood enhancement. *Sport Psychol.* 1988;2:202–211.

150. Robertson A, Watt JM, Galloway SD. Effects of leg massage on recovery from high intensity cycling exercise. *Br J Sports Med.* 2004;38:173–176.

151. Jonhagen S, Ackermann P, Eriksson T, Saartok T, Renstrom PA. Sports massage after eccentric exercise. *Am J Sports Med.* 2004;32:1499–1503.

152. Lane KN, Wenger HA. Effect of selected recovery conditions on performance of repeated bouts of intermittent cycling sep-

arated by 24 hours. *J Strength Cond Res.* 2004;18:855–860.

153. Tanaka TH, Leisman G, Mori H, Nishijo K. The effect of massage on localized lumbar muscle fatigue. *BMC Complement Altern Med.* 2002;2:9.

154. Eliska O, Eliska M. Are peripheral lymphatics damaged by high pressure manual massage? *Lymphology.* 1995;28:21–30.

155. Lindsay WR, Pitcaithly D, Geelen N, et al. A comparison of the effects of four therapy procedures on concentration and responsiveness in people with profound learning disabilities. *J Intellect Disabil Res.* 1997;41:201–207.

156. Brooker DJ, Snape M, Johnson E, et al. Single case evaluation of the effects of aromatherapy and massage on disturbed behaviour in severe dementia. *Br J Clin Psychol.* 1997;36:287–296.

157. Simons DG, Travell JG, Simons LS. *Travell and Simons' Myofascial Pain and Dysfunction: The Trigger Point Manual. Volume 1: Upper Half of Body.* 2nd ed. Baltimore: Williams & Wilkins; 1999.

158. Travell JG, Simons DG. *Myofascial Pain and Dysfunction. The Trigger Point Manual, Volume 1.* Baltimore: Williams & Wilkins; 1983.

159. Danneskiold-Samsoe B, Christiansen E, Lund B, Anderson RB. Regional muscle tension and pain ("fibrositis"): effect of massage on myoglobin in plasma. *Scand J Rehabil Med.* 1983; 15:17–20.

160. Hannon JC. The man who mistook his patient for a chair: a speculation regarding sitting mechanical treatment of lower back pain. *J Bodywork Movement Ther.* 1998;2:88–100.

161. Morhenn VB. Firm stroking of human skin leads to vasodilatation possibly due to the release of substance P. *J Dermatol Sci.* 2000;22:138–144.

162. Chaitow L. *Modern Neuromuscular Techniques.* New York: Churchill Livingstone; 1996.

163. Mannheim CJ. *The Myofascial Release Manual.* 3rd ed. Thorofare, NJ: SLACK Inc; 2001.

164. Travell JG, Simons DG. *Myofascial Pain and Dysfunction. The Trigger Point Manual, Volume 2.* Baltimore: Williams & Wilkins; 1992.

165. Murphy GJ. Physical medicine modalities and trigger point injections in the management of temporomandibular disorders and assessing treatment outcome. *Oral Surg Oral Med Oral Pathol Oral Radiol Endod.* 1997;83:118–122.

166. Fricton JR. Management of masticatory myofascial pain. *Semin Orthod.* 1995;1:229–243.

167. Clark GT, Seligman DA, Solberg WK, Pullinger AG. Guidelines for the treatment of temporomandibular disorders. *J Craniomandib Disord.* 1990;4:80–88.

168. Seaman DR, Cleveland C III. Spinal pain syndromes: nociceptive, neuropathic, and psychologic mechanisms. *J Manipulative Physiol Ther.* 1999;22:458–472.

169. Kovacs FM, Abraira V, Pozo F, et al. Local and remote sustained trigger point therapy for exacerbations of chronic low back pain. A randomized, double-blind, controlled, multicenter trial. *Spine.* 1997;22:786–797.

170. Ingber RS. Iliopsoas myofascial dysfunction: a treatable cause of "failed" low back syndrome. *Arch Phys Med Rehabil.* 1989; 70:382–386.

171. Morris CE. Chiropractic rehabilitation of a patient with S1 radiculopathy associated with a large lumbar disk herniation. *J Manipulative Physiol Ther.* 1999;22:38–44.

172. Hawk C, Long C, Azad A. Chiropractic care for women with chronic pelvic pain: a prospective single-group intervention

173. Hughes KH. Painful rib syndrome. A variant of myofascial pain syndrome. *AAOHN J.* 1998;46:115–120.

174. Antonelli MA, Vawter RL. Nonarticular pain syndromes. Differentiating generalized, regional, and localized disorders. *Postgrad Med.* 1992;91:95–98,103–104.

175. Gerwin RD. Myofascial pain syndromes in the upper extremity. *J Hand Ther.* 1997;10:130–136.

176. Buchberger DJ. Use of Active Release techniques in the postoperative shoulder: a case report. *J Sports Chiropr Rehabil.* 1999;13:60–66.

177. Lew PC, Lewis J, Story I. Inter-therapist reliability in locating latent myofascial trigger points using palpation. *Manual Ther.* 1997;2:87–90.

178. Han SC, Harrison P. Myofascial pain syndrome and triggerpoint management. *Reg Anesth.* 1997;22:89–101.

179. Dougans I. *The Complete Illustrated Guide to Foot Reflexology.* Boston: Element Books; 1996.

180. Byers DC. *Better Health with Foot Reflexology: The Original Ingham Method.* St. Petersburg, FL: Ingham Publishing; 1996.

181. Masunaga S, Chashi W. *Zen Shiatsu: How to Harmonize Yin and Yang for Better Health.* Tokyo: Japan Publishers; 1977.

182. Yamamoto S, McCarty P. *The Shiatsu Handbook.* New York: Avery Publishing Group; 1996.

183. Tappan F. Finger pressure to acupuncture points. In: Tappan FM, Benjamin PJ, eds. *Tappan's Handbook of Healing Massage Techniques.* 3rd ed. Stamford, CT: Appleton & Lange; 1998:243–268.

184. Wolf JE, Teegarden IM. Jin shin do. In: Benjamin PJ, Tappan FM, eds. *Tappan's Handbook of Healing Massage Techniques.* 4th ed. Upper Saddle River, NJ: Pearson Prentice Hall; 2005: 363–376.

185. Chaitow L. *Positional Release Techniques.* New York: Churchill Livingstone; 1996.

186. Prudden B. *Pain Erasure: The Bonnie Prudden Way.* New York: M. Evans; 1980.

187. Prudden B. *Myotherapy: Bonnie Prudden's Complete Guide to Pain-Free Living.* New York: Ballantine Books; 1984.

188. Hou CR, Tsai LC, Cheng KF, Chung KC, Hong CZ. Immediate effects of various physical therapeutic modalities on cervical myofascial pain and trigger-point sensitivity. *Arch Phys Med Rehabil.* 2002;83:1406–1414.

189. Bodhise PB, Dejoie M, Brandon Z, Simpkins S, Ballas SK. Nonpharmacologic management of sickle cell pain. *Hematology.* 2004;9:235–237.

190. O'Sullivan SB. Strategies to improve motor control. In: O'Sullivan SB, Schmitz J, eds. *Physical Rehabilitation, Assessment and Treatment.* 2nd ed. Philadelphia: FA Davis; 1988.

191. Leone JA, Kukulka CG. Effects of tendon pressure on alpha motoneuron excitability in patients with stroke. *Phys Ther.* 1988;68:475–480.

192. Kukulka CG, Haberichter PA, Muecksch AE, Rohrberg MG. Muscle pressure effects on motoneuron excitability. A special communication. *Phys Ther.* 1987;67:1720–1722.

193. Kukulka CG, Beckman SM, Holte JB, Hoppenworth PK. Effects of intermittent tendon pressure on alpha motoneuron excitability. *Phys Ther.* 1986;66:1091–1094.

194. Kukulka CG, Fellows WA, Oehlertz JE, Vanderwilt SG. Effect of tendon pressure on alpha motoneuron excitability. *Phys Ther.* 1985;65:595–600.

195. Siev-Ner I, Gamus D, Lerner-Geva L, Achiron A. Reflexology treatment relieves symptoms of multiple sclerosis: a ran-

domised controlled study. *Mult Scler.* 2003;9:356–361.

196. Herskovitz S, Strauch B, Gordon MJV. Shiatsu-induced injury of the median recurrent motor branch. *Muscle Nerve.* 1992; 15:1215 (Letter).

197. Stephenson NL, Weinrich SP, Tavakoli AS. The effects of foot reflexology on anxiety and pain in patients with breast and lung cancer. *Oncol Nurs Forum.* 2000;27:67–72.

198. Kesselring A. Foot reflexology massage: a clinical study. *Forsch Komplementarmed (German).* 1999;6(Suppl 1):38–40 (Abstract).

199. Sudmeier I, Bodner G, Egger I, et al. Changes of renal blood flow during organ-associated foot reflexology measured by color Doppler sonography. *Forsch Komple-mentarmed (German).* 1999;6:129–134 (Abstract).

200. Baerheim A, Algroy R, Skogedal KR, et al. Feet—a diagnostic tool? *Tidsskr Nor Laegeforen (Norwegian).* 1998;118:753–755 (Abstract).

201. Kesselring A, Spichiger E, Muller M. Foot reflexology: an intervention study. *Pflege (German).* 1998;11:213–218 (Abstract).

202. Kristof O, Schlumpf M, Saller R. Foot reflex zone massage—a review. *Wien Med Wochenschr (German).* 1997;147:418–422 (Abstract).

203. Omura Y. Accurate localization of organ representation areas on the feet and hands using the bi-digital O-ring test resonance phenomenon: its clinical implication in diagnosis and treatment—part I. *Acupunct Electrother Res.* 1994;19:153–190.

204. Kesselring A. Foot reflex zone massage. *Schweiz Med Wochenschr Suppl (German).* 1994;62:88–93 (Abstract).

205. Oleson T, Flocco W. Randomized controlled study of premenstrual symptoms treated with ear, hand, and foot reflexology. *Obstet Gynecol.* 1993;82:906–911.

206. Petersen LN, Faurschou P, Olsen OT. Foot zone therapy and bronchial asthma—a controlled clinical trial. *Ugeskr Laeger (Danish).* 1992;154:2065–2068 (Abstract).

207. Brygge T, Heinig JH, Collins P, et al. Reflexology and bronchial asthma. *Respir Med.* 2001;95:173–179.

208. Mollart L. Single-blind trial addressing the differential effects of two reflexology techniques versus rest, on ankle and foot edema in late pregnancy. *Complement Ther Nurs Midwifery.* 2003;9:203–208.

209. Ross CSK, Hamilton J, Macrae G, Docherty C, Gould A, Cornbleet MA. A pilot study to evaluate the effect of reflexology on mood and symptom rating of advanced cancer patients. *Palliat Med.* 2002;16:544–545.

210. Stephenson N, Dalton JA, Carlson J. The effect of foot reflexology on pain in patients with metastatic cancer. *Appl Nurs Res.* 2003;16:284–286.

211. Tovey P. A single-blind trial of reflexology for irritable bowel syndrome. *Br J Gen Pract.* 2002;52:19–23.

212. White AR, Williamson J, Hart A, Ernst E. A blinded investigation into the accuracy of reflexology charts. *Complement Ther Med.* 2000;8:166–172.

213. Williamson J, White A, Hart A, Ernst E. Randomised controlled trial of reflexology for menopausal symptoms. *BJOG.* 2002;109:1050–1055.

214. Kannathal N, Paul JK, Lim CM, Chua KP, Sadasivan PK. Effect of reflexology on EEG: a nonlinear approach. *Am J Chin Med.* 2004;32:641–650.

215. Mur E, Schmidseder J, Egger I, et al. Influence of reflex zone therapy of the feet on intestinal blood flow measured by color Doppler sonography. *Forsch Komplementarmed Klass Naturheilkd.* 2001;8:86–89.

216. Bennedbaek O, Viktor J, Carlsen KS, Roed H, Vinding H, Lundbye-Christensen S. Infants with colic. A heterogenous group possible to cure? Treatment by pediatric consultation followed by a study of the effect of zone therapy on incurable colic. *Ugeskr Laeger.* 2001;163:3773–3778.

217. Yang JH. The effects of foot reflexology on nausea, vomiting and fatigue of breast cancer patients undergoing chemotherapy. *Taehan Kanho Hakhoe Chi.* 2005;35:177–185.

218. Hodgson H. Does reflexology impact on cancer patients' quality of life? *Nurs Stand.* 2000;14:33–38.

219. Kohara H, Miyauchi T, Suehiro Y, Ueoka H, Takeyama H, Morita T. Combined modality treatment of aromatherapy, footsoak, and reflexology relieves fatigue in patients with cancer. *J Palliat Med.* 2004;7:791–796.

220. Wright S, Courtney U, Donnelly C, Kenny T, Lavin C. Clients' perceptions of the benefits of reflexology on their quality of life. *Complement Ther Nurs Midwifery.* 2002;8:69–76.

221. Helms JM. *Acupuncture Energetics. A Clinical Approach for Physicians.* Berkeley, CA: Medical Acupuncture Publishers; 1995.

222. Porkert M, Hempen C-H, The China Academy. *Classical Acupuncture: The Standard Textbook.* Dinkelscherben, Germany: Phainon Editions and Media GmbH; 1995.

223. Kielkowska A. *Your Health in Your Hands.* Gdansk, Poland: Kolmio; 1995.

224. Melzack R. Myofascial trigger points: relation to acupuncture and mechanisms of pain. *Arch Phys Med Rehabil.* 1981; 62:114–117.

225. Melzack R, Stilwell DN, Fox EJ. Trigger points and acupuncture points for pain: correlations and implications. *Pain.* 1977;3:23.

226. Shenkman Z, Holzman RS, Kim C, et al. Acupressure—acupuncture antiemetic prophylaxis in children undergoing tonsillectomy. *Anesthesiology.* 1999;90:1311–1316.

227. Harmon D, Gardiner J, Harrison R, Kelly A. Acupressure and the prevention of nausea and vomiting after laparoscopy. *Br J Anaesth.* 1999;82:387–390.

228. Aikins, Murphy P. Alternative therapies for nausea and vomiting of pregnancy. *Obstet Gynecol.* 1998;91:149–155.

229. Stein DJ, Birnbach DJ, Danzer BI, et al. Acupressure versus intravenous metoclopramide to prevent nausea and vomiting during spinal anesthesia for cesarean section. *Anesth Analg.* 1997;84:342–345.

230. Ho CM, Hseu SS, Tsai SK, Lee TY. Effect of P-6 acupressure on prevention of nausea and vomiting after epidural morphine for post–cesarean section pain relief. *Acta Anaesthesiol Scand.* 1996;40:372–375.

231. Agarwal A, Pathak A, Gaur A. Acupressure wristbands do not prevent postoperative nausea and vomiting after urological endoscopic surgery. *Can J Anaesth.* 2000;47:319–324.

232. Collins KB, Thomas DJ. Acupuncture and acupressure for the management of chemotherapy-induced nausea and vomiting. *J Am Acad Nurse Pract.* 2004;16:76–80.

233. Cummings M. Hand acupressure reduces postoperative vomiting after strabismus surgery (n=50). *Acupunct Med.* 2001;19:53–54.

234. Dibble SL, Chapman J, Mack KA, Shih AS. Acupressure for nausea: results of a pilot study. *Oncol Nurs Forum.* 2000;27: 41–47.

235. Eizember FL, Tomaszewski CA, Kerns WP 2nd. Acupressure for prevention of emesis in patients receiving activated charcoal. *J Toxicol Clin Toxicol.* 2002;40:775–780.

236. Harmon D, Ryan M, Kelly A, Bowen M. Acupressure and prevention of nausea and vomiting during and after spinal anaesthesia for caesarean section. *Br J Anaesth.* 2000;84:463–467.

237. Jewell D. Nausea and vomiting in early pregnancy. *Clin Evid.* 2003;9:1561–1570.

238. Klein J, Griffiths P. Acupressure for nausea and vomiting in cancer patients receiving chemotherapy. *Br J Community Nurs.* 2004;9:383–388.

239. Lu DP, Lu GP, Reed JF 3rd. Acupuncture/acupressure to treat gagging dental patients: a clinical study of anti-gagging effects. *Gen Dent.* 2000;48:446–452.

240. Norheim AJ, Pedersen EJ, Fonnebo V, Berge L. Acupressure treatment of morning sickness in pregnancy. A randomised, double-blind, placebo-controlled study. *Scand J Prim Health Care.* 2001;19:43–47.

241. Roscoe JA, Morrow GR, Hickok JT, et al. The efficacy of acupressure and acustimulation wrist bands for the relief of chemotherapy-induced nausea and vomiting. A University of Rochester Cancer Center Community Clinical Oncology Program multicenter study. *J Pain Symptom Manage.* 2003;26: 731–742.

242. Schlager A, Boehler M, Puhringer F. Korean hand acupressure reduces postoperative vomiting in children after strabismus surgery. *Br J Anaesth.* 2000;85:267–270.

243. Shin YH, Kim TI, Shin MS, Juon HS. Effect of acupressure on nausea and vomiting during chemotherapy cycle for Korean postoperative stomach cancer patients. *Cancer Nurs.* 2004; 27:267–274.

244. Slotnick RN. Safe, successful nausea suppression in early pregnancy with P-6 acustimulation. *J Reprod Med.* 2001;46: 811–814.

245. Steele NM, French J, Gatherer-Boyles J, Newman S, Leclaire S. Effect of acupressure by sea-bands on nausea and vomiting of pregnancy. *J Obstet Gynecol Neonatal Nurs.* 2001;30:61–70.

246. Stern RM, Jokerst MD, Muth ER, Hollis C. Acupressure relieves the symptoms of motion sickness and reduces abnormal gastric activity. *Altern Ther Health Med.* 2001;7:91–94.

247. Tiran D. Nausea and vomiting in pregnancy: safety and efficacy of self-administered complementary therapies. *Complement Ther Nurs Midwifery.* 2002;8:191–196.

248. Vachiramon A, Wang WC. Acupressure technique to control gag reflex during maxillary impression procedures. *J Prosthet Dent.* 2002;88:236.

249. White PF, Issioui T, Hu J, et al. Comparative efficacy of acustimulation (ReliefBand) versus ondansetron (zofran) in combination with droperidol for preventing nausea and vomiting. *Anesthesiology.* 2002;97:1075–1081.

250. Wright LD. The use of motion sickness bands to control nausea and vomiting in a group of hospice patients. *Am J Hosp Palliat Care.* 2005;22:49–53.

251. Sakurai M, Suleman MI, Morioka N, Akca O, Sessler DI. Minute sphere acupressure does not reduce postoperative pain or morphine consumption. *Anesth Analg.* 2003;96:493–497.

252. Samad K, Afshan G, Kamal R. Effect of acupressure on postoperative nausea and vomiting in laparoscopic cholecystectomy. *J Pak Med Assoc.* 2003;53:68–72.

253. Schultz AA, Andrews AL, Goran SF, Mathew T, Sturdevant N. Comparison of acupressure bands and droperidol for reducing post-operative nausea and vomiting in gynecologic surgery patients. *Appl Nurs Res.* 2003;16:256–265.

254. Windle PE, Borromeo A, Robles H, Ilacio-Uy V. The effects of acupressure on the incidence of postoperative nausea and vomiting in postsurgical patients. *J Perianesth Nurs.* 2001;16: 158–162.

255. Kober A, Scheck T, Schubert B, et al. Auricular acupressure as a treatment for anxiety in prehospital transport settings. *Anesthesiology.* 2003;98:1328–1332.

256. Brady LH, Henry K, Luth JF 2nd, Casper-Bruett KK. The effects of shiatsu on lower back pain. *J Holist Nurs.* 2001;19:57–70.

257. Chung UL, Hung LC, Kuo SC, Huang CL. Effects of LI4 and BL 67 acupressure on labor pain and uterine contractions in the first stage of labor. *J Nurs Res.* 2003;11:251–260.

258. Hsieh LL, Kuo CH, Yen MF, Chen TH. A randomized controlled clinical trial for low back pain treated by acupressure and physical therapy. *Prev Med.* 2004;39:168–176.

259. Kober A, Scheck T, Greher M, et al. Prehospital analgesia with acupressure in victims of minor trauma: a prospective, randomized, double-blinded trial. *Anesth Analg.* 2002;95:723–727.

260. Lee TA. Chinese way of easing pain: acupressure. *Int J Altern Med.* 2002;1:1.

261. Yip YB, Tse SH. The effectiveness of relaxation acupoint stimulation and acupressure with aromatic lavender essential oil for non-specific low back pain in Hong Kong: a randomised controlled trial. *Complement Ther Med.* 2004;12:28–37.

262. Chen ML, Lin LC, Wu SC, Lin JG. The effectiveness of acupressure in improving the quality of sleep of institutionalized residents. *J Gerontol A Biol Sci Med Sci.* 1999;54:M389–M394.

263. Shen P. Two hundred cases of insomnia treated by otopoint pressure plus acupuncture. *J Tradit Chin Med.* 2004;24: 168–169.

264. Tsay SL, Chen ML. Acupressure and quality of sleep in patients with end-stage renal disease: a randomized controlled trial. *Int J Nurs Stud.* 2003;40:1–7.

265. Tsay SL, Rong JR, Lin PF. Acupoints massage in improving the quality of sleep and quality of life in patients with end-stage renal disease. *J Adv Nurs.* 2003;42:134–142.

266. Wang XH, Yuan YD, Wang BF. Clinical observation on effect of auricular acupoint pressing in treating sleep apnea syndrome. *Zhongguo Zhong Xi Yi Jie He Za Zhi.* 2003;23:747–749.

267. Chen LL, Hsu SF, Wang MH, Chen CL, Lin YD, Lai JS. Use of acupressure to improve gastrointestinal motility in women after trans-abdominal hysterectomy. *Am J Chin Med.* 2003; 31:781–790.

268. Jeon SY, Jung HM. The effects of abdominal meridian massage on constipation among CVA patients. *Taehan Kanho Hakhoe Chi.* 2005;35:135–142.

269. Maa SH, Gauthier D, Turner M. Acupressure as an adjunct to a pulmonary rehabilitation program. *J Cardiopulm Rehabil.* 1997;17:268–276.

270. Maa SH, Sun MF, Hsu KH, et al. Effect of acupuncture or acupressure on quality of life of patients with chronic obstructive asthma: a pilot study. *J Altern Complement Med.* 2003;9: 659–670.

271. Beal MW. Acupuncture and acupressure. Applications to women's reproductive health care. *J Nurse Midwifery.* 1999; 44:217–230.

272. Chen HM, Chen CH. Effects of acupressure at the Sanyinjiao point on primary dysmenorrhoea. *J Adv Nurs.* 2004;48:380–387.

273. Taylor D, Miaskowski C, Kohn J. A randomized clinical trial of the effectiveness of an acupressure device (Relief Brief) for managing symptoms of dysmenorrhea. *J Altern Complement Med.* 2002;8:357–370.

274. Cho YC, Tsay SL. The effect of acupressure with massage on fatigue and depression in patients with end-stage renal disease. *J Nurs Res.* 2004;12:51–59.

275. Andrade C, Randall T, Swift T, Brescia N. The effect of a self-managed manual trigger point pressure program with a hand-held massage device on trigger point sensitivity, perceived pain levels, and frequency of self-care in adults with chronic myofascial neck pain. Project report. Oakland, CA: Samuel Merritt College; 1997.

延伸阅读

Airaksinen O. Changes in post-traumatic ankle joint mobility, pain and oedema following intermittent pneumatic compression therapy. *Arch Phys Med Rehabil.* 1997;70:341–344.

Airaksinen O, Partanen K, Kolari PJ, Soimalkallio S. Intermittent pneumatic compression therapy in post-traumatic lower limb edema: computed tomography and clinical measurements. *Arch Phys Med Rehabil.* 1991;72:667–670.

Aldridge S. Brain-injured turn to CAM therapies. *Massage Magazine.* 2003:28.

Allardice P. The no-surgery face lift. *Natural Way for Better Health.* 1997;3:22.

Alexander R, Bennet-Clerk HC. Storage of elastic energy in muscles and other tissues. *Nature.* 1977;265:114–117.

Angus S. Massage therapy for sprinters and runners. *Clin Podiatr Med Surg.* 2001;18:329–336.

Anonymous. Case problem: presenting conventional and complementary approaches for relieving nausea in a breast cancer patient undergoing chemotherapy. *J Am Diet Assoc.* 2000;100:257–259.

Anonymous. Physical therapy cures postpartum stress incontinence. *BMJ.* 2004;329:1296–1296.

Archer PA. Three clinical sports massage approaches for treating injured athletes. *Athletic Therapy Today.* 2001;6:14–20.

Ause-Ellias KL, Richard R, Miller SF, Finley RK Jr. The effect of mechanical compression on chronic hand edema after burn injury: a preliminary report. *J Burn Care Rehabil.* 1994;15:29–33.

Balke B, Anthony J, Wyatt F. The effects of massage treatment on exercise fatigue. *Clin Sports Med.* 1991;12:184–207.

Balla JI. The late whiplash syndrome. *Aust N Z J Surg.* 1980;50:610–614.

Barr JS, Taslitz N. The influence of back massage on autonomic functions. *Phys Ther.* 1970;50:1679–1691.

Bell GW. Aquatic sports massage therapy. *Clin Sports Med.* 1999;18:427–435.

Benjamin PJ. A look back: mechanical massage at the Battle Creek Sanitarium. *Massage Ther J.* 2004;43:138,140–142.

Birukov AA, Peisahov NM. Changes in the psycho-physiological indices using different techniques of sports massage. *Teoriya i Praktika Fizicheskoi Kult (Russian).* 1979;8:21–24. Translated in: Yessis M, ed. *Sov Sports Rev.* 1986;21:29.

Birukov AA, Pogosyan NM. Special means of restoration of work capacity of wrestlers in the periods between bouts. *Teoriya i Praktika Fizicheskoi Kult (Russian).* 1983;3:49–50. Translated in: Yessis M, ed. *Sov Sports Rev.* 1983;19:191–192.

Bodian M. Use of massage following lid surgery. *Eye, Ear, Nose Throat Monthly.* 1969;48:542–545.

Bonica JJ. Management of myofascial pain syndromes in general practice. *JAMA.* 1957;164:732–738.

Bork K, Korting GW, Faust G. Serum enzyme levels after a whole body massage. *Arch Dermatol Forsch (German).* 1971;240:342–348.

Braverman DL, Schulman RA. Massage techniques in rehabilitation medicine. *Phys Med Rehabil Clin N Am.* 1999;10:631–49.

Brown BR. Myofascial syndrome. In: Warfield CA, ed. *Principles and Practice of Pain Management.* New York: McGraw Hill; 1993:259–264.

Burovych AA, Samtsova IA, Manilov IA. An investigation of the effects of individual variants of sports massage on muscle blood circulation. *Sov Sports Sci Rev.* 1989;24:197–200.

Buskila D. Fibromyalgia, chronic fatigue syndrome, and myofascial pain syndrome. *Curr Opin Rheumatol.* 2001;13:117–127.

Cady SH, Jones CE. Massage therapy as a workplace intervention for reduction of stress. *Percept Motor Skills.* 1997;84:157–158.

Cailliet R. *Soft Tissue Pain and Disability.* Philadelphia: FA Davis; 1996.

Carrier EB. Studies on the physiology of capillaries: reaction of human skin capillaries to drugs and other stimuli. *Am J Physiol.* 1922;11:528–547.

Cawley N. A critique of the methodology of research studies evaluating massage. *Eur J Cancer Care (Engl).* 1997;6:23–31.

Chaitow L. What is NMT? *J Bodywork Movement Ther.* 1999;3:1–2.

Cheung K, Hume P, Maxwell L. Delayed onset muscle soreness: treatment strategies and performance factors. *Sports Med.* 2003;33:145–164.

Chor H, Cleveland D, Davenport HA, et al. Atrophy and regeneration of the gastrocnemius-soleus muscles: effects of physical therapy in monkeys following section and suture of sciatic nerve. *JAMA.* 1939;113:1029–1033.

Chor H, Dolkart RE. A study of simple disuse atrophy in the monkey. *Am J Physiol.* 1936;117:4.

Curties D. Could massage therapy promote cancer metastasis? *J Soft Tissue Manip.* 1994;April–May:3–7.

Danneskiold-Samsøe B, Christiansen E. The effect of massage on muscle infiltrations as assessed by myoglobin in the blood. *Ugeskr Laeger.* 1985;147:269–271.

Danneskiold-Samsøe B, Christiansen E, Lund B, Anderson RB. Regional muscle tension and pain ("fibrositis"): effect of massage on myoglobin in plasma. *Scand J Rehabil Med.* 1982;15:17–20.

Davidson K, Jacoby S, Brown MS. Prenatal perineal massage: preventing lacerations during delivery. *J Obstet Gynecol Neonatal Nurs.* 2000;29:474–479.

Dejung B. Manual trigger point treatment in chronic lumbosacral pain. *Schweiz Med Wochenschr Suppl (German).* 1994;62:82–87.

Delaney GA, McKee AC. Inter- and intra-rater reliability of the pressure threshold meter in measurement of myofascial trigger point sensitivity. *Am J Phys Med Rehab.* 1993;72:136–139.

Delaney JPA, Leong KS, Watkins A, Brodie D. The short-term effects of myofascial trigger point massage therapy on cardiac autonomic tone in healthy subjects. *J Adv Nurs.* 2002;37:364–371.

DeLany JPW. Neuromuscular therapy management: hamstring muscle strain. *J Bodywork Movement Ther.* 1996;1:16–18.

Drust B, Atkinson G, Gregson W, French D, Binningsley D. The effects of massage on intra muscular temperature in the vastus lateralis in humans. *Int J Sports Med.* 2003;24:395–399.

Dubrovsky VI. Changes in muscle and venous flow after massage. *Teoriya i Praktika Fizicheskoi Kult (Russian).* 1982;4:56–57. Translated in: M Yessis, ed. *Sov Sports Rev.* 1980;18:134–135.

Dunn C, Sleep J, Collett D. Sensing an improvement: an experimental study to evaluate the use of aromatherapy, massage and periods of rest in an intensive care unit. *J Adv Nurs.* 1995;21:34–40.

Edgecombe W, Bain W. The effect of baths, massage and exercise on the blood-pressure. *Lancet.* 1899;1:1552.

Eichelberger G. Study on foot reflex zone massage: alternative to tablets. *Krankenpfl Soins Infirm.* 1993;86:61–63.

Elkins EC, Herrick JF, Grindlay JH, et al. Effects of various procedures on the flow of lymph. *Arch Phys Med.* 1953;34:31.

Elliott M. What future, medical massage? *Massage Bodywork.* 1999;14:128.

Evans RW. Some observations on whiplash injuries. *Neurol Clin.* 1992;10:975–997.

Felhendler D, Lisander B. Effects of non-invasive stimulation of acupoints on the cardiovascular system. *Complement Ther Med.* 1999;7:231–234.

Fernandez de las Penas, C., Sohrbeck Campo M, Fernandez Carnero J, Miangollara Page JC. Manual therapies in myofascial trigger point treatment: a systematic review. *J Bodywork Movement Ther.* 2005;9:27–34.

Field T, Hernandez-Reif M, Shaw KH, et al. Glucose levels decreased after giving massage therapy to children with diabetes mellitus. *Diabetes Spectrum.* 1997;10:23–25.

Field T, Quintino O, Henteleff T, et al. Job stress reduction therapies. *Altern Ther Health Med.* 1997;3:54–56.

Field T, Seligman S, Scafidi F, Schanberg S. Alleviating posttraumatic stress in children following Hurricane Andrew. *J Appl Dev Psychol.* 1996;17:37–50.

Field T, Sunshine W, Hernandez-Reif M, et al. Chronic fatigue syndrome: massage therapy effects on depression and somatic symptoms in chronic fatigue. *J Chron Fatigue Syndrome.* 1997;3:43–51.

Fire M. Providing massage therapy in a psychiatric hospital. *Int J Altern Complement Med.* 1984;June:24–25.

Fischer AA. Documentation of myofascial trigger points. *Arch Phys Med.* 1988;69:286–291.

Fishbain DA, Goldberg M, Steele R, et al. DSM-III diagnoses of patients with myofascial pain syndrome (fibrositis). *Arch Phys Med Rehab.* 1989;70:433–438.

Foda MI, Kawashima T, Nakamura S, Kobayashi M, Oku T. Composition of milk obtained from unmassaged versus massaged breasts of lactating mothers. *J Pediatr Gastroenterol Nutr.* 2004;38:484–487.

Fricton JR. Clinical care for myofascial pain. *Dent Clin North Am.* 1991;35:1–26.

Fricton JR, Kroening R, Haley D. Myofascial pain syndrome: a review of 168 cases. *Oral Surf.* 1982;60:615–623.

Gardener AMN, Fox RH, Lawrence C, et al. Reduction of post-traumatic swelling and compartment pressure by impulse compression of the foot. *J Bone Joint Surg.* 1990;72:810–815.

Goats GC. Massage—the scientific basis of an ancient art: part 1. The techniques. *Br J Sports Med.* 1994;28:149–152.

Goats GC. Massage—the scientific basis of an ancient art: part 2. Physiological and therapeutic effects. *Br J Sports Med.* 1994;28:153–156.

Goldman LB, Rosenberg NL. Myofascial pain syndrome and fibromyalgia. *Semin Neurol.* 1991;11:274–280.

Graff-Radford SB, Reeves JL, Baker RL, Chiu D. Effects of transcutaneous electrical nerve stimulation on myofascial pain and trigger point sensitivity. *Pain.* 1989;37:1–5.

Grimsby D, Grimsby K. Electromyographic and range of motion evaluation to compare the results of two treatment approaches: soft tissue massage versus a segmental manipulation off the cervical spine. *Ned Tijdschr Manuele Ther.* 1993;12:2–7.

Guan Z, Zheng G. The effects of massage on the left heart functions in patients of coronary heart disease. *J Tradit Chin Med.* 1995;15:59–62.

Gulla J, Singer AJ. Use of alternative therapies among emergency department patients. *Ann Emerg Med.* 2000;35:226–228.

Gunn CC. *Treating Myofascial Pain: Intramuscular Stimulation for Myofascial Pain Syndromes of Neuropathic Origin.* Seattle: University of Washington; 1989.

Gusarova SA, Kuznetsov OF, Gorbunov FE, Maslovskaia SG. The use of point massage in patients with circulatory encephalopathy. *Vopr Kurortol Fizioter Lech Fiz Kult (Russian).* 1997;6:11–13.

Hack GD, Robinson WL, Koritzer RT. Previously undescribed relation between muscle and dura. Proceedings of the Congress of Neurological Surgeons. Phoenix, AZ, February 14–18, 1995.

Hartman PS. Management of myofascial dysfunction of the shoulder. In: Donatelli RA, ed. *Physical Therapy of the Shoulder.* New York: Churchill Livingstone; 1991.

Hawk C, Long CR, Reiter R, Davis CS, Cambron JA, Evans R. Issues in planning a placebo-controlled trial of manual methods: results of a pilot study. *J Altern Complement Med.* 2002;8:21–32.

Hemphill L, Kemp J. Implementing a therapeutic massage program in a tertiary and ambulatory care VA setting: the healing power of touch. *Nurs Clin North Am.* 2000;35:489–497.

Hernandez-Reif M, Field T, Hart S. Smoking cravings are reduced by self-massage. *Prev Med.* 1999;28:28–32.

Hernandez-Reif M, Field T, Theakson J, Field T. Multiple sclerosis patients benefit from massage therapy. *J Bodywork Move Ther.* 1998;2:168–174.

Hernandez-Reif M, Martinez A, Field T, Quintero O, Hart S, Burman I. Premenstrual symptoms are relieved by massage therapy. *J Psychosom Obstet Gynaecol.* 2000;21:9–15.

Hey LR, Helewa A. Myofascial pain syndrome: a critical review of the literature. *Physiol Can.* 1994;46:28–36.

Hinz B. Perineal massage in pregnancy. *J Midwifery Womens Health.* 2005;50:63–64.

Hobbs S, Davies PD. Critical review of how nurses research massage therapy: are they using the best methods? *Complement Ther Nurs Midwifery.* 1998;4:35–40.

Holmes MH, Lai WM, Mow VC. Compression effects on cartilage permeability. In: Hargens AR, ed. *Tissue Nutrition and Viability.* New York: Springer-Verlag; 1986.

Hondras MA, Linde K, Jones AP. Manual therapy for asthma. *Cochrane Database Syst Rev.* 2000;2:CD001002.

Hong CZ, Simons DG. Pathophysiologic and electrophysiologic mechanisms of myofascial trigger points. *Arch Phys Med Rehabil.* 1998;79:863–872.

Huang FY, Huang LM. Effect of local massage on vaccination: DTP and DTPa. *Chung Hua Min Kuo Hsiao Erh Ko I Hsueh Hui Tsa Chih.* 1999;40:166–170.

Hulme J, Waterman H, Hillier VF. The effect of foot massage on patients' perception of care following laparoscopic sterilization as day case patients. *J Adv Nurs*. 1999;30:460–468.

Issel C. The roots of reflexology. *Massage Bodywork*. 2003;18:52.

Jacobs M. Massage for the relief of pain: anatomical and physiological considerations. *Phys Ther Rev*. 1960;40:93–98.

Jami L. Golgi tendon organs in mammalian skeletal muscle: functional properties and central actions. *Physiol Rev*. 1992;73:623–666.

Janda V. On the concept of postural muscles and posture in man. *Aust J Physiother*. 1983;20:83–84.

Jimenez AC, Lane ME. Serial determinations of pressure threshold tolerance in chronic pain patients. *Arch Phys Med Rehab*. 1985;66:545–546.

Jones DA, Round JM. *Skeletal Muscle in Health and Disease*. Manchester, United Kingdom: Manchester University Press; 1990.

Jones NA, Field T. Massage and music therapies attenuate frontal EEG asymmetry in depressed adolescents. *Adolescence*. 1999;34:529–534.

Jordan KD, Jessup D. The recuperative effects of sports massage as compared to rest. *Massage Ther J*. 1990;Winter:57–67.

Katz J, Wowk A, Culp D, Wakeling BA. A randomized, controlled study of the pain- and tension-reducing effects of 15 minute workplace massage treatments versus seated rest for nurses in a large teaching hospital. *Pain Res Manage*. 1999;4:81–88.

Katz J, Wowk A, Culp D, Wakeling H. Pain and tension are reduced among hospital nurses after on-site massage treatments: a pilot study. *J Perianaesth Nurs*. 1999;14:128–133.

Kelley D. Neuromuscular therapy for headache. *J Bodywork Movement Ther*. 1997;1:73–175.

Kinney BM. External fatty tissue massage (the "Endermologie" and "silhouette" procedures). *Plast Reconstr Surg*. 1997;100:1903–1904.

Kniazeva TA, Minenkov AA, Kul'chitskaia DB, Apkhanova TV. Effect of physiotherapy on the microcirculation in patients with lymphedema of lower extremities. *Vopr Kurortol Fizioter Lech Fiz Kult*. 2003;1:30–32.

Kolich M, Taboun SM, Mohamed AI. Low back muscle activity in an automobile seat with a lumbar massage system. *Int J Occup Saf Ergon*. 2000;6:113–128.

Kraus H, ed. *Diagnosis and Treatment of Muscle Pain*. Chicago: Quintessence; 1988.

Krilov VN, Talishev FM, Burovikh AN. The use of restorative massage in the training of high level basketball players. *Sov Sci Rev*. 1985;20:7–9.

Kristof O, Schlumpf M, Saller R. Foot reflex zone massage: a review. *Wien Med Wochenschr*. 1997;147:418–422.

Kristof O, Schlumpf M, Saller R. Foot reflex zone massage: general practice and evaluation. *Fortschr Med*. 1998;116:50–54.

Labrecque M, Eason E, Marcoux S. Perineal massage in pregnancy: such massage significantly decreases perineal trauma at birth. *BMJ*. 2001;323:753–754.

Labrecque M, Eason E, Marcoux S. Women's views on the practice of prenatal perineal massage. *BJOG*. 2001;108:499–504.

Ladd MP, Kottke FJ, Blanchard RS. Studies of the effect of massage on the flow of lymph from the foreleg of the dog. *Arch Phys Med*. 1952;33:604–612.

Lee YH. The effects of a foot-reflexo-massage education program on foot care in diabetic patients. *Taehan Kanho Hakhoe Chi*. 2003;33:633–642.

Lett A. The scope and limitations of treatment. An interview with Ann Lett, principle, British School: reflex zone therapy of the feet. *Complement Ther Nurs Midwifery*. 2001;7:146–149.

Le-Vu B, Dumortier A, Guillaume MV, et al. Efficacy of massage and mobilization of the upper limb after surgical treatment of breast cancer. *Bull Cancer (French)*. 1997;84:957–961.

Li Z, Liu J, Wu Y, et al. Effect of massotherapy on the in vivo free radical metabolism in patients with prolapse of lumbar intervertebral disc and cervical spondylopathy. *J Tradit Chin Med*. 1995;15:53–58.

Linde B, Philip A. Massage-enhanced insulin-absorption—increased distribution or dissociation of insulin? *Diabetes Res*. 1989;11:191–194.

Lipton SA. Prevention of classic migraine headache by digital massage of the superficial temporal arteries during visual aura. *Ann Neurol*. 1986;19:515–516 (Letter).

Losito JM, O'Neil J. Rehabilitation of foot and ankle injuries. *Clin Podiatr Med Surg*. 1997;14:533–557.

Lowe JC, Honeyman-Lowe G. Facilitating the decrease in fibromyalgic pain during metabolic rehabilitation: an essential role for soft tissue therapies. *J Bodywork Move Ther*. 1998;2:208–217.

Lucas KR, Polus BI, Rich PA. Latent myofascial trigger points: their effects on muscle activation and movement efficiency. *J Bodywork Movement Ther*. 2004;8:160–166.

Lund I, Lundeberg T, Kurosawa M, Uvnas-Moberg K. Sensory stimulation (massage) reduces blood pressure in unanaesthetized rats. *J Auton Nerv Syst*. 1999;78:30–37.

Lynn J. Using complementary therapies: reflexology. *Prof Nurse*. 1996;11:321–322.

Manyam BV, Sanchez-Ramos JR. Traditional and complementary therapies in Parkinson's disease. *Adv Neurol*. 1999;80:565–574.

McCaffrey R, Taylor N. Effective anxiety treatment prior to diagnostic cardiac catheterization. *Holist Nurs Pract*. 2005;19:70–73.

McCain GA. Treatment of fibromyalgia and myofascial pain syndromes. In: Rachlin ES, ed. *Myofascial Pain and Fibromyalgia*. St. Louis: Mosby Year Book; 1994:31–44.

McCain GA, Scudds RA. The concept of primary fibromyalgia (fibrositis): clinical value, relation and significance to other chronic musculoskeletal pain syndromes. *Pain*. 1988;33:273–287.

McCandlish R. Perineal trauma: prevention and treatment. *J Midwifery Womens Health*. 2001;46:396–401.

McPartland JM. Travell trigger points: molecular and osteopathic perspectives. *J Am Osteopath Assoc*. 2004;104:244–249.

Miller L H, Smith AD, Mehler BL. Stress Audit. Brookline, MA: Biobehavioral Associates; 1987.

Molea D, Mucek B, Blanken C, et al. Evaluation of two manipulative techniques in the treatment of post exercise muscle soreness. *J Am Osteopath Assoc*. 1987;87 477–483.

Morelli M, Chapman CE, Sullivan SJ. Do cutaneous receptors contribute to the changes in the amplitude of the H-reflex during massage? *Electromyogr Clin Neurophysiol*. 1999;39:441–447.

Morhenn VB. Firm stroking of human skin leads to vasodilatation possibly due to the release of substance P. *J Dermatol Sci*. 2000;22:138–144.

Nguyen HP, Le DL, Tran QM, et al. CHROMASSI: a therapy advice system based on chrono-massage and acupression using the method of ZiWuLiuZhu. *Medinfo* 1995;8:998.

Nordschow M, Bierman W. The influence of manual massage on muscle relaxation: effect on trunk flexion. *J Am Phys Ther Assoc*. 1962;42:653–657.

Nussbaum EL, Downes L. Reliability of clinical pressure-pain algometric measurements obtained on consecutive days. *Phys Ther.* 1998;78:160–169.

Oates-Whitehead R. Nausea and vomiting in early pregnancy. *Clin Evid.* 2004;11:1840–1852.

Omura Y. Simple and quick non-invasive evaluation of circulatory condition of cerebral arteries by clinical application of the "bi-digital O-ring test." *Acupunct Electrother Res.* 1985;10:139–161.

Ortego, NE. Acupressure: an alternative approach to mental health counseling through body-mind awareness. *Nurse Pract Forum.* 1994;5:72–76.

Oschman JL. Acupuncture and related methods: energy review part 1B. *J Bodywork Movement Ther.* 1996;1:40–43.

Paikov VB. Means of restoration in the training of speed skaters. *Sov Sports Rev.* 1988;20:7–12.

Partsch H, Mostbeck A, Leitner G. Experimental studies on the efficacy of pressure wave massage (Lymphapress) in lymphedema. *Z Lymphol (German).* 1981;5:35–39.

Petermans J, Zicot M. Musculo-venous pump in the elderly. *J Mal Vasc.* 1994;19:115–118.

Pfaffenrath V, Rehm M. Migraine in pregnancy: what are the safest treatment options? *Drug Safety.* 1998;19:383–388.

Potapov IA, Abisheva TM. The action of massage on lymph formation and transport. *Vopr Kurortol Fizioter Lech Fiz Kult (Russian).* 1989;5:44–47.

Poznick-Patewitz E. Cephalic spasm of head and neck muscles. *Headache.* 1976;15:261–266.

Rachlin ES. Musculofascial pain syndromes. *Med Times.* 1984:34–47.

Rachlin ES. Trigger point management. In: Rachlin ES, ed. *Myofascial Pain and Fibromyalgia.* St. Louis: Mosby Year Book; 1994:173–195.

Rachlin I. Therapeutic massage in the treatment of myofascial pain syndromes and fibromyalgia. In: Rachlin ES, ed. *Myofascial Pain and Fibromyalgia.* St. Louis: Mosby Year Book; 1994:173–195.

Reeves JL, Jaeger B, Graff-Radford SB. Reliability of the pressure algometer as a measure of myofascial trigger point sensitivity. *Pain.* 1986;24:313–321.

Rubin D. Myofascial trigger point syndromes: an approach to management. *Arch Phys Med Rehabil.* 1981;62:107–110.

Sa'adah S. Perineal massage to prevent perineal trauma during pregnancy. *J Fam Pract.* 1999;48:494–495.

Sander M, Siegert R, Gundlach KK. Results of physiotherapy for patients with myofacial dysfunction. *Dtsch Zahnarztl Z (German).* 1989;44:S12–S14.

Sandler S. The physiology of soft tissue massage. *J Bodywork Movement Ther.* 1999;3:118–122.

Schneider W, Dvorak J. Functional treatment of diseases and injuries of the cervical spine. *Orthopade (German).* 1996;25:519–523.

Schuler L. A new fix for old injuries. *Men's Health.* 1999;14:80.

Scifres C. Neuromuscular therapy for groin strain. *J Bodywork Movement Ther.* 1998;2:148–154.

Scifres C. Neuromuscular therapy management of tenosynovitis. *J Bodywork Movement Ther.* 1997;1:150–154.

Scudds RA, Trachsel LCE, Luckhurst BJ, Percy JS. A comparative study of pain, sleep quality and pain responsiveness in fibrositis and myofascial pain syndrome. *J Rheum.* 1989;16(Suppl 19):120–126.

Severini V, Venerando A. The physiological effects of massage on the cardiovascular system. *Eur Medicophys.* 1967;3:165–183.

Simons DG. Muscular pain syndromes. In: Fricton JR, Awad EA, eds. *Advances in Pain Research and Therapy.* Volume 17. New York: Raven Press; 1990.

Simons DG, Mense S. Diagnosis and therapy of myofascial trigger points. *Schmerz.* 2003;17:419–424.

Simons DG, Simons LS. Chronic myofascial pain syndrome. In: Tollison CD, ed. *Handbook of Chronic Pain Management.* Baltimore: Williams & Wilkins; 1989:509–529.

Sinyakov AF, Belov ES. Restoration of work capacity of gymnasts. *Gymnastika.* 1982;1:48–51.

Snyder-Mackler LS, Bork C, Bourbon B, Trumbore D. Effect of helium-neon laser on musculoskeletal trigger points. *Phys Ther.* 1986;66:1087–1090.

Sola AE. Trigger point therapy. In: Robers JR, Hooges JR, eds. *Clinical Procedures in Emergency Medicine.* Philadelphia: WB Saunders; 1985.

Sola AE, Rodenberger MS, Gettys BB. Incidence of hypersensitive areas in posterior shoulder muscles: a survey of two hundred young adults. *Am J Phys Med.* 1955;34:585–590.

Stamp GE, Kruzins GS. A survey of midwives who participated in a randomised trial of perineal massage in labour. *Aust J Midwifery.* 2001;14:15–21.

Stamp G, Kruzins G, Crowther C. Perineal massage in labour and prevention of perineal trauma. *BMJ.* 2001;322:1277.

Stephenson NL, Dalton JA. Using reflexology for pain management. A review. *J Holist Nurs.* 2003;21:179–191.

Strong TH Jr. Alternative therapies of morning sickness. *Clin Obstet Gynecol.* 2001;44:653–660.

Sullivan SJ, Blumberger J, Lachowicz C, Raymond D. Does massage decrease laryngeal tension in a subject with complete tetraplegia. *Percept Motor Skills.* 1997;84:169–170.

Sunshine W, Field T, Schanberg S, et al. Massage therapy and transcutaneous electrical stimulation effects on fibromyalgia. *J Clin Rheumatol.* 1997;2:18–22.

Suskind MI, Hajek NA, Hines HM. Effects of massage on denervated skeletal muscle. *Arch Phys Med.* 1946;27:133–135.

Takeuchi H, Jawad MS, Eccles R. The effects of nasal massage of the "yingxiang" acupuncture point on nasal airway resistance and sensation of nasal airflow in patients with nasal congestion associated with acute upper respiratory tract infection. *Am J Rhinol.* 1999;13:77–79.

Travell J. Pain mechanisms in connective tissue. In: Ragan C, ed. *Connective Tissues, Transactions of the Second Conference, 1951.* New York: Josiah Macy Jr Foundation; 1952:90,92–94,105, 119,121.

Travell JG, Rinzler SH. The myofascial genesis of pain. *Postgrad Med.* 1952;11:425–434.

Tunnell PW. Protocol for visual assessment: postural evaluation of the muscular system through visual inspection. *J Bodywork Movement Ther.* 1996;1:21–27.

Urba SG. Non-pharmacologic pain management in terminal care. *Clin Geriatr Med.* 1996;12:301–311.

Valtonen EJ. Syncardial massage for treating extremities swollen by traumata, vein diseases or idiopathic lymphedema. *Acta Chir Scand.* 1967;133:363–367.

Wakim KG, Martin GM, Krusen FH. Influence of centripetal rhythmic compression on localized edema of an extremity. *Arch Phys Med.* 1955;36:98.

Wakim KG, Martin GM, Terrier JC, et al. Effects of massage on the circulation in normal and paralyzed extremities. *Arch Phys Med.* 1949;30:135–144.

Walling AD. Perineal massage during labor offers limited benefit. *Am Fam Physician.* 2001;64:1888.

Watson S, Watson S. The effects of massage: an holistic approach to care. *Nurs Stand.* 1997;11:45–47.

Weerapong P, Hume PA, Kolt GS. The mechanisms of massage and effects on performance, muscle recovery and injury prevention. *Sports Med.* 2005;35:235–256.

Weiss JM. Pelvic floor myofascial trigger points: manual therapy for interstitial cystitis and the urgency-frequency syndrome. *J Urol.* 2001;166:2226–2231.

Wilkinson S, Aldridge J, Salmon I, Cain E, Wilson B. An evaluation of aromatherapy massage in palliative care. *Palliat Med.* 1999;13:409–417.

Williams PE, Goldspink G. Changes in sarcomere length and physiological properties of immobilised muscle. *J Anat.* 1978;127:459–468.

Yunus MB. Fibromyalgia syndrome and myofascial pain syndrome: clinical features, laboratory tests, diagnosis, and pathophysiologic mechanisms. In: Rachlin ES, ed. *Myofascial Pain and Fibromyalgia.* St. Louis: Mosby Year Book; 1994:3–29.

Yunus MB, Kalyan-Raman UP, Kalyan-Raman K. Primary fibromyalgia syndrome and myofascial pain syndrome: clinical features and muscle pathology. *Arch Phys Med Rehab.* 1988;69:451–454.

Yunus MB, Masi AT, Aldag JC. A controlled study of primary fibromyalgia syndrome: clinical features and association with other functional syndromes. *J Rheumatol.* 1989;16(Suppl 19):62–71.

Zalessky M. Coaching, medico-biological and psychological means of restoration. *Legkaya Atletika (Russian).* 1979;2:20–22.

Zalessky M. Restoration for middle, long-distance, steeplechase and marathon runners and speed walkers. *Legkaya Atletika (Russian).* 1980;3:10–13.

Zeitlin D, Keller SE, Shiflett SC, Schleifer SJ, Bartlett JA. Immunological effects of massage therapy during academic stress. *Psychosom Med.* 2000;62:83–84.

第10章

结缔组织按摩疗法

结缔组织按摩疗法是指触压、拉伸和促进结缔组织重塑的按摩方法。这些手法包括:皮肤推捏法、肌筋膜松解法、直接筋膜技术和摩擦法。本章主要介绍这些方法的概念、操作以及临床应用。其中一节进一步研究了每种方法的疗效和证据、注意事项和禁忌证,以及在治疗中如何运用这些技术。

表10-1	结缔组织按摩疗法疗效总结			
效果	**技术**			
	皮肤推捏法	肌筋膜松解法	直接筋膜技术	摩擦法
降低静息肌张力或神经肌肉的紧张性	?	P	P	?
筋膜分离/拉伸	P	✓	P	P
促进致密结缔组织的重塑	?	P	P	P
增加肌肉的延展性	?	✓	P	P
增加关节的活动范围	P	✓	✓	✓
全身的镇定作用/缓解焦虑	?	P	✓	?
提高胸腔灵活性	?	P	P	?
减少激发点的活动	?	✓	P	P
缓解疼痛	P	✓	✓	✓
结构整复	?	✓	✓	?
平衡主动肌/被动肌的功能	?	P	✓	?
增加运动的数量及质量	?	P	✓	P
改善肌肉的性能	?	P	✓	?

✓:疗效已在本章的研究中得到证实;P:疗效有可能出现;?:治疗尚在争议阶段(治疗效果缺失或无疗效)。

皮肤推捏法：基本原理

定义

皮肤推捏法：医师捏住患者深筋膜层表层的组织，不断进行提拉并带动深层组织以波纹前进的方式移动[1-3]。

应用

医师运用推捏法对患者的皮肤及表层筋膜的移动局限性进行评估和治疗。导致这些表层筋膜可移动性受限的原因可能是烧伤、外伤、外科手术、矫形手术导致的损伤[3-5]、静息肌张力长期增强、椎骨局部损伤或器质性问题[5-7]。

触诊练习

1. 根据身体的不同部位，用指尖以较小的力将皮肤拉向不同的方向。在提拉所有松弛皮肤之前，要考虑皮肤可以被牵拉多长的距离？为什么有些地方皮肤的可移动性较大？如果可以的话，和一位较年长的搭档一起重复这个练习。

2. 运用指尖触诊的方法来评估并记录深筋膜包被层表面的组织的厚度。这些组织包括皮肤、浅筋膜和皮下脂肪。比较同一机体不同部位及不同机体同一部位组织厚度的不同。

3. 将双手四指向着拇指内收，提捏位于深筋膜包被层表面的组织层。在抓提之前，可以通过使用四指和拇指间保持1~2英寸(2.54~5.08cm)的距离来减轻提捏压痛。组织被抓提的难易程度如何？抓提住一层或者一圈浅层组织后，试着轻轻将组织向各个不同的方向拉伸。能够被拉伸多长距离？是否感觉朝着有些方向拉伸更容易？比较同一机体不同部位以及不同机体浅层组织被拉伸的难易程度。造成手掌背侧面和掌面浅层组织可移动性差别的因素是什么？

❓思考题

推捏法的哪些特征和影响使医师有时定义其为一种揉捏法？

理论实践10-1

结缔组织按摩疗法

患者资料

优秀的业余滑雪员，30岁。2年前左腿小腿胫骨骨折。矫形外科医师很满意骨折的愈合状况。拆除石膏后，患者接受了几个月的体能康复治疗，并在接下来的一个赛季重返赛场。

临床表现

主观感受

■ 患者滑雪超过2小时后感觉左小腿疲劳、麻木和微痛。

■ 报告显示受伤后左腿"完全无知觉"。

客观诊断

■ 姿势：站姿正常，左小腿显得比右小腿略粗。

■ 周长：在骨折处，左腿的直径比右腿直径长2 cm。

■ 腰围：腰围正常。

■ 触诊：骨折处的肿块没有水肿样感觉。深触左小腿感觉柔软。

■ 活动范围：左踝主动和被动性活动略微降低(10%)，触诊感觉僵硬。

■ 肌力：下肢肌力为5级。

治疗方法

■ 患者表现出慢性炎症的症状。严重创伤的患者康复后仍可能会有一些因结缔组织塑形不佳而导致的症状。在这种情况下，治疗的首要目的就是降低结缔组织的局限性（合并水肿），这可能就是导致两年以来炎症的原因。

■ 可以综合运用本章所介绍的4种结缔组织疗法来达到治疗目标。从浅层组织到深层组织都可以使用到这四种方法，但是要格外注意受伤的小腿。你也可能发现，在肿胀和骨折处胫骨部位采用特殊的深层直接筋膜方法和摩擦法也很有效果。另外，可以采用深部揉捏法、拔法和局部按压。

■ 如果你能运用这些方法达到治疗的深度，可能只需要1~2个小时来让患者的小腿恢复正常的活动能力。最后，在患者健康腿及背部也以这四种方法来施加一定量的按摩，这样可以维持一定强度的静息张力、肌筋膜平衡及对称。

■ 患者应该坚持一定量的家庭治疗：注重小腿的伸展运动，体能训练坚持两周左右，并且逐步增加滑雪训练。

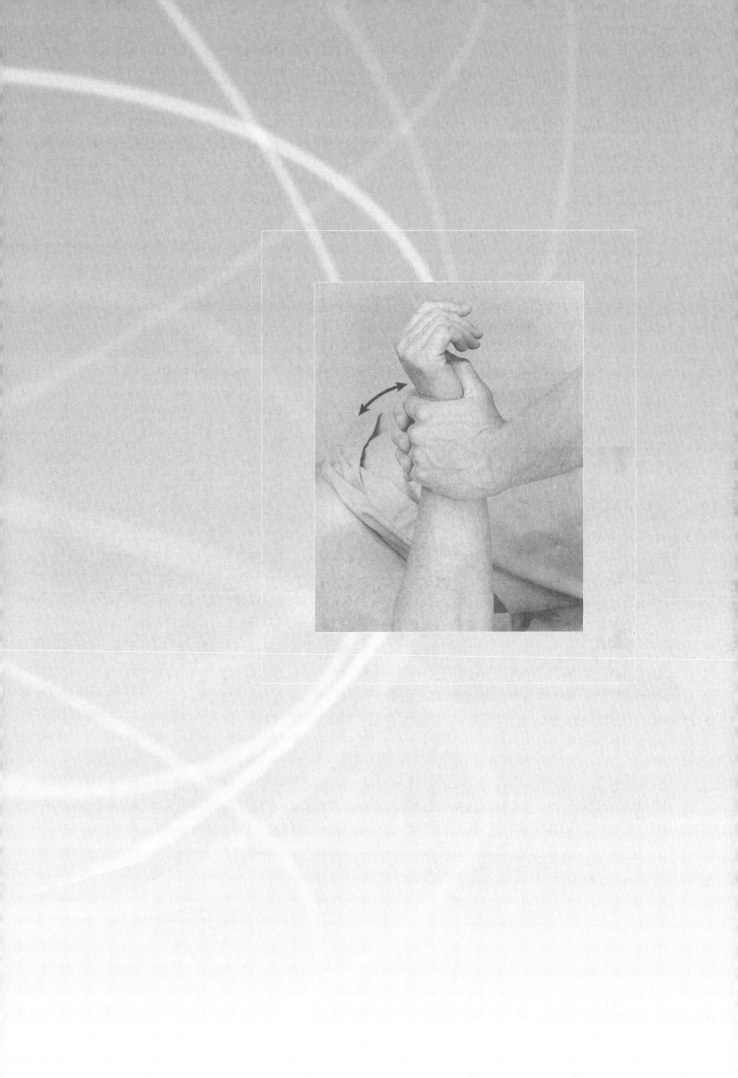

皮肤推捏法：技术

手法技术

图10-1至图10-6展示了医师运用推捏法作用于身体各部位。图示按照从头到脚、由仰卧到俯卧的顺序排列。每幅图均展示了本节技法的操作要领。

1. 按摩时不需要涂抹任何护肤油。清除患者皮肤表面的油脂物质。净手按摩（不用辅助品只通过手指）就可以达到很好的效果。

2. 抓住患者的皮肤、浅层筋膜和相关的脂肪组织，保证手指和患者皮肤的接触面积尽可能大一些，

身体的细小部位除外（图10-1），这样可以减轻患者的掐痛感。对于较松弛的皮肤或脂肪较多的部位，接触面可以包括手指末节和掌根部（图10-5）。

3. 朝与患者皮肤垂直的方向提捏组织。

4. 在保持拉伸患者皮肤的同时，以缓慢的波浪式推捏浅层组织。这时会产生两个方向的拉伸力量，一个垂直于患者的皮肤，另一个平行于患者的皮肤。在保持提捏状态的同时，收紧再放松患者的浅层筋膜，这样会产生一种滑动。朝向或背离医师的方向滑动并推捏皮肤，过程中不能放松捏住的组织。

5. 在实施推捏法时，用一只手或双手操作均可。

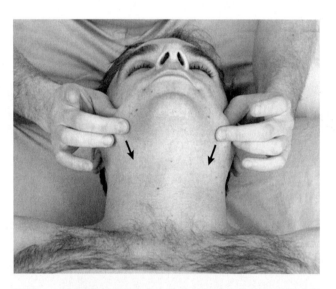

图10-1　可以用手指对患者皮肤进行轻柔地推捏来开始或者结束一次完整的脸部按摩。

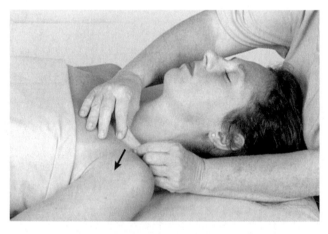

图10-2　抓住锁骨及颈前的皮肤进行推捏，推捏的组织是浅层筋膜及其所包含的颈阔肌。

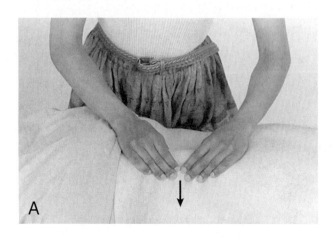

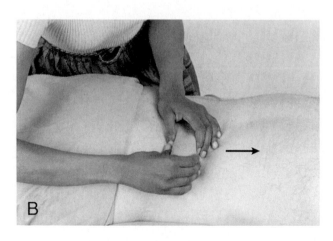

图10-3　腰背部组织的反应受到所覆盖的腰部筋膜的影响，并且通常会随着用力方向的不同而有所区别。

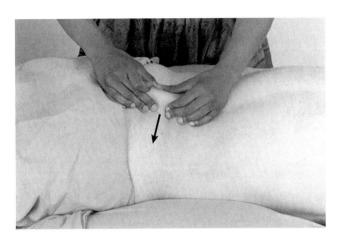

图10-4　骶骨部位的皮肤和浅筋膜覆盖着厚厚的筋膜附属物，这个部位的皮肤和浅层筋膜不容易被提捏住。

不过采用双手并排同时操作比较方便。

6. 可以向不同的方向实施推捏法。由于在机体的不同部位，皮肤附着于浅层筋膜的方式有所不同，在某一特定的部位，向着某个特定的方向实施推捏会比较容易(图10-3、图10-4和图10-6)。

7. 在一次操作过程中，在各个部位进行一次皮肤推捏，然后在那些粘连或敏感部位再实施几次，直到患者的皮下组织能被容易地抓捏住，并且不适感觉有

所减轻。

8. 如果以缓慢的速率(小于1cm/s)和柔和的力度进行皮肤推捏，患者的浅层筋膜会产生塑性变形，这种效果会影响到深筋膜的包被层。

9. 医师在进行推捏时，即使保持自己手指与患者的皮肤的接触面积达到最大，患者也可能无法忍受按摩过程中产生的不适感觉。如果患者对皮肤推捏过程中的压力很敏感，医师可以采取浅层肌筋膜放松法，或者采用比直接筋膜法轻的压力和接触面，以获得类似的效果。

推捏法是如何起效的

推捏法施加给浅筋膜处结缔组织的一个外力作用，这就是推捏法发挥作用的机制。在持续性紧张中，当给予较低速率的推捏按摩，可能会因低强度控制下胶原分子及胶原交联的断裂而使筋膜被拉长[8]。既然浅筋膜和深筋膜是联系的[3,5,8]，在推捏操作中，如果使用一个强度更大或者持续时间更长的作用力，压力将会从浅筋膜传至深筋膜，并会给深筋膜一个拉伸延展的效果。

有关专家认为这种按摩方法会产生躯体内脏反射作用[1,5]，但其发生机制目前还不清楚。有关结缔组织

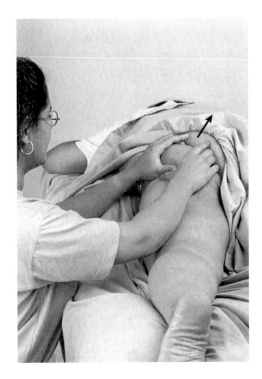

图10-5　对于脂肪层较厚的部位，例如臀部，可通过手掌根部和四指来提捏更多的组织。

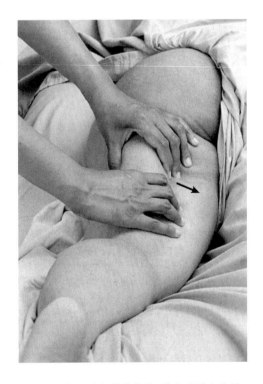

图10-6　在四肢部位的操作，横向比纵向容易。

框 10-1　推捏法操作要点

接触面:四指的末端指节、拇指、鱼际或手掌根部

力度:足以提捏住浅筋膜

作用部位:皮肤、浅层筋膜、脂肪,间接影响到深筋膜

幅度/长度:由医师的操作而定

速率:缓慢,不超过1~4cm/s

持续时间:30秒或更长

结合方法:直接筋膜法,揉捏法

前后操作:以增强结缔组织的可移动性,减弱其局限性(如瘢痕),在直接筋膜法或肌筋放松之前或之后使用,以增强组织可移动性

的讨论见本章后面的介绍[1,5]。

医师的体位和动作

1. 运用第6章"按摩的准备及体位调整"中介绍的基本姿势,即有关站立位和坐立位的内容。

2. 在整个操作过程中,医师需要用双手来掌握施力的强度,所以医师可以选择任何舒适的站姿和坐姿。

3. 用手指和手掌根部提起患者的皮肤时,医师坐着操作可以避免患者手腕的过度伸展(图1-4)。

触诊

运用推捏法操作时,可以依照如下操作来触诊患者的皮肤和组织。

1. 患者皮肤的温度和纹理。

2. 浅层脂肪的质地和厚度。脂肪和纤维组织的堆积层是指分离的且较厚的组织层。这些组织层在背部及骨盆带较常见。

3. 浅层筋膜的紧张性。当患者皮肤表面垂直或者平行的组织被牵拉时,或者在按摩过程中被推捏时,会产生一种阻力作用,这种阻力作用就体现了这种紧张性。

4. 组织的弹性伸展。如果以较慢的速率进行推捏按摩,患者的浅层组织可能会产生弹性伸展。

观察

当进行推捏操作时,注意观察患者以下几个方面的症状。

1. 观察皮肤的整体状况,尤其是血液循环和温度变化情况。

2. 明显的慢性肌肉紧张,这与覆盖肌肉的浅层筋膜的紧张有关。

3. 反应性充血。推捏法通常会导致充血,且可能持续数分钟。

与患者的交流

收集患者对舒适度以及对这种按摩手法效果的反馈信息。下面是几种可供参考的交流方式。

1. "当我推捏皮肤时,如果有灼烧感请告诉我。"在实施皮肤推捏操作的最初阶段,当医师牵拉患者紧张的浅层筋膜时,患者可能会有不适的灼烧感。医师并不能完全避免这种不适感,但可以根据患者的反馈信息适当调整推捏的力度,或者采用其他具有更大接触面积的结缔组织按摩法。

2. 让患者放心,皮肤推捏法不会给患者的皮肤造成任何瘢痕,并且不论是从暂时或长远的角度来看,都不会使患者的健康皮肤变得松弛。

 推捏法的操作顺序

时间:每人30分钟。

俯卧位

按摩患者的后背,从肩部向下至臀沟。确保触及棘突。

1. 从肩部开始:抓捏住患者的皮肤及尽可能多的皮下脂肪,沿着背部往下推捏组织,如果可以的话,一直不间断地往下滚揉直至臀部。

2. 返回到肩部:从背部的侧面或中间沿着相同的方向继续进行皮肤推捏,直到按摩完所有的暴露区。在推捏的过程中,记住哪些部位产生了组织移动受限。

3. 用同样的长平行的手法推捏相同的区域。这次在一个较高的方位按摩。要记住哪些部位产生了组织移动受限。

4. 用同样的短平行的手法推捏相同的区域。这次从背部的中间到侧面,然后从侧面到中间。记住组织

的不同反馈信息。

5. 返回治疗部位似乎有更大限制,在各个方向重复应用这种手法。

6. 重新评估组织限制的质量情况,以患者的角度,动一动来比较患者身体的两侧。

在患者身体的正面进行类似的推捏按摩。最后观察如何能在身体的其他部位,例如,头皮、手、脚和关节周围运用推捏。

家庭护理:在身体其他的区域制定和实施类似的按摩方法。

皮肤推捏法:深入研究与实践

名称和起源

在其他文献或按摩相关的体系中,皮肤推捏法被称作"推捏法"和"组织推捏法"。"皮下组织推捏法"是一个更准确的名称,然而文献资料始终把它称作"皮肤推捏法[4-6]"。

临床医师经常把这种异常手法归类为揉捏法,因为它主要是采用捏提组织的方法(见第9章"神经肌肉按摩疗法")。然而,皮肤推捏法在本质上不同于揉捏法是因为它不适用于肌肉,但适合于很多浅层的皮下组织。运用此方法时,医师能感受到伸展的阻力可能是因为皮肤和表面筋膜的紧张性过高,这种紧张性可能是源于筋膜和肌肉的潜在紧张状态。当临床医师缓慢应用这种皮肤推捏法时,会在浅层筋膜上产生黏弹性的伸展,这种黏弹性的伸展会导致类似于其他结缔组织疗法的临床疗效和触诊感觉,本章后面将对其进行介绍(框10-2)。

疗效和证据

皮肤推捏法无论是对患者的身体检查还是治疗都是一种有用的手法。临床医师能用这种皮肤推捏法评估患者由烧伤、创伤、外科手术、骨伤的长期结果所致皮肤和浅层筋膜的移动限制[3-5]。患者在接受皮肤推捏法的过程中感觉疼痛和明显的组织阻力,可能提示潜在的肌肉紧张度的长期加重、椎体节段性脊椎功能障碍或器质性损害[5-7]。

作为一种治疗技术,临床医师可以重复应用推捏法,以改善皮肤和皮下结缔组织,从而扩大关节运动范围[1-5,12]。当临床医师缓慢地以更大力度使用皮肤推捏法时,筋膜层的连续性可能会导致机械性拉长,从

而影响这一手法渗透到更深的筋膜层。皮肤推捏法一个常见的副作用是产生明显的反应性充血[12]。

注意事项和禁忌证

在学习皮肤推捏法时,临床训练和专业练习都是很重要的。治疗疾病时还可能需要进一步培训。皮肤推捏法与其他操作具有相同的禁忌证(见第3章"按摩的临床决策")[4,8,10]。所有结缔组织疗法均应避免在急性炎症区域、周围活动过度或不稳定的关节进行,如果患者的皮肤由于年龄或药物使用而变得脆弱,应禁止使用皮肤推捏法。如果患者身上的肿胀已经消除而且能够接受这种治疗,医师可以在亚急性(纤维形成的)炎症阶段的皮肤上运用皮肤推捏法。对于结缔组

验证

参考文献中很少有用皮肤推捏法作为技术评估或治疗。在一个简单的研究中,脊椎推拿疗法的研究人员对皮肤推捏法对"节段性脊柱功能障碍"的有效性进行了确认[13]。他确认了25名脊柱推拿疗法的学生,胸椎肌肉区对皮肤推捏敏感。他使用压力感觉测计在这些敏感区和不敏感区同时测量压力的敏感度。另一个试验对同一组测试对象使用特定的关节刺激,以确定显示减少灵活性的脊柱节段。然后,研究人员把敏感和不敏感的区域与移动和不能移动的区域联系起来进行对比,他们发现背部脊柱的皮肤敏感性在一个椎体遭受内敏感性的高与低是关节固定的"非常适宜的指证"。相比之下,在皮肤推捏过程中显示的敏感区域和潜在的压力敏感区域是高度相关的,可作为痛觉的衡量标准。如果不同的医师在使用皮肤推捏法时测定了第三性并实施痛觉计的测试,则后者的研究结果更可信。

Taylor P. Tole G. Vernon H. Skin rolling technique as an indicator of spinal joint dysfunction. *J Can Chiropr Assoc*. 1990;34:82–86.

织病患者，医师使用皮肤推捏法时应该谨慎。此外，在传统的按骨术中，持续或反复出现皮肤僵硬则提示此脊髓节段存在潜在的不平衡或者它所对应的脏器有疾病存在[5,12]。在筋膜结合区，皮肤推捏法是很疼痛的；当使用这种手法时，临床医师必须考虑到患者对疼痛的耐受程度。

皮肤推捏法在治疗中的应用

松动慢性瘢痕组织

皮肤推捏法是最浅层次的结缔组织技术疗法。出于这个原因，医师在松动皮肤或浅筋膜的慢性瘢痕组织时，常把这种手法作为首选。还可以用肌筋膜松解法或使用轻柔力度的直接筋膜技术来松动这些瘢痕组织。操作时需要密切注意患者反馈，可以在瘢痕成熟时更用力按摩，而在创伤的早期不可以用力。有资料显示，临床上的瘢痕慢性阶段通常形成于受伤后2~3周[14-16]，巩固和成熟阶段长达1年[14]。确定临床意义的瘢痕，需要临床医师对患者进行彻底检查[14-15]。浅表层伤痕可使用肌筋膜松解法、直接筋膜技术和摩擦法。根据具体情况，在局部受损组织早期的愈合过程中可以应用其他按摩技术，以减少水肿和疼痛，防止瘢痕形成不良。

对于家庭护疗，指导患者在可允许的皮肤区域内使用自我皮肤推捏法并持续30秒或更长时间，以帮助缓解浅层筋膜的限制。

肌筋膜松解法：基本原理

定义

肌筋膜松解法：该技术是将非滑动筋膜牵引与不同数量的骨伸展相结合，以达到肌肉及其相关筋膜产生适度而持续的张力，从而使可触知的黏弹性延长或"蠕变"。

应用

医师采用肌筋膜松解法延长筋膜层，恢复筋膜活动性，并减少瘢痕和粘连组织对运动系统的影响。他们还发现这种疗法对不良姿势和慢性创伤后遗症的治疗有效。

触诊练习

1. 如有必要，回顾一下较大的骨骼肌的解剖结构。触诊边缘区、附件和纤维，并在同伴身上做标记。

2. 在下肢选择一个较多的肌肉或肌肉群，如腘筋。测试并记录其长度，并观察同伴站立时的表现。在肌肉一旁运用常规拉伸技术持续2~3分钟，此时让同伴进行膈呼吸。当肌肉放松时，加强拉伸力度。让你的同伴保持姿势以便观察。你能看到和感觉到两边之间有什么差异吗？另一边也进行拉伸并重复评价。

3. 在同伴上身选择一个健康的关节（一个单一的MCP关节或整个腕关节）进行练习。用一只手安全固定关节的近端，另外一只手固定关节的远端。用足够的力量来牵拉关节使松弛的肌肉绷紧。保持同样的牵引力达1分钟，闭着眼睛触诊。你（和你的同伴）通常可以感受到关节"伸"得更远了，而囊中的结缔组织开始蠕动（见框10-2）。

框 10-2	结缔组织如何回应伸展力

关于致密结缔组织对伸展力反应的研究[17-24]

一些相关的概念如下

拉力/张力:可以达到拉伸结构作用的定向力

弹性:像拉一个弹簧。当释放拉伸力时,拉伸弹性消失

黏性/塑性:性质像腻子,一旦释放牵拉力,则保持塑性伸展

黏弹性的:同时显示黏性/塑性和弹性的行为。对于黏弹性拉伸,一些组织在拉伸过程中获得的长度优势在释放拉伸力时仍会保持

"蠕变"(黏弹性的"蠕变"):结缔组织随着持续张力逐渐伸展,反映出的黏性或塑性。医师可以触诊到"蠕变"

结缔组织在拉力下的弹性和塑性反应可以随速度和用力时间而不同。最好的拉伸结缔组织结构方法是不损害其结构的完整性,采用长期低强度的力量的方式

肌筋膜松解法:技术

手法技术[25,26]

图10-7至图10-14展示了医师运用肌筋膜松解法作用于全身各部位。图示按照从头到脚、从仰卧到俯卧的顺序排列。每幅图中均介绍了本节技术的操作要领。箭头指示的是用力的方向。在医师和患者的皮肤之间没有滑动。

1. 操作者将手放置于患者需要治疗的部位。例如需要施治的某个肌肉或肢体,一个绷紧或不绷紧的点。

2. 接触面选择在要拉伸的靶组织的对侧末端(图

10-7、图10-9和图10-14)。接触面一般选择全掌、手根或前臂。

3. 按压患者的组织直至深筋膜(或更深),然后施加轻至中度相反方向的水平阻力或牵引力。向与肌腱平行的方向拉伸双手间的组织,操作时不能使接触患者的手在其皮肤表面滑动,选择要拉伸的组织两尾端作为接触区。

4. 维持横向阻力或拉伸力在一个恒定的水平,患者的组织开始慢慢拉伸。

5. 拉伸松弛的组织。举例来说,如果操作者的手放置在肌肉的两端,缓慢地使它们分开而不使皮肤滑动(图10-7、图10-9、图10-10、图10-13A和B和图10-

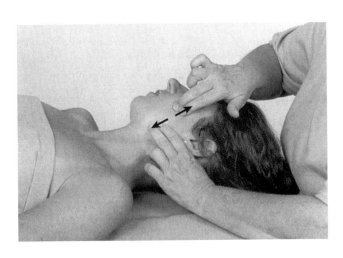

图10-7　指尖操作用来拉伸小肌肉,如咬肌。

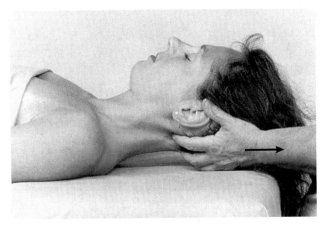

图10-8　仰卧位拉伸后颈部肌筋膜。

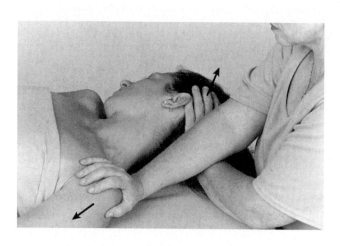

图10-9 双手交叉拉伸单侧上部位斜方肌的姿势。

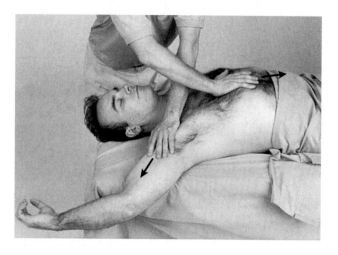

图10-10 双手交叉拉伸胸大肌下部的纤维。

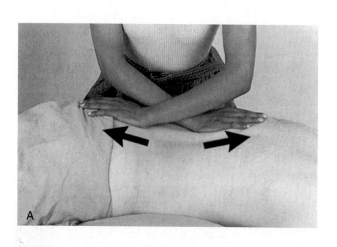

图10-13 (A)双手交叉于俯卧位单侧腰部。采用轻柔的手法来增加拉伸度可以解决高密度、多层次的腰骶部筋膜屏障。双手还可以定位于中央并越过躯体,以支配患者脊椎两侧的肌肉组织并形成两侧拉伸。(B)双手交叉于侧卧位单侧腰部。为了便于腰方肌的拉伸,患者的手臂放在头上,头下垫一个枕头。

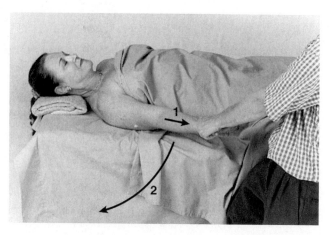

图10-11 任何姿势都可完成持续牵引患者的手臂（或腿部）。医师保持牵引力并慢慢地移动患者的胳膊,逐步进入部分牵拉。这个动作可以在不同程度向内或向外旋转来完成。

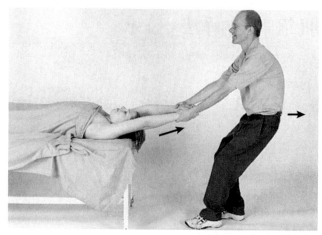

图10-12 患者俯卧或仰卧位时医师可以用双手臂进行牵引。从这一基本的动作开始,医师可以对上身几乎所有的长肌肉群使用小的直接拉伸力量。另一位操作者可以同时牵引双腿,从而进一步扩大这种手法的作用。

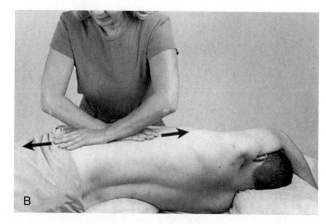

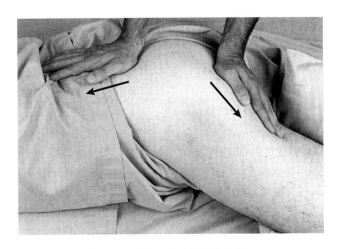

图10-14　臀大肌的肌筋膜松解。

14)。患者的身体重量使拉伸的一端稳定下来时,双手可移开重力稳定点(图10-8、图10-11和图10-12)。一位作者建议,肌筋膜松解最少需要90秒,建议医师将最初的松解保持3~5分钟,以便可以拉伸一系列筋膜障碍[6]。

6. 如果90秒后没有出现明显拉伸,请患者有意识地咳嗽或把"气息"送入被拉伸的部位[25,26]。轻微调整延伸角度,减轻压力,或彻底改变靶组织以产生有效释放。

7. 手交叉可产生使患者舒适的杠杆作用力,特别是在大肌肉操作时(图10-9、图10-10、图10-13A和B)。但是操作时间过长可能对医师手腕产生压力。

8. 在进行牵拉之前,可以对患者的身体组织施加力量不等的压力;但是,最好以轻的压力开始,因为操作最初的作用力只是在接触表面上组织层,而一旦进

行肌筋膜松解则会影响到更深的筋膜层。这不是主要的作用力,但持续时间较长,结果会导致结缔组织拉伸(框10-2),此外,使用较大的力量可能使患者产生疼痛、警戒和忧虑;因此,力量需要适度。

9. 当患者的身体发生一系列的筋模障碍时,可以维持延伸力量3~5分钟或更长时间。另外,也可以选择维持较短时间,然后将患者的身体重新摆位并进行更大地伸展,直到组织得到充分拉伸。用后一种方法可能需要改变力量来连续拉伸,以便进行肌肉和筋膜纤维不同层次的拉抻。

10. 逐渐加强和释放压力。

肌筋膜松解法是如何起效的

肌筋膜松解法的机械性作用导致持续的拉伸,这种手法作用在皮肤表层与肌肉深层,可能通过胶原分子和胶原交联的微小粒子拉伸筋膜[3]。此外,它还可以引起基础物质水合作用的数量与质量的变化[23,25,26],肌筋膜松解之后,通过连接全身的肌筋膜网使张力得到新平衡,可引起姿势变化[25,26]和患者身体相关的变化[25]。此外,在组织变化中,其长度发生了变化,反过来这种变化促进了患者肌肉的新格局形成。

对于这种治疗如何改变自主神经系统功能和增加放松感目前尚无明确解释。

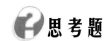 思考题

使用结缔组织技术期间发生的结缔组织"蠕变"的机制是什么?在回答时可考虑机械和神经机制。

框 10-3	肌筋膜松解法的操作要点

接触部位:运用双手或者前臂全部或部分

力度:轻至中度

作用部位:筋膜,尽管这一技术还作用于相关的肌肉,但筋膜是主要的触诊对象

方向:通常情况下,使用力量的方向是平行于肌肉和肌纤维的长轴。拉伸力在同一方向

幅度/长度:在一个长肌筋膜部位拉伸需要接近3cm

速率:"蠕变"的速率非常缓慢,部位、数量和健康状况也将影响速率

时间:90秒至5分钟或者更长时间

联合操作:静态接触、直接筋膜技术和常规骨科牵引

结合手法:要结合特定按压治疗疼痛激发点

前后操作:通常应用单独或直接筋膜技术。广泛肌筋膜松解可用于特殊神经肌肉或结缔组织技术的之前或之后

医师的体位和动作

1. 基本动作说明见第6章"按摩的准备及体位调整"中有关站立位、坐位和其他姿势的介绍。

2. 选择一个既有效又舒适的姿势,因为你可能需要保持几分钟。使用手和前臂接触,可以改善人体力学并避免长时间的手腕用力。

3. 随着松解的进展,通过小步移动脚的位置和改变重心来改变身体负荷。

4. 在第二次(其至是第三次)治疗的协助下,可以进行整个肢体和全身的松解[25]。

5. 当你必须很长时间保持一个姿势并且身体几乎不能动时,可采用膈式呼吸。

触诊

运用该手法时,应按照以下方法触诊患者的组织:

1. 黏弹性蠕变或拉伸组织。这是在正确的肌筋膜松解时相对容易的触诊,因为接触部位不会在患者皮肤表面移动。在确定了拉伸的位置并进行初步拉伸患有弹性的组织至其位点时,逐步分离的操作会反映蠕变。蠕变有慢、软和"液压"感(如拉乳糖或腻子),原因可能是流出细胞外基质压力下的部分流动受限。

2. 筋膜层的定位。用双手尝试拉伸同样的筋膜层,以便手指更好地与皮肤"沟通"。这能够使你的手感觉到那些细微的变化以及另外一只手作用力的方向,好像它们对相反的末端有吸引一样。通过练习提高分离和触诊筋膜层的能力。

3. 拉伸的节奏和动作。成功应用肌筋膜松解的前提是要注意到固有节奏和每一个延伸运动的进展。闭上眼睛有助于把注意力集中在双手和触诊效果上,这在刚开始学习这项技术的时候特别有用。

4. 头颅的节奏。可触知的拉伸力小而明显的转变可能反映了患者的头颅节奏或松散的不对称筋膜缩短。医师可以以最简单的方式进行肌筋膜松解而不考虑头颅的节奏。我们希望在用肌筋膜松解术时关注Upledger 和 Vredevoogd[27]研究所的工作。即使是在学习初期,也应该尽量触诊分解过程中出现的小的三维运动。

观察

进行按摩时,要观察患者肌张力和组织拉伸的变化。下面是相关提示。

1. 局部拉伸。在松解的过程中,可能会看到小幅(数毫米至1~2cm)的局部组织拉长,这取决于拉伸面积的大小。

2. 降低肌紧张。放松拉伸的压力时,局部组织轮廓可能变软、变平,均反映出肌肉紧张度降低。

3. 触变水合。组织实质水合作用可使局部组织在放松拉伸力量后进一步变软。

4. 其他身体部位的变化。肌筋膜松解时,拉伸和位置变换可能出现在近端、远端或相邻的节段中。必须养成习惯,无论是否在按摩期间都要不断地评估患者身体相邻部位的变化。

5. 结构性调整。医师通过在治疗期间和治疗完成时对患者静态站立与步态的观察,从而对患者身体结构的变化做出最好的评估。

6. 自主神经功能变化的标志, 如呼吸频率降低,蠕动的噪音,声音音调的变化。

与患者的交流

尽量做到全身放松和组织拉伸。下面是几种可供使用的交流方式。

1. "深呼吸,放松地呼吸。"有意识地膈肌辅助深化呼吸有助于放松,有时候也可用咳嗽缓解。

2. "闭上你的眼睛,让你的意识转向……"要求患者闭上双眼,以便更好地集中体会按摩部位受到拉伸的感觉。

3. "如果你开始感到不舒服请告诉我。"按摩通常使患者对压力和拉伸感觉愉悦并耐受。

4. 要求患者比较已治疗和尚未治疗区域的不同,例如,比较左右两侧。患者可能会发现在坐或步行变化明显。给予患者足够的时间来观察和报告正在进行的按摩手法是一种有用的方法,特别是在患者有不良姿势习惯时。

5. "是否感觉有些不自然?""你的左右两侧平衡吗?""你能描述你身体左右两侧之间的差异吗?"确保患者治疗后保持平衡。

6. 在治疗后一两天会觉得有点笨拙, 这是正常的。在承受大量的松解后的一两天，患者往往意识到本体感受和生物力学发生了改变。虽然这些变化并不痛苦，但患者可能会感到不舒服，因此，应该告知患者可能出现的不适，并建议患者可以通过一些简单的日常活动如散步来减轻这种感觉。

7. "治疗后如果仍感到任何不适请给我打电话，特别是有持续疼痛时。" 当主动肌/拮抗肌的平衡发生转化时，患者可能会出现短暂的肌肉酸痛，这是因为拮抗肌、增效剂或其他肌肉运动链负荷增加所致。因此，建议患者报告治疗后轻度以上或持续时间超过2天的肌肉疼痛。

 肌筋膜松解的操作顺序

操作时间：每人40分钟。

可以通过将每一段的拉伸时间延长至超过1分钟，并且经常暂停来拉紧组织中松弛的部分。为每一个拉伸分配比较多的时间(90秒或以上)是正确的，这样可以使结果均衡。在操作之前，查看将要治疗的肌筋膜的纤维方向以及静态协调力和步态。

在进行治疗之前，观察患者的静态协调力和步态。特别要注意患者腰椎和骨盆之间的关系。

1. 以患者俯卧位腹部垫枕头开始。双手交叉拉伸腰的背阔肌，重复几次。

2. 患者取侧卧位。拉伸同侧腿和第12肋骨与髂骨之间的部位(斜肌侧筋膜部分)。

3. 患者的腿在同样位置，在臀肌中间肌和最小肌的起始端及附着处之间运用肌筋膜松解。

4. 让患者的腿调整到半抬位。在这个位置拉伸竖脊肌，然后是臀大肌的下半部分。

5. 让患者用另一侧侧卧，重复步骤第2、第3和第4步。

6. 使患者的脊椎面向操作者，在阔筋膜张肌和股直肌的两侧运用肌筋膜松解法。如果有必要的话，允许患者将腿压在桌边。

7. 适用于常规的腰大肌两侧的拉伸。

8. 在完成操作之前，对每条腿使用柔和的持续的牵引力，在颈部采用一种柔和而持续的椎骨牵引力，然后再从骶骨开始。

肌筋膜松解法：深入研究与实践

名称和起源

在其他文献或者有关按摩的信息中，肌筋膜松解法也被称为"肌筋膜拉伸[25]"。此外，其他教科书使用的术语"肌筋膜松解法"作为一个技术的代名词我们称之为"直接筋膜技术"(见本章后面的讨论)。

临床医师有时将肌筋膜松解法用于更广泛的治疗系统，名称相同，其中可能包括了各种颅骶、骨科以及其他软组织技术[25,26]。有些作者[7,25]采用"直接"和"间接"肌筋膜松解法来形容其应用。从字义上讲，"直接"是指医师应用此技术的作用力走向，通过主要组织的限制，换句话说，临床医师应用限制性筋膜屏障的作用方向。与之相反的"间接"手法，是通过运用力量或者移动患者远离筋膜障碍或限制行动[7,28]。本书是对肌筋膜松解的间接应用。

肌筋膜松解法是临床医师开发了50多年未加阐述的少数几个方法之一，其通过运用按摩法影响组织结构而非影响功能。此按摩法对著名身心健康专家Ida Rolf博士而言，遗留了大量未解的概念，同时也显示了其对骨病和传统牵引技术的影响。

疗效和证据

临床医师可以使用肌筋膜松解法延长筋膜层，恢复肌筋层之间的移动，并减少运动系统黏着物的影响。所以，肌筋膜松解法适合慢性筋膜缩短导致的关节活动范围受限和活动困难的各种情况，如体位问题(后凸畸形、脊柱前凸、脊柱侧弯、耸肩和前头位)、创伤慢性后遗症、慢性筋膜综合征和神经系统或循环系统压迫综合征，例如胸廓出口综合征[26,28-36]。在这种情况下，肌筋膜松解法有助于改善、调整[37]、平衡肌肉功能，提高运动的质量和数量，通过对其基本功能的直接作用减少疼痛[7,25,26]。当结合其他的方式时，肌筋膜对119个研究对象进行了随机对照试验,以验证因按摩上斜方肌触发点使疼痛立即得以减轻的几种方法的效果[4]。研究人员首先测试了触发点"缺血性按压"(第9章"神经肌肉按摩疗法"中的特殊按压部分)的效果,通过比较两种不同的压力和三种不同时间段治疗,他们发现采用长时间(90秒)、更高(但仍忍受)的压力是最有效的方法。在第二阶段中,研究人员测试了各种治疗对触发点活性的影响,对照组只接受了热敷和加大运动幅度的治疗。另外一个治疗组接受对照治疗加上特殊按压、牵引和喷雾、干扰电流以及肌筋膜松解。联合治疗组触发点疼痛明显减轻,而且扩大了宫颈运动范围。最有效的治疗方案包括热敷、扩大运动范围、干扰电流和肌筋膜松解。但是,作者对于肌筋膜松解法的描述太过简单,甚至不包括时间。不过,这项研究的设计、执行和报告是非常透彻的。

Hou CR, Tsai LC, Cheng KF, Chung KC, Hong CZ. Immediate effects of various physical therapeutic modalities on cervical myofascial pain and trigger-point sensitivity. *Arch Phys Med Rehabil*. 2002;83:1406–1414.

松解法也有镇痛作用[38-41]。这项技术还可以帮助解决触发点(紫癜)综合征[42],抵消压力的影响[43],帮助运动员更好地发挥。

注意事项和禁忌证

临床医师需要临床培训和专业练习才能掌握筋膜松解法的正确应用。合并其他疾病时需要高级别的训练。筋膜松解法和其他操作具有相同的一般禁忌和局部禁忌(见第3章"按摩的临床决策")[4,8,10]。使用筋膜松解法治疗结缔组织病变时,需要注意的禁忌证包括:恶性肿瘤、蜂窝织炎、发热;全身或局部感染、急性循环系统疾病、骨髓炎、动脉瘤、梗阻性水肿、急性类风湿关节炎、开放性伤口、缝线、血肿、骨折愈合期、骨质疏松症、抗凝血治疗、进展期糖尿病和皮肤过敏[26]。此外,临床医师在使用筋膜松解法治疗弛缓性麻痹区域、松懈或不稳定的关节以及筋膜"夹板支撑"的关节等部位时,应该极为谨慎。最后,对于系统性结缔组织疾病应使用筋膜松解法,且在非急性期谨慎使用。

临床医师需要将筋膜松解法对患者整个身体的影响看作一个整体。虽然筋膜松解法的作用力不是特别大,但患者的肌筋膜平衡可迅速发生变化。由于肌筋膜网络相互交织反映了"整个系统"行为[3,25,26,45-52],筋膜松解法的力学效应不仅是或不总是局部的。熟悉筋膜解剖中所描述的Myers的《解剖学训练》[47,48],可以帮助医师了解如何在一个部位实施筋膜并影响到其他部位。此外,这一技术能够产生强大的节律作用、反射作用及筋膜释放,尤其是当医师长时间使用时[25,53]。这就需要医师采用传统按摩方法仔细观察,并在治疗过程中不断与患者进行沟通。

鉴于筋膜松解法的影响,在治疗期间使用筋膜松解法之前,临床医师应确保能够准确地进行一次基本的视觉姿势分析[45,46,51,52]。此外,医师学习使用筋膜松解法初期应予以限制,在任何治疗阶段操作均不超过10分钟,并至少应定期对患者进行视觉评估。此外,临床医师应确保患者在治疗结束时看上去和感觉上达到了"平衡",特别是腿或骨盆。最后,医师必须努力保持患者的主动肌、拮抗肌和协同肌肉群的平衡,并认真分析可能的治疗效果。广泛应用筋膜技术如筋膜松解法的具体方法不在本书讨论的范围,可参考最近出版的一些专业教科书[47,49,50]。

肌筋膜松解法在治疗中的应用

提高筋膜的可扩展性

可以根据副交感神经节律使用肌筋膜松解法,并与神经技术和直接筋膜技术相结合[1,25,26]。其他按摩技术可增加结缔组织的可扩展性,包括皮肤推捏法、摩擦法和揉捏法,缓慢地进行此操作并配以各种药物以及30秒或更长时间的常规拉伸。对患者来说自我伸展是特别有用的家庭护理。另外,神经或肌肉能量技术、关节松动术、关节推拿术以及从头部或骨盆完成对脊椎的牵引也是有益的[26]。

在对照实验室条件下,适当的组织加热有利于促进致密结缔组织延长,而无较大结构性损伤[21,24,54]。而在临床实践中,持续的负荷会加热结缔组织,增加胶原蛋白大规模破裂的风险。因此,临床医师在应用结缔组织技术之前应该避免或热或冷的施加力,除非其目的是使胶原蛋白质破裂或变性[54]。肌筋膜松解后进行加热可以暂时增加肌筋膜组织的柔韧性。

姿势条件

试图延长有姿势缺陷的区域时,本章之前提到的所有技术手法都可能会用到。姿势已发生变化后,姿势意识培训、神经肌肉教育和运动意识的培训都可能会获益[11]。你可以使用全面的姿势认识和运动训练系统,如Alexander技术[55],需要与患者工作环境相关的

人类工程学培训。临床医师可以对姿势缺陷区域进行力量训练和耐力训练。这些可以借助电疗方式来辅助,如生物反馈和肌肉电刺激[11]。有慢性疾病者可能需要矫正骨不对称。

直接筋膜技术:基本原理

定义

直接筋膜技术:一种缓慢滑动的手法,适用于中度且持续拉伸的浅筋膜、深筋膜和相关肌肉,可导致黏弹性明显延长(蠕变)[1,3-9,26,49,50,56]。

应用

对于使用肌筋膜松解的病例,使用直接筋膜技术可延长筋膜层,恢复筋膜活动性,并减少瘢痕和运动系统上的黏着影响。医师发现该方法对于姿势问题和慢性创伤后遗症的治疗特别有效。此外,有时还会被用来镇痛,以平衡自主神经功能,在欧洲被用于治疗

躯体内脏反射作用。

触诊练习

1. 定位。在同伴的身上做标记,并触诊浅筋膜的主要结构,如帽状腱膜、腰骶筋膜、手腕和足踝、韧带上臂和大腿的肌间隔膜、髂胫束、胫前肌以及手掌和足底腱膜。这些组织的纹理有哪些一致性?

2. 触诊没有累及肌肉的皮肤下方的骨头。覆盖这些骨头的组织有多厚?什么区域能够找到相邻肌肉间骨下的筋膜层?

3. 试图寻找位于浅表肌肉组织及浅层脂肪下被包埋的深筋膜。如何区分深筋膜包裹的筋膜层和更深层的肌肉纤维?

直接筋膜技术:技术

手法技术

图10-15至图10-23显示了临床医师应用直接筋膜技术作用于全身各部位。图示按照从头到脚、从仰卧位到俯卧位的顺序。每幅图片均展示了该技术的操作要领。

1. 筋膜是最容易治疗的,因为它暴露在外,并且与之相连接的肌肉团很少,如在关节、韧带和骨周围的突起部(如骶骨和枕骨嵴)(图10-15、图10-18、图10-22和图10-23)。在按摩过程中,因为筋膜没有肌肉团,这些区域常常被忽略,然而当使用直接筋膜技术时,它们则非常重要。大多数采用直接筋技术的重点都在腰骶部筋膜,不论是刚开始时的结缔组织按摩

(CTM)还是结束时的结构整合[57-59](图10-21下箭头)。

2. 按摩时不需要涂抹任何护肤油,清除患者皮肤表面的油脂物质。为防止黏合,可以在手掌或者前臂涂一些起润滑效果的乳液,但不能过量,以免影响按摩效果。

3. 有两个基本步骤来确定作用力方向。首先按压受损组织,引起表皮层最大程度的受限,然后慢慢水平滑行,对施加牵引的筋膜层保持相同的压力,滑行的速率为5~15cm/s。

4. 你可以自行掌握按摩时间,随意跨越关节线到筋膜层(图10-18)。在多毛发处短时间的轻触会增加耐受。轻触后,松开接触,停顿几秒钟。不返回轻触。

5. 你可以对肌纤维施加任何方向的水平作用力:平行于它们或者跨过它们,在每个位置尝试多种方

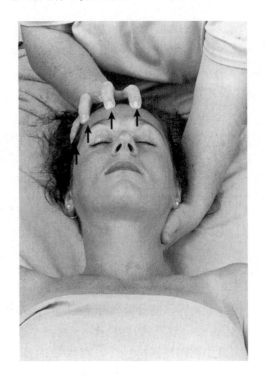

图10-15 用指尖提起头皮腱膜。从眉毛开始慢慢轻抚越过前额到发际。在头皮上，短促的抚触可以减少头发的拉扯，尽量使所有手指产生同等的力度。

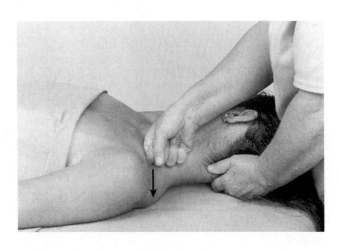

图10-16 一个拳头正好进入锁骨上面的凹陷处。沿着锁骨向后外侧方向触按能够舒张斜角肌。

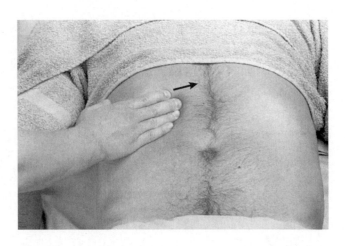

图10-17 整个前肋缘上面和下面是一个锚状筋膜。当拉伸前面的躯干时，必须要对前肋缘进行治疗，不要进行棘突按摩。

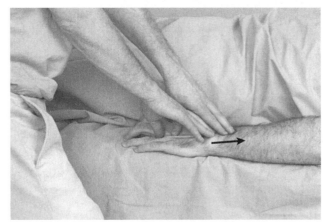

图10-18 直接筋膜技术应用到手腕韧带（或踝关节）对腰部可能有拉伸效果。参看医师对关节中椎体位置的按摩。

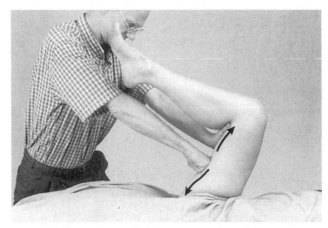

图10-19 俯卧或者仰卧位时拉伸腿筋之间肌筋膜鞘，可用一个指关节插入的肌肉间隙。对体重较大的患者，医师可能需要使用肘部。

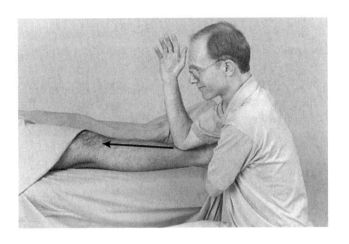

图10-20 肢体前部的组织非常紧密,需要运用身体的重量。在这里身体重量通过自行控制的跪姿传递至肘部。

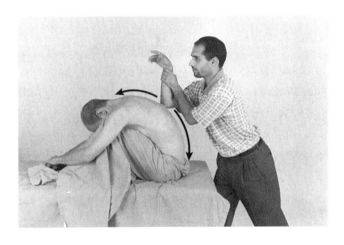

图10-21 竖脊肌相连的筋膜可以通过各种姿势对患者背部进行治疗,姿势包括站立、身体前倾、坐或侧卧。这里医师沿着背部中间的脊椎滑行,以避免按摩到棘突。

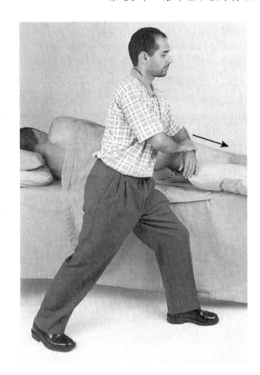

图10-22 髂胫密集带需要前臂或肘部进行按摩并借助身体重量,其中包括上髂附件。

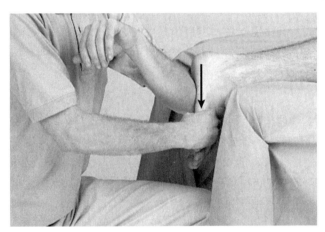

图10-23 应用直接筋膜技术按压跖腱膜,使肘突和手掌接触足底。让足弯曲至中立位并尽量背屈,有助于暴露筋膜。

向,并通过检查和触诊来评估每个位置各个方向的不同效果,但要记住此技术的目标是全面增加组织长度和柔韧性。

6. 尽可能保持对选定组织层的抚触,虽然这层可能并不总是很容易抚触到,但可以通过施加的冲击力达到同样的压力,也可以持续按摩同一组织层,使这一组织层感受到均等的硬度、密度或抵抗力。

7. 再次重复按摩。集中在少部分的可移动组织,或用不同方向的力按压原有区域。如果你可以相对容易地向各个方向拖动浅层筋膜层,那么就可以增加压力,以便在重复按摩之前到达更深层。

8. 治疗到深层的顺序是非常重要的。按摩需要从大面积并不受限制的筋膜表皮层到深层。当你有序地

从肌筋膜表层到深层按摩时,直接筋膜技术的效果会慢慢积累[58]。因此,在浅层筋膜可移动时试图使用大量的压力,移动更深层次的筋膜是不正确的。

9. 在按摩2~3次之后,不论是否有明显的组织反应,都应改变作用力方向。如果缩短的组织没有反应,可以采用以下方法:改变按摩方向;在相同层面的近端、远端或跨中线;或在不同的领域,如拮抗肌和协同肌。因为筋膜系统是相互关联的,你认为是一个局

框 10-4	直接肌筋膜技术的操作要点

接触部位：手指(集中在一起,可加强力度)、指关节、拳头、肘部、前臂尺骨边界

力度：由轻到重

作用部位：筋膜。虽然这项技术还作用于相关的肌肉,但筋膜是主要的触诊对象

方向：各不相同。通常如此,但不是一定的,方向平行于肌筋膜的长轴

幅度/长度：不少于5~15 cm/s

持续时间：5s或更长

结合方法：拨法、摩擦法、肌筋膜松解法

联合操作：可以以拉伸治疗要求组织,从而增加组织的拉伸效果

前后操作：经验丰富的医师通常单独使用或与肌筋膜松解法相结合。经验较少的医师可在运用直接筋膜技术之前或之后运用局部广泛接触式揉捏(见第9章"神经肌肉疗法")

部问题,可能会是更加普遍的问题,因此,应培养整体性思考问题的能力。

10. 当双手操作时需要做一个能避免过度使用手指关节的姿势(图10-17和图10-18)。拱手的姿势(掌和指间关节稍微弯曲),可以运用手指对推动杆施力。

直接筋膜技术是如何起效的

直接筋膜技术引发了与皮肤表层和肌肉深层相连的筋膜持续紧张。这种紧张可能造成胶原分子和胶原交联轻微断裂而使筋膜被拉长[3]。此外,它可能会产生引起基础物质水合作用的数量和质量的变化[3,25,26,49,50],也可能影响位于肌筋膜的细胞活动[60]。肌筋膜松解后,连接全身肌筋膜网使张力得到再平衡,导致姿势变化和患者的意识及身体相关的变化[26,49,50]。此外,在组织变化中,其长度发生了变化,反过来这种变化可促进患者肌肉的新格局形成。

对于直接筋膜技术改变自主神经系统功能并增加放松的机制尚无明确阐述。如何采用这种方法按摩枕部附近[49]迷走神经或骶骨处的副交感神经的尾端以增加副交感神经系统的活动呢？是否由于身体内脏反射产生影响？目前对其机制尚无相关阐述。

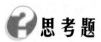 **思考题**

如何将直接筋膜技术运用于腰筋膜以改变邻近脏器的深层筋膜紧张？

医师的体位和动作

1. 运用第6章"按摩的准备及体位调整"中介绍的

基本姿势。在抚触中可能会有小幅的身体姿势的变化,无论采用哪种位置,只要有效、稳定、舒适就是合适的。采用站立、坐位和跪撑姿势,并控制身体适当倾斜是有好处的,因为可以借助身体重量以控制进行更深入的筋膜层按摩。图10-19、图10-20、图10-22和图10-23为姿势范例。

2. 尤其是当使用身体重量以增加技术力量时,必须缓慢地控制身体的运动。此外,利用身体重量要在不妨碍拉伸患者筋膜鞘的前提下进行。

3. 对于软组织长期受限的治疗,可能需要相当多的身体重量,而医师必须始终放松并做好准备,警惕用力过度的迹象。常见的身体和精神用力过度表现包括：耸肩,手和前臂紧张,身体倾斜失控。医师的姿态(图10-21)显示身体倾斜开始失去控制。

触诊

运用该技术时,应按下列方法触诊患者的组织。

1. 筋膜结构。主要筋膜结构(如髂胫束、韧带、枕髂腱膜、锁骨胸部筋膜、大肌间隔)的触诊较为容易[45,47]。相比之下,有肌肉块相连的小的筋膜不可能触及。

2. 筋膜纹理。虽然由于手术或合并水肿造成重大创伤可产生明显的筋膜增厚,但仍需要实践来检测是否有明显的结缔组织受限。应用直接筋膜技术时,离散的结缔组织结构可以明显感觉到疲软和变硬,而纤维区域可感觉到更饱满、柔软、滋润且纤维减少。

3. 筋膜"层"。虽然有时可能会清楚地触诊到整个筋膜鞘的活动,但不要冠以"层"这个字。在许多方面,

"层"是一种比喻,以帮助医师重点注意一个有用的触诊对象。运用肌筋膜松解技术时,当它在持续的水平牵引力下接触面是滑动的时候,你必须有触诊整个结缔组织层的能力(一个非常完善的技能)。如果进行古典(瑞典)按摩,即将注意力集中于组织性质,那么转向非局部触诊将是具有挑战性的。

4. 抗持续拉伸阻力。抗持续拉伸阻力可能在接触时出现于任何位置的筋膜层。在实践中,医师可能能够找出来自接触面近端的拉伸阻力。

5. 黏弹性拉伸或蠕变。应用直接筋膜技术过程中会发生蠕变,但难以确定何时出现,因为在触压时接触面的滑动与组织蠕变同时存在。

6. 粘连或触发点。治疗期间可能会滑过黏附或触发点,这可能随着局部直接筋膜技术的持续实施而软化。如果没有发生软化,则可以选择特定技术,如特殊按压法或摩擦法。

观察

运用该技术时,应观察患者组织长度和性质的变化。观察下列征象。

1. 充血,可能伴随反应性充血。

2. 局部组织的轮廓,观察收缩、变平、凸起和膨胀的区域,组织可能随直接筋膜技术的实施而发生变化。

3. 触变性补液。运用释放力时,表面物质可能由于局部组织轮廓的进一步软化而出现触变性补液。

4. 身体其他部位的变化。应用肌筋膜松解过程中,拉伸和姿势的变化可能出现在近端、远端或相邻区域。你必须培养的习惯,不论患者在按摩桌上或下时,都可以随时评估按摩身体相邻部位的变化。

5. 结构调整。通过观察站立和行走可以很好地评价患者身体各部位之间的关系。

与患者的交流

鼓励患者全身放松并注意组织的拉伸。以下是可以使用的一些例子。

1. "如果你开始感到不舒服请告诉我"一般情况下,一旦患者克服了最初对直接筋膜技术的陌生感,他们应该会感到舒适。医师必须告知患者可能出现的不同的感觉。第一次拉伸浅筋膜层时,患者常出现烧灼感。当使用特定的接触面,如手指,可能出现划伤或刮伤的感觉[57],这不是指甲所造成的。患者可能会有局部不适感,这是局部严重的筋膜受限。一般来说,应使患者理解按压的力度是由患者而非医师控制的。

2. "注意你的身体变化。体验我的手一定距离位置的感觉是正常的。"患者经常报告所发生的感觉与医师的手有些距离,并可能需要得到验证,这属于正常情况。这些感觉一般有两种类型:一种短暂的越过感觉触发点,或是在当前牵引力下来自筋膜层远端的直接拉力。

3. "深呼吸。""正如你吸气那样,想象吸气流入你的……"意识到膈肌呼吸有利于筋膜放松,否则会妨碍放松。帮助患者想象呼吸经过正在治疗的区域。

4. "你能够描述你身体左右两侧的差异吗?"要求患者比较已治疗和未治疗区域的不同,例如,比较左右两侧。患者可能在坐或步行时变化明显。给予患者足够的时间来观察和报告正在进行的按摩疗法是一种有用的方法,特别是在患者有不良姿势习惯时。

5. "是否感觉不自然?""你的左右两侧平衡吗?""有这种感觉能坚持到下一阶段的治疗吗?"确保患者的身体在一个疗程后达到平衡。

6. "在治疗后一两天会觉得有点笨拙,这是正常的。"在承受大量的松解后的一两天,患者往往意识到本体链和生物力学发生了改变。虽然这些变化并不痛苦,但患者可能会感到不舒服。因此,应该告诉患者可能会出现的不适,并建议他们可以通过一些简单的日常活动如散步来减轻这种感觉。

7. "接受治疗后如果仍感到任何不适请给我打电话,特别是有持续疼痛时。"当主动肌/拮抗肌的平衡发生变化时,患者可能会出现短暂的肌肉酸痛,这是因为拮抗肌、增效剂或其他肌肉的运动链负荷增加所致。因此,建议患者报告治疗后轻度以上或持续时间超过2天的肌肉酸痛。

8. 患者有身体或精神创伤史时,虽不多见但有可能出现自发地主动平衡。身体情况要求有敏感的反应。第4章"按摩中的人际关系和道德规范问题"将进一步讨论。

 直接筋膜技术的操作顺序

操作时间:每人45分钟。

在肩胛带,把注意力集中在手臂上,开始学习直接筋膜技术。由于人的前臂和手通常是紧张的，可以容易观察到长度的变化。此外，这些变化不会影响负重低动力链。

整个治疗过程中有几个因素必须牢记：

■ 尽量少使用润滑剂。

■ 在水平方向上接触结缔组织并牵拉组织层。

■ 在皮肤上缓慢滑行，在抚触中经常停顿，并经常得到患者的反馈。除触诊外，还要观察组织的拉伸。

■ 检查患者的上肢情况。

仰卧位

1. 适用于指尖在几个方向的接触：越过手腕韧带，重复越过手掌筋膜、鱼际和小鱼际隆起，以及手指周围的关节和骨骼。

2. 观察治疗对整个肩胛带的效果。

3. 使用更广泛的接触面，如前臂、手掌或拳头，作用在患者前臂的正背面。

4. 用特定手指或拇指接触，试图进入肌肉之间的空间以治疗肌间隙筋膜层。再次观察结果。

5. 使用大面积、更特殊的接触点治疗患者的上臂，与前臂治疗相同，包括筋膜的三角肌，以及中间和侧面的肌肉。

重新评估

按以下方式操作数次，对另一手臂给予相同的治疗。

■ 仰卧。手放在患者胸椎中部以下，然后用弯曲的手指的指尖拖动竖脊肌，从患者脊柱的胸椎中部到枕部。

■ 转头。用较宽接触面如手掌从斜角肌的前部向后部移动，一次治疗一侧。

■ 坐姿伴躯干弯曲。用手腕或前臂进行长时间向下地抚触。

重新进行视觉评估。

直接筋膜技术：深入研究与实践

名称和起源

在其他文献和按摩相关的体系中，直接筋膜技术也被称为"筋膜技术""结缔组织技术""结缔组织按摩""肌筋膜按摩""深部组织按摩""深抚法""肌筋膜手法""软组织动员"或"直接肌筋膜松解技术"[1,3,9,11,26,49,50,56]。

"直接"用于相关筋膜技术时，意味着医师用直接作用力实现技术，然后通过组织限制。换句话说，肌筋膜的运动越过了组织屏障。这是相对"间接"技术而言的，如反牵拉或定位松解，其中临床用力或使患者远离筋膜障碍及运动限制[7,28]。本书不讨论间接技术。

从表现上看，直接筋膜技术有时类似于现代神经肌肉技术，如拨法，其作用于肌肉，在一个平面上产生持续的单向拉力。当医师用筋膜技术直接作用于腹部肌肉时，可以对神经肌肉产生一定的作用。然而，这一技术的效果与神经肌肉技术在触诊、应用位置、目的、对结缔组织影响方面有本质区别。

直接筋膜技术是20世纪最有影响力的按摩创新之一，最初由Ida Rolf和Elizabeth Dicke分别在美国和德国推广，他们阐述了该技术开发的两个截然不同的目的[46,57,58]。来自不同学校的研究结构整合或身体结构的医师，为了寻求全面身体结构调整，将直接筋膜技术应用于皮肤层和深筋膜层。这些学校包括：Rolfing[64-64]及其分校，如Heller Work、SOMA（希腊语，意思是身体和心灵），神经肌肉整合和结构调整（NISA），以及姿势一体化[4,9,46,65]。在Dicker的结缔组织按摩中，临床医师将直接筋膜技术用于皮肤和筋膜层，以寻求特殊的生理反射效果[1,57,66]。CTM系统还采用皮肤推捏法和短暂触压，尽管不滑动，但仍然施加特定的真皮筋膜牵拉[1]。该系统在欧洲较北美应用广泛。

疗效和证据

直接筋膜技术的一般临床疗效类似于肌筋膜松解，其中包括筋膜层的拉伸和活动性恢复。此外，医师可以直接使用综合性技术，如结构或结缔组织按摩，以达到不同的结果。与肌筋膜松解法一样，医师可以直接使用筋膜技术治疗慢性筋膜缩短导致的关节活动受限和范围缩小性疾病。这些疾病包括：体位性疾病(驼背、脊柱前凸、脊柱侧弯、耸肩和前头位)、慢性创伤后遗症、慢性筋膜室综合征、重复性劳损、神经系统或循环系统压迫综合征(如胸腔出口综合征)、慢性腰功能障碍、轻度痉挛[26,46,57,59,61-69]。在这些疾病中,直接筋膜技术有助于恢复结构的正常调整和主动肌/拮抗肌肌肉功能的平衡,提高身体活动的质量和数量,并改善能量消耗[46,65,68-72]。这些影响结合增强肌肉性能增加肌肉的灵活性,可使该技术有助于提高运动技能。除此之外,直接筋膜技术通过内啡肽介导的镇痛,直接和间接影响疼痛,恢复流动性,并减少焦虑[59,67,70-83]。最后,这项技术成果也常导致某个局部反应性充血,并可能间接影响局部的血液循环[1,57]。

在结构整合的治疗中,直接筋膜技术还有其他临床效果。首先,它似乎能增加交感神经活动[59,71],并在系列治疗中可能减少人的焦虑状态[72-74]。而在利用直接筋膜技术治疗结缔组织的研究中,有自主神经效果的报道较少,不过确实有文献报道对自主神经是有益的[1,57,60,75,84]。

当直接筋膜技术(或任何其他按摩技术)影响自主活动时,它可以对内脏产生广泛的、间接的影响。筋膜结缔组织按摩这一概念提示医师可通过躯体内脏反射达到对患者器官功能的直接调节作用,躯体结缔组织检测和释放紧张[66,84-91]。

这一理论的科学依据尚不确定。文献指出,皮肤可以预测超敏反应(头部区域),肌肉和相关的筋膜可预示紧张增加区域(Mackenzie区),反映具体内脏病变[58,84]。但是,无英文研究报道支持直接躯体内脏路径对器官功能的影响。这是由于缺乏德文和俄文的文献及期刊的英语翻译,没有任何英语期刊回顾提出躯体内脏反射概念[96]。因此,主张结缔组织按摩者最近认识到,需要对躯体内脏反射的科学依据做进一步澄清和研究,或许临床医师希望将来能对精神、躯体及内脏关系方面的基本概念有更加清晰的分类。

注意事项和禁忌证

临床医师需要临床培训和指导性实践操作才能掌握直接筋膜技术的正确应用。合并其他病情时需要高级别的训练。直接筋膜技术和其他操作具有相同的一般禁忌和局部禁忌(见第3章"按摩的临床决策")[4,8,10]。使用直接筋膜技术治疗结缔组织病变时,需要注意的禁忌证包括:恶性肿瘤、蜂窝织炎、发热;全身或局部感染、急性循环系统疾病、骨髓炎、动脉瘤、梗阻性水肿、急性类风湿关节炎、开放性伤口、缝线、血肿、骨折愈合期、骨质疏松症、抗凝血治疗、进展期糖尿病和皮肤过敏[26]。此外,临床医师在使用直接筋膜技术治疗弛缓性麻痹区域、松懈或不稳定的关节以及筋膜"夹板支撑"的关节等部位时,应该极为谨慎。最后,对于系统性结缔组织疾病应使用直接筋膜技术,且在非急性期谨慎使用。

临床医师需要将直接筋膜技术对患者整个身体的影响看作一个整体。虽然直接筋膜技术的作用力不是特别大,但患者的肌筋膜平衡可迅速发生变化。由于肌筋膜网络相互交织反映了"整个系统"行为[3,25,26,45-52],直接筋膜技术的力学效应不仅是或不总是局部的。熟悉筋膜解剖中所描述的Myers的《解剖学训练》[47,48],可以帮助医师了解如何在一个部位实施筋膜并影响到其他部位。此外,这一技术能够产生强大的节律作用、反射作用及筋膜释放,尤其是当医师长时间使用时[25,53]。这就需要医师采用传统按摩方法仔细观察,并在治疗过程中不断与患者进行沟通。

鉴于直接筋膜技术的影响,在治疗期间使用直接筋膜技术之前,临床医师应确保能够准确地进行一次基本的视觉姿势分析[45,46,51,52]。此外,医师学习使用直接筋膜技术初期应予以限制,在任何治疗阶段操作均不超过10分钟,并至少应定期对患者进行视觉评估。

此外,临床医师应确保患者在治疗结束时看上去和感觉上达到了"平衡",特别是腿或骨盆。最后,医师必须努力保持患者的主动肌、拮抗肌和协同肌肉群的平衡,并严格分析可能的治疗效果。广泛应用筋膜技术如直接筋膜技术的具体方法不是本书讨论的范围,可参考最近出版的一些专业教科书[47,49,50]。

直接筋膜技术在治疗中的应用

提高筋膜的可扩展性

临床医师可以将直接筋膜技术、气功疗法和肌筋膜松解相结合[1,25,26]。其他按摩技术可增加结缔组织扩展性,包括皮肤推捏法、摩擦法和揉捏法。缓慢地进行此操作并配以各种药物,以及30秒或更长时间的常规拉伸。对患者来说,自我伸展是特别有用的家庭护理方法。另外,神经或肌肉能量技术、关节松动术、关节推拿术以及从头部或骨盆完成对脊椎的牵引也是有益的[26]。

在对照实验室条件下,适当的组织加热有利于促进致密结缔组织延长,而无较大结构性损伤[21,24,54]。而在临床实践中,持续的负荷会加热结缔组织,增加胶原蛋白大规模破裂的风险。因此,临床医师在应用结缔组织技术之前应该避免或热或冷的施加力,除非其目的是使胶原蛋白质破裂或变性[54]。直接筋膜技术后进行加热可以暂时增加肌筋膜组织的柔韧性。

姿势条件

试图延长有姿势短陷的区域时,本章之前提到的所有技术手法都可能会用到。姿势已发生变化后,姿势意识培训、神经肌肉教育和运动意识的培训都可能会受到影响[11]。可以使用全面的姿势意识和运动训练系统,如Alexander技术[55],需要进行与患者工作环境相关的人类工程学培训。临床医师可以对姿势缺陷区域进行力量训练和耐力训练。这些可以借助电疗方式来辅助,如生物反馈和肌肉电刺激[11]。有慢性疾病者可能需要矫正骨不对称。

摩擦法：基本原理

定义

摩擦法:用指尖或拇指等特定部位操作的一种重复、非滑动的技术,可穿透致密结缔组织,并且产生纤维之间的轻微运动[1-11]。

应用

使用摩擦法可增加结缔组织的可扩展性,促进胶原纤维的调整和重塑[97]。在治疗慢性骨损伤引起的粘连、瘢痕和重复性劳损时可使用该方法。

触诊练习

如果时间允许:

1. 定位并从一端到另一端触诊以下韧带:肘关节

三个侧面韧带、踝关节内侧韧带和副韧带。询问患者是否曾有扭伤史。如果有,则比较两侧损坏和未损坏韧带的纹理和敏感性。

2. 充分拉伸第1步中列出的每个韧带。再次触诊拉伸位置的韧带。

3. 定位并从上端到下端触诊以下肌腱:跟腱、股二头肌和股四头肌腱、四个肌腱构成的肩袖、肘部两个"共同"肌腱和手腕"鼻烟窝"肌腱。询问患者这些部位是否曾有肌腱炎史。如果有,则比较两侧损坏和未损坏肌腱的纹理和敏感性。

4. 充分拉伸第3步中列出的每个肌腱。再次触诊拉伸位置的肌腱。

5. 对抗第3步中提到的肌腱附着处肌肉的等长收缩。

框 10-5	结缔组织不动性的反应

结缔组织不动性,通常发生在骨科损伤后,产生一系列重要的生化变化[98-102],包括:

基压透明质酸浓度降低

基压水的粘接能力下降

基压水分含量降低

使胶原纤维接近

增加胶原交联

这些变化反过来又可能加重临床损害:

增加组织僵硬度

组织活动和可扩展性降低

限制关节囊和韧带

损伤关节活动

疼痛

在愈合过程中,损伤的组织通过适当的按摩得到了适当的压力,显示出细胞外基质的水合作用得到提高,胶原沉积更加有序,使得瘢痕组织更加有韧性,功能改善

摩擦法:技术

手法技术[97,103-106]

图10-24至图10-31显示了医师应用摩擦法作用于全身各部位。图片按照从头到脚、从仰卧到俯卧的顺序。每幅图片均显示了本节技法的操作要领。

1. 在摩擦之前,医师应先修短指甲(指甲尖不能超过2mm)。

2. 确保皮肤没有涂抹任何护肤油膏。如果有,应用酒精或者金缕梅去掉油垢以防滑。

3. 把要治疗的区域摆好,以便按摩时有足够组织张力,以免影响周围正常组织[97,103-106]。目标组织是韧带或肌腱密集的区域,而不是下面或相邻的组织。如果目标组织松弛,接触面可能会下滑越过组织,摩擦力作用在邻近的健康组织上,并导致炎症出现。另一方面,如果目标组织拉伸过长,则很难穿透。以往的经

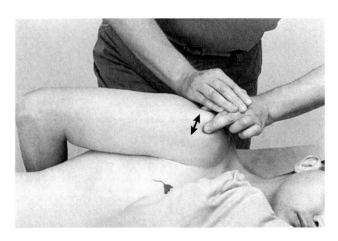

图10-24　暴露冈上肌腱,拉伸患者的手臂,使其内收和内旋。插入点在厚、粗纤维三角肌下的肩袖肌肉附着处。利用深度触诊时患者的反应确定肩袖肌肉的损伤位置。

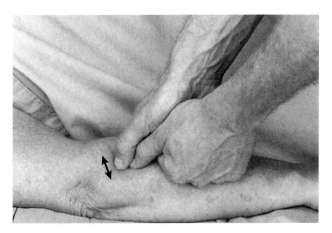

图10-25　普通的伸肌腱病变(网球肘)可以发生在腱骨膜和肌腱之间结合处的任何位置。医师必须预处理局部的触发点,避免因摩擦而损伤桡骨神经。

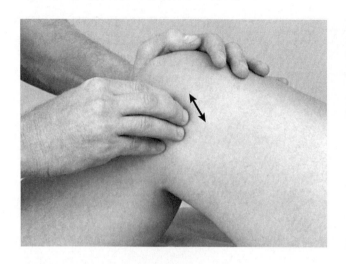

图10-26　摩擦膝关节侧副韧带损伤处。对于膝关节位置的韧带施加适度的拉伸。用摩擦法治疗扭伤应在最大屈伸运动之内[69]。

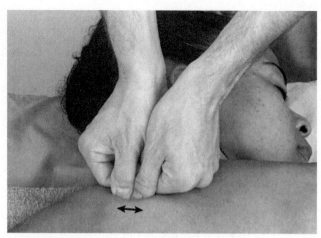

图10-28　在使用一个触发点进行按摩治疗之前，临床医师应区分低附着肩胛提肌。

验是，对于浅层的组织应对此身体部位进行拉伸。例如，如果病变在关节滑膜鞘，应把相关的肌腱充分延伸。对于韧带，使用中位和完全拉伸，这取决于所期望的摩擦深度（图10-29）。对于肌腱，使用部分和完全拉伸，如果是肌肉的深部病变，放松浅表组织使作用力达到损害的部位。最后，最有效的拉伸程度可使靶组织的硬度随之发生变化（图10-24、图10-27和图

10-30）。

4. 使用集中和特殊的接触。通常涉及的组合包括：拇指、食指、中指三指的联合与加强用力。使用食指与中指加强用力，或者加强拇指和中指之间的食指力度（图10-24，图10-29和图10-31）。当病变部位很深或范围很广时，需要运用整个身体的重量，这时要用鹰嘴代替手指来进行操作（图10-30）。当靶组织非常致密和坚硬时，需要用木质或塑料棒来操作。

无论是使用哪个接触面，接触面的频繁变化将减少重复拉伸的可能性。

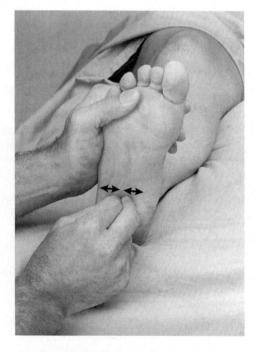

图10-27　对足底密集的筋膜进行摩擦时，特别是当治疗足底筋膜炎时，须屈足背。如果患者难以忍受脚趾接触，可在摩擦前先使用全脚按摩，例如揉捏法。

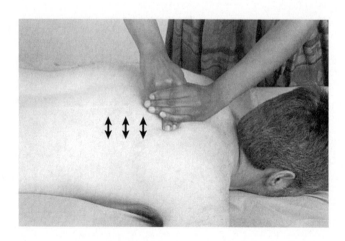

图10-29　胸髂肋肌的腱头因为慢性炎症很容易成为"绳状"或"黏性"，尤其是在脊柱后凸患者。局部缺乏弹性的组织可以通过摩擦来提高弹性。

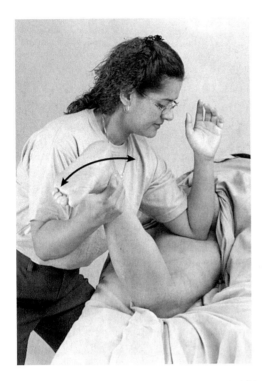

图10-30　开始先摩擦腿筋是治疗坐骨结节上远端附着肌,医师利用身体重量和肘部开始深层特殊按压肌腱。然后再利用患者的下肢向内部和外部旋转股骨来控制接触面和靶组织之间纤维间的运动。

8. 当治疗韧带、肌腱和肌肉时,抚触的方向是穿越纤维。当治疗筋膜或瘢痕组织而胶原蛋白质不规则时,可以交替方向或采用环形触按。

9. 医师通常使用的摩擦速率为1~2次/秒[97]。每秒2次是经验丰富的医师治疗浅组织损伤的最大速率。较为温和的速率是每秒1次,且非常有效,有利于触诊,可降低过度治疗的可能性。

10. 保持按摩同一组织层2分钟,或者直至发现这一组织层发生明显软化。

11. 休息几秒钟后再次改变接触面。准确定位损伤组织。再次开始治疗时,摩擦的深度要与之前相同。

12. 如果患者提供积极的反馈(见下一节"与患者的交流"),可以对更深层的靶组织增加压力或稍微移至邻近部位,然后再重新实施摩擦法。

13. 如果病变位于下肢,可以容易地用一只手对一个靶组织保持静态按压,同时用另一只手移动患者肢体以使靶组织和手之间产生所需的运动 (图10-30和图10-31)。这种技术患者往往更容易接受。

14. 根据患者对于舒适程度的反馈,可以在第一次治疗时对一个部位持续操作6分钟。每次增加2~3分钟[97],最长(很少达到)不超过15~20分钟[97,103]。

5. 手不要在患者的皮肤上滑行。医师的手不要移动任何有关的浅层靶组织,因为这些组织随医师的手一起运动。摩擦的目的是用指尖穿透密集的固定的结缔组织,然后对靶组织的一个部位施以小的运动来牵动另一部位, 就像是用指尖拨弄伤口紧密的纤维球弦。操作时需要有良好的触诊技能,并且要非常小心地控制压力。

6. 首先, 从需要重塑的最浅层结缔组织开始操作。如果问题位于浅层,可能并不需要太大的压力。但是,如果损伤位于肌肉层的下面,在第一次软化组织之后可能还需要借助身体重量(图10-24、图10-29和图10-30)。

7. 使用短距离的抚触(小于2cm)来回推动靶组织浅部至更深的部分。不要在靶组织上滑行或者冲击,因为这可能会损害邻近健康组织。Cyriax[105,106]建议使用摩擦与"完全延伸",用短距离抚诊来改善控制力。如果靶组织小于2cm,可以以一个抚触覆盖它(图10-24至图10-26)。如果靶组织超过2cm,需要从一边至另一边进行两次或更多次抚触。

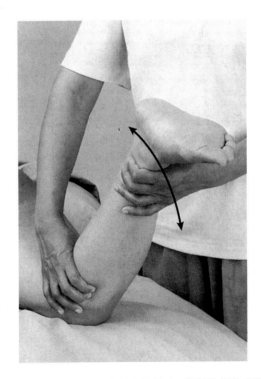

图10-31　医师右手拇指、食指接触鹅足。控制关节囊或肌腱接触面之上的运动可以轻松地通过屈伸患者的膝盖来完成。

框 10-6	摩擦法的操作要点

接触部位：手指、拇指、关节、肘部

压力：依据病变的位置，由轻到重

作用部位：致密结缔组织（韧带、肌腱、筋膜、外部的深层结缔组织、瘢痕组织或纤维肌肉）

方向：水平抚触身体表面。目前，医师最常使用纤维的韧带和肌腱间摩擦。然而，圆形摩擦可能是有用的，平行摩擦在过去比较常见

幅度/长度：短的，1~2cm

速率：慢；建议1Hz，最大2Hz

时间：30s，在短期治疗里面最大可达到15min

联合操作：揉捏法、特殊按压法、直接筋膜技术

前后操作：可以单独完成，或者在摩擦同时采用局部揉捏法、肌筋膜松解法或直接筋膜技术。可以在摩擦后给予表面轻抚按摩法和被动或主动拉伸。如果产生了过度治疗可以用冰袋缓解

摩擦法是如何起效的

摩擦法可能会打破一些邻近的胶原分子和邻近纤维（粘连及纤维化）的交腱[2,97]，使纤维之间有更多的相对运动。因此，这些纤维占用更多的空间，而且基质中拥有更多的水（水合物）。此外，该组织变得更加柔软，使它们能够更好地吸收和传递运动产生的载荷的张力[97]。这反过来又促进胶原纤维、成纤维细胞沿着新的压力线排列[16]。最后，摩擦也可能通过刺激成纤维细胞活性对组织产生长期影响[107]。

思考题

摩擦法和肌筋膜松解法如何减少对于结缔组织活动性的负面影响？

医师的体位和动作

1. 运用第6章"按摩的准备及体位调整"中描述过的基本位置。

2. 有效的摩擦要求医师谨慎使用身体重量。治疗小的、表浅的病变时，不依赖于手和手臂的力量。取站姿或能控制身体倾斜度的坐姿，手和手臂保持稳定，轻微摇动身体以产生足够的力量和接触面必要的运动。

3. 能控制身体倾斜度的站姿或坐姿需熟练的本体触诊（图10-30）。

触诊

运用该技术时，触诊患者的皮肤和组织。

1. 轮廓。慢性骨伤往往表现为"肿"或扩大。而运用摩擦技术时，不能出现软（充液）水肿。

2. 致密或硬的靶组织。将靶组织与邻近或对面的健康组织形成一个对照，即此个体的组织构造好。

3. 纤维的方向。在治疗之前请注意离散结构的纤维方向，如肌腱或韧带。

4. 靶组织定位。在整个摩擦过程中必须准确地找到理想的靶组织。

5. 组织的软化。紧带或硬板的组织可能会由于基质的水合作用或胶原纤维的破裂而松弛。触痛减少和主要症状的改善应伴随这一明显软化而出现。

6. 减少肥厚组织。单一的摩擦阶段能够减少肥厚的结构。

7. 抗拉伸。治疗的进程中应避免收缩和有收缩性组织的抗拉伸。

观察

运用该技术时，观察靶组织的质量目标和患者舒适度的征象。下例征象可能预示这一点。

1. 表面轮廓反映了靶组织紧固度和硬度。

2. 反应性充血。快速变红的患者的皮肤可能表明

指甲太长造成了磨损。

3. 患者的面部表情可以反映放松和舒适。

与患者的交流

摩擦法是对一个很小的区域反复用力，因此是所有按摩技术中产生局部组织损伤较多的方法。如果医师谨慎地与患者交流，则可以避免过度治疗和炎症的发生。除了短暂性出血，使用摩擦法重要的一点是不要使已损伤的组织产生炎症，尽管这也可能是由于过度治疗和技术不熟练所致。可以采用Kessler和Hertling[97]开创的方法来检查按摩组织并获取患者的反馈，从而降低过度治疗的风险。

1. 使用摩擦法前立即通过以下两种途径之一来检查靶组织：在给予抵抗性等距离运动时触诊组织；或者给予被动拉伸时触诊组织。也可以要求患者将目前的疼痛分为10个等级，以获得损伤处对于机械压力敏感程度更客观的方法。这些主要征象为治疗期间摩擦法的使用和进展评估提供了基础。

2. "触摸哪里应该最轻柔？"医师必须使用骨科检查以确定需要摩擦的结构。但是，可以根据患者对触诊反应的反馈来确定病变相关结构范围内病变确切的位置。

3. 在患者能够接受的水平开始摩擦，不舒服的感受在10个评分等级中不能超过4。患者不应该表现出疼痛的征象，如呼吸抑制或厌恶的表情或交感神经兴奋等更微妙的征象。应使患者相信最初的不适（如果有的话）会随着摩擦的进行而减少，直接告诉患者在摩擦的过程中感到不适时应该立刻说出来。

4. 在第一个周期（达2分钟）快结束的时候询问患者是开始时不适感多点还是快结束时多。如果不适感减弱可以移动到相邻的区域，并根据患者的忍受能力来增加压力，再进行2分钟治疗。

5. 在第三个周期结束时（达6分钟），再次检查主要征象，在检查的过程中如果病变敏感度降低且不是第一次治疗，则可以继续使用摩擦。

6. 在任何时候，如果患者报告在摩擦过程中不适

感增加，或者在测试的过程中病变更疼痛了，则必须停止这个阶段的摩擦，可向最近的淋巴结采用浅表轻抚法，并在此区域使用冰敷直到出现明显的血管收缩。

 摩擦的操作顺序

操作时间：每人30分钟。

为了掌握这项技术的感觉，在大关节周围操作更易触到结缔组织。踝关节是一个很好的选择，因为它是一种常见的扭伤部位且往往残留纤维。练习选择的关节应该没有任何不稳定的迹象。

结缔组织是非常坚韧的，一个稳定的健康关节一定能够经受长达5分钟的适当摩擦，而无明显副反应征象。注意患者的疼痛耐受度；对任何特定位置（用于实践目的）的摩擦不要超过1分钟，并避免"危险点"，如主要神经（肘部的桡神经）。

注意确保指甲非常短！

1. 以在跨越关节的主要肌肉块上应用5分钟的揉捏法起始（见第9章"神经肌肉按摩疗法"），这种方法对于损伤的病变区域特别有效。

2. 彻底擦去残余油膏。

3. 用被动的和（或）收缩测试触诊关节周围是评价（假设）的主要方式。

4. 从表层开始，1分钟按摩5或6个不同部位：肌腱（还有肌腱周围）、韧带及支持带。摩擦1分钟一般足够检测触诊变化，摩擦的组织应该感到稍微松弛。如果不确定组织的变化，可对两侧进行比较。如果没有检测到变化，轻微增加压力并按摩不同的位置1分钟。

5. 重新检测主要征象。

6. 让患者伸展治疗区域。

7. 采用浅表轻抚法或浅表淋巴引流技术向局部淋巴结方向按摩。

8. 确保患者没有过度治疗，不过在短暂的治疗过程中不太可能发生。

课后练习：上臂肌附着是纤维化易发部位。对此区域采用指关节或肘进行摩擦以比较其结果。两侧均应用此方法。

摩擦法:深入研究与实践

名称和起源

在其他按摩教科书中,摩擦法也被称为"横向摩擦""深摩擦""深横向摩擦""交叉纤维摩擦""Cyriax摩擦"和"圆形摩擦"[1-11]。

不同的结缔组织技术在方向和作用力大小方面存在差异。但是治疗的目的、临床效果、触诊重点、手法技术等方面是类似的,无论作用力是否针对确定的结构 (如肌腱或韧带),或不太明确的致密结缔组织(如粘连和纤维化)。

从历史上看,"摩擦" 实际上已经被广泛应用,并且两个表面之间的任何摩擦均可使用。有些作者描述了"浅层的摩擦"是身体表面的快速摩擦[8,9]。其他作者也使用了"摩擦"来指"非滑动"技术,反复移动一层肌肉到另一层,这相同或相似于推捏法的剪切力和临床效果(见第9章"神经肌肉按摩疗法")[49]。在本书中,"摩擦法"指的只是前文描述的结缔组织技术。

临床医师可以把这一技术的力度减小,如本章前面所述,作为亚急性骨伤患者防止形成粘连的一种手段。

疗效和证据

摩擦法通过保持或提高结缔组织的可扩展性促进调整和重塑胶原纤维[97]。因此,医师可以使用摩擦法治疗任何可能会在粘连性组织重建过程中损害流动性疾病, 发生在结缔组织愈合的巩固和成熟阶段。摩擦法可用于几乎所有的整形外科的慢性恢复阶段,其中包括扭伤(有反对意见[108])、拉伤、骨折和粘连性关节囊炎[97,103-112]。在这些情况下,摩擦可能会使关节活动范围、囊活动性以及附件运动扩大[97,103,108,112-114]。但是,摩擦可增加增生性瘢痕组织的延伸性[115,116]。交叉纤维摩擦往往被看做是重复性拉伤,如肌腱炎、腱鞘炎、滑囊炎以及足底筋膜炎[97,103,117-121],其中包括微创、低度炎症组织重塑的情况。相反,最近的评论指出[122,123],缺乏证据支持肌腱炎的治疗效果。最后,与其他许多按摩技术类似,摩擦法的应用可能会导致痛

验证

临床随机试验对比观察了粘连性关节囊的两种不同治疗方案及患者的早期反应。研究人员随机将40名患者分为两个治疗组。其中一组接受长达1小时的治疗,其中包括Cyriax深摩擦按摩、手法按摩操作、主动拉伸和摆动练习,每周3次。另一组接受长达1小时的治疗,其中包括热压(20分钟)、短波透热疗法(20分钟)以及类似的主动拉伸和摆动练习,每周5次。这两组每天都接受相同的关节活动和摆动练习。按摩组中的19名患者和非按摩组中的13名患者在第2周治疗结束时达到全部被动运动范围的80%。而在第1周治疗之后,活动范围的增加和疼痛减少在按摩组中的效果更显著。此研究主要观察这两种方法的早期反应,因此研究人员未进行随后的观察。该实验的局限性是,除了借鉴Cyriax方法,作者未给予其他信息,没有说明采用何种操作,如何摩擦,作者所述的这种治疗可以让临床医师自由选择,但描述不明确不能让医师重复使用。

Guler-Uysal F, Kozanoglu E. Comparison of the early response to two methods of rehabilitation in adhesive capsulitis. *Swiss Med Wkly*. 2004;134:353–358.

觉缺失和短暂的治疗后充血[2,97,106]。

注意事项和禁忌证

临床医师需要临床培训和监督实践来掌握摩擦法的正确运用。治疗疾病时可能还需要进一步培训。按摩技术中所有的全身禁忌和局部禁忌均适用于摩擦技术(见第3章"按摩的临床决策")。对于所有的结缔组织技术, 有几个注意事项和禁忌适用于摩擦法,包括血友病、血栓、肿瘤、血管功能不全、蜂窝织炎、静脉炎、发烧、全身或局部感染、急性循环系统疾病、骨髓炎、动脉瘤、梗阻性水肿、急性类风湿关节炎、开放性伤口、缝线、血肿、骨折愈合、骨质疏松症、进展期糖尿病、皮肤过敏,以及患者应用的局部或全身镇痛、抗炎或抗凝血药物(见第3章"按摩的临床决策")。使用摩擦法之前必须排除急性炎症所有的迹象, 如痉挛、

静止性疼痛、发热、发红及无并发症的水肿。医师不应该在血肿、钙化、周围神经或脆弱的皮肤区域应用摩擦技术。临床医师应非常谨慎地将摩擦用于易移动的或不稳定的关节，如反复性扭伤或脱位的关节、有结缔组织系统疾病的患者，以及骨质疏松症患者。最后，临床医师使用摩擦法时应注意张力低的区域或附近的活跃的疼痛触发点。

摩擦法在治疗中的应用

减少粘连和纤维化，增加结缔组织扩展性

可提高结缔组织扩展性的按摩技术包括皮肤推捏法、肌筋膜松解法、直接筋膜技术、摩擦法和持续30秒或更长时间的传统的拉伸。应用推捏法时应缓慢，并以牵拉为主。对患者来说，自我拉伸是特别有用的家庭护理。神经肌肉或肌肉能量技术、关节松动术、关节推拿术和手法，以及从头部或骨盆完成对脊椎的牵引也是有益的，但要视情况而定[26]。

在对照实验室条件下，适当的组织加热有利于促进致密结缔组织胶原结构拉伸，而无较大的结构性损伤[21,24,54]。然而，在临床实践中，持续的负荷会加热结缔组织，增加胶原大规模破裂的风险。因此，临床

医师在应用结缔组织技术之前应该避免应用或热或冷的施加力，除非其目的是使胶原蛋白破裂或变性[54]。这种情况可能在应用摩擦法治疗大面积或致密的粘连时出现。摩擦之后加热能够在短时间内增加肌筋膜组织的柔韧性。

如果患者反馈应用摩擦法之后疼痛感增加，应立即给予冷敷直至出现血管收缩（变白）。指导患者在接下来的24小时之内不断地对此区域进行10~14分钟的冷敷。

处理收缩病变

对于肌肉或肌腱的反复性拉伤，以及长期拉伤，可在使用摩擦法之前局部应用肌筋膜松解或直接筋膜技术。建议在操作前进行超声检查[103]。进行30秒轻柔无痛伸展和在无痛运动范围内进行主动运动是有益的。指导患者在一天之内的治疗间隙进行数次这样的运动。有反复性扭伤的患者在恢复阶段之前应避免过度活动、抵抗性锻炼及强烈伸展。夹板、带子和改变用力或神经肌肉再锻炼有助于减少反复发生的损伤并预防出现意外[11]。

如果患者反映在应用摩擦之后疼痛加剧，应立即给予冷敷直到血管收缩（变白）。指导患者在接下来的24小时内不间断地对疼痛区域进行10~14分钟的冷敷。

临床案例

现病史

一名40岁的男性计算机程序员，因敲击键盘、姿势不良和用力不当等导致右外上髁炎（反复性损伤）。

主观症状

1. 主诉休息时和打字时疼痛。
2. 主诉打字不超过10分钟时没有剧烈疼痛。
3. 主诉在工作和自我保健活动中由于疼痛或无力感右手会掉落物品。
4. 主诉工作后会有轻度的肿胀。
5. 视觉模拟疼痛评定比率为8.5。
6. 在工作时身体缺乏符合人体工程姿势的修正。
7. 缺乏人体工程学和自我保健知识。

客观情况

损伤

- ■ 右手腕抵抗和手指伸展引起疼痛。
- ■ 握力:采用JAMAR测力计测出右侧握力比左侧差。
- ■ 触诊:筋膜缩短在右伸肌起始部和前臂肌肉。
- ■ 姿势:脊柱后凸、头部前倾姿势。

功能限制

- ■ 不能使用键盘超过10分钟,或因疼痛不能完成计算机程序员的工作任务。
- ■ 因疼痛和无力不能很好地工作和自我护理;右手所拿的物体掉落。
- ■ 因疼痛无法进行打壁球娱乐活动。

分析

治疗依据

为了减轻外上髁炎相关的疼痛和炎症,并提供关于自我保健和人体工程学设计的教育,以防止今后这种疾病加重。

损伤	按摩的作用和效果
■ 疼痛	■ 减少疼痛
	■ 初期治疗;由于疼痛继发于常见的伸肌起始部感染产生直接影响
	■ 初期治疗;由于抗刺激的痛觉缺失产生了直接效应
■ 炎症	■ 减少炎症
	■ 初期治疗;减少炎症反应是一个直接效应
■ 肌筋膜缩短	■ 肌筋膜可延伸性规范化
	■ 初期治疗;肌筋膜拉伸是一个直接效应
■ 不良姿势	■ 不良姿势的规范化
	■ 初期治疗;由于肌筋膜的拉伸产生了直接效应
■ 力量降低	■ 增加力量
	■ 主要由于疼痛和炎症导致力量下降而产生二次效应
活动受限	**功能效果**
■ 打字能力下降	■ 患者可以使用键盘持续1小时,适当进行伸展和休息,没有主诉疼痛
■ 做家务的能力下降	■ 患者能够用右手提起4.5kg的重物持续7.62m没有疼痛,或在做家务时没有物体坠落
■ 体育运动的能力下降	■ 患者能够玩壁球持续20分钟,在适当的热身运动后没有疼痛
计划	
按摩技术	■ 推捏法、肌筋膜松解法和直接筋膜技术适用于后凸畸形和头部前倾所致的肌筋膜短缩
	■ 浅表轻抚法、推捏法、肌筋膜松解法和直接筋膜技术适用于整个前臂,尤其是肌肉伸
	■ 对侧手臂进行按摩可能需要保持左右平衡
	■ 在伸肌起端按摩
其他适当的技术和治疗	如果存在过度治疗的迹象摩擦后冷敷,手腕和手延伸,手腕和手加强拉伸练习,姿势伸展,姿势教育,符合人体工程学的检查,人体工程学教育,以及自我保健

参考文献

1. Holey E, Cook E. *Evidence-Based Therapeutic Massage.* 2nd ed. Edinburgh: Churchill Livingstone; 2003.

2. Yates J. *A Physician's Guide to Therapeutic Massage.* 3rd ed. Toronto: Curties Overzet; 2004.

3. Cantu RI, Grodin AJ. *Myofascial Manipulation: Theory and Clinical Application.* 2nd ed. Gaithersburg, MD: Aspen Publishers; 2001.

4. Fritz S. *Mosby's Fundamentals of Therapeutic Massage.* 3rd ed. St. Louis: Mosby; 2004.

5. Chaitow L. *Palpation and Assessment Skills.* Edinburgh: Churchill-Livingston; 2003.

6. Maigne R. Low back pain of thoracolumbar origin. *Arch Phys Med Rehabil.* 1980;61:389–395.

7. Greenman PE. *Principles of Manual Medicine.* 2nd ed. Baltimore: Williams and Wilkins; 1996.

8. Benjamin PJ, Tappan FM. *Tappan's Handbook of Healing Massage Techniques.* 4th ed. Upper Saddle River, NJ: Pearson Prentice Hall; 2005.

9. Salvo SG. *Massage Therapy: Principles and Practice.* 2nd ed. Philadelphia: WB Saunders; 2003.

10. de Domenico G, Wood EC. *Beard's Massage.* 4th ed. Philadelphia: WB Saunders; 1997.

11. American Physical Therapy Association. *Guide to Physical Therapist Practice.* 2nd ed. Alexandria, VA: American Physical Therapy Association; 1999.

12. Chaitow L. *Modern Neuromuscular Techniques.* New York: Churchill-Livingstone; 1996.

13. Taylor P, Tole G, Vernon H. Skin rolling technique as an indicator of spinal joint dysfunction. *J Can Chiropr Assoc.* 1990; 34:82–86.

14. Tillman LJ, Chasan NP. Wound healing: injury and repair of dense connective tissues. In: Hertling D, Kessler RM, eds. *Management of Common Musculoskeletal Conditions.* 4th ed. Philadelphia: Lippincott Williams and Wilkins; 2006:15–26.

15. Kisner C, Colby LA. *Therapeutic Exercise: Foundations and Techniques.* 4th ed. Philadelphia: F. A. Davis Company; 2002.

16. Lederman E. *The Science and Practice of Manual Therapy.* Edinburgh: Elsevier Churchill Livingstone; 2005.

17. Tillman LJ, Cummings GS. Biologic mechanisms of connective tissue mutability. In: Currier DP, Nelson RM, eds. *Dynamics of Human Biologic Tissues.* Philadelphia: FA Davis; 1992:1–44.

18. Taylor DC, Dalton JD, Seaber AV, Garret WE. Visco-elastic properties of muscle-tendon units: the biomechanical effects of stretching. *Am J Sports Med.* 1990;18:300–309.

19. Frank C, Amiel D, et al. Normal ligament properties and ligament healing. *Clin Orthop.* 1985;196:15–25.

20. Dunn MG, Silver FH. Visco-elastic behavior of human connective tissue: relative contribution of viscous and elastic components. *Connective Tissue Res.* 1983;12:59–70.

21. Sapega AA, Quedenfeld TC. Biophysical factors in range of motion exercise. *Physician Sports Med.* 1981:9:57–65.

22. Light KE, Nuzik S, Personius W, Barstrom A. Low load prolonged stretch vs high load brief stretch in treating knee contractures. *Phys Ther.* 1984;64:330–333.

23. Hooey CJ, McCrum NG, et al. The visco-elastic deformation of tendon. *J Biomech.* 1980:13:521–529.

24. Warren CG, Lehmann JF, et al. Heat and stretch procedures: an evaluation using rat tail tendon. *Arch Phys Med Rehabil.* 1976;57:122–126.

25. Mannheim CJ. *The Myofascial Release Manual.* 3rd ed. Thorofare, NJ: Slack Inc; 2001.

26. Barnes, JF. Myofascial release. In: Hammer WI, ed. *Functional Soft Tissue Examination and Treatment by Manual Methods.* 2nd ed. Gaithersburg, MD: Aspen; 1999:533–548.

27. Upledger J, Vredevoogd JD. *Craniosacral Therapy.* Seattle, WA: Eastland Press; 1983.

28. DiGiovanna EL, Schiowitz S. *An Osteopathic Approach to Diagnosis and Treatment.* 2nd ed. Philadelphia: Lippincott-Raven; 1997.

29. Sucher BM, Heath DM. Thoracic outlet syndrome—a myofascial variant: Part 3. Structural and postural considerations. *J Am Osteopath Assoc.* 1993;93:334,340–345.

30. Sucher BM. Thoracic outlet syndrome—a myofascial variant: Part 2. Treatment. *J Am Osteopath Assoc.* 1990;90:810–812, 817–823.

31. Sucher BM. Thoracic outlet syndrome—a myofascial variant: Part 1. Pathology and diagnosis. *J Am Osteopath Assoc.* 1990; 90:686–696,703–704.

32. Sucher BM. Myofascial manipulative release of carpal tunnel syndrome: documentation with magnetic resonance imaging. *J Am Osteopath Assoc.* 1993;93:1273–1278.

33. Sucher BM. Myofascial release of carpal tunnel syndrome. *J Am Osteopath Assoc.* 1993;93:92–94,100–101.

34. Cisler TA. Whiplash as a total-body injury. *J Am Osteopath Assoc.* 1994;94:145–148.

35. Hanten WP, Chandler SD. Effects of myofascial release leg pull and sagittal plane isometric contract-relax techniques on passive straight-leg raise angle. *J Orthop Sports Phys Ther.* 1994;20: 138–144.

36. Radjieski JM, Lumley MA, Cantieri MS. Effect of osteopathic manipulative treatment on length of stay for pancreatitis: a randomized pilot study. *J Am Osteopath Assoc.* 1998;98:264–172.

37. Barnes MF, Gronlund RT, Little MF, Personius WJ. Efficacy study of the effect of a myofascial release treatment technique on obtaining pelvic symmetry. *J Bodywork Movement Ther.* 1997;1:289–296.

38. Konczak CR, Ames R. Relief of internal snapping hip syndrome in a marathon runner after chiropractic treatment. *J Manipulative Physiol Ther.* 2005;28:67 (Abstract).

39. Anonymous. Research: massage reduces headache frequency. *Massage Magazine.* 2003:109.

40. Crawford JS, Simpson J, Crawford P. Myofascial release provides symptomatic relief from chest wall tenderness occasionally seen following lumpectomy and radiation in breast cancer patients. *Int J Radiat Oncol Biol Phys.* 1996;34: 1188–1189.

41. Moore MK. Upper crossed syndrome and its relationship to cervicogenic headache. *J Manipulative Physiol Ther.* 2004;27: 414–420.

42. Hou CR, Tsai LC, Cheng KF, Chung KC, Hong CZ. Immediate effects of various physical therapeutic modalities on cervical myofascial pain and trigger-point sensitivity. *Arch Phys Med Rehabil.* 2002;83:1406–1414.

43. Anonymous. Massage offers respite for primary caregivers. *Massage Magazine.* 2001:68.

44. Anonymous. Tips for bodyworkers working with cancer patients. *Massage Bodywork.* 1999;14:19.

45. Schultz RL, Feitis R. *Fascial Anatomy and Physical Reality.* Berkeley, CA: North Atlantic Books; 1996.

46. Rolf I. *Rolfing: The Integration of Human Structures.* New York: Harper and Row; 1977.

47. Myers T. *Anatomy Trains.* Edinburgh: Churchill Livingstone; 2001.

48. Myers TW. The "anatomy trains": part 2. *J Bodywork Movement Ther.* 1997;1:134–145.

49. Stanborough M. *Direct Release Myofascial Technique.* Edinburgh: Churchill Livingstone; 2004.

50. Smith J. *Structural Bodywork.* Edinburgh: Elsevier Churchill Livingstone; 2005.

51. McCutcheon B. Fascial integration: a global approach for specific results. *J Soft Tissue Manipulation.* 2000;7:4–7.

52. McCutcheon B. Fascial gait analysis. *J Soft Tissue Manipulation.* 2000;7:3–7.

53. Erickson S. How to understand tissue memory and its implications. *Massage Ther J.* 2003;42:70–77.

54. Cummings GS, Tillman LJ. Remodeling of dense connective tissue in normal adult tissues. In: Currier DP, Nelson RM, eds. *Dynamics of Human Biologic Tissues.* Philadelphia: FA Davis; 1992:45–73.

55. Barlow W. *The Alexander Technique.* New York: Alfred A. Knopf; 1973.

56. Quality Assurance Committee of the College of Massage Therapists of Ontario. *Code of Ethics and Standards of Practice.* Toronto: College of Massage Therapists of Ontario; 2006.

57. Ebner M. *Connective Tissue Manipulations: Theory and Therapeutic Application.* 3rd ed. Malabar, FL: Krieger; 1985.

58. Rolf I. *Rolfing and Physical Reality.* Rochester, VT: Healing Arts Press; 1990.

59. Cottingham JT, Porges SW, Richmond K. Shifts in pelvic inclination angle and parasympathetic tone produced by Rolfing soft tissue manipulation. *Phys Ther.* 1988;68:1364–1370.

60. Schleip R. Fascial plasticity—a new neurobiological explanation: part 1. *J Bodywork Movement Ther.* 2003;7:11–19.

61. Jones TA. Rolfing. *Phys Med Rehabil Clin N Am.* 2004;15: 799–809.

62. Myers TW. Structural integration: developments in Ida Rolf's "recipe." Part 3: an alternative form. *J Bodywork Movement Ther.* 2004;8:249–264.

63. Myers TW. Structural integration: developments in Ida Rolf's "recipe." Part 2. *J Bodywork Movement Ther.* 2004;8:189–198.

64. Myers TW. Structural integration: developments in Ida Rolf's "recipe." Part 1. *J Bodywork Movement Ther.* 2004;8:131–142.

65. Stillerman E. *The Encyclopedia of Bodywork.* New York: Facts on File; 1996.

66. Holey EA. Connective tissue massage: a bridge between complementary and orthodox approaches. *J Bodywork Movement Ther.* 2000;4:72–80.

67. Cottingham JT, Maitland J. A three-paradigm treatment model using soft tissue mobilization and guided movement-awareness techniques for a patient with chronic low back pain: a case study. *J Orthop Sports Phys Ther.* 1997;26:155–167.

68. Perry J, Jones MH, Thomas L. Functional evaluation of Rolfing in cerebral palsy. *Dev Med Child Neurol.* 1981;23:717–729.

69. Anonymous. World-class pianist recovers with rolfing. *Massage Magazine.* 1996:148.

70. Hunt VV, Massey W. Electromyographic evaluation of structural integration techniques. *Psychoenergetic Systems.* 1977; 2:1–12.

71. Cottingham JT, Porges SW, Lyon T. Effects of soft tissue mobilization (Rolfing pelvic lift) on parasympathetic tone in two age groups. *Phys Ther.* 1988;68:352–356.

72. McKechnie AA, Wilson F, Watson N, Scott D. Anxiety states: a preliminary report on the value of connective tissue massage. *J Psychosom Res.* 1983;27:125–129.

73. Weinberg RS, Hunt VV. Effects of structural integration on state-trait anxiety. *J Clin Psychol.* 1979;35:319–322.

74. Silverman J, Rappaport M, Hopkins HK, Ellman G, Hubbard R, Belleza T, et al. Stress, stimulus intensity control, and the structural integration technique. *Confinia Psychiatrica.* 1973; 16:201–219.

75. Reed BV, Held JM. Effects of sequential connective tissue massage on autonomic nervous system of middle-aged and elderly adults. *Phys Ther.* 1988;68:1231–1234.

76. Kisner CD, Taslitz N. Connective tissue massage: influence of the introductory treatment on autonomic functions. *Phys Ther.* 1968;48:107–119.

77. Kaada B, Torsteinbo O. Increase of plasma beta-endorphins in connective tissue massage. *Gen Pharmacol.* 1989;20:487–489.

78. Kaada B, Torsteinbo O. Vasoactive intestinal polypeptides in connective tissue massage. With a note on VIP in heat pack treatment. *Gen Pharmacol.* 1987;18:379–384.

79. Gross D. Physical therapy and rheumatism of soft tissues. *Schweiz Med Wochenschr (German).* 1982;112:1214–1218 (Abstract).

80. Frazer FW. Persistent post-sympathetic pain treated by connective tissue massage. *Physiotherapy.* 1978;64:211–212.

81. Akbayrak T, Citak I, Demirturk F, Akarcali I. Manual therapy and pain changes in patients with migraine: an open pilot study. *Adv Physiother.* 2001;3:49–54.

82. Brattberg G. Connective tissue massage in the treatment of fibromyalgia. *Eur J Pain.* 1999;3:235–244.

83. Enebo BA. Conservative management of chronic low back pain using mobilization: a single-subject descriptive case study. *J Chiropr Technique.* 1998;10:68.

84. Gifford J, Gifford L. Connective tissue massage. In: Wells PE, Frampton V, Bowsher D, eds. *Pain Management by Physiotherapy.* 2nd ed. London: Butterworth-Heinemann; 1994:213–227.

85. Holey LA. Connective tissue zones: an introduction. *Physiotherapy.* 1995;81:366–368.

86. Holey LA, Walston MJ. Inter-rater reliability of connective tissue zones recognition. *Physiotherapy.* 1995;81:369–372.

87. Holey LA. Connective tissue manipulation: towards a scientific rationale. *Physiotherapy.* 1995;81:730–739.

88. Michalsen A, Buhring M. Connective tissue massage. *Wien Klin Wochenschr (German).* 1993;105:220–227 (Abstract).

89. Goats GC, Keir KA. Connective tissue massage. *Br J Sports Med.* 19 91;25:131–133.

90. Palastanga N. Connective tissue massage. In: Grieve GP, ed. *Modern Manual Therapy for the Vertebral Column.* New York: Churchill-Livingston; 1986:827–833.

91. Ebner M. Connective tissue massage. *Physiotherapy.* 1978;64: 208–210.

92. Gonin M, Gerster JC. Pigmentation disorders in systemic scleroderma. *Schweiz Rundsch Med Prax.* 1994;83:42–45.

93. Predel K. Physical therapy in gastroenterology. *Z Gesamte Inn Med (German).* 1987;42:112–114 (Abstract).

94. Sabir'ianov AR, Shevtsov AV, Sabir'ianova ES, et al. Effect of reflex-segmental massage on central hemodynamics in healthy people. *Vopr Kurortol Fizioter Lech Fiz Kult.* 2004;2:5–7.

95. Anonymous. Segmental-reflex massage in rehabilitation of patients with ischemic heart disease. *Vopr Kurortol Fizioter Lech Fiz Kult.* 2005;1:45–49.

96. Nansel D, Szlazak M. Somatic dysfunction and the phenomenon of visceral disease simulation: a probable explanation for the apparent effectiveness of somatic therapy in patients presumed to be suffering from true visceral disease. *J Manipulative Physiol Ther.* 1995;18:379–397.

97. Kessler RM, Hertling D. Friction massage. In: Hertling D, Kessler

RM, eds. *Management of Common Musculoskeletal Conditions.* 3rd ed. Philadelphia: Lippincott-Raven; 1996:133–139.

98. Lagrana NA, Alexander H, Strauchler I, Mehta A, Ricci J. Effect of mechanical load in wound healing. *Ann Plastic Surg.* 1983; 10:200–208.

99. Magonne T, DeWitt MT, Handeley CJ, et al. In vitro responses of chondrocytes to mechanical loading: the effect of short term mechanical tension. *Connect Tissue Res.* 1984;12:97–109.

100. Arem AJ, Madden JW. Effects of stress on healing wounds. I. Intermittent noncyclical tension. *J Surg Res.* 1976;20:93–102.

101. Woo S, Matthews JV, et al. Connective tissue response to immobility. *Arthritis Rheum.* 1975;18:257–264.

102. Akeson WH, Woo SL-Y, et al. The connective tissue response to immobilization: biochemical changes in periarticular connective tissue of the rabbit knee. *Clin Orthop.* 1973;93:356–362.

103. Hammer WI. Friction massage. In: Hammer WI, ed. *Functional Soft Tissue Examination and Treatment by Manual Methods.* 2nd ed. Gaithersburg, MD: Aspen; 1999:463–478.

104. Palastanga N. The use of transverse frictions for soft tissue lesions. In: Grieve GP, ed. *Modern Manual Therapy for the Vertebral Column.* New York: Churchill-Livingston; 1986:819–825.

105. Cyriax J, Coldham M. *Textbook of Orthopedic Medicine. Volume 2. Treatment by Manipulation, Massage and Injection.* llth ed. London: Bailliere Tindall; 1984.

106. Cyriax J. Deep massage. *Physiotherapy.* 1977;63:60–61.

107. Lowe WL. *Orthopedic Massage.* Edinburgh: Mosby; 2003.

108. Walker JM. Deep transverse frictions in ligament healing. *J Orthop Sports Phys Ther.* 1984;62:89–94.

109. de Brujin R. Deep transverse friction; its analgesic effect. *Int J Sports Med.* 1984;5(Suppl):35–36.

110. Chamberlain GJ. Cyriax's friction massage: a review. *J Orthop Sports Phys Ther.* 1982;4:16–22.

111. Bajuk S, Jelnikar T, Ortar M. Rehabilitation of patient with brachial plexus lesion and break in axillary artery. Case study. *J Hand Ther.* 1996;9:399–403.

112. Guler-Uysal F, Kozanoglu E. Comparison of the early response to two methods of rehabilitation in adhesive capsulitis. *Swiss Med Wkly.* 2004;134:353–358.

113. Nilsson N, Christensen HW, Hartvigsen J. Lasting changes in passive range motion after spinal manipulation: a randomized, blind, controlled trial. *J Manipulative Physiol Ther.* 1996; 19:165–168.

114. Nilsson N. A randomized controlled trial of the effect of spinal manipulation in the treatment of cervicogenic headache. *J Manipulative Physiol Ther.* 1995;18:435–440.

115. O'Sullivan S, Schmitz T. *Physical Rehabilitation, Assessment and Treatment.* 2nd ed. Philadelphia: F. A. Davis; 1988.

116. Patino O, Novick C, Merlo A, Benaim F. Massage in hypertrophic scars. *J Burn Care Rehabil.* 1999;20:268–271.

117. Sevier TL, Wilson JK. Treating lateral epicondylitis. *Sports Med.* 1999;28:375–380.

118. Hammer WI. The use of friction massage in the management of chronic bursitis of the hip or shoulder. *J Manipulative Physiol Ther.* 1993;16:107–111.

119. Fritschy D, de Gautard R. Jumper's knee and ultrasonography. *Am J Sports Med.* 1988;16:637–640.

120. Hunter SC, Poole RM. The chronically inflamed tendon. *Clin Sports Med.* 1987;6:371–388.

121. Woodman RM, Pare L. Evaluation and treatment of soft tissue lesions of the ankle and forefoot using the Cyriax approach. *Phys Ther.* 1982;62:1144–1147.

122. Brosseau L, Casimiro L, Milne S, et al. Deep transverse friction massage for treating tendinitis. *Cochrane Database Syst Rev.* 2002;4:CD003528.

123. Boisaubert B, Brousse C, Zaoui A, Montigny JP. Nonsurgical treatment of tennis elbow. *Ann Readapt Med Phys.* 2004;47: 346–355.

延伸阅读

Adcock D, Paulsen S, Jabour K, Davis S, Nanney LB, Shack RB. Analysis of the effects of deep mechanical massage in the porcine model. *Plast Reconstr Surg.* 2001;108:233–240.

Akeson WH, Amiel D, et al. The connective tissue response to immobility: an accelerated aging response. *Exp Gerontol.* 1968; 3:289–301.

Anonymous. Deep tissue massage and myofascial release. *Massage Bodywork.* 2003;18:105.

Anonymous. Clinical perspectives. Connective tissue perspectives: part 2. *J Bodywork Movement Ther.* 2002;6:220–227.

Archer PA. Three clinical sports massage approaches for treating injured athletes. *Athletic Therapy Today.* 2001;6:14–20.

Barnes JF. Myofascial release for craniomandibular pain and dysfunction. *Int J Orofacial Myology.* 1996;22:20–22.

Barnes JF. Myofascial release in treatment of thoracic outlet syndrome. *J Bodywork Movement Ther.* 1996;1:53–57.

Barnes MF. The basic science of myofascial release: morphologic change in connective tissue. *J Bodywork Movement Ther.* 1997; 1:231–238.

Barnes JF. The myofascial release approach. Part II: the mind/body connection. *Massage Magazine.* 1994:58.

Barnes JF. The myofascial release approach. Part III: the fascial cranium and intuitive therapy. *Massage Magazine.* 1994:84.

Barnes JF. The myofascial release approach. Part IV: therapeutic artistry. *Massage Magazine.* 1994:72.

Barnes JF. The myofascial release approach: the missing link. *Massage Magazine.* 1994:36.

Barnes JF. The myofascial release mind/body healing approach. *Massage Magazine.* 1998:91.

Bernau-Eigen M. Rolfing: a somatic approach to the integration of human structures. *Nurse Pract Forum.* 1998;9:235–242.

Cook JL, Khan KM. Overuse tendinosis, not tendinitis. *Phys Sportsmed.* 2000;28:31.

Cook JL, Khan KM. What is the most appropriate treatment for patellar tendinopathy? *Br J Sports Med.* 2001;35:291–294.

Crawford JS, Simpson J, Crawford P. Myofascial release provides symptomatic relief from chest wall tenderness occasionally seen following lumpectomy and radiation in breast cancer patients. *Int J Radiat Oncol Biol Phys.* 1996;34:1188–1189.

Cummings GS, Crutchfield CA, Barnes MR. *Soft Tissue Changes in Contractures.* Atlanta, GA: Stokesville Publishing; 1995.

Dalton E. Professional discovery through personal disaster. *Massage Magazine.* 2002:94.

Danto JB. Review of integrated neuromusculoskeletal release and the novel application of a segmental anterior/posterior approach in the thoracic, lumbar, and sacral regions. *J Am Osteopath Assoc.* 2003;103:583–596.

Davidson CJ, Ganion LR, Gehlsen GM, Verhoestra B, Roepke JE, Sevier TL. Rat tendon morphologic and functional changes resulting from soft tissue mobilization. *Med Sci Sports Exerc.* 1997;29:313–319.

Dicke E. *Meine Bindegewebsmassage.* Stuttgart: Hippokrates; 1953.

Dicke E, Schliack H, Wolff A. *A Manual of Reflexive Therapy of Connective Tissue.* Scarsdale, NY: Simon; 1978.

Fung YCB. Elasticity of soft tissues in simple elongation. *Am J Physiol.* 1967;213:1532–1544.

Gallagher A. The integrated approach. *Massage Aust.* 2003:28–35.

Glaser O, Dalicho AW. *Segmentmassage: Massage Reflektorischer Zonen, Verl.* Leipzig, Germany: Georg Thieme; 1955.

Hammer WI. How does friction massage help tendinitis heal? *J Soft Tissue Manipulation.* 1999;7:20–21.

Hardy MA. The biology of scar formation. *Phys Ther.* 1989;69:22–32.

Head H. On disturbance of sensation with especial reference to the pain of visceral disease. *Brain.* 1893;16:1–133.

Holey LA, Lawler H. The effects of classical massage and connective tissue manipulation on bowel function. *Br J Ther Rehabil.* 1995;2:627–631.

Hunter G. Specific soft tissue mobilization in the treatment of soft-tissue lesions. *Physiotherapy.* 1994;30:15–21.

James H. Tendon and ligament healing: a new approach through manual therapy. *Massage Magazine.* 2001:155.

Jamison CE, Marangoni RD, Glaser AA. Visco-elastic properties of soft tissue by discrete model characterization. *J Biomech.* 1968;1:33–46.

King RK. Myofascial breathwork: a regenerative bodywork approach. *J Bodywork Movement Ther.* 2002;6:224–225.

King RK. *Myofascial Massage Therapy: Towards Postural Balance.* Chicago, IL: Self-published training manual by Bobkat Productions; 1996.

LaBan MM. Collagen tissue: implications of its response to stress in vitro. *Arch Phys Med Rehabil.* 1962;43:461–466.

Latz J. CTM. *Massage Bodywork.* 2001;16:12.

Latz J. Key elements of connective tissue massage. *Massage Ther J.* 2003;41:46–50,52–53.

Leahy PM. Improved treatments for carpal tunnel. *Chiropractic Sports Med.* 1995;9:6–9.

Leahy PM, Mock LE. Myofascial release technique and mechanical compromise of peripheral nerves of the upper extremity. *Chiropractic Sports Med.* 1992;6:139–150.

Lowther DA. The effect of compression and tension on the behavior of connective tissue. In: Glasgow EF, Twomey LT, Scull ER, Klenhans AM, Edczek RM, eds. *Aspects of Manipulative Therapy.* 2nd ed. London: Churchill Livingstone; 1985:16–22.

MacKenzie J. *Symptoms and Their Interpretation.* London: Shaw and Sons; 1909.

Myers T. Some thoughts on intra-nasal work. *J Bodywork Movement Ther.* 2001;5:149–159.

Myers TW. A structural approach. *J Bodywork Movement Ther.* 1998;2:14–20.

Nilsson N. A randomized controlled trial of the effect of spinal manipulation in the treatment of cervicogenic headache. *J Manipulative Physiol Ther.* 1995;18:435–440.

Nilsson N, Christensen HW, Hartvigsen J. The effect of spinal manipulation in the treatment of cervicogenic headache. *J Manipulative Physiol Ther.* 1997;20:326–330.

Oschman JL. Structural integration (rolfing), osteopathic, chiropractic, feldenkrais, Alexander, myofascial release and related methods: energy review part 5B. *J Bodywork Movement Ther.* 1997;1:305–309.

Oschman JL. What is healing energy? Part 5: gravity, structure, and emotions: energy review part 5A. *J Bodywork Movement Ther.* 1997;1:297–309.

Pellechia GL, Hamel H, Behnke P. Treatment of infrapatellar tendinitis: a combination of modalities and transverse friction massage versus iontophoresis. *J Sport Rehabil.* 1994;3:135–145.

Rigby BJ. The effect of mechanical extension upon the thermal stability of collagen. *Biochim Biophys Acta.* 1964;79:634–636.

Rigby BJ. The mechanical behavior of rat-tail tendon. *J Gen Physiol.* 1959;43:265–283.

Riggs A. Deep tissue massage. *Massage Bodywork.* 2005;20:38–49.

Robertson A, Gilmore K, Frith PA, Antic R. Effects of connective tissue massage in subacute asthma. *Med J Aust.* 1984;140:52–53.

Smith FR. Causes of and treatment options for abnormal scar tissue. *J Wound Care.* 2005;14:49–52.

Stromberg DD, Weiderhielm DA. Visco-elastic description of a collagenous tissue in simple elongation. *J Appl Physiol.* 1969;26:857–862.

Turchaninov R, Prilutsky B. Massage therapy: a beneficial tool in treating fibromyalgia. *Massage Bodywork.* 2004;19:82–93.

Weinstock D. Conscious bodywork. *Massage Bodywork.* 2000;15:24.

Wiltsie CW. Deep tissue massage: does therapy have an impact on body dimensions in the hips and thighs of women? *Massage Bodywork.* 1999;14:32.

Smith FR. Causes of and treatment options for abnormal scar tissue. *J Wound Care.* 2005;14:49–52.

Stromberg DD, Weiderhielm DA. Visco-elastic description of a collagenous tissue in simple elongation. *J Appl Physiol.* 1969;26:857–862.

Turchaninov R, Prilutsky B. Massage therapy: a beneficial tool in treating fibromyalgia. *Massage Bodywork.* 2004;19:82–93.

Weinstock D. Conscious bodywork. *Massage Bodywork.* 2000;15:24.

Wiltsie CW. Deep tissue massage: does therapy have an impact on body dimensions in the hips and thighs of women? *Massage Bodywork.* 1999;14:32.

第11章

被动运动技术

被动运动技术是指那些主要触诊组织和结构的运动按摩技术，而不是触诊其实质内容。这些技术如振动法、节律性运动和振摇按摩，使用被动运动来治疗组织和结构运动受限。本章主要介绍了这些技术的概念、操作方法以及临床应用。其中一节进一步研究了每种方法的相关疗效和证据、注意事项和禁忌证，以及在治疗中如何使用这些技术。

表 11-1　被动运动技术疗效总结

效果	技术		
	振动法	节律性运动按摩	振摇按摩
全身镇静	P	P	P
知觉焦虑降低	P	P	P
觉醒增加	P	P	?
镇痛	P	✓	✓
神经肌肉紧张或局部静息肌紧张度增加	P	?	?
肌肉静息的紧张度下降	P	P	P
增强关节的灵活性	?	P	P
增强附属关节运动	?	P	P
增强胸腔灵活性	?	P	P
气道清除/分泌物清除增强	?	✓	?
呼吸困难减少	?	P	P
刺激蠕动	P	P	P
运动改变反应	?	✓	✓
实践提高运动任务的能力	?	✓	✓

✓:疗效已在本章的研究中得到证实；P:疗效有可能出现；?:疗效尚在争议阶段(治疗效果缺失或无疗效)。

振动法:基本原理

定义

振动法:该技术从软组织开始运动主要肌肉,来回重复地在皮下骨骼之上移动,并加以小幅度关节移动。

应用

医师用振动法以减少"绷紧",即Mense和Simon[1]所说的不必要的肌肉紧张。不必要的肌肉紧张是一种自主的、无意识的肌肉收缩,这往往是由于环境形成的压力导致的[1]。他们还利用振动法来降低骨骼肌的静息肌张力[2,3]。此外,他们还在运动按摩前及过程中使用振动法,因为它可能会降低紧张性,同时增强觉醒[4]。

触诊练习

1. 如果时间允许,在同伴身上画出主要骨骼肌来复习局部肌肉。触诊肌纤维方向、起止点及所有表面肌肉的肌腱。

2. 通过触诊评估静息肌肉张力,详细描述抗压的特性(见第5章"患者的按摩治疗检查")。当肌肉处于放松状态时,肌肉、筋膜、脂肪、体液是如何作用使肌肉如此坚实,这将在第5章"患者的按摩治疗检查"中关于抵抗性的讨论。

3. 抓住同伴大腿和手臂的长肌肉群,沿骨滚揉至肌肉的内着点。这有多长?在每个肌肉群移动极限内伸展肢体,观察组织运动回至原位时的最终运动。

框 11-1   振动法的操作要点

接触部位:手掌面完全放松。选用的指尖的接触量取决于预期的刺激程度。

力度:由轻度至中度。避免持续地重按压,因为会抑制通过组织产生的运动波。

作用部位:医生的手可作用于浅表肌肉层。振动产生的运动可同时作用于操作部位的所有组织,包括肌肉、筋膜、肌腱、韧带和骨膜。

方向:操作时沿操作部位长轴的周长进行用力。这样可使振动产生的运动波沿操作部位的长轴进行传导。

幅度:取决于操作部位的大小。

频率:每秒2~5次。

持续时间:5秒或更久。

联合操作:振动法操作中融合了轻微的振动。

结合手法:在使用振动法时可同时应用广泛的、特定的按压法。由于这种非滑移运动结合了按压,这种技术就类似于揉捏法,但并不完全相同,因为揉捏法结合的是滑移运动和按压。

前后操作:本技术可与本章治疗方法中只关注运动的其他技术交替使用,也可与神经肌肉按摩疗法(见第9章)交替使用。

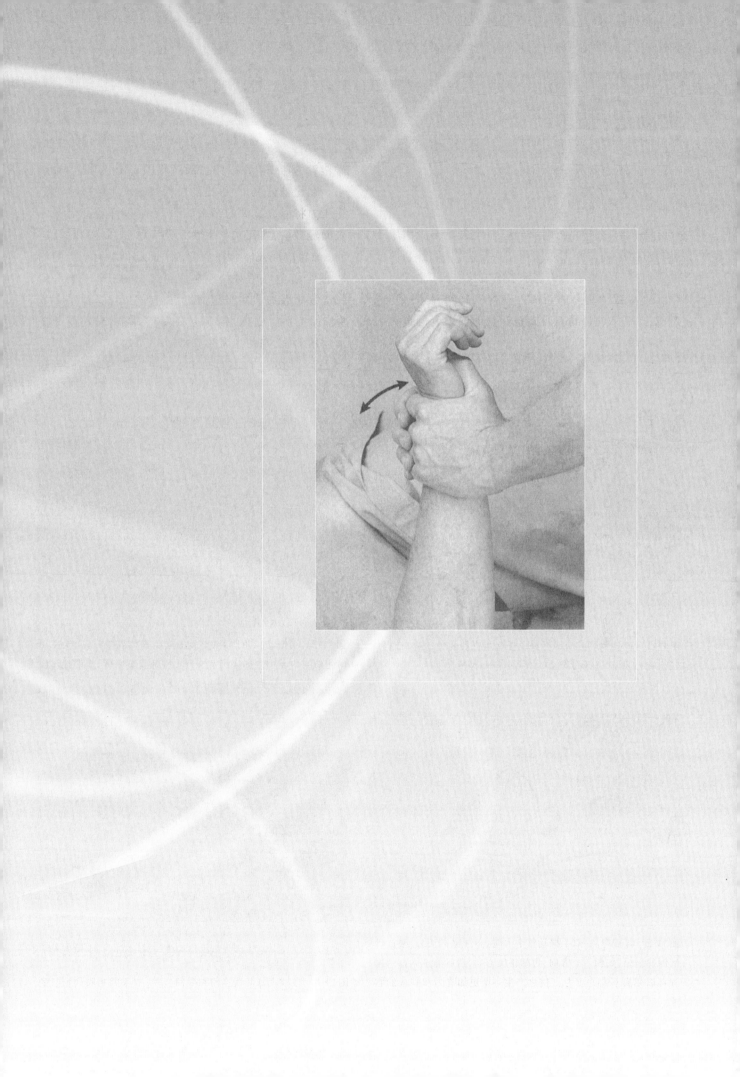

振动法：技术

手法技术

图11-1至图11-8显示了医师应用振动法作用于患者全身各部位。图示按照从头到脚、从仰卧到俯卧的顺序排列。每幅图均展示了本节技法的操作要点。

1. 沿背部骨骼的肌肉振动可以起到心理镇静或刺激作用，取决于医师使用此手法时与患者的接触面积与速率。

A. 镇静：手伸平放松，用全手掌接触，速率较慢。

操作者手伸平，触及患者后背平面（图11-1至图11-4）。在这种情况下，放松的手面接触产生的极小的组织压力将形成最大的组织移动。医师将手在患者身体表面轻微拱起，使其与患者充分接触（图11-3和图11-5）。患者应仔细体会整个接触平面和接触时产生的均衡的压力，这一效果是不易达到的。每按压一次，医师应提起患者的肌肉组织，然后让它们依靠自身重力下降。保持手与皮肤的接触。要反复练习才能将这项技术运用熟练，并使患者感到舒适。

B. 刺激：医师用拇指和指尖更为精确地触诊接触

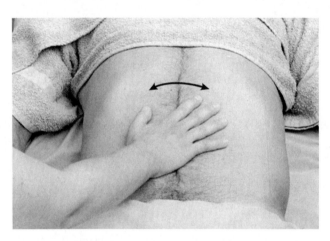

图11-1 腹部浅层振动不会造成骨盆或脊柱的运动（与图11-12比较）。所有类型的腹部振动可用于便秘治疗。

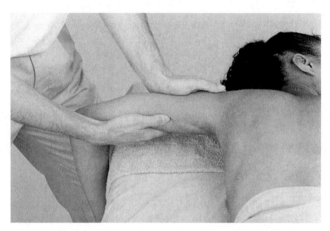

图11-3 当振动三角肌时，首先提起手臂离开治疗床，保证患者组织自由运动。如果患者非自主性地收紧手臂，提醒他不要紧张，等到其手臂放松后再开始振动。

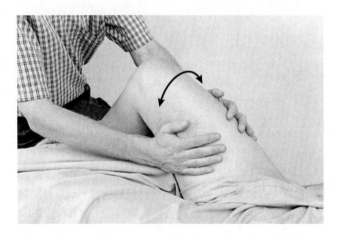

图11-2 膝盖弯曲，双手振动整个大腿。双手共同用力，滚揉骨周围的组织，先朝一个方向，再朝相反方向，然后静止休息。医师可以变换不同的压力，使之产生一个更加有力和刺激的摩擦。

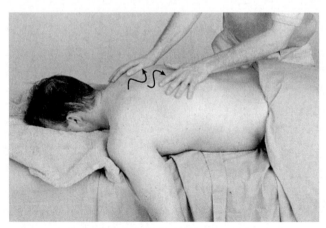

图11-4 在振动背部浅层组织和肌肉时，双手朝相同或相反的方向移动。

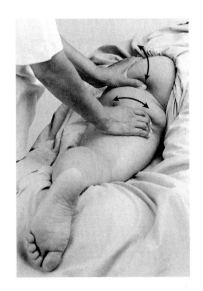

图11-5 可以用单手或双手振动臀肌,并刺激最接近腿腱的部位。每只手振动交叉纤维。

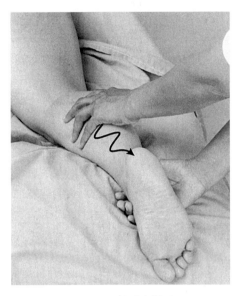

图11-7 振动小腿。

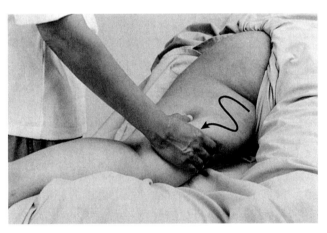

图11-6 俯卧时单手振动大腿的内收肌。医师可以释放和抓握,或者可以保持松散地把握,同时摇动患者的肢体并滑向膝关节远端(箭头所示)。

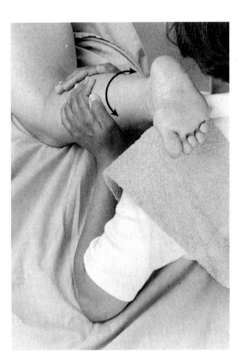

图11-8 仰卧时也可以对小腿肚使用双手振摇按摩(姿势如图11-2)。

面(图11-6),大力且快速抓住患者的组织。此外,应持续地来回拉伸组织,而不是以重力或组织的弹性反冲来达到回弹。

2. 医师有节奏地来回移动手时要保持手腕放松。按摩患者四肢时,沿肢体长轴垂直移动手,使组织产生波浪形运动,也可以平行于肢体长轴。

3. 为了实现整个区域的运动,运用振动法时应轻轻触按并在振动区域滑行(图11-6和图11-7)。另外,也可以每隔几秒放松手,移动到一个新的位置,并建立一个新的手接触面。每隔几秒改变位置可以减少手的压力。这种方法还可以使患者感觉更舒适,减少"机

器样"打击带来的不适。

4. 牢记,使用双手振动时,用不同方法来协调运动手部会产生不同的结果(图11-2、图11-5和图11-8)。

5. "振摇法"或"振摇摩擦"是一个有益的双手振动法,可以作用于患者的肢体。首先,将手置于患者肢体的两侧。双手对患者肢体长轴周围的组织进行振摇。如果沿着轴心滚揉圆柱形肢体,可以使用同样的动作。然后,扭转手的移动方向,往回滚动组织,最后

再返回到原来的位置。有节奏地重复这两个动作(图11-2和图11-8)。

6.可以将振动法与神经肌肉技术联合作用于患者的组织,或抓住并提起这些组织,然后再开始振动。

振动法是如何起效的

为应对一定情况下的压力,患者的肌肉会产生紧张感。振动法可以通过快速改变肌肉位置而改善这一情况[2,6]。此外,振动期间产生的肌肉传播力和剪切力可导致本体感觉出现,因而减少静息性肌张力[3,4,6]。揉捏法机制与其类似。

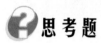 **思考题**

振动法作用于静息性肌肉张力的生理机制是什么?

医师的体位和动作

1.采用站立姿势和第6章"按摩的准备及体位调整"中描述的其他基本姿势。保持手腕、肘和肩部放松,以免产生不连续的振动。

2.当运用振动法超过30秒时,可以退后一步暂时用手和手臂来维持一个放松的姿势。

触诊

运用振动技术时,应按照以下方法触诊患者的皮肤和组织:

1.局部皮肤的温度和肤质。

2.患者表层肌肉和组织的颜色。

3.观察患者要进行振动法的组织。在应用振动按摩之前,对患者组织能够振动的距离及其难易程度形成一个印象。特别是,鉴别手对组织松散、致密或紧张程度的感觉及其与组织运动的关系。

4.组织运动的抵抗性。当提拉组织的松弛部分时,注意是否会有抵抗性。另外,还要注意对运动产生抵抗性的组织结构是否就是因振动而产生运动的组织或结构。例如,腿腱近端附着肌在整个腿腱的振动中会出现可能诊到、可看到的运动。

5.在触按过程中,患者组织的节律性反应。通常,应是患者认为的最舒适的速率和振幅的振动。但这种

效果会因患者个体差异、身体结构、肌肉的健康状况和运用的振动手法而不同,特别是当镇静效果理想,能以触诊调节到最佳节奏和幅度来满足患者的需求时,这一点尤为突出。

6.触按作用所达到的深度。随着患者肌肉的放松以及组织黏性的降低,同样的操作将会给患者的组织带来更深且更广泛的影响。因此,和揉捏法类似,振动法将不需要使用更大的力度来产生更大的影响,只需要延长操作时间即可。

观察

运用该技术时,观察患者以评估肌肉的运动程度,并且确保身体用布盖好。下列征象可能预示着这一点。

1.肌肉运动的程度。当结缔组织区域硬化或者静息肌紧张增强时,患者的肌肉运动将会明显减弱。即使在正常肌肉组织,运动也会随着患者的体型、脂肪分布和适应水平的不同而出现差异。

2.覆盖不当。由于过度的晃动会使覆盖物松弛,医师需要调整床单来覆盖患者的身体。

与患者的交流

与患者交流以确保振动过程中患者的舒适度,以下是一些可以使用的交流方式。

1."这种压力舒适吗?"或者让患者做出选择性回答:"哪个感觉更好,这样……还是这样?"这将确保手接触使患者感到舒适。

2."如果我放慢速度的话是否感到更加放松……像这样?"确保动作的速度和节奏使患者舒适。

3."一切都还好吧?""你是否有不舒服的感觉?"当应用振动法持续超过2分钟时,观察患者是否会产生不适症状,如刺激或恶心。

4."这样会疼痛吗?"可以这样询问患者,以确认该操作是否会给患者造成疼痛。当患者出现痉挛或者炎症时,在远离产生痛觉的部位进行振动,可能会减轻这些症状。

 振动法的操作顺序

操作时间:每人15~30分钟或者更长。

使用这一系列的手法时不需要在患者腿部涂抹护肤油之类的油膏。尽管该操作在裸露的皮肤上更容易进行,但是透过宽松的衣服或者遮盖物也可以达到同样的效果。

有两种基本操作顺序。第一种方法是将每种手法都持续较长时间;另一种方法是快速进行每一项操作手法,然后迅速转换到另一种手法,如果时间允许,重复这一过程。采用后一种按摩方法,医师会感觉比较轻松,也可保持动作的连续性。体会每一个运动和变化的准确次数。

仰卧位

1. 用一只手接触、摇晃骨骼上的四头肌,双手变换以减少疲劳,并集中更多的技术作用于内侧或外侧部分的股四头肌。沿整个肌肉群的长度移动或滑行接触点。

2. 用内侧(桌旁)手,从中点和远端晃动内收肌。

3. 将患者的膝盖弯曲成90°,坐在(包裹在床单中的)脚上,双手接触大腿的内侧和外侧面。沿股骨来回反复振摇大腿。

4. 腿在同样的位置,医师用一只手抓握小腿并晃动,同时将手滑行至远端。使用整个手和手指接触。重复该动作两次甚至多次。

5. 腿在同样的位置,用整个手接触小腿内侧和后表面。沿胫骨和腓骨来回重复滚揉小腿。重复动作两次或多次。

俯卧位

6. 用一只手振动骨盆的臀肌,改变手的姿势来覆盖整个肌肉。双手先相向移动,之后再相反移动。

7. 弯曲患者的膝盖,踝关节下垫1~2个垫枕。用一只手或双手沿着腿的长轴振动腿腱,向相反方向运动。

8. 用内侧(床旁)手,从中点和远端晃动内收肌。

9. 将患者的踝关节放在医师垫毛巾的肩膀上,用手掌振摇患者大腿。

10. 弯曲膝盖至90°,抓握脚跟和脚踝,并晃动整个脚。

11. 重复这一系列动作两次或者多次。

家庭护理:对手臂进行一次俯卧位和仰卧位对比按摩。

振动法:深入研究与实践

名称和起源

在其他文献或按摩相关的体系中,振动法也被称为"肌肉颤抖""粗振动""滚动摩擦"或"挤"[2-9]。振动法有时被归为揉捏法的一种,因为这两种技术的作用重点都是骨骼肌[7,8]。在本书中,我们将振动法与揉捏法分开单设一章,是因为其方法、效果和使用均与第9章"神经肌肉按摩疗法"所讨论的内容不同。还有是将振动法作为一个独立的按摩手法[9]。

本书对上述的振动骨骼上的组织和整个结构如胸廓、四肢和骨盆的振动进行了区分。后者包括关节运动与更严谨的关节活动技术相结合术(见本章后面提到的节律性运动按摩技术和振摇技术)。这些技术手法、效果和用法的不同足以使其与其他技术相区别。

疗效和证据

医师通常报告说振动法改变静息肌肉紧张是通过复杂的本体反射刺激[2-6]。他们还认为振动法对骨骼肌有放松作用[2-6],除了大力摇晃,这可能会暂时通过牵张反射增加肌肉张力[9]。最近,医师提出是否有可能通过被动技术,如振动法,大大改变肌肉张力,并建议采用主动技术会更有效[10]。

振动法具有多种临床应用方式。首先,它可以是一个减少"收紧",或不必要的肌肉紧张的有效办法[2,3]。在这种情况下,减少"收紧"可能是首要目标。另一方面,医师可以用它作为准备技术,以减少不必要的肌肉紧张,因为肌肉紧张可能干扰按摩技术实施,如高度关节活动性。其次,在振动时患者会有愉悦感。因此,它是一种有用的技术,可实现肌肉充分放松。此外,振动法通常作为赛前和比赛中的运动按摩,以实现系统性唤醒和调动肌肉,并可能暂时对肌肉静息性紧张有效[4,11-13]。最后,该技术对结缔组织有轻微的振动作用[3]。当振动法被应用在结缔组织修复肌纤维时,它可以促进结缔组织有序重塑。表11-1总结了振动法的主要疗效。

注意事项和禁忌证

　　临床医师需要临床培训和监督实践以掌握振动的正确运用。处理疾病时可能还需要高级培训。按摩技巧中所涉及的全身和局部禁忌都适用于振动法(见第3章"按摩的临床决策")。特别是,医师应避免对任何有急性损伤的肌肉施以振动法,即使他们受伤的位置是远离操作的位置。在恢复阶段,可在不造成患者痛苦的情况下施以轻微振动法。此外,抽搐、反射亢进和痉挛是振动法的禁忌证。

振动法在治疗中的应用

减少不必要的肌肉紧张

　　首先,应使患者的注意力集中在某个不必要的肌紧张部位。鼓励患者进行深呼吸、放松和体验"放松"的感觉。患者可能会发现简单的视觉图像如"冰雪融化",或者更为复杂的指导图像是有益的[15]。其他一些按摩技术如节律性运动、振摇、关节运动和被动放松运动可以移动患者的身体,帮助患者意识到并释放一些不必要的肌紧张。当患者放松时,身体会产生正向信息反馈,因为患者可能并没有意识到这些变化。

　　对于家庭护理,可以指导患者进行自我振动某些易于操作的部位,如手臂和大腿,并积极地进行振动运动来放松肌肉并提高运动能力[16]。鼓励患者采用一些他们知道的有效的呼吸和放松方法[15]。

加强唤醒(觉醒)

　　使用振动法时,可以配合能快速唤醒患者的其他一些按摩疗法,如快速指尖浅筋膜抚触、灵活振动和叩法(可以购置仪器来完成后两种技术)。此外,冷热对比水疗和粗布摩擦皮肤、鬃刷或盐也可促进觉醒[17]。

比赛前和比赛中的运动按摩

　　医师通常在比赛当天或者比赛前一天采用这种按摩手法,并且操作手法会因运动项目和运动员不同而有所区别。一般来说,比赛之前应避免采用深度手法[4]。振动和节律性运动与大面积按压、轻柔揉捏、叩击、伸展和被动运动交替使用。最后,对运动员在比赛中使用的重要肌群采用一些短暂的(按摩所有部位10~20分钟)高频率(70~90Hz)的治疗方法。参见本章最后的临床病例。

 思考题

　　可以使用相同的技术既降低患者肌肉张力,又促进觉醒,这看来是自相矛盾的。使用振动法达到两种作用的机制是什么?

节律性运动按摩：基本原理

定义

节律性运动按摩：该技术通过反复运动全身，从而运动骨上的软组织、相关关节和内部器官。

应用

医师采用节律性运动帮助患者自主释放不必要的肌肉紧张，以减少静息肌紧张，使患者的关节运动或提高被动技术的运动范围，并在赛前为运动员按摩。该技术可能有助于调动僵硬的关节，促进关节愈合，提高患者关节觉醒，以及促排支气管分泌物[18-24]。当医师熟练地运用该手法时，会产生一个平静、舒缓的效果[25]。

触诊练习

1. 测量同伴四肢关节被动活动范围（关节的骨动力学或角运动）。检测关节活动范围最大值时的阻力大小。

2. 实施被动运动时，让同伴在不告知情况下交替地轻轻收紧和放松不同的肌群，确保你可以触摸到骨骼肌的"收紧"。蒙上眼睛做该项练习效果更好。

3. 尽量做让四肢关节振动的运动，膝和肘部效果更好。一次向一个方向施力，然后使同伴的身体部位以自己的频率摆动。测定肢体摆动的频率以及运动停止所需的时间，比较不同关节摆动逐渐停止的频率和速度。比较不同同伴在相同关节摆动逐渐停止下来时的频率和速度。观察其身体结构对这些参数有何影响。

执业要领11-1

被动运动技术

患者资料

患者是一名中年"高层"管理人员，压力较大，每天面对电脑4~5小时，其余时间在接打电话、开会或讲课。她已婚，有两个十几岁的孩子。医师给予她"紧张性头痛"的治疗。她之前没有体验过按摩治疗。

临床表现

主观感受

■ 颈部和肩膀经常强直

■ 严重时每周头疼2~3次

■ 由于繁忙的工作日程而不能放松

客观诊断

■ 姿势：正向头，耸肩并轻度脊柱后凸

■ 活动范围：主动和被动的颈椎活动范围在各个方向都有20%的受限，关节活动的范围边缘有僵硬感但没有疼痛。主动和被动的肩部运动范围受限10%，没有疼痛

■ 抵抗力测试：等距离颈椎运动抵抗不会引起疼痛

■ 触诊：患者颈部肌肉有触痛点，大力按压患者坚硬的上斜方肌会导致暂时性头痛

治疗方法

主要的初步治疗结果包括：

■ 减少颈部和肩部尤其是上斜方肌肌肉静息性紧张疼痛

■ 提高患者对头部和肩部姿势的认识，以及在压力改变下的反应

在第一阶段，大多数治疗采取仰卧位，重点放在上斜方肌和颈部。对患者肩膀使用节律性按摩（图11-9）作为总体技术框架。开始运用这一技术几分钟。根据患者的耐受程度穿插使用大面积的神经肌肉和筋膜技术，以减少肌肉紧张、疼痛触发点活动以及颈部筋膜缩短（见第7章"浅反射技术"，第8章"浅层淋巴液流动技术"，以及第9章"神经肌肉按摩疗法"）。当触诊到组织变软或看见肩膀向下放松时，可运用肩膀的节律性运动。将肩膀的摇动和固定患者的肩膀作为治疗重点，因为这将有助于患者意识到在治疗中即可出现的运动范围扩大。增加家庭护理干预的方法，如伸展、积极运动和姿势的认识练习。

随着患者的治疗进展，神经肌肉和结缔组织技术深度的增加，可增加身体其他部位的治疗，如胸部、下巴和背部；并尝试膈肌呼吸和放松等方法。由于个性和生活方式，她很可能经常耸肩，因此可选择肩部的节奏运动作为治疗方法，以帮助恢复患者对姿势和肌力的意识。

节律性运动按摩：技术

手法技术

图11-9至图11-17显示了医师运用节律性运动按摩患者身体各个部位。图示按照从头到脚、先仰卧后俯卧位的顺序。每幅图均说明了操作技术中的主要要领。

1. 整个手掌接触患者的皮肤，使患者和医师都感觉比较舒适，并且要保证接触部位一直处于放松状态，尽可能用力（图11-9至图11-17）。手部最佳接触位置可根据全手掌治疗部位、患者和医师的体型而有所不同。

2. 即使是在改变位置或者操作手法时，也要尽量保证按摩节律的连续性。

3. 由于节律性运动按摩的机械力作用面积较大，很容易给患者带来强刺激，因此应该以一种放松的节奏来进行这种操作，同时这种操作还会产生反射性镇静效果。这就要求在按摩过程中保持手与患者皮肤充分接触，同时保证所按摩部位一直处于自然放松状态。

4. 节律性运动按摩可以有多种变化形式，以下为几种变换的方式。

A. 当患者处于仰卧或者俯卧位时，从其四肢的末端用力，使其产生振动：用双手握住患者的手腕或者脚踝，这样患者会感觉比较舒适，同时在患者的四肢施加一个柔和的沿着长轴方向的作用力，并将其胳膊或者腿部抬离桌面。前提是医师所使用的牵拉力大小适度（图11-10）。在重复这个操作时，应停止牵拉。

B. 当患者处于仰卧、俯卧或者侧卧位时，对四肢近端进行按摩。医师将手放在患者的胳膊与桌面之间，抬起胳膊，让其下落（图11-13和图11-15）。如有必要，可重复此操作。

C. 当患者处于仰卧、俯卧或者侧卧位时，沿桌面来回滚揉患者的胳膊，也可以将患者的后臂和手臂抬起并且振动（图11-16），或者对患者悬垂的前臂进行振摇（图11-17）。

D. 当患者处于仰卧位时，推揉其手臂；抓住患者的手腕和手掌，弯曲其肘部，将患者的后臂抬离桌面，然后从手腕部位推揉整个手臂。在操作过程中也可以对患者后臂根部进行弹性按摩。

E. 当患者处于俯卧位时，推揉其腿部；抓住患者的脚踝，并弯曲膝关节，将大腿抬离桌面，然后从脚踝

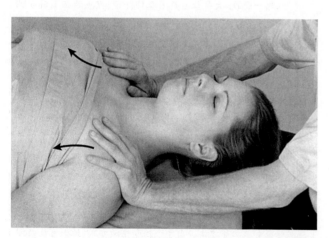

图11-9 对肩部的节律性放松，按压患者的肩膀，然后使患者的肩部肌肉随着医师的力度回弹。如果你的手掌同时按压患者的肩膀，患者的肩膀会随之上下运动。如果双手交替进行，在患者的身体侧面会产生一个振动摇摆的效果。

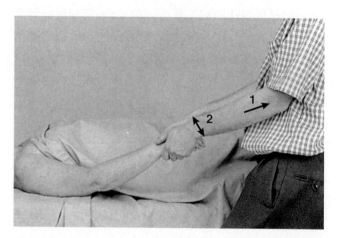

图11-10 医师通过后仰所达到的柔性牵拉效果，会使患者的手臂沿经线方向晃动。在进行这种操作时，医师就像握着绳索的一端，最后沿着绳索的方向抖动，同时要保证以轻柔的力度连续进行此操作。在连续的动作之间要进行放松，也可对腿部进行类似的按摩。

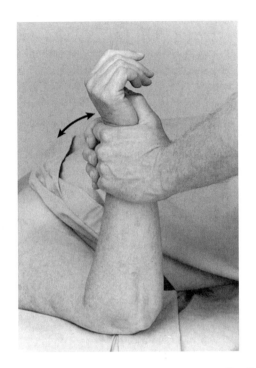

图11-11　对患者手部的振动按摩可以大力一些，按照图中所示的方法握住患者的手腕，有利于医师更好地控制患者腕部的屈伸动作。

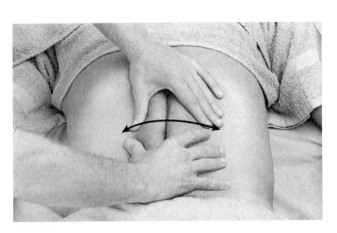

图11-12　双手轻柔而且大面积地接触患者的皮肤，脊椎两侧的肌肉被慢慢地聚集，并且深部的肌肉也会被搓起。使用图中所示的方法来回缓慢地推揉。

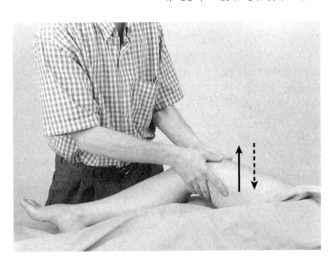

图11-13　抬起患者的大腿，然后让其呈节律性下落(按虚线方向)，医师的双手可以移动至患者小腿，使抬举的力量也转移至小腿。

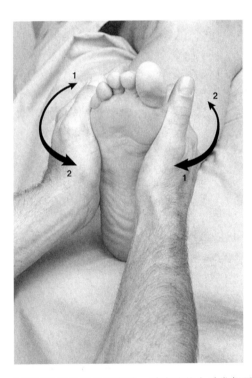

图11-14　在用双手振摇患者双脚时，手腕及整个手掌都要保持放松(每秒2~3圈)。这种触按可以轻柔而有效地唤醒熟睡中的患者。

部推揉整条腿。进行这个操作时，医师可以沿着桌面对患者大腿根部进行弹性按摩。

　　F. 振动患者的整个手或者脚，用双手抓住患者的手或脚，然后轻快地振动或者滚揉(图11-11和图11-14)。也可以用这种手法对患者的每个手指或者脚趾进行单独的振动或者滚揉。对患者的手或者脚进行振动按摩可以有效地唤醒熟睡中的患者。

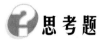

思考题

　　如何从解剖学水平来组织本章图示中所展现的节律性运动按摩技术？提示:从肩关节的角度探索所有可行的节律性运动按摩技术，将其组织归纳并应用到所有关节上。

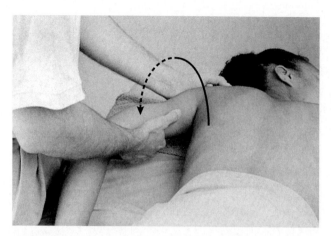

图11-15 有节奏地重复摇动肩部。不断触摸,让患者肩部能靠自身的重量落回到按摩床上(虚线所示)。肩部抬起时你可以轻微用力松解肩部。

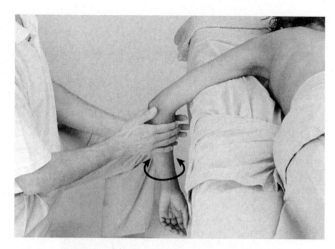

图11-17 用双手滚动前臂。手在前臂的近端和远端来回移动,了解不同部位活动情况。

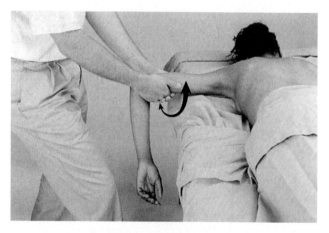

图11-16 俯卧位摆动病肩:在轻微外展位有节奏地进行被动外旋和内旋。

节律性运动按摩是如何起效的

节律性运动按摩的效果有很多机制。在进行节律性按摩的过程中, 会对柔软的结缔组织产生压力,这些压力及压力释放会使淋巴和静脉回流适度增加,而这些是通过有瓣膜的血管进行挤压的结果。关节囊的节律性变形会使滑液在关节囊中流动,这样可以促进损伤关节吸收营养并尽快恢复[2,6]。对关节的这些传入性刺激会增强关节的敏感度,另外,专家们将这种运动按摩法运用于胸廓,可以使胸廓中的黏液集中于一点,以便于患者将其咳出[9]。运动性按摩的镇定效果[6]可能得益于节律的放松,由交感到副交感系统,其可产生一些节律性感觉刺激,这种放松也可以发生在一些节律性的感官刺激中(见第7章"浅反射技术"中的讨论和参考文献)。最后,由节律性运动刺激的前

庭反射可以导致姿势紧张的整体性下降[3,6]。

医师的体位和动作

必须能够使用第6章中"按摩的准备及体位调整"所介绍的所有基本体位。

触诊

在进行按摩操作时,触诊患者的皮肤和组织来诊断以下一些疾病:操作时动作要到位,并且要注意观察患者组织的抵抗性。患者不同的组织和结构会在一定程度上影响医师的操作,因此应试着对这些组织和结构触诊。医师只有认真练习才能准确感受患者的组织对按摩动作的抵抗性。

1. 局部皮肤的温度和肤质。

2. 患者表层肌肉和组织的颜色。

3. 振动关节,观察其运动状况。对患者肢体或者其他相应部位及其附属组织的运动形成一个整体印象。另外,随着运动范围的不同,观察患者相应组织对运动的抵抗性。

4. 组织运动的抵抗性,以确定这种抵抗的产生是否与那些被触按的组织或结构有关。例如,通过增强患者一个肩胛稳定面的静息肌紧张,将会产生可见到和能触及到的效果,这是将患者的上臂沿着桌面进行推揉或者滚揉从而使整个肩部运动产生的。

5. 在触按过程中感受患者组织的节律性反应。患

框 11-2　节律性运动按摩的要点

接触部位：单手或者双手的整个手掌，并且要尽可能放松

力度：适度，保证足以举起和移动患者肢体的相应部位

按摩组织：双手的力度应该深达浅表肌肉，触按所产生的效果会影响到你所按摩部位所有的关节组织和软组织

方向：根据按摩部位的不同而有所区别，通常抬起或者移动患者身体的某个部位，然后让其在重力的作用下下落或者放松

幅度：取决于按摩的部位

频率：每圈0.5~2秒

持续时间：5秒或者更长

联合操作：振动法、被动运动、关节运动按摩和人工牵拉

结合手法：与大面积触压法和肌肉按压法结合

前后操作：在使用这种操作方法的间隙，医师可以将其与这章所介绍的其他方法交替使用，这种方法经常在一些神经肌肉技术之前或之后使用，第9章中介绍的一些手法就包括这些神经肌肉技术

者将会感受到一个让她最为舒适的速率和振幅，这种舒适度甚至比振动按摩的舒适度更为明显[26]。但是这种效果也会因患者本身身体组织、肌肉的健康状况、按摩部位以及所采用的节律性运动按摩方式的不同而有所区别。因此，有必要根据患者的要求将触按的频率和振幅调整到最佳状态，以满足患者的要求，从而起到镇定的效果，避免交感神经产生不适宜的效果。

6. 触按作用所到达的深度。随着患者肌肉的放松以及组织黏性的降低，同样的操作将会给患者的组织带来更深且更广泛的影响。因此，揉捏法不需要使用更大的力度来产生更大的影响，只需要延长操作时间即可。

观察

运用该技术时，观察患者以下几个方面的反应：

1. 肌肉运动的程度，以及触按的效果是如何从患者受术部位传到邻近部位。这项观察有助于了解起到干扰作用的关节和组织的功能情况。例如，当牵拉患者的整条腿时，观察腰椎和胸椎的椎骨。

2. 观察肌肉运动的程度。当结缔组织区域硬化或者静息肌紧张增强时，患者的肌肉运动将会明显减弱。即使在正常肌肉组织，运动也会随者的体型、脂肪分布而有所不同。

3. 覆盖不当。因为节律性运动按摩容易使遮盖物松弛，医师需要调整床单来覆盖患者的身体。

与患者的交流

在进行节律性运动按摩时，与患者进行交流以确保患者舒适。下面是一些可以使用的交流方式。

1. "按这个部位舒适吗？"或者让患者做出选择性回答："哪个感觉更好，这样……还是这样？"这将确保手按触使患者感到舒适。

2. "如果我放慢速度的话是否会感到更加轻松，像这样？""这个动作舒服吗？""这样舒服吗，还是用力太重了？"确保动作的速度和节奏使患者舒适。

3. "一切都还好吧？""你是否有不舒服的感觉？"当节律性运动按摩持续超过2分钟时，观察患者是否会产生不适症状，如刺激或恶心。

4. "这样会疼痛吗？"在操作间隙可以这样询问患者，以确认该操作是否会给患者造成疼痛。当患者出现痉挛或者炎症时，在远离产生痛觉的部位进行节律性运动按摩，可能会减轻这些症状。

 节律性运动的操作顺序

操作时间：每人15~30分钟或者更长。

使用这一系列的手法时不需要在患者腿部涂抹护肤油之类的油膏。尽管该操作在裸露的皮肤上更容易进行，但是透过宽松的衣服或者遮盖物也可以达到同样的效果。

有两种基本操作顺序。第一种方法是将每种手法都持续较长时间；另一种方法是快速进行每一项操作手法，然后迅速转换到另一种手法，如果时间允许，重复这一过程。采用后一种按摩方法，医师会感觉比较轻松，也可保持动作的连续性。体会每一个运动和变化的准确次数。

仰卧位

1. 轻轻抬起患者的大腿，在从腿部往脚跟进行推揉按摩的过程中，将大腿慢慢放下，重复此操作。注意不要过度伸展患者的膝盖。

2. 有节律地弯曲和伸展患者的膝盖，患者的臀部也会随着收紧和放松。注意不要过度伸展患者的膝盖。在进行弯曲和伸展动作的同时，将患者的臀部慢慢向内或者向外揉动。

3. 用手掌根部接触双脚踝附近，当患者的双腿平放于桌面时振动其双脚。

4. 轻轻地对患者的脚踝进行环绕揉搓。

5. 抓住患者的脚和脚踝，将腿抬起，在进行此操作时要保证患者的安全，缓慢将患者的腿部进行牵拉，像晃动绳索一样轻轻晃动患者的大腿，重复此操作。

6. 握住患者脚踝的跟骨后部，将腿轻轻抬离，然后有节奏地向内、向外转动患者的髋关节和整条腿。持续缓慢地向内、向外转动髋关节，继续上述动作并缓慢地外展并内收臀部关节。重复此操作两次或多次。

俯卧位

7. 用双手握住患者的脚踝，使其膝盖弯曲成90°，将大腿抬离桌面，并且左右摇动整条腿。

8. 将患者的膝盖弯曲成90°，大腿平放于桌面上，抓住其脚后跟，振动其整个脚掌。

9. 抓住患者的脚以及脚踝，净腿抬起然后绕长轴进行牵拉，像晃动绳索一般晃动整条腿。

10. 握住患者的脚，使其膝盖弯曲成45°。被动地弯曲脚底和踝关节。

11. 握住患者的脚，将膝盖弯曲成45°，握住其脚踝，以不同的半径先顺时针旋转，然后逆时针再旋转。

重复此操作两次或多次。

家庭学习：对手臂进行一次俯卧位和仰卧位对照按摩。

节律性运动：深入研究与实践

名称和起源

在其他文献或者按摩相关的体系中，节律性运动也被称为"振动按摩"[9]。对于类似的被动运动放松疗法，美国医师Milton Trager 的《Trager 身心整合法》[27,28]和英国骨疗师Eyal Lederman的《和声技法》[25]中有所描述。

节律性运动按摩包括整个结构的反复被动运动，这些结构包括四肢、肢体的某个部位以及接受按摩的部分。节律性运动按摩有时类似于被动放松运动或者关节按摩，或者关节运动按摩技术，后两种是其他文献广泛涉及的，但是节律性运动按摩不如后两者具

体。例如，当医师对滑液关节周围的组织采用节律性运动按摩时，他们不会从解剖水平、关节囊水平甚至单一的关节水平去分离运动。医师所进行的一个动作可能会同时引起运动链中几个关节的运动，并且可以在关节适度范围内而不是从整个骨关节运动范围来进行这项操作。

疗效和证据

节律性运动按摩的一些临床效果与前面提到的振动按摩的效果类似。和振动按摩一样，医师常用节律性运动按摩来减少肌紧张，从而使患者做好接受关节运动按摩和被动运动按摩的准备，运动员在比赛前

也常用此方法。节律性运动按摩也可能产生强度较高的被动关节运动效果,例如,促进僵化关节的运动、受损关节的愈合及神经肌肉的再度兴奋[18-23]。在这项操作中,对关节表面的聚散刺激可用来增强患者关节的敏感性[24]。在《Trager身心整合法》一书中,反复节律性运动按摩也能用于治疗头痛[29]、慢性疼痛[30]以及神经系统疾病(例如,脑瘫、肌肉萎缩和多发性硬化症[31]),以改变运动的模式。应用于胸腔的节律性运动按摩(振动法),与引流交替进行,快速重复按压、叩击法和姿势引流是排通支气管分泌物的标准化物理疗法(见第12章"叩击技术")[10,24]。最后,节律性运动按摩法能够刺激前庭反射,使姿势紧张下降、觉醒下降,并产生镇静和安抚效果[10,24]。表11-1总结了节律性运动按摩的主要效果。

注意事项与禁忌证

医师需要通过临床训练和监督实践来掌握节律性运动按摩的正确运用。在治疗某些疾病时可能需要高级培训。按摩技巧中所涉及的全身和局部禁忌(见第3章"按摩的临床决策")都适用于节律性运动按摩。目前节律性运动按摩的禁忌证包括转移癌、急性神经损伤或椎间盘断裂、严重的颈动脉疾病、抗凝血治疗和高危孕妇[27]。医师应该考虑到连枷胸、肋骨骨折或脆弱,以及近期有胸部或者脊髓手术等情况,均不能给予节律性运动按摩[9]。急性损伤或者因整形手术而受损的部位或周围也应避免此操作[27]。在患者的恢复期后期,可以给予一定的节律性运动按摩,但前提是不会给患者造成疼痛。如果患者出现亢奋或者痉挛等症状,应减小操作力度。一般来说,对于患者手脚的按摩力度可以相对大些,但是在身体的其他部位,应该采用一个适当的频率,因为如果操作过快会给患者带来高强度的刺激。当患者患有眩晕症或者运动障碍时,临床医师不能给予节律性运动按摩[27]。

节律性运动按摩在治疗中的应用

减少不必要的肌肉紧张

首先,应使患者的注意力集中在某个不必要的肌紧张部位,鼓励患者进行深呼吸、放松和体验"放松"的感觉。患者可能会发现简单的视觉图像和"冰雪融化",或者更为复杂的指导图像[15]。其他一些技术如振动法、振摇法、关节运动以及被动放松运动可以移动患者的肢体,帮助患者意识到并释放一些不必要的肌紧张。当患者放松时,身体会产生正向信息反馈,因为患者可能并没有意识到这些变化。另外,在进行牵拉、关节运动按摩或者被动放松运动按摩之前,可以采用节律性运动按摩来减少不必要的肌紧张,因为这些肌紧张可能会对这些按摩手法造成干扰。

对于家庭护理,可以指导患者采用节律性运动按摩来放松肌肉并提高运动能力[16]。鼓励患者采用一些他们知道的有效的呼吸和放松方法[15]。

促进唤醒(觉醒)

以较快的节奏进行节律性运动按摩来唤醒患者时,可以配合能快速唤醒患者的其他一些按摩疗法,如快速指尖浅筋膜抚触、灵活振动和叩击法(可以购置仪器来完成后两种技术)。此外,冷热对比水疗和粗布摩擦皮肤、鬃刷或者盐也可促进觉醒[17]。

验证

《Trager身心整合法》中很重要的一部分就是柔和、自然并且有节律的运动按摩。试验曾用于检测帕金森患者的某些反应,也就是对被动运动的EMG反应,试验持续20分钟,并被作为僵直的指征[32]。30名患者被分为4个小组,每个小组接受不同方式的按摩,这些按摩方式的区别在于患者的姿势不同(坐姿或者仰卧位)或者按摩部位不同(在身体较僵直或者不太僵直的一侧)。试验中没有设置对照组,并且作者也没有描述具体的按摩部位和过程。给予患者相应的按摩之后,患者对伸展的反应立刻减少,并持续了11分钟。当患者处于仰卧位时,治疗给患者造成的影响最大,当患者处于坐姿时最小。试验的效果很令人满意。作者讨论了这项研究的局限性,例如按摩后应该给予患者更长时间的干预,并将这些EMG效果与患者僵直评估联系起来。他们将设对照组,对更多的研究对象进行更深入的研究。

Duval C, Lafontaine D, Hèrbert J, Leroux A, Panisset M, Boucher JP. The effect of Trager therapy on the level of evoked stretch responses in patients with Parkinson's disease and rigidity. *J Manipulative Physiol Ther.*2002;25:455-464.

比赛前和比赛中的运动按摩

医师通常在比赛当天或者比赛前一天采用这种按摩手法，并且操作手法会因运动项目和运动员不同而有所区别。一般来说，比赛之前应避免采用深度手法[4]。振动和节律性运动与大面积按压、轻柔揉捏、叩击法、伸展和被动运动交替使用。最后，对运动员在比赛中使用的最重要的肌群采用一些短暂（按摩所有部位15~20分钟）的高频率（70~90Hz）的治疗方法。参

见本章最后的临床病例。

增强气道通畅

当对胸廓进行节律性运动按摩时，可以促进支气管排泄分泌物，进行这项操作时可以采用叩击法、排除分泌物姿势、蒸汽吸入法、强制性呼吸和咳嗽等方法作为补充疗法。可以指导患者自己进行后四种方法，以便在家操作。

振摇按摩：基本原理

定义

振摇按摩：指医师将患者的骨盆或者躯干由静息时的位置向侧面推移一定距离，然后使其自然弹回原位。由于结缔组织具有弹性，患者的骨盆或者躯干会进行轻柔、重复地振动，这种按摩方法即为振摇按摩。

应用

振摇按摩法具有很强的镇静效果，而这种效果在以下几种恢复治疗中能起到作用：自主性神经功能紊乱、骨骼肌肌紧张的整体性升高、不必要的肌紧张、失眠和疲劳。医师也可以用振摇按摩来间接缓解患者的疼痛。

触诊练习

1. 用食指和中指的指腹在同伴的相邻棘突处进

行触按。让同伴主动左右运动腰侧部位，同时在其相邻椎骨间进行触按，在C2至S1间进行此操作。

2. 以下的操作说明了为何不同患者的自然摆动频率会有所不同，并且解释了对于同一个体振摇为何可以同步发生。当同伴处于俯卧位时，将其骨盆从中线处向侧面推移5~15cm，然后松开双手，观察效果。观察并记录同伴的身体因弹性而偏离中线的距离，以及振摇运动是如何持续1~2个周期的。在其他一些部位，如肋骨、腰部、髂脊和大转子处进行类似的操作并观察。对不同体型的人反复进行叩击法练习。比较体育型体质者和肥胖型体质者的自然振动频率及振幅。当同伴处于仰卧位时，再重复整个操作。

3. 戴上眼罩。当进行第2步操作时，同伴有意识地将身体的某个部位绷紧。在未被告知的前提下你能判断出同伴的紧张部位吗？

振摇按摩：技术

手法技术

图11-18至图11-24显示了医师运用振摇按摩作用于患者全身不同部位。图片按照从头到脚、先仰卧后俯卧位的顺序排列。每幅图都说明了振摇按摩的主要操作要领。

1. 当患者取仰卧位时，如果不在其腰部垫放支撑物患者仍可以躺下，则取走其腹部的垫枕，因为在振摇按摩过程中其会使振动减幅。即使患者有背痛，仰卧时需要腹部垫枕，但只要振摇按摩继续进行，随着脊柱进一步弯曲，疼痛也变得可以接受。在振摇按摩结束后，重新垫好腹枕。此方法也适用于患者膝关节下有枕垫时。

2. 手指伸展，整个掌面抚于患者的皮肤表面，并且保持放松，这样作用力会平均分布于接触面(图11-18、图11-19、图11-22和图11-23B)。

3. 当患者取仰卧位时，轻柔地将其骨盆或者躯体由静息中线位置推向一侧(图11-18至图11-21)，当患者取俯卧位时进行同样的操作(图11-22至图11-24)，

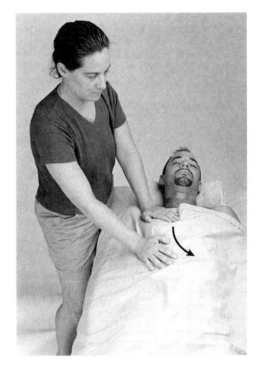

图11-19　当作用部位远离骨盆时，振动自然会减弱。在这种情况下，为了增强振动的强度，可以将一只手置于上肋骨处，另一只手置于下肋骨处。

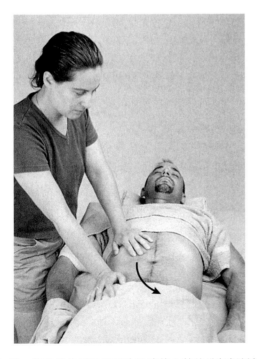

图11-18　将双手分别置于下肋及髂前上棘处进行振摇按摩。

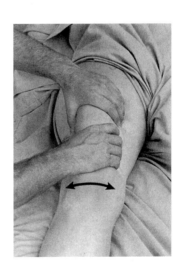

图11-20　在进行振摇按摩之前可以轻柔地提捏大块肌群，例如股二头肌、腘筋或者臀肌。振摇的节奏由骨盆的被动运动决定。

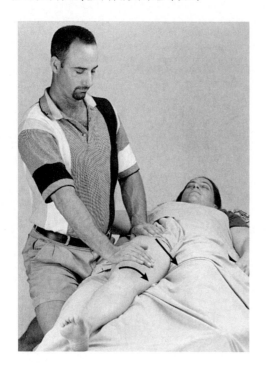

图11-21　在髂前上棘处进行振摇按摩时，可以将患者的大腿向内旋揉一定角度。

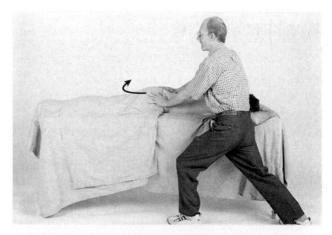

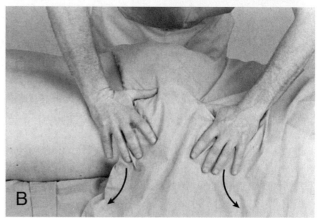

图11-23　（A）在振摇的过程中，可以将双手移至患者身体的其他部位。医师的左手将患者的臀肌轻柔地向着远离髂骨的方向推展。（B）用双手将臀肌向着骶骨的对侧揉推。

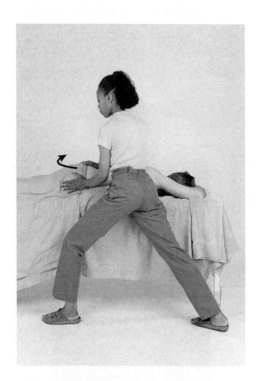

图11-22　被动振摇按摩的用力部位：双手置于股骨大转子处。医师向着患者对侧膝盖调整用力方向，在患者腰部产生一个牵拉作用。每次用力时，医师将患者的骨盆向侧面推揉一定程度，然后使骨盆返回静息时的中线位置。整个过程中医师持续用力，这样可以产生一系列连续并且相互联系的振动。

这个动作会改变患者身体的重心。然后将患者的身体被动返回至中线位置，由于动量的存在，患者的身体会返回中线位置。当患者的身体运动偏离中线时，给予一个相同的作用力使身体回到中线位置。在理想状态下，这一系列推与放使患者的身体产生一个连续地振动，患者髂脊处的振幅最大。

4.　在患者的身体由于惯性(或者动量)仍处于振动状态时，医师更倾向于保持手与按摩部位的接触，尽管如此，医师的手不能影响到患者身体的被动运动。

5.　在每次作用之间计数，尽量使振摇运动更为平和，尽可能使患者感受不到压力及用力部位。

6.　每5~10秒改变作用部位，以免患者产生机械作用感觉。在转移作用部位时，双手轻抚不要影响到振动的节奏，双手可以由上向下进行按摩。

7.　在进行振摇按摩和患者放松的过程中，即使没有增加用力强度，振动的幅度常常会慢慢增加，而频率会有所下降。

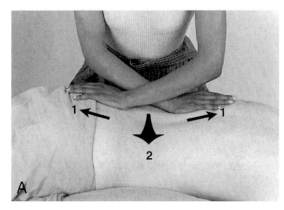

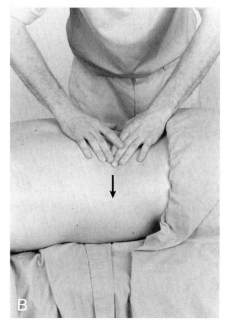

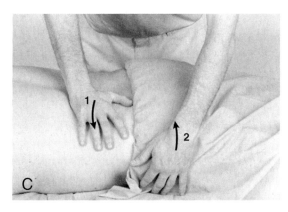

8. 医师可以将双手放在患者身体的对侧部位,这样双手可以交替推拉患者的身体,以产生振摇效果(图11-24C)。记住,这种方法可以增强患者身体的被动返回运动。因此,这种操作更可能与患者身体的自然节奏不一致,导致患者不舒服,并且按摩的效果也会受到影响。

9. 在按摩的过程中,你有可能会发现在患者腿部沿长轴进行轻柔地牵拉有利于进行振摇按摩。延长按摩时间,会增加脊柱伸长的幅度。

振摇按摩是如何起效的

振摇按摩的机制与节律性运动按摩的机制类似。对柔软组织施压与放松而产生的被动运动可能会促进淋巴和静脉回流的增加,而这种效果是通过挤压并拉伸带有瓣膜的血管实现的。关节囊的轻度节律性变形可以促进囊内滑液的运动[3,6]。另外,对关节的刺激也可以增强关节的敏感度[10]。静息效果可能是确定周期节律的结果(见第7章"浅反射技术"中的讨论和参考文献)。最后,前庭反射可能会导致姿势紧张整体性下降[3,6,25]。

医师的体位和动作

1. 使用第6章"按摩的准备及体位调整"中介绍的基础姿势,具体包括站姿、弓步和前倾。

2. 在开始按摩或者振动的幅度很小之前,医师使用直立的姿势。

3. 采用前倾姿势,在进行振摇按摩时,将身体的重心在前后腿处交换移动,然后将这种动量效果通过医师的手臂转移至患者。这样所产生的效果比单独用肩和手臂进行按摩所产生的效果要好得多(图11-19、图11-22和图11-23A)。和其他操作手法一样,用身体的下部和骨盆而不仅仅是手臂来用力,这样会增加安全性和平稳程度。

4. 在节律性前倾运动中,放松肩膀,将手臂伸展,肩关节要灵活("直臂")(图11-22和图11-23)。

5. 身体的动作越放松且越有节律性,振摇按摩的效果会越明显。

触诊

在进行按摩操作时,触诊患者的皮肤和组织来判

图11-24 (A)骶棘肌部位的操作技术。①双手交叉可以产生一个柔和的牵拉作用,②同时进行振动操作。当骨盆返回原静息位置时,保持手的接触。(B)在进行振动按摩时,双手将骶棘肌聚合揉捏。(C)一只手将对侧的无名骨向内侧牵拉,另一只手将骶棘肌向脊柱的外侧轻轻地推揉。

框 11-3	振摇按摩的操作要点

接触部位:整个手掌掌面

力度:轻度至适度

操作组织:作用至浅表肌肉层的深度,运动会涉及振摇部位的所有组织,包括:肌肉、筋膜、肌腱、
  韧带和骨膜

方向:调整用力方向,以使患者的身体和(或)骨盆从中线位置处向侧面偏移,产生的运动会传至
  患者的整个身体

振幅/长度:从中线向侧面偏离的距离可以达到10cm或者更多,这取决于操作时间以及患者的体
  格大小和体型

频率:1~2秒/周

持续时间:60秒至15分钟

联合操作技术:被动运动及关节运动技术

结合手法:与按压手法相结合

前后操作:振摇按摩可以仅应用于镇静操作中。在包括其他技术的一系列操作之前或者之后,经
  常会使用振摇按摩

断以下几种情况。进行触诊时,注意振摇操作产生运动的质量及患者组织对操作的抵抗性。

1. 局部皮肤的温度及肤质。

2. 患者表层肌肉和组织的颜色。

3. 注意振摇按摩时患者身体的重量。

4. 对组织或关节运动的抵抗性。由于患者的体重的影响,其身体偏离静息中线的运动会受到阻滞。医师将患者身体推移偏离中线的距离越长,所受到的抵抗也会越强,因为此时很多组织都处于被动拉伸状态。振摇的目的不是为了达到最大限度的被动伸展,而是为了产生一个在运动范围之内的、重复的并让患者感觉舒适的运动。

5. 患者身体的固有振摇节奏。所有患者的身体对振摇按摩的反应都不同。患者身体的固有节奏可受以下几个因素的影响:体型、脂肪数量、肌紧张度及患者的筋膜结构。通常,对于体型偏瘦的患者,在进行振摇按摩时应给予轻快速率和较少运动的按摩。相反,对于体型偏胖患者,他们能够忍受更多的运动,速率可以相对慢一些。肌紧张,尤其是背部下方的肌紧张也能减少患者所能够忍受的运动量。在进行振摇按摩时,一定要注意到每位患者的固有节奏,而不是给每例患者同等强度的按摩。

6. 振摇按摩手法放松时所产生的变化。随着按摩的开展,患者逐渐放松,振动的幅度会有所增大,频率也会随之下降,不过医师操作的力度并没有增加。

观察

在进行振摇按摩时,观察患者身体振动的程度以及患者放松或者镇定的程度。以下几个观察标准可以反映相应的效果。

振动效果

1. 在振摇过程中观察患者身体的振动情况。仔细观察可以了解有关患者身体状况的信息,包括肌紧张程度、身体各部位间的关系以及由于外伤导致的局部结缔组织紧张。例如,当振摇患者的骨盆时,观察各个脊髓节段的运动状况。

2. 观察患者脊柱的延伸状况,患者脊椎弯曲的减少可以说明这种病症,尤其是腰椎前弯症。

放松或者镇静效果

1. 呼吸率和深度下降。

2. 声调变低。

3. 皮肤颜色改变,例如发红。如果患者的皮肤变得苍白,可能提示神经交感反射不良。

4. 肌紧张减弱。组织轮廓的软化或者身体某部位变宽、变平都提示肌紧张减弱。

5. 肌肉痉挛和抽搐。

6. 蠕动音增加。

7. 心率降低。患者的颈部、腕部和足部脉搏变化较为明显，可以反映心率的变化。

8. 焦虑或者出汗，可能提示交感神经反射不良。

与患者的交流

在进行振摇按摩时，与患者进行交流以确保其舒适度。以下是一些可以使用的交流方式。

1. "这种按摩可以使你感到非常放松，甚至有催眠效果，而不会让你感觉生硬。"进行一次与患者身体固有节奏一致的振动推拿后，询问患者感觉是否舒适，或者是否有任何不适的感觉。

2. "你可以清醒地开车回家吗？"如果在振摇过程中或结束时操作时间过长，应观察患者的功能状况，确保患者能够安全地进行日常活动。

3. 这种放松、惬意以及振动的感觉有时候可能会激起患者的性欲，医师应该在语言或行为上保持成熟与冷静，维护好患者的名誉，也保护好自己。

 振摇按摩的操作顺序

操作时间：每人30分钟。

患者取俯卧位，医师整个手掌轻柔用力，建立一个连续的稳定的振动节律，保证不会给患者带来机械性感觉。在每个动作之间不要轻易松开双手，否则会降低镇静效果。在保持轻度用力的同时，将双手从患者身体的一个部位转移到另一个部位。

手的作用部位包括：
- 转子和骶骨。
- 转子和高部位臀肌。
- 双手交叉对患者腰部进行牵拉按摩。
- 两侧髂嵴。
- 两侧腰部。
- 骨盆和骨棘。
- 骨盆和胸廓。
- 两侧胸廓。

操作开始时，询问患者以确保用力的速率、节奏等感觉舒适。在保持振动运动的同时，作用点尽可能上移和下移。观察患者身体的不同反应：在患者的身体开始放松之前，振动的幅度会比较小。当患者的背部肌肉开始放松时，对患者的腿部进行柔和地牵拉按摩并且一直延伸到患者的背部。在进行这项操作时，很多患者会昏昏欲睡，甚至睡着。持续15分钟，然后再用5分钟时间让其苏醒，最后结束按摩。

家庭学习：患者取仰卧位，设计并进行一个类似的按摩操作。作用的部位依次为转子、大腿前部、髂嵴、髂前上棘、腰部以及下部肋骨。比较此时的效果与俯卧位时的效果是否相似。

振摇按摩：深入研究与实践

名称和起源

在其他文献或按摩相关的体系中，振摇按摩也被称之为"骨盆振动"或"摇摆震颤"[2-9]。这种节律性运动使患者的身体向两侧移动，尤其是骨盆、腰部和胸部的运动最为明显。振摇按摩手法效果和组成都很独特，值得单独对其进行描述。

尽管很久以前，连续性运动的效果就很普及[33-35]，但在20世纪末才有了关于振摇按摩的记录。美国医师Milton Trager所著的《Trager身心整合法》[27,28]和英国骨疗师Eyal Lederman所著的《和声调法》[25]中对这种按摩手法进行了详细描述。

疗效和证据

由于对前庭反射的刺激，振摇会造成姿势紧张和觉醒度的整体性下降[24]。当医师熟练地进行振摇按摩时，这种手法具有很好的镇静效果。哪怕只为了达到这个效果，振摇按摩也是值得学习的[10,25]。因为它的镇静效果，医师发现振摇按摩有助于治疗与压力有关的自主衰退，骨骼肌肌紧张的整体性上升，不必要的

验证

据我们所知，振摇按摩手法没有临床试验。在《Trager身心整合法》(心理载体综合)[29-32]中的一些研究检验了运动按摩及振摇按摩的效果。其中有一篇文章[25]详细介绍了振摇按摩和节律性运动按摩的多种方法。这篇文章内容严谨，包括运动医学，以及运动、被动运动的效果，这些效果主要会影响神经组织和关节修复，体液流动和痛觉丧失。这篇文章还包含相关的文化背景，其中包括理论基础、相关的临床试验以及一些临床案例，这些案例类似真实的案例研究[25]。

Lederman E. *Harmonic Technique*. Edinburgh：Churchill Livingstone；2000.

肌紧张，失眠，以及身体、精神或情绪疲劳。另外，人们还利用振摇按摩来安抚婴儿，医师将振摇按摩与婴儿按摩相结合[33-35]。人们还发现振摇按摩有助于治疗一系列的慢性骨骼肌疾病，该病患者常表现出紧张性紊乱。对这些患者进行振摇按摩的前提是他们能够承受按摩过程中的运动[27,29,30]。最后，医师还可以运用振摇的镇静效果来间接减缓患者的疼痛[29,30]。表11-1总结了振摇按摩的主要效果。

注意事项和禁忌证

医师需要临床训练和监督实践以掌握振摇按摩的正确手法。在治疗某些疾病时可能需要高级培训。按摩技巧及节律性运动按摩所介绍的局部及全身禁忌同样适用于振摇按摩（见第3章"按摩的临床决策"）。振摇按摩使身体处于运动状态，所以，对于那些运动能够导致痛感的患者，应该减少动作的幅度。运动按摩的效果会因为操作方式以及持续时间的不同而有所差别。如果医师粗鲁或者过快地进行此种按摩，患者很快会感觉不适，比如呕吐。因此，不能对患有眩晕或者运动疾病的患者进行振摇按摩。当持续按摩10分钟以上时，患者极易轻度丧失方向觉，并且影响日常工作能力（如开车）。在这种情况下，医师必须确定患者的相应知觉恢复之后才能让他们离开。如果医师对患者的能力还存在任何疑惑，应该让患者回到床上；对患者的脚底进行专门地深度按压，并让患者休息10~20分钟，然后再次检测其精神恢复状况。

振摇按摩在治疗中的运用

放松或镇静

为了增强振摇按摩的放松和镇定效果，在补充按摩中可以采用以下方式。

1. 在振摇按摩之前或者按摩过程中，使用胸式呼吸[15]来增加镇定效果。

2. 如果患者的状况允许，可以用热毛巾热敷来增加镇定效果并减缓痛觉[17]。

3. 一些（如颅底）技术也可能有镇定效果[36]。

4. 放松按摩技巧包含浅层敲按及节律性叩按。对患者的手部、足部、脸部，以及后头部、骶骨进行此操作效果会更明显。

建议患者休息10~30分钟，经振摇按摩后慢慢恢复活动能力。

对于家庭护理，可以建议患者采用一些自我振摇法来进行放松。患者可以仰卧于地板或硬床的垫子上，用手抱住膝盖，使其靠近胸腔，缓慢牵拉膝盖后部，可以在弧形平面产生一个振动运动。在这个运动过程中，患者的大腿、骨盆和后下背部将会被动伸展。

减少不必要的肌肉紧张

首先，应使患者的注意力集中在某个不必要的肌紧张部位。鼓励患者进行深呼吸、放松并体验"放松"的感觉。患者可能会发现简单的视觉图像如"冰雪融化"，或者更为复杂的指导图像[15]，这是有益的。其他按摩技术，如节奏性运动、振动按摩、关节运动和被动放松运动，也可以帮助患者意识到并释放一些不必要的肌紧张。当患者放松时，身体会产生正向信息反馈。患者可能并没有意识到这些变化。

对于家庭护理，可以指导患者进行自我振动某些易于操作的部位，如手臂和大腿，并积极地进行振动运动来放松肌肉并提高运动能力[16]。鼓励患者采用一些他们知道的有效的呼吸和放松方法[15]。

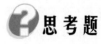 **思考题**

振摇按摩和节律性运动按摩在技术、效果及用途方面有哪些不同点？

现病史

患者女性,25岁,五项全能运动员,计划参加标枪比赛。

主观症状

- 未患严重的疾病。
- 想在生理和心理上充分准备,以便在比赛中有最佳的表现。

客观情况

损伤

- 在推标枪时可能会造成肌肉拉伤。
- 组织未充分放松。
- 协调性未达到最佳状态。
- 在掷标枪时,动作未充分放松。
- 心理激励没有达到最佳状态。

功能限制

- 在没有受伤的情况下,在标枪比赛中,没有在生理和心理上做好充分准备以获得最佳成绩。

分析

治疗依据

在比赛时,确保运动员在生理和心理上充分准备以获得最佳成绩。

损伤	按摩的作用和效果
■ 肌肉拉伤风险	■ 降低肌肉拉伤风险
	■ 初期治疗;直接效应为降低组织黏度和静息张力
■ 组织未充分放松	■ 充分放松组织
	■ 初期治疗;直接效应为增加组织的伸展性
■ 协调性未达到最佳状态	■ 增强组织协调性
	■ 继发效应:有节奏的活动有利于神经肌肉模式
■ 动作未充分放松	■ 使动作充分放松
	■ 初期治疗,因为增加组织的伸展性有利于动作的放松
■ 心理应激未达到最佳状态	■ 加强心理激励
	■ 初期治疗;快速运动技术的直接效应是增加心理激励

活动受限	功能效果
■ 没有活动最佳运动成绩	■ 运动员可在标枪比赛中,在没有受伤的情况下获得最佳成绩

计划	
■ 按摩技术	■ 节律性运动、快速振动法结合重复、广泛按压法、快速揉捏法(见第9章"神经肌肉按摩疗法")
■ 其他适当的技术和治疗	■ 拉伸、被动运动、可视化成绩

参考文献

1. Mense S, Simons DG. *Muscle Pain: Understanding Its Nature, Diagnosis, and Treatment.* Philadelphia: Lippincott Williams and Wilkins; 2001.
2. Benjamin PJ, Tappan FM. *Tappan's Handbook of Healing Massage Techniques.* 4th ed. Upper Saddle River, NJ: Pearson Prentice Hall; 2005.
3. Fritz S. *Mosby's Fundamentals of Therapeutic Massage.* 3rd ed. St. Louis: Mosby; 2004.
4. Fritz S. *Sports and Exercise Massage.* St. Louis: Elsevier Mosby; 2005.
5. Salvo SG. *Massage Therapy: Principles and Practice.* 2nd ed. Philadelphia: WB Saunders; 2003.
6. Yates J. *A Physician's Guide to Therapeutic Massage.* 3rd ed. Toronto: Curties Overzet; 2004.
7. Hollis M. *Massage for Therapists.* 2nd ed. Oxford, England: Blackwell Science; 1998.
8. Holey E, Cook E. *Evidence-Based Therapeutic Massage.* 2nd ed. Edinburgh: Churchill Livingstone; 2003.
9. de Domenico G, Wood EC. *Beard's Massage.* 4th ed. Philadelphia: WB Saunders; 1997.
10. Lederman E. *The Science and Practice of Manual Therapy.* 2nd ed. Edinburgh: Churchill Livingstone; 2005.
11. Pike G. *Sports Massage for Peak Performance.* New York: Harper Perennial; 1999.
12. Benjamin PJ, Lamp SP. *Understanding Sports Massage.* Champaign, IL: Human Kinetics; 1996.
13. Bob Karcy Productions. *A Soigneur's Sports Massage. The Massage Therapy Video Library: Sports Massage Series, Volume 4.* New York: View Video; 1988.
14. Smith LL, Keating MN, Holbert D, Spratt DJ, McCammon MR, Smith SS, et al. The effects of athletic massage on delayed onset muscle soreness, creatine kinase, and neutrophil count: a preliminary report. *J Orthop Sports Phys Ther.* 1994;19:93–99.
15. Payne R. *Relaxation Techniques.* 3rd ed. Edinburgh: Elsevier Churchill Livingstone; 2005.
16. Trager M, Guadagno-Hammond C. *Trager Mentastics: Movement as a Way to Agelessness.* Barrytown, NY: Station Hill Press; 1987.
17. Nikola RJ. *Creatures of Water.* Salt Lake City, UT: Europa Therapeutic; 1997.
18. Salter RB. The biologic concept of continuous passive motion of synovial joints. The first 18 years of basic research and its clinical application. *Clin Orthop.* 1989;242:12–25.
19. Akeson WH, Amiel D, Woo S-Y. Physiology and therapeutic value of passive motion. In: Helminien JH, Kivaranka I, Rammi M, eds. *Joint Loading—Biology and Health of Articular Structures.* Bristol, United Kingdom: John Wright; 1987:375–394.
20. Levick JR. Synovial fluid and transsynovial flow in stationary and moving normal joints. In: Helminien JH, Kivaranka I, Rammi M, eds. *Joint Loading—Biology and Health of Articular Structures.* Bristol, United Kingdom: John Wright; 1987: 149–186.
21. Frank C, Akeson WH, Woo SL-Y, et al. Physiology and therapeutic value of passive joint motion. *Clin Orthop.* 1984;185: 113–125.
22. Korcok M. Motion, not immobility, advocated for healing synovial joints. *JAMA.* 1981;246:2005–2006.
23. Gelberman RH, Menon J, Gonsalves M, Akeson WH. The effects of mobilization on vascularisation of healing flexor tendons in dogs. *Clin Orthop.* 1980;153:283–289.
24. O'Sullivan SB. Strategies to improve motor control. In: O'Sullivan SB, Schmitz J. *Physical Rehabilitation, Assessment and Treatment.* 2nd ed. Philadelphia: FA Davis; 1988.
25. Lederman, E. *Harmonic Technique.* Edinburgh: Churchill Livingstone; 2000.
26. Bonnard M, Pailhous J. Contribution of proprioceptive information to preferred versus constrained space-time behavior in rhythmical movements. *Exp Brain Res.* 1999;128:568–572.
27. Ramsey SM. Holistic manual therapy techniques. *Prim Care.* 1997;24:759–786.
28. Blackburn J. Trager psychophysical integration—an overview. *J Bodywork Movement Ther.* 2003;7:233–239.
29. Foster KA, Liskin J, Cen S, Abbott A, Armisen V, Globe D, et al. The Trager approach in the treatment of chronic headache: a pilot study. *Altern Ther Health Med.* 2004;10:40–46.
30. Dyson-Hudson TA, Shiflett SC, Kirshblum SC, Bowen JE, Druin EL. Acupuncture and Trager psychophysical integration in the treatment of wheelchair user's shoulder pain in individuals with spinal cord injury. *Arch Phys Med Rehabil.* 2001;82:1038–1046.
31. Whitt PL, MacKinnon J. Trager psychophysical integration: a method to improve chest mobility of patients with chronic lung disease. *Phys Ther.* 1986;66:214–217.
32. Duval C, Lafontaine D, Hèrbert J, Leroux A, Panisset M, Boucher JP. The effect of Trager therapy on the level of evoked stretch responses in patients with Parkinson's disease and rigidity. *J Manipulative Physiol Ther.* 2002;25:455–464.
33. Hill PD, Humenick SS, Tieman B. Maternal activities used to soothe crying of 3-week-old breastfed infants. *J Perinat Educ.* 1997;6:13–20.
34. White-Traut RC, Goldman MBC. Pre-mature infant massage: is it safe? *Pediatr Nurs.* 1988;14:285–289.
35. White-Traut RC, Nelson MN. Maternally administered tactile, auditory, visual, and vestibular stimulation: relationship to later interactions between mother and premature infants. *Res Nurs Health.* 1988;11:31–39.

36. Upledger J, Vredevoogd JD. *Craniosacral Therapy.* Seattle: Eastland Press; 1983.

延伸阅读

Bauer W, Short CL, Bennett GA. The manner of removal of proteins from normal joints. *J Exp Med.* 1933;5:419.

Blackburn J. Trager. Part 2: hooking up: the power of presence in bodywork. *J Bodywork Movement Ther.* 2004;8:114–121.

Blackburn J. Trager. Part 3: at the table. *J Bodywork Movement Ther.* 2004;8:178–188.

Blackburn J. Trager mentastics. Part 4: presence in motion. *J Bodywork Movement Ther.* 2004;8:265–277.

Haynes W. Rolling exercises designed to train the deep spinal muscles. *J Bodywork Movement Ther.* 2003;7:153–164.

Hendricks T. Effects of immobilisation on connective tissue. *J Manual Manipulative Ther.* 1995;3:98–103.

Johnson SK, Frederick J, Kaufman M, Mountjoy B. A controlled investigation of bodywork in multiple sclerosis. *J Altern Complement Med.* 1999;5:237–243.

Korner AF, Guilleminault C, Van den Hoed J, Baldwin RB. Reduction of sleep apnea and bradycardia in preterm infants on oscillating water beds: a controlled polygraphic study. *Pediatrics.* 1978;61:528–533.

Pederson DR. The soothing effect of rocking as determined by the direction and frequency of movement. *Can J Behav Sci.* 1975;7:237–243.

Rood M. The use of sensory receptors to activate, facilitate, and inhibit motor response, autonomic and somatic, in developmental sequence. In: Sattely C, ed. *Approaches to the Treatment of Patients with Neuromuscular Dysfunction.* Dubuque, IA: William C. Brown; 1962.

Ter Vrugt D, Pederson DR. The effects of vertical rocking frequencies on the arousal level of two-month old infants. *Child Dev.* 1973;44:205–209.

Tolle R. The trager approach. *Massage Ther J.* 2005;44:60–67.

Wyke BD. Articular neurology and manipulative therapy. In: Glasgow EF, Twomey LT, Scull ER, et al, eds. *Aspects of Manipulative Therapy.* Edinburgh: Churchill Livingstone; 1987.

第12章

叩击技术

叩击技术是指通过可控的叩击动作叩击身体使组织发生快速形变从而达到放松目的的一种按摩方法。这些技术增强了气道的通畅性,减少或提高神经肌肉的强度,提高灵活性。本章主要介绍了各种叩击技术的操作方法以及临床应用。其中一节进一步研究了每种方法的疗效和依据、注意事项和禁忌证,以及在治疗中如何使用这些技术。

表 12-1　叩击技术疗效总结

效果	技术		
	拍法	敲击法	其他叩击疗法
加强气道通畅/分泌物的排出	√	?	?
增强呼吸/气体交换	√	?	?
减少气道不通畅所致的呼吸困难	√	?	?
通过强刺激达到镇痛作用	p	p	p
全身性及感觉性的觉醒程度以及敏感度提高	p	p	p
纠正中枢神经系统紊乱患者神经肌肉紧张	?	p	p
改变中枢神经系统紊乱患者运动反应	?	p	p
平衡中枢神经系统紊乱患者主动肌/拮抗肌功能	?	p	p

√:疗效已在本章的研究中得到证实; P:疗效有可能出现; ?:治疗结果尚有争议(治疗效果缺失或无疗效)。

叩击法:基本原理

定义

叩击法:重复地有节律地轻轻拍打[1-11]。

应用

医师可使用多种形式的叩击法,如使用本体感觉刺激术来促进呼吸道通畅,以提高觉醒度并减轻疼痛。

触诊练习

1. 通过指尖触摸,以不同的力度按压全身各部位,评估皮下脂肪层、浅层肌肉及深层肌肉的厚度。

2. 将一本详尽的解剖书作为参考,分别画出被治疗者处于俯卧、仰卧、侧卧位或是如图12-14中的任意体位做引流法时肺与肺叶的位置。

 思考题

叩击法通常被合并作为刺激按摩的一部分。一般在什么情况下,患者可能会从提高灵活性中受益?

执业要领	
叩击技术	
患者资料	某患者总是在下午进行重要商业会议之前接受午间的按摩治疗。他通常需要对神经肌肉与结缔组织进行深层叩击按摩,以解决刺激肌力增高及背、颈部肌肉的紧张。
	■ 患者想要医师对他经常不适的部位进行治疗
	■ 他不希望治疗后有疲惫感,因为要在下午表现得出色点
主观症状	■ 活动范围:肌紧张相对明显,颈部活动范围轻度受限(少于10%)
客观发现	■ 不使用具有明显镇痛效果的方法也有可能解决患者肌力增高及活动范围受限的问题,例如:避免使用热法、深部按压、持续局部按压、直接筋膜技术、振摇和在骶骨周围按摩
治疗方法	■ 操作方案应该包括:皮肤推捏法、全面的神经肌肉技法及振动法。操作的深度在浅表组织,并且以略快于平常1~2次/秒的速度击打。使用有效的伸展技术如保持放松的方法来治疗患者
	■ 每个部位的操作结束后,用指尖轻抚或叩击几分钟

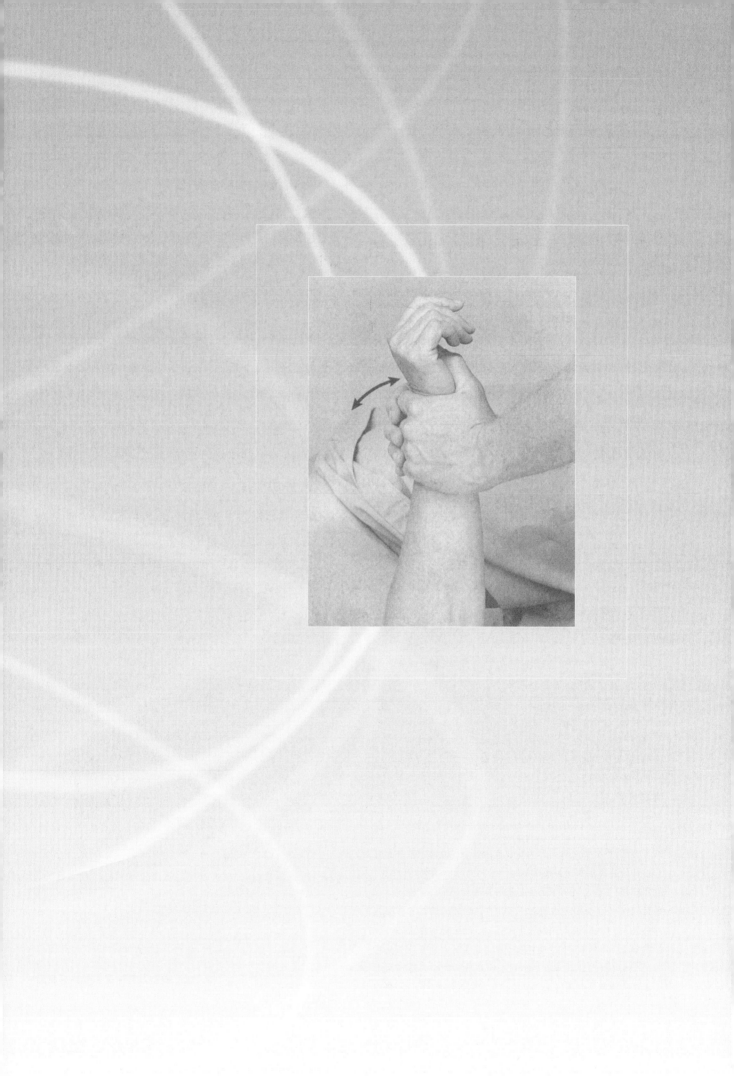

叩击法：技术

手法技术

手的接触面与不同形式叩击法的使用

我们对本节描述的不同形式叩击法根据运用时所需的力度大小进行分类；每种形式叩击的刺激量随操作力度、治疗部位及操作速率的不同而改变。图12-1至图12-13显示了各种不同形式叩击法中手的姿势和接触面，以及医师对身体不同部位的操作。

拧按法（图12-1和图12-2）[2]

使用拇指、食指和中指指尖轻轻提捏或弹拨患者的组织。这是唯一使组织与体表分离的叩击技术，而其他叩击法中组织都是被挤压的。拧按法通常用于面部。

敲击法（图12-3和图12-4）[2,6,8-11]

像敲击键盘一样的动作方法，保持腕部与前臂垂直，使用指尖或指垫来轻轻敲击患者的组织。在点劈法中，把指尖聚拢在一起，伴随着腕部的轻微运动来敲击患者的组织[1]。敲击法与点劈法主要用于神经肌肉的恢复治疗中，也适用于面部。

劈法（图12-5和图12-6）

举起双手，手指、手腕和手掌放松。双手贴近掌心相对。用小指与手的尺侧作为着力面，也有作者建议使用中指的背侧面作用于着力面[6]。双手交替做轻快而有节律地拍打[1]。由于劈法具有温和的刺激效果，所以可以在（除头部以外的）身体的大多数部位使用。

掌击法（图12-7和图12-8）[2,8,11]

手和手指放松上举，用完全打开的手掌面来接触患者的皮肤。该法适用于身体大面积的平坦部位，如后背或大腿，此时会产生更大的刺激性效果。

框12-1　叩击法的操作要点

接触部位：手指、指尖、手的尺侧、手掌、手掌根、指间关节的背面，以及以上各种不同部位的结合

力度：轻至重度

作用部位：表层皮下组织（稍轻型）；深层肌肉及脏器，如肺（稍重型）

方向：接触性击打与放松性击打要求垂直于患者身体表面（较重的击打除外）

幅度/长度：N/A

速率：双手2~10圈/秒或者更久

持续时间：30秒至20分钟，或更长时间

结合方法：叩击法的不同形式均可彼此结合，但不可与叩击法以外的其他按摩方法结合

联用操作：各种形式的叩击法不能与其他按摩技术结合

前后操作：叩击法可以在多种方式中广泛使用。因其具有刺激效果，主要被用在局部或全身按摩后，而且通常会在运动治疗前，这样可以提高运动效果。最后，在患者处于完全或有所改变的体位引流姿势时，可以和弹动肋骨的振动按摩法以及胸廓的快速按压法与节律性运动交替使用

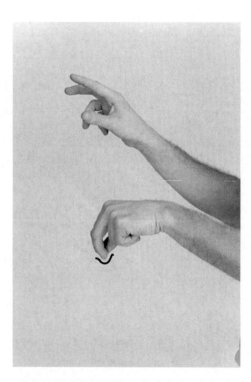

图12-1　拧按法的手势与接触面。操作者向上提起或弹拨肌肉组织。

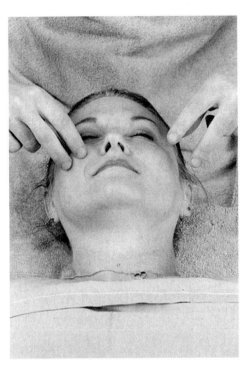

图12-2　拧按法在面部的使用。

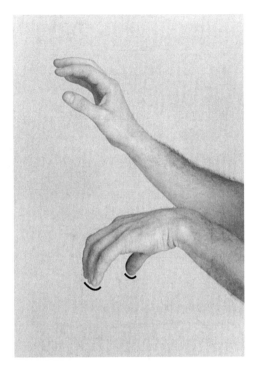

图12-4　点劈法的手势与接触面。

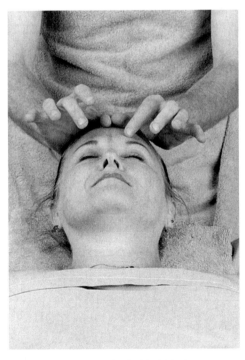

图12-3　面部单手指敲击法。

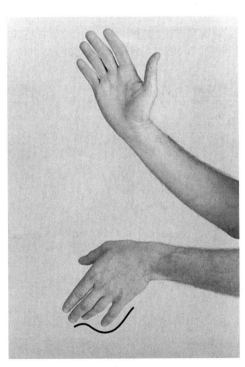

图12-5　劈法的手势与接触面。

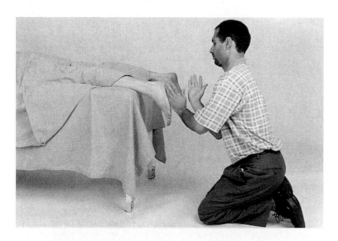

图12-6 劈法作用于足底可以轻轻唤醒睡着的患者。

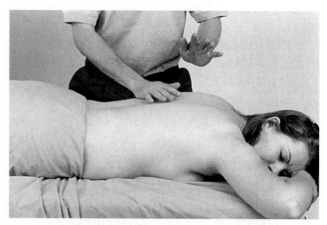

图12-8 掌击法在裸露的皮肤上会产生刺激性效果。它只适合较大且平坦的部位，如背部。

拍法（图12-9和图12-10）[1,2,5,6,8-10]

很少有资料区别叩击法与拍法[2]。本书认为二者是一致的。将你的手势做一个中空的变形，使其在叩击时不会因空气冲击而变形[1,4]。为了使手弯成杯状，需将掌指关节屈曲约45°，指间关节适当伸展，拇指和其余四指内收。手的弯曲程度应该随机体受术部位而调整。例如，在胸背侧较平坦的皮肤表面，手应该稍平展；而在胸廓外侧面这种弯曲的地方，手也应该更弯

曲[4]。尽可能地放松腕部，且要避免大幅度的前臂运动，因为这会引起手臂疲劳。当要进行体位引流法以增强呼吸道的通畅性时，可以选择拍法。但运用此法不可用力过大或速度过快[4]。也可以在除胸部以外的其他部位使用拍法技术，如在大肌肉群上运用[1]。

敲打法或敲击法（图12-11和图12-12）[1,2,8]

手握空拳，然后用掌根和指间关节的背侧面来敲击肌肉丰厚处或者骶骨。在使用敲击法时，力度可以比拍法更大，因为敲击法适用于大肌群，而拍

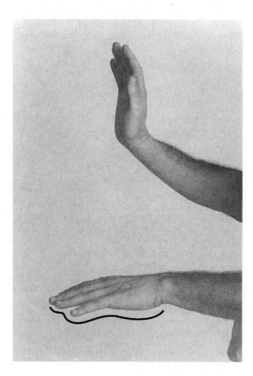

图12-7 掌击法的手势与接触面。

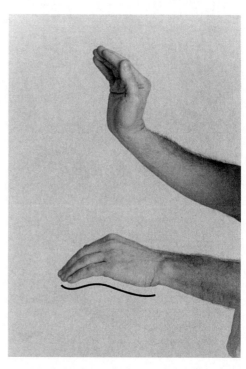

图12-9 拍法的手势与接触面，只用手的边缘接触患者。

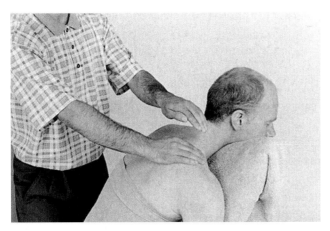

图12-10　拍法应用于右肺叶的后顶部。

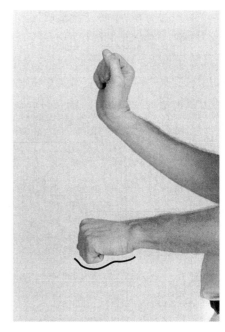

图12-11　敲打法的手势与接触面。

法适用于浅层肌肉,如胸廓表面,其上覆盖的肌肉较少[1]。

捶法(图12-13)[1,2,8,10]

手握空拳,以手的尺侧面为着力面[1]。肘关节屈曲,双手在正中线附近。当击打患者时,在矢状位做胸至腹部的往返运动。这种方法适用于大而厚的肌群,如臀部与大腿后部的肌肉。

注意:有些作者认为在体位引流法与叩击法中使用的按压法与振动法也是叩击的一种方法[5,6]。第9章"神经肌肉按摩疗法"中描述了按压法,第11章"被动运动技术"中描述了振动法与振摇法。

各种形式叩击法的手法技术

1. 对于所有形式的叩击法,都要在保证着力面稳定的同时尽可能保持手腕与手的松弛。叩击法只需要手指与手腕较小幅度地摆动。可结合前臂、腕关节活动及肘关节屈伸来用力。

2. 按摩时,手法要轻、快、稳。双手操作,当达到快而稳的节奏时交叉双手进行叩击。掌握这种节奏感需要大量的练习。记住一点,操作时速度的稳定比提高速度更重要。因此,先要力求平稳,然后才可以提高操作时的速度。当双手操作时,频率保持3~8Hz。

3. 叩击法的形式及其使用力度必须与受术部位组织的厚度、类型及敏感度相适应。在面部及没有骨骼保护的部位用力宜轻;在前臂或者筋膜密集处,用力适中;在如臀肌的大肌肉群表面用力宜重。叩击的

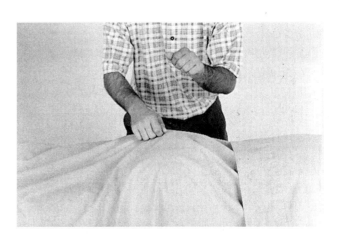

图12-12　用力敲击只适用于如臀肌等大型肌肉。

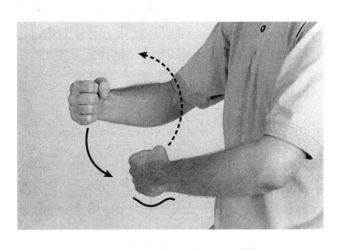

图12-13　捶法的手势、移动方向及接触面。

力度还应与患者的身材、年龄及健康状况相适应。

4. 应避免同一部位叩击操作持续数秒以上，因为这会让患者感觉不适。相反，在重点部位操作时，手的运动可以按环形或平行线这种连续的形式进行[1,4]。

5. 运用叩击法时，可以使用罩衣、床单或毛巾来减小刺激。

6. 操作时避开锁骨等骨性突起及乳房组织。如果患者的乳房较大，可以让患者用手托起乳房移开治疗部位。另外一种方法是可以调整她在治疗台上的位置，例如采取侧卧位，以使其乳房离开治疗部位。

叩击法是如何起效的

叩击胸部时，"杯"状手势可以使气流撞击胸廓产生振动，这种振动穿过胸壁与肺组织[1]，从而去除粘连在支气管上的黏性物质[1,8,11]。使用促进神经肌肉的叩击时，可通过反复刺激神经肌肉内的牵张感受器（肌梭）来达到效果[1,8,11]。叩击的强烈刺激可引起广泛的反射反应，从而提高肌肉的灵敏性[8,11]。最后，疼痛的减轻可能是由于脊髓的门控机制[1,11]。

医师的体位和动作

1. 治疗四肢与躯干部时，医师直立或屈膝站立，与治疗部位肌肉长轴保持一定角度，如第6章"按摩的准备及体位调整"（图12-8至图12-12）。倾向于目标组织的类似捶法的重度叩击或新生成一个速度更快的手法（图12-6）。

2. 保持肘部屈曲，弯曲程度依据叩击的形式、部位、患者的体型及所选择的体位而调整（图12-6、图12-8、图12-12和图12-13）。上臂保持不动，配合前臂、肘及腕关节活动，可以产生较重的叩击力。叩击时，腕关节屈伸，同时肘关节小幅度屈伸。使用较重的叩击力时，可以在保持上臂固定的情况下结合其他部位的运动。击打时，首先进行腕部的屈伸活动，再进行少量的肘部伸展活动。

3. 在叩击治疗的全过程中，医师保持肩膀、肘及腕部放松状态[1,4]。

4. 在运用较长时间（25~40分钟）的叩击法（拍法）时，体力要求较高，医师应时常改变姿势，最大限度地降低长时间固定姿势造成的机械拉伤（图12-14）。

触诊

由于医师的手与患者皮肤接触一次的时间不到1秒钟，不可能进行具体的触诊，但可以通过接触大致了解治疗部位皮肤的弹性。这种弹性会根据治疗部位局部皮下脂肪的含量、静息状态下肌肉紧张度及骨骼结构而变化。

观察

操作过程中，要观察患者的情况，注意正确操作时的一些征象。

1. 由于冲击力的作用，各种形式的叩击法都会产生某种特征性声音。例如，在健康皮肤组织上，会产生一种空荡的回声，这是由于气体在弯曲的手与胸壁之间回响。如果用平拍法，这种声音将不会出现，而且更重要的是，该手法的作用可能无法达到肺组织所需的深度。记住一点，掩法撞击时产生的声音，如不清晰的、响亮的或是很响亮的，不能作为评估受术者下层组织健康情况的可靠方法[12]。

2. 在运用体位引流法与叩击法的过程中，聆听并观察患者的呼吸、咳嗽与吐痰情况[4]。

3. 在运用体位引流法与叩击法的过程中，观察患者的面部表情以判断是否舒展[4]。

4. 在运用反射刺激的叩击法时，注意患者的觉醒、应激或疼痛的表现。

与患者的交流

与患者交流并告知其做好治疗前的准备，还可以在操作时得到有关患者舒适度的反馈信息。以下是一些可供参考的交流方式。

概述

1. "我要开始叩击了。"与其他按摩手法不同，即使轻柔的叩击手法也会产生突然的感觉变化，所以当开始叩击时应告诉患者。当运用掩法或拍法时，也应该提醒患者对此操作中的声响做好准备。

2. "你感觉舒服吗？"或者"你需要休息一下吗？"由于运用叩击法时刺激性较大，因此应确保患者不会因为治疗而产生疼痛，尤其是在进行较长时间的叩击

气管引流法

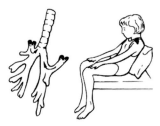

上肺叶顶部

床或引流桌平置。

患者向后倾斜靠在枕头上与医师成30°角。

医师在锁骨与两边肩胛骨最高点之间的部位，可以使用明显弯曲的手形来拍打。

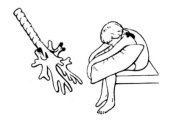

上肺叶后部

床或引流桌平置。

患者先在折叠的枕头上倾斜30°角。

医师站在后面，拍打患者两侧的后背上部。

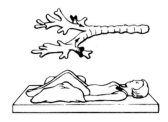

上肺叶前部

床或引流桌平置。

患者平躺，将枕头置于双膝下。

医师拍打每一边锁骨与乳头之间的部位。

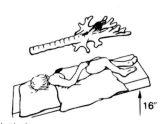

右中肺叶

将床或桌脚升高16英寸（约0.4m）。

患者躺，面朝左。然后向右后位旋转1/4周，枕头可置于肩部至臀部的下方，双膝屈曲。

医师在右乳头部位拍打，对于有乳房发育或是乳房比较敏感的女性患者，在腋窝下方拍打时，手应成凹面，掌根用力。在乳房的正下方时，手指稍微平展。

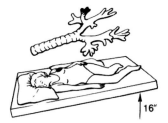

左肺上叶舌支段部位

将床或桌脚升高16英寸。

患者平躺，面朝右。然后向左后旋转1/4周，枕头可置于肩部至臀部的正下方，双膝屈曲。

医师在左乳头部位用中等弯曲的手拍打，对于有乳房发育或是乳房比较敏感的女性患者，手应再弯曲些，在腋窝下方掌根用力，在乳房的正下方，手指稍微平展。

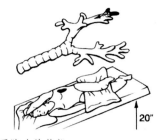

下肺叶前基部

将床或桌脚升高20英寸（约0.5m）。

在偏下的胁肋上手轻微弯曲（图中所示的是对于左前基部的引流，对于右前基部的引流，患者应以同样的姿势面朝左躺着）。

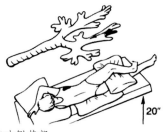

下肺叶侧基部

将床或桌脚升高20英寸。

患者俯卧，头朝下。然后向后上旋转1/4周。大腿屈曲，其下置一枕头作为支撑。

医师拍打较低胁肋的最高突出地方（图中所示的是对右侧基部的引流，为了进行左侧基部的引流，患者应以同样的姿势躺在右侧）。

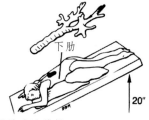

下肺叶后基部

将床或桌脚升高20英寸。

患者俯卧，头朝下。将枕头置于臀部下方，医师拍打两边靠近脊柱的较低处的肋骨。

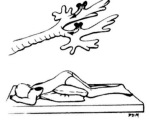

下肺叶上部

床或桌平置。

患者俯卧，头朝下。在臀部下方放置两个枕头。

医师拍打背中部脊柱两边的肩胛骨末端。

图 12-14　成人的体位引流姿势。(Reprinted from Rothstein J, Roy S, Wolf S. The Rehabilitation Specialist's Handbook. 3rd ed. Philadelphia: FA Davis; 2004 with permission of FA Davis.)

时。

3. "这会让你哪里不舒服吗？"无论选用叩击法的目的是什么，都不应该让患者感到疼痛或者有何不适[4]。

拍法与体位引流法结合以增强呼吸的通畅性

1. 在拍法操作的过程中，患者可能会引发自发性咳嗽，这种咳嗽、用力呼气和排痰是好现象。要给患者提供贮痰器，并且应按照相关标准和预防措施处理排出物。

2. 长时间的体位引流与叩击法(长达40分钟)对患者与医师来说均是一项耗费体力的介入治疗方法，因而每隔几分钟评估一下患者的舒适情况与疲劳程度。

3. 在体位引流法与叩击法治疗后的1小时内，黏液可能继续移动[4]，所以必要时，可鼓励患者在治疗后咳嗽或排痰。

 叩击法的操作顺序

操作时间:每人20分钟。

由于叩击法是一种耗费体力的手法，因此操作过程中不要连续使用，可以在治疗过程中使用不同形式的叩击法。在两种不同形式的叩击法之间使用广泛按压法来放松手和手臂。

俯卧位

后背与臀部很适合做叩击法练习，暴露一侧皮肤，对侧用物品遮盖。两侧操作，并根据患者对敲击的反应来判断疗效。

开始时首先在治疗部位用广泛按压法拍打1分钟，再揉捏1分钟，最后按压1分钟。

然后交替使用以下手法:

- 敲击法;
- 点劈法;
- 劈法;
- 掌击法;
- 叩击法;
- 敲打法(只对臀肌适用);
- 捶法(只对臀肌适用)。

两手交替按压，并逐渐加大叩击力度，最后以按压法结束。询问患者，抬起的一边与垂着的一边身体上使用叩击时有何不同。询问患者关于不同形式叩击法的感觉以及叩击治疗过程中遮盖与未遮盖的两边有何不同。

进一步研究:探索在神经支配更密集的区域(如面部和手部)使用轻叩法的力度，每一个部位分别可以承受多大的叩击力度？运用/禁用哪种叩击方法？

 成人体位引流与叩击法的操作顺序

操作时间:每人30分钟。

你需要一个铰接式的斜面治疗桌或治疗床，这样可以满足在采用不同体位时所要求的高度。如果不具备条件，可以估计一下位置，使用8个或更多的标准枕头代替[4,13]。

回顾患者既往史中的各种因素，以便在必要时减少叩击力度(参见本章后面的"注意事项和禁忌证")。注意在肺引流体位中，头朝下的倾斜姿势将会使血压升高，对高血压患者应谨慎[1,4]。

记住避开肩胛骨、锁骨及乳房组织。如果患者乳房较大，要求她托住乳房组织使其远离治疗部位，肋骨游离端要谨慎。

如果时间允许，可能会更多地运用图12-14列出的全套技法。在临床治疗中，一种姿势应保持5~10分钟或者更长，可以在小范围内连续拍打3~5分钟，接着进行振法与呼吸运动。在操作过程中，可以缩短每种方法的操作时间以选择更多的治疗方法。

1. 假设一种体位引流姿势(图12-14)。

2. 在肺部相应部位以稳定的节奏连续拍打1~2分钟。

尽量使用杯状手势，产生特征性的回声，而对于手较大的医师来说可能不出现相应的回声。对于较小的区域，仅使用单手杯状叩击，运用捶法或劈法。

3. 在每个深吸气的顶峰时，开始使用按压法与粗振法，并在接下来的整个呼吸过程中持续使用。当患者开始呼气时，按压相应肺部的胸廓，在整个呼吸过程中使用粗振法持续按压，减轻压力以使患者吸入气体，引导患者用力呼气或者发"啊"音[8]。必要时引导患者咳出痰。

4. 另一种方法是在每个按压击打弹动[4]之间放松一下，进行反复地快速按压。引导患者用力呼吸或者发"啊"音，并在必要时引导患者咳出痰。

5. 在肋部进行振摇法或者有节奏地移动胸廓，使用这种方法以便患者与医师适当休息来进行更有力地按摩。

治疗完肺段后变换体位。在治疗结束前,患者取俯卧位并进行5分钟的按摩以镇静。最后,让患者坐起来,然后按照给出的指南进行护理操作。

叩击法:深入研究与实践

名称和起源

叩击法又称为"叩抚法"[1-11],两个术语的应用范围一致,但不同的名称通常用于不同形式的叩法,例如拍法有时也称为"扣法"[1,8,10]。这章前面有关手法技巧的部分使叩法的各种形式有了替代名称。

疗效和证据

不同形式的叩击法有不同的效果,临床医师可以用于清除气道治疗,也可以用于本体感觉的刺激方法,或者作为提高唤醒水平和缓解疼痛的方法。临床医师使用叩击法,通过拍打法的机械力作用松动肺内分泌物,以利于气道清除,常在有大量的黏液物质分泌的临床情况下使用[1,4,14]。在传统的心肺物理治疗中,叩击法与体位引流法结合运用,且可以在其后使用或轮流使用胸腔振动法或胸腔迅速按压法与释放法(又称肋骨"弹击法"或"振动法")[1,4,14]。体位引流法有其操作规范、禁忌证及疗效[4]。研究表明,体位引流法与叩击法的整个流程促进了黏液在支气管树向头部方向的运动,并且有观点[21]认为这种方法可提高对痰的清除率[15-20]。在有大量痰的情况下,这种方法的效果更加显著[22,23]。由于近年来许多用于气道清除技术的出现,体位引流法与叩击法的使用会有所减少[15-17,24-31]。

关于研究中叩击法与体位引流法的度量标准是否相关,仍然存在争议。例如,尽管患者在痰液清除后会感到舒适[16],但最近仍有评论质疑在支气管的研究中将患者排痰量作为一种有效可观察指标是否合理[15,32,33]。其他作者认为,血氧可作为衡量肺功能的一个更有效指标[14,18,32,34];然而血氧提高与痰清除的关系仍不明确[14,15,35]。另外,有关体位引流法与叩击法对肺功能检测的研究结果在几种临床条件下是不确定的:在外科[36],肺不张患者的危急状态[14,24,27],做过机械通气的儿童[38],以及有慢性支气管与慢性支气管扩张的患者。在治疗囊肿性纤维化[16,17,39,40]和一些罕见的肺部疾病时[41],尽管其他方法可能也有排痰作用,但叩击法仍然非常有效[42]。

几篇按摩的文章表明,当在肌腹与肌腱部位运用叩击法时,可以引起牵张反射并使肌肉的收缩与舒张更容易[5,8,10]。另外,Bobath和Rood的传统物理治疗方法用于肌肉或肌腱上也加入各种形式的叩击法,尤其是叩法,可以提高神经肌肉的紧张性,并且可以提高患有神经系统疾病的患者(如肌肉痉挛患者)的正常活动能力[43]。然而,其他资料认为叩击肌腱或肌肉可能会因为刺激皮肤感受器对局部肌肉及协同肌群的收缩活动起到抑制作用[44,45]。

临床医师认为叩击法可以引起兴奋,而且这种效果很可能随着运用的部位、力度与持续时间的不同而改变[1,2,5,6,8-10]。这可用来解释为什么在赛前运动按摩或结束镇静按摩时,会使用叩击法来提高患者的唤觉水平[2]。相比而言,Frown-felter[4]认为持续使用节律与速率一致的拍打法可能会有一种放松的效果。

叩击法可以产生不同的作用,它可使局部充血[5,10]。当叩击法与其他按摩方法一同使用时,可以产生一种短暂的高刺激性的镇痛感,适用于缓解神经痛或截肢手术患者的痛苦[1]。最后,机械叩击对短期高强度肌肉活动的恢复没有改善作用[46]。表12-1总结了叩击法的主要效果。

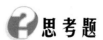 **思考题**

使用叩击法可促进对神经系统疾病患者的运动准备,依据是什么?

注意事项和禁忌证

医师需要通过临床训练和监督实践来掌握叩击

法的正确使用方法。当处理某些疾病时可能需要高级训练。按摩技术中所涉及的全身和局部禁忌也适用于叩击法（见第3章"按摩的临床决策"）。运用叩击技术时，不应引起患者的痛苦与不适，应尽量避免治疗后红斑及患者的不适感，出现这种结果表明技术使用不当[4]。可以把床单或者外罩类的薄织物置于医师的手部与患者的皮肤之间，这样可以降低患者的皮肤敏感度，并且不会降低手法的力度[1,4]。至于叩击法的使用也有几项特殊禁忌。

　　在下列情况中禁止使用叩击法：有严重的肋骨骨折，未经处理的气胸，确诊或疑似动脉血栓或肺部栓塞，出血倾向，胸部和脊柱手术后[1,4]，不稳定性心脏病，以及哮喘的急性发作期[47]。体位引流法所需要的体位变化可能会引起氧需求量的增加、二氧化碳的释放、血压的变化和心输出量的变化[1,48]。因此，使用头朝下的姿势时必须谨慎，尤其是有高血压或严重头部创伤史的患者[1,4,49]。单独使用叩击法也可以使心率加快、血压上升[1,34]。操作应由熟练掌握操作技巧和标准的医师来完成。对于急重症患者，可以施行体位引流与叩击法[1,4,15,49]，如密切监测患者是否血氧不足，以便增加给氧量[19]。这种方法只可用于肺部痰量增加的患者[19]。最后，虽然体位引流法与叩击法均不会加重胃食管反流[50]，但是要避免在患者饭后进行治疗[4]。

　　在胸廓以外的其他部位使用叩击法时，有额外的禁忌证和注意事项。首先，在普通或严重的急性或亚急性创伤时，临床医师即使很轻地叩击也有禁忌[1]。对于有肌肉痉挛或运动后抽筋，以及活跃触发点或有潜在触发点的肌肉，应慎用叩击法[1,10,51]。另外，在骨性突起部位如锁骨及脊椎骨使用叩击法时也应谨慎。最后，有以下情况时应减小叩击力度或者避免使用此技术：在肌肉紧张和（或）大部分不太正常的肌肉、肾表面、在浮肋及其以下的周边区域、身体或其他方面过度劳累的患者，面部，以及其他高度敏感的部位[1,2,4,8-10]。

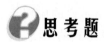

思考题

　　为什么临床医师在活跃的或潜在的触发点上要避免使用叩击法？

叩击法在治疗中的运用

体位引流与叩击法

　　1. 有几种不同的方法可以使痰更容易稀化和清除。可能的话，让患者在治疗前30~60分钟喝水[4]。吸入蒸汽可以降低黏液的黏性，也可以扩张支气管。超声雾化吸入疗法可促进黏液的液化和移动[4]。在患者的前胸或后胸部使用温热治疗法之前可反射性地扩张支气管，前提是对患者的病情是适用的[52]。

　　2. 在体位引流及叩击过程中，按照体位引流的姿势顺序给患者选择体位（图12-14）。随意且有变化的体位引流姿势与传统体位引流姿势一样有效[4,37]。

　　3. 拍打法同时配合广泛按压法及胸廓振摇法。

　　4. 振摇同时，患者配合用力呼吸、咳嗽及喘息，或者咳嗽及听得见的粗喘[1,4,8]。

　　5. 抽痰抽吸法的运用[15]，例如改良的呼吸正压通疗法的机械通气法[17,25,40]，以及其他如循环膨胀气动带[25]机械法，均可用于肺不张或其他病情严重的患者。

体位引流与叩击治疗后

　　1. 在治疗结束后，按照要求鼓励患者吐痰和休息[4,26,53]。

　　2. 指导患者进行咳嗽刺激，并告知其有效的咳嗽方法[15]。

3. 患者可以从学习以下运动中获益：胸壁运动、呼吸功能锻炼、健身操康复锻炼、重建条件反射康复锻炼、神经肌肉放松及体位锻炼[1,7,17,53]。

4. 指导患者进行自我引流[25]。

5. 患者也可能从拍击胸部的手法中受益，尽管还没有研究持续显示它可以提高痰的清除率或者氧饱和度的水平[54]。

对神经肌肉紧张性的增强与抑制作用

1. 使用关节牵引和类似方法快速伸展、对抗、适当地振动、轻触及反复拂拭来增强神经肌肉紧张性，并促进有神经系统疾病患者的运动[43,55]。

2. 特殊按压（抑制的压力），缓慢地击打表面、静态接触（"持续接触"）、长时间寒冷及中度的温暖技术可以用来抑制神经肌肉的紧张性，并促进有神经系统疾病患者的运动[43,55]。

提高唤醒状态

普遍推广深受患者喜爱的有叩击击作用的器械。由于这些机械会产生很有力的叩击，因此在使用前仔细查看其禁忌证和注意事项（例如，有活跃或潜在触发点存在时）。

临床案例

现病史

一名患有囊性纤维化的10岁儿童，突发急性支气管炎，被收入急症监护病房。现已经被转到内科治疗，处于后期治疗阶段。

主观症状

■ 主诉休息和活动时呼吸急促。

■ 使用Borg自感用力评定量表[56]测定为自感呼吸困难。

客观情况

损伤

■ 排痰量增加。

■ 持续性的排痰性咳嗽。

■ 由于排痰量增加、低效咳嗽或其他气道净化方式引起的低效/无效气道净化力。

■ 在呼吸过程中，胸廓的前后径会增加，与此同时，胸腔的侧肋膈会有所扩张。

■ 在呼吸过程中，会有辅助肌与肋间肌参与的胸骨呼吸方式。

■ 在听诊的整个通气过程中，会有间歇的多种哮鸣音与湿啰音。

■ 在肺呼吸量功能测试中，呼吸中期流量速率会降低。

■ 胸部X线片检查显示过度充气、细支气管周组织增厚、隔膜变扁、肺上叶支气管明显扩张。

功能限制

■ 因呼吸急促，步行限制在15米左右。

■ 不能够完成日常生活的活动，如穿衣；因呼吸急促而影响休息。

■ 进行各项功能活动时耐受能力减弱，氧饱和度降低。

分析

治疗依据

加强气道净化能力,减轻呼吸困难,增加胸廓活动度。

损伤	按摩的作用和效果
■ 气道清除受限	■ 加强气道清除能力
	■ 初期治疗;利用拍打法直接促进痰移动,尤其是在体位引流法中运用
■ 胸廓活动度降低	■ 提高胸廓活动度
	■ 初期治疗;利用按摩手法直接作用于肋间肌、辅助呼吸肌和隔膜萎缩;增加胸肋活动度:肋椎活动度和肋软骨关节活动度以直接作用于"肋骨弹动"
■ 辅助呼吸肌的使用	■ 减少辅助呼吸肌的使用
	■ 二期治疗;附属肌肉的使用反映了辅助呼吸肌参与呼吸活动,说明了呼吸用力[3,4];可以减少使用的按摩手法的影响包括减少辅助呼吸肌萎缩,促进放松,减少焦虑
■ 呼吸急促	■ 减轻呼吸急促
	■ 二期治疗;通过按摩的间接影响来促进放松,减轻焦虑,提高气道清除水平
活动受限	**功能效果**
■ 减少走动	■ 患者可以移动约30.5m并且氧饱和度没有降低,没有呼吸急促的主诉
■ 自理活动时呼吸急促	■ 能够完成自理活动,如穿衣;没有呼吸急促的主诉
■ 自理活动时耐受能力弱	■ 患者在自理活动和移动时可以保留适当的体力
计划	
按摩技术	■ 体位引流时胸部拍打
	■ 肋骨弹动
	■ 粗振法与胸廓广泛按压相结合
	■ 揉捏法应用于前后肋和颈部肌肉
	■ 紧贴于胸膛
	■ 斜角肌肌肉剥脱
	■ 下部肋骨边缘和肋间隙采用直接筋膜法
其他适当的技术和治疗[57]	■ 有效的咳嗽技法
	■ 通过受迫呼气或可闻及的吹气改善气道清洁度
	■ 使用正性呼气压力面罩
	■ 腹式呼吸训练
	■ 步行及日常生活活动中的能量保存技法教育
	■ 梯度治疗性练习项目
	■ 鼓励补液疗法
	■ 家庭治疗项目中的自我管理的体位引流法和机械性叩击疗法的评估

参考文献

1. de Domenico G, Wood EC. *Beard's Massage.* 4th ed. Philadelphia: WB Saunders; 1997.
2. Benjamin PJ, Tappan FM. *Tappan's Handbook of Healing Massage Techniques.* 4th ed. Upper Saddle River, NJ: Pearson Prentice Hall; 2005.
3. Frownfelter DL, Dean E. *Principals and Practice of Cardiopulmonary Physical Therapy.* 3rd ed. St. Louis: CV Mosby; 1996.
4. Frownfelter DL. *Chest Physical Therapy and Pulmonary Rehabilitation: An Interdisciplinary Approach.* Chicago: Year Book; 1987.
5. Holey E, Cook E. *Evidence-Based Therapeutic Massage.* 2nd ed. Edinburgh: Churchill Livingstone; 2003.
6. Hollis M. *Massage for Therapists.* 2nd ed. Oxford, England: Blackwell Science; 1998.
7. American Physical Therapy Association. Guide to Physical Therapist Practice. 2nd ed. Alexandria, VA: American Physical Therapy Association; 1999.
8. Fritz S. *Mosby's Fundamentals of Therapeutic Massage.* 3rd ed. St. Louis: Mosby; 2004.
9. Loving J. *Massage Therapy.* Stamford, CT: Appleton & Lange; 1999.
10. Salvo SG. *Massage Therapy: Principles and Practice.* 2nd ed. Philadelphia: WB Saunders; 2003.
11. Yates J. *A Physician's Guide to Therapeutic Massage.* 3rd ed. Toronto: Curties Overzet, 2004.
12. Soh TS, Soh SC, Ng LL, et al. Inter-rater reliability of percussion note as a respiratory assessment tool. *Physiother Singapore.* 1998;1:9–12.
13. Wood EC, Becker PD. *Beard's Massage.* 3rd ed. Philadelphia: WB Saunders; 1981.
14. Ciesla ND. Chest physical therapy for patients in the intensive care unit. *Phys Ther.* 1996;76:609–625.
15. Jones AP, Rowe BH. Bronchopulmonary hygiene physical therapy in chronic obstructive pulmonary disease and bronchiectasis. *Cochrane Library (Oxford).* 1998;1–3.
16. Ambrosino N, Callegari G, Galloni C, et al. Clinical evaluation of oscillating positive expiratory pressure for enhancing expectoration in diseases other than cystic fibrosis. *Monaldi Arch Chest Dis.* 1995;50:269–275.
17. Thomas J, Cook DJ, Brooks D. Chest physical therapy management of patients with cystic fibrosis. A meta-analysis. *Am J Respir Crit Care Med.* 1995;151:846–850.
18. Gallon A. Evaluation of chest percussion in the treatment of patients with copious sputum production. *Respir Med.* 1991;85:45–51.
19. Connors AF Jr, Hammon WE, Martin RJ, Rogers RM. Chest physical therapy. The immediate effect on oxygenation in acutely ill patients. *Chest.* 1980;78:559–564.
20. Jones A, Rowe BH. Bronchopulmonary hygiene physical therapy in bronchiectasis and chronic obstructive pulmonary disease: a systematic review. *Heart Lung.* 2000;29:125–135.
21. van der Schans CP, Piers DA, Postma DS. Effect of manual percussion on tracheobronchial clearance in patients with chronic airflow obstruction and excessive tracheobronchial secretion. *Thorax.* 1986;41:448–452.
22. Davis K Jr, Johannigman JA, Campbell RS, et al. The acute effects of body position strategies and respiratory therapy in paralyzed patients with acute lung injury. *Crit Care.* 2001;5: 81–87.
23. Fink JB. Positioning versus postural drainage. *Respir Care.* 2002;47:769–777.
24. Raoof S, Chowdhrey N, Raoof S, et al. Effect of combined kinetic therapy and percussion therapy on the resolution of atelectasis in critically ill patients. *Chest.* 1999;115:1658–1666.
25. Hardy KA, Anderson BD. Noninvasive clearance of airway secretions. *Respir Care Clin North Am.* 1996;2:323–345.
26. McIlwaine MP, Davidson AG. Airway clearance techniques in the treatment of cystic fibrosis. *Curr Opin Pulm Med.* 1996;2: 447–451.
27. Thomas J, DeHueck A, Kleiner M, et al. To vibrate or not to vibrate: usefulness of the mechanical vibrator for clearing bronchial secretions. *Physiother Can.* 1995;47:120–125.
28. Pryor JA. Physiotherapy for airway clearance in adults. *Eur Respir J.* 1999;14:1418–1424.
29. McIlwaine PM, Wong LT, Peacock D, Davidson AG. Long-term comparative trial of conventional postural drainage and percussion versus positive expiratory pressure physiotherapy in the treatment of cystic fibrosis. *J Pediatr.* 1997;131:570–574.
30. Oermann CM, Sockrider MM, Giles D, Sontag MK, Accurso FJ, Castile RG. Comparison of high-frequency chest wall oscillation and oscillating positive expiratory pressure in the home management of cystic fibrosis: a pilot study. *Pediatr Pulmonol.* 2001;32:372–377.
31. Whitman J, Van Beusekom R, Olson S, Worm M, Indihar F. Preliminary evaluation of high-frequency chest compression for secretion clearance in mechanically ventilated patients. *Respir Care.* 1993;38:1081–1087.
32. Dean E. Oxygen transport: a physiologically-based conceptual framework for the practice of cardiopulmonary physiotherapy. *Physiotherapy.* 1994;80:347–355.
33. Hess DR. The evidence for secretion clearance techniques. *Respir Care.* 2001;46:1276–1293.
34. Dallimore K, Jenkins S, Tucker B. Respiratory and cardiovascular responses to manual chest percussion in normal subjects. *Aust J Physiother.* 1998;44:267–274.
35. Dall'Alba PT, Burns YR. The relationship between arterial blood gases and removal of airway secretions in neonates. *Physiother Theory Pract.* 1990;6:107–116.
36. Eales CJ, Barker M, Cubberley NJ. Evaluation of a single chest physiotherapy treatment to post-operative, mechanically ventilated cardiac surgery patients. *Physiother Theory Pract.* 1995; 11:23–28.
37. Stiller K, Jenkins S, Grant R, et al. Acute lobar atelectasis: a comparison of five physiotherapy regimens. *Physiother Theory Pract.* 1996;12:197–209.
38. Krause MF, Hoehn T. Chest physiotherapy in mechanically ventilated children: a review. *Crit Care Med.* 2000;28:1648–1651.
39. Boyd S, Brooks D, Agnew-Coughlin J, Ashwell J. Evaluation of the literature on the effectiveness of physical therapy modalities in the management of children with cystic fibrosis. *Pediatr Phys Ther.* 1994;6:70–74.
40. Langenderfer B. Alternatives to percussion and postural drainage: a review of mucus clearance therapies: percussion and postural drainage, autogenic drainage, positive expiratory pressure, flutter valve, intrapulmonary percussive ventilation, and high-frequency chest compression with the ThAIRapy vest. *J Cardiopulm Rehabil.* 1998;18:283–289.

41. Hammon WE, McCaffree DR, Cucchiara AJ. A comparison of manual to mechanical chest percussion for clearance of alveolar material in patients with pulmonary alveolar proteinosis (phospholipidosis). *Chest.* 1993;103:1409–1412.

42. Varekojis SM, Douce FH, Flucke RL, Filbrun DA, Tice JS, McCoy KS, Castile RG. A comparison of the therapeutic effectiveness of and preference for postural drainage and percussion, intrapulmonary percussive ventilation, and high-frequency chest wall compression in hospitalized cystic fibrosis patients. *Respir Care.* 2003;48:24–28.

43. Griffin JW. Use of proprioceptive stimuli in therapeutic exercise. *Phys Ther.* 1974;54:1072–1079.

44. Lederman E. *Fundamentals of Manual Therapy.* New York: Churchill Livingstone; 1997.

45. Belanger AY, Morin S, Pepin P, et al. Manual muscle tapping decreases H-reflex amplitude in control subjects. *Physiother Can.* 1989;41:192–196.

46. Cafarelli E, Sim J, Carolan B, et al. Vibratory massage and term recovery from muscular fatigue. *Int J Med.* 1990;11:474–478.

47. Gameros-Gardea RA. Inhalation therapy in asthma. *Rev Alerg Mex.* 1996;43:109–115 (Abstract).

48. Horiuchi K, Jordan D, Cohen D, et al. Insights into the increased oxygen demand during chest physiotherapy. *Crit Care Med.* 1997;25:1347–1351.

49. Imle PC, Mars MP, Ciesla ND, et al. The effect of chest physical therapy on intracranial pressure and cerebral perfusion pressure. *Physiother Can.* 1997;49:48–55.

50. Chen HC, Liu CY, Cheng HF, et al. Chest physiotherapy does not exacerbate gastroesophageal reflux in patients with chronic bronchitis and bronchiectasis. *Chang Keng I Hsueh Tsa Chih.* 1998;21:409–414.

51. Travell JG, Simons DG. Myofascial pain and dysfunction. In: *The Trigger Point Manual, Volume 1.* Baltimore: Williams & Wilkins; 1983.

52. Moor F, Peterson S, Manwell E, et al. *Manual of Hydrotherapy and Massage.* Oshawa, Canada: Pacific Press Publishing; 1964.

53. Kisner C, Colby LA. *Therapeutic Exercise: Foundations and Techniques.* 4th ed. Philadelphia: FA Davis; 2002.

54. Carr J, Pryor JA, Hodson ME. Self chest clapping: patients' views and the effects on oxygen saturation. *Physiotherapy.* 1995;81:753–757.

55. O'Sullivan SB. Strategies to improve motor control. In: O'Sullivan SB, Schmitz J, eds. *Physical Rehabilitation, Assessment and Treatment.* 2nd ed. Philadelphia: FA Davis; 1988.

56. Borg GA. Psychophysical bases of perceived exertion. *Med Sci Sport Exerc.* 1982;14:377–381.

57. Ashwell J, Agnew-Coughlin J, Boyd S, Brooks D. Cystic fibrosis. In: Campbell S, Palisano R, Vander Linden P, eds. *Physical Therapy for Children.* Philadelphia: WB Saunders; 1994.

ual chest percussion by physiotherapists. *Aust J Physiother.* 1998;44:257–264.

Chopra SK, Laplin OV, Simmons DH, et al. Effects of hydration and physical therapy on tracheal transport velocity. *Am Rev Respir Dis.* 1977;15:1009–1014.

Clarke SW, Cochrane GM, Webber B. Effects of sputum on pulmonary function. *Thorax.* 1973;28:262.

Egbert LD, Battit GE, Welch CE, Bartlett MK. Reduction of postoperative pain by encouragement and instruction of patients. *N Engl J Med.* 1964;270:825–827.

Hillegass EA, Sadowsky HS. *Essentials of Cardiopulmonary Physical Therapy.* Philadelphia: WB Saunders; 1994.

Hussey JM. Effects of chest physiotherapy for children in intensive care after surgery. *Physiotherapy.* 1992;78:109–113.

Irwin S, Techlin JS. *Cardiopulmonary Physical Therapy.* St. Louis: CV Mosby; 1995.

Kremer H. Continuing education in anesthesia and intensive care at the Limburg St. Vincenz

Hospital. Stimulating respiratory therapy—an alternative to the chemical club. Study of respiratory stimulating cutaneous administration in intensive care patients. *Krankenpfl J.* 2002;40:162–169.

La Grasse P. Still in favor of mechanical vibration…"Mechanical massage at the Battle CreekSanitarium." *Massage Ther J.* 2005;43:20.

Mackenzie CG, Imle PC, Ciesla N. *Chest Physiotherapy in the Intensive Care Unit.* 2nd ed. Baltimore: Williams & Wilkins; 1989.

Miller WG. Rehabilitation of patients with chronic obstructive lung disease. *Med Clin North Am.* 1967;5:349.

Oermann CM, Swank PR, Sockrider MM. Validation of an instrument measuring patient satisfaction with chest physiotherapy techniques in cystic fibrosis. *Chest.* 2000;118:92–97.

Opdekamp C. Role of physical therapy in the infant; role of assistive equipment in the physical therapy of patients with cystic fibrosis. *Rev Mal Respir.* 2003;20:S177–S188.

Nguyen HP, Le DL, Tran QM, et al. CHROMASSI: a therapy advice system based on chrono-massage and acupression using the method of ZiWuLiuZhu. *Medinfo.* 1995;8:998.

Perrotta C, Ortiz Z, Roque M. Chest physiotherapy for acute bronchiolitis in paediatric patients between 0 and 24 months old. *Cochrane Database Syst Rev.* 2005;2:CD004873. Petty TL. *Chronic Obstructive Pulmonary Disease.* New York: Marcel Dekker; 1978.

Pham QT, Peslin R, Puchelle E, et al. Respiratory function and the rheological status of bronchial secretions collected by spontaneous expectoration and after physiotherapy. *Bull Physiopathol Respir (Nancy).* 1973;9:292.

Watchie J. *Cardiopulmonary Physical Therapy—A Clinical Manual.* Philadelphia: WB Saunders; 1995.

Webber BA, Pryor JA. *Physiotherapy for Respiratory and Cardiac Problems.* Edinburgh: Churchill Livingstone; 1993.

延伸阅读

Blazey S, Jenkins S, Smith R. Rate and force of application of man-

第13章

按摩法的序列性

本章通过解释如何建立按摩法的基本序列,构建了一种基于按摩结果及前面章节介绍的诸手法的临床决策模型。这样就能概述选择和规范按摩法的原则,以取得特效。其他医护专业人员可以这种序列为基础,融入一些非按摩的技术,找到符合其实际情况的疗法。

按摩法的序列性:基本原理

按摩法序列性的步骤

按摩序列是一系列有结构的,以疗效为目的构成干预或部分干预的按摩方法。在这里我们用的是"序列"这个词而不是"程序",是因为"程序"意味着按摩法的运用并没有与患者的需要联系起来。按摩序列应该有高度的结构性,而不是程式化和随意的。按摩序列的结构应该反映医师对其运用的技术目标的理解及患者的需求,并且应该符合设计原则,例如,为何按摩师将按摩手法结合成一个特定序列;这种治疗是怎样开始、进行和结束的;时间和地点的限制是怎样影响治疗进程的。事实上,治疗方法之间可能会有很大差异。在相同情况下,10位有经验的医师将会设计10种按摩法的序列,而这10种序列则有着明显的差异和显著的相似之处。

设计按摩法的5个步骤:

1. 总结临床表现和结果。
2. 选择治疗方法。
3. 阐明按摩序列的施术范围和持续时间。
4. 选择一个按摩手法的大体框架。
5. 根据原则把所选择的按摩手法组织成序列。

我们建议学员最初以小组的形式进行团队合作,设计一个按摩序列,并且把设计过程记录下来。尽管这会是一个缓慢的过程,决定性思考是设计过程中不可分割的一部分,并且将不断重复使用,成为按摩法的第一个性质特点。这样一来,学员便能够更多地在精神层面评价和规划治疗阶段的临床决策;进而设计出按摩序列。

总结临床表现和效果

任何按摩法序列的设计,都源于医师对患者临床表现和预期效果的概括和说明(见第3章"按摩的临床决策"中的图3-1和图3-2)。应该优先考虑疗效，通过对患者进行调查咨询，决定哪些身体部位和机体功能失常是可以施治的。

选择治疗手法

医师根据每种按摩法能够达到的效果来选择按摩手法。基于这个原因，你必须熟知多种按摩法的疗效(见表7-12和表13-1)。然而不是所有的按摩法对所有的情况都有效。医师不能仅仅简单地将按摩法与疗效相匹配，而应深入了解与患者有关的问题和治疗背景。这些问题包括"患者是否表现出了对健康的向往""患者的总体能量水平和健康状态如何？""患者的某一特定的组织或结构是否有功能障碍？""患者是否正处于系统性治疗过程？""患者是否有疼痛感，如果有，应对其进行直接治疗还是通过解决其内在损伤来减轻其疼痛""是否对悬垂和定位有一定的限制，以此来排除某些按摩法？""患者的最基本治疗目标是什么？"对于评估阶段所提出的这些问题的答案，你可以结合实际情况确定一系列可能有效的按摩法，以满足患者的需求。也可以确定其他一些符合患者医疗条件、机体损伤程度和功能限制的治疗方法，并且在治疗规划阶段完善你所选用的这一系列按摩法和其他的治疗方法(见第3章"按摩的临床决策")。

把按摩法作为治疗方法之一的医护专业人员需要决定，整个治疗干预过程有多少治疗重点需要运用按摩法。这种情况可能有助于鉴别哪些软组织功能障碍阻碍了对患者其他损伤的治疗。例如，一名患者抬臂的能力降低，是二级肌无力的表现。在对患者检查的过程中，医师发现患者除了肌无力以外，还存在肩关节节律性运动失常，并且伴有关节软组织限制肩胛骨区功能的现象。在这种情况下，理疗师和按摩师都倾向在开始阶段使用按摩法，并认为其对治疗患者关节软组织限制肩胛骨区的现象非常有效。然而，由于他们各自的操作范围不同，将会导致其在干预治疗进程中存在差异。因此医师会采用一些联合治疗方法来增强其关节的联合运动。通过这种方式，他们就能解决患者软组织功能障碍和关节联合运动能力降低的问题，从而为提高肌肉性能和联合运动能力的练习做准备。相比之下，理疗师可能会更多地采取电疗方式，如神经肌肉电刺激和物理干预治疗。此外，随着患者病情的好转，理疗师将会采用一系列的医疗体操和功能锻炼来解决患者功能缺陷的问题。最后，不论是理疗师还是医师都明确认为学习自我保健是治疗干预的内容之一。

阐明按摩序列的范围和时间

按摩序列的范围通常分为两类：局部按摩序列和全身按摩序列。当你确定一个区域进行按摩治疗时，也要同时治疗以主要的骨骼和肌肉为标记的常规解剖部位。在实际操作过程中，可以把患者身体上任意大面积相互联结部位当做局部按摩序列的重点部位。此外，由于手部、足部、面部和头部等部位具有复杂性，医师可以分别对其进行治疗。最后，可以把局部按摩序列统一起来以解决身体更大面积范围内的问题。表13-1列出了医师通常在按摩序列里一同治疗的身体各个部位的名称。

要进行局部的序列性按摩还是在更大的范围内施术，取决于患者的临床症状、按摩手法、可利用的干预时间。首先，局部的临床症状，如肌腱、筋膜炎、囊限制，需要局部重点治疗。当骨科病变(不管是急性的还是慢性的病变)严重时，也必须针对炎症做局部治疗。然而，"兴奋-拮抗平衡"一节中已经提到，某种按摩法(如神经肌肉技术)的应用，需要拓宽局部按摩序列的范围，并且忽略干预时间。在干预治疗的过程中，比起用普通的按摩法，以临床应用规范为准则的短时间治疗则很难治疗整个身体问题。20分钟或更短时间的全身性按摩并不能提供足够时间进行局部治疗。因此，只有当为了达到与患者清醒度(如镇静、刺激)相关的治疗效果时，这种按摩方式才会有效。当治疗时间短并且疗效一般时，患者和医师可能仍倾向于局部按摩术，如背部按摩。最后，长时间治疗可以保证局部的按摩干预治疗向全身性的序列性治疗发展。

确保一定时间来进行局部或全身的序列在按摩中是至关重要的。许多医师反对这种做法，理由是："卡表"治疗与干预治疗的支持性和成长性相互冲突，或者会抑制进一步学习提高。事实上，这些医师的想法反而是错误的。对时间限制的尊重恰恰反映了对患者的尊重，也反映了对在医患关系中必需的很多方面的限制的尊重。而且，尽管治疗的时间不能改变干预治疗基本的侧重点，但可以影响所用按摩法的数量、类型和顺序。换句话说，如果不知道有多少时间可以用于治疗，设计一套按摩序列将会变得更加困难。

按摩序列的时间规定通常有基本准则。局部按摩

表 13-1　按摩法疗效总结

本表总结了第7章至第12章讨论的各种按摩技巧的疗效

疗效/使用	技术(章节)					
	7	8	9	10	11	12
减轻关节的限制	?	?	P	P	P	?
增加关节活动性	?	P	✓	✓	P	?
增加关节完整性	?	?	P	P	P	?
增加肌肉的可扩展性	?	?	✓	✓	P	?
减少疼痛						
诱导镇痛	✓	P	P	P	P	P
通过镇静法	✓	✓	✓	P	P	?
通过功能障碍治疗	?	✓	✓	✓	P	P
增加静脉回流(直接)	?	P	P	?	?	?
增加淋巴回流(直接)	?	✓	P	?	?	?
减轻关节积水	?	✓	P	?	?	?
分离/牵长筋膜	?	?	P	✓	P	?
促进结缔组织重塑(慢性期)	?	?	P	P	?	?
增强结缔组织的流动性	?	?	P	P	?	?
减轻肌痉挛	P	P	P	?	?	?
减轻骨骼肌的张力	?	P	P	P	P	?
减少压痛点的活动	?	?	✓	P	?	?
增加体位意识	?	?	P	P	P	?
使结构排列标准化	?	?	P	P	?	?
使感觉正常化/神经压迫减少	?	?	P	P	?	?
强化肌肉功能(二期效应)	?	?	✓	✓	P	?
平衡兴奋/拮抗功能	?	?	✓	✓	P	P
增强(胸腔流动性)	?	?	P	P	P	?
增强呼吸/气体交换功能	?	?	?	?	?	✓
增强呼吸道分泌物的清除/咳出	?	?	?	?	✓	✓
减轻呼吸困难	?	?	P	P	✓	✓
放松机体	✓	✓	✓	✓	P	?
降低皮质醇的水平	✓	P	✓	P	P	?
全身镇静	✓	✓	✓	P	P	?
使神经肌肉正常化	✓	✓	P	?	P	?
改变运动反应	✓	✓	✓	✓	✓	P
促进肠蠕动	P	✓	P	P	P	✓
加强机体免疫功能	P	P	✓	P	P	?
感官或系统性觉醒和提高灵敏性	P	P	P	P	P	P
促进体重增加/发展	✓	?	✓	?	P	?

✓:疗效已在本章的研究中得到证实;P:疗效有可能出现;? :治疗尚在争议阶段(治疗效果缺失或无疗效)。

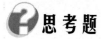

框 13-1　　通常用作整体治疗的部位

面部和头部

面部、头部和颈部（所有的皮肤）

头部和颈部（所有的皮肤）

胳膊和手

手

腹部

腹部和前胸部

前胸部

前胸部、肩部和颈部

侧腹部和胸部（侧卧）

背部和后颈部

背部

腰和臀部

大后腿，包括臀部、腿部和足

大后腿、腿部和足

腿后部和足

大腿内侧、腿部和足（侧卧）

股外侧、腿部和足（侧卧）

足

序列时间一般为5~45分钟或者更长，全身按摩序列则需要15~90分钟甚至更长时间。为了保证连贯性和有效性，用时比较短的按摩序列包含的按摩手法比较少，并且对治疗效果的要求也比较低。另外，较短时间按摩治疗的疗效取决于按摩的经验水平和临床症状。表13-2提供了许多有经验的医师在局部按摩序列中用在各个单个按摩手法上的最短时间。按摩时间的分配不仅与其他治疗方法有关，还与软组织功能障碍对患者整体功能水平的影响以及其他一些方面有关，包括操作范围和临床环境。此外，其他因素也同样重要，如果患者的软组织功能障碍对其整体功能水平影响巨大，则可以更加侧重应用按摩法进行治疗。

 思考题

在对患者的治疗中能否每个阶段都使用同样的按摩技巧？

选择一般性按摩技术框架

这样说可能有点不太确切，不过"一般性"和"具体性"确实是很有用的概念，具体总结了一些按摩技巧的确定组成部分。一般性的按摩技巧[1]给我们提供

身体大面积或者是很大范围的一些信息。这种按摩技术施术的波动范围很大，使用的接触面也很广（有时可在相邻的部位重复使用），并且不局限于某一特定的部位。一般性的按摩技术包括浅表抚按法、在更大接触范围内进行的直接筋膜技术、一系列的掌压法以及滚法。相比之下，具体性的按摩技术施术的波动范围比较小，使用的接触面积也比较小，并且局限于某一特定的部位。快速按压法和相互摩擦法都属于具体性的按摩技术。根据按摩技术的一般性和具体性来进行组合按摩是很值得尝试的。框13-2中提供了一些推荐组合。

思考题

你还能想到哪些其他排列能体现框13-2中按摩技术由一般性向具体性改进的连续性吗？某种技术的特异性及其所能达到的深度的关系是什么？

尽管一般性按摩法和具体性按摩法都能单独使用，但我们所说的按摩序列大都是由二者共同组成的。在西方按摩体系里，按摩序列基本包括一般性按摩法。另一方面，东方或者西方的按摩体系，如指压按摩疗法，只是由一些具体的按压法组合而成的[2]。这种按摩原则与西方体系完全不同（见第9章"神经肌肉按摩疗法"中的相关讨论），选择一种一般性的、可在按摩序列反复使用的按摩法是很有优势的。这种一般性按摩法会成为主要的反复触诊工具，服务于整个序列框架并与所选用的其他按摩法充分结合起来。一般性按摩法的重复使用赋予了按摩序列性一种结构感。正如Fritz[3]如此恰当地说，一般性按摩法的作用就如同"培养基"，而更具体一点的按摩法则是"浮物"，虽然可以在给定的一种按摩序列中选择多种一般性按摩法，但是这很可能会导致按摩序列连贯性的丧失。因此，医师应该选择框架具有一般性的按摩技术，并且应该清楚所做的这种干预治疗将会出现怎样的治疗效果。表13-3列出了在选择一般性按摩技术之前需要了解的一般性按摩法的特点。

依照一定的原则将所选择的按摩技术序列化

设计一种有效的按摩序列的下一步是根据已明确的准则来组织所选用的按摩技术。下面我们将对第7章至第12章中所介绍的创建序列准则进行总结。

表13-2	达到一般疗效的按摩序列的时间	
按摩部位	疗效	最短时间(分钟)[a]
背部	全身镇静,降低焦虑	10~20
背部	全身或感官刺激,提高认识	5~15
胸部	增加气道的通畅性	15~45
胸部	增加胸腔流动性	10~30
四肢	增加淋巴回流	20~60
四肢	减少痉挛	10~30
关节	增大范围(单个关节)	5~20
任何部位	诱导镇痛	15~45
任何部位	减少触发点活动	3~20
任何部位	减少静息水平	5~30
任何部位	牵长局部筋膜	3~15
任何部位	促进肌腱重塑	2~15
所有部位	深系统性镇静	3~60

[a] 第一组数据代表治疗最短耐受时间(小于该时间将很难获得疗效)。第二组代表适当的持续时间;为取得疗效,可能需要更长时间。这些数据来源于一名有经验的按摩师。

在使用具体性序列之前应用一般性按摩法[4,5]

我们之所以要在使用具体性序列前先说明一下

框13-2	一般性按摩法和具体性按摩法

下表按从上到下一般性逐渐减少、具体性逐渐增多的顺序,选择性地列出了一些按摩技巧:

■ 振摇按摩法
■ 浅表抚摸法
■ 浅表轻抚法
■ 深部轻抚法
■ 广泛接触的直接筋膜法
■ 广泛接触的肌筋膜松解法
■ 振动按摩法
■ 扭转法
■ 抬举法
■ 浅表流动技术
■ 静态接触法
■ 广泛按压法
■ 挤压法
■ 指尖和拇指揉捏法
■ 皮肤推捏法
■ 摩擦法
■ 局部按压法

一般性按摩法,主要有两个方面的原因:首先,这种方法允许对局部问题进行更广泛的证明与评估;其次,可以用一般性按摩法来影响患者的觉醒。

在进行局部按摩时运用一般性按摩术,能对一些组织做全面的触诊,而这些组织与干预治疗重点部位的可能区域相关。这将能确定患者临床检查遗漏的与局部病变相连的失衡组织,例如,局部功能障碍能影响拮抗肌和协同肌群,同时也能影响其近端和远端的组织。这种情况通常是可以预见的,并且与该功能障碍的类型相关。在进行更具体的局部治疗之前,在全身范围内进行一般性治疗有助于评估并且确定身体局部问题所表现出来的症状。

以下的例子则可以解释这一规则。治疗慢性弥漫性伸肌肌腱炎(网球肘)时,医师可能会相继应用以下这些一般性按摩技术和具体性按摩技术。首先,要对患者的上肢进行按摩,包括局部的浅表轻抚法和大面积的神经肌肉按摩法,以减轻拮抗肌和协同肌的紧张程度。接下来应用特定的作用于神经肌肉的技术,如在受累肌腱上行十字纤维摩擦法。在结束时,将其分配给相应序列,然后颠倒按摩技术的顺序,按照由具体到一般的顺序再做一次。整个按摩序列仅仅需要5分钟的时间,但是效果令人满意。

表13-3　某些一般性按摩法的特点			
按摩法	需要按摩油	通过单发挥作用	优点/缺点
一系列的广泛按压法	否	是	用时长但是能提供深部组织的有关信息
肌筋膜松解法	否	±ª	需要几分钟时间
振摇法	否	±	高度镇静但动则疼痛加剧
浅表轻抚法	否	是	只产生放松效果
深部轻抚法	是	否	耗时短

ª±:该技术可能作用于纤维组织,但也可能降低疗效。

一般性按摩法得到的结果是理想化的。例如:如果放松或镇静在预期效果之内,则可以通过干预重新恢复浅表轻抚法以及有节律的滚揉法来提高镇静作用的影响。在相同的干预下,也可以使用更具体的按摩序列来解决局部限制。但如果操作过快而无法使用具体按摩法治疗或操作时间过长,临床治疗中可能很难使患者达到并且保持有效的放松效果。

应用一般性和具体性按摩技术所需的时间根据治疗目的、能提供的干预治疗时间以及应用具体性按摩序列得到疗效而定(见本章中"由浅表按摩到深层按摩"部分)。例如,一个20分钟的全身治疗要达到放松的理想结果可能只由一般性按摩完成。另一方面,对于慢性矫形损伤,为了修复结缔组织而进行20分钟局部治疗干预,可能会包括15分钟的具体性按摩。

在使用深层按摩技术之前应用浅表按摩[1-8]

浅表按摩技术作用于患者体表附近的结构,而较深层的按摩技术则作用于体表下方的组织层。应根据患者的临床情况选取适当深度的按摩技术。较深层的按摩技术并不总是优越的,不需要强行在体表深层产生深而持久的影响。

应用浅表按摩技术,主要有以下几方面原因。在使用浅表按摩技术时,必须确定患者适应此种接触,保证即使是在最松弛和最敏感处,患者也能接受手的触诊。最后,一些内科疾病会阻碍对皮下组织的触诊和治疗。例如,伴有急性炎症的水肿以及与慢性疾病相关的纤维化,如这些发生在表层,将会阻碍准确接触皮下较深处的结构。在这些情况下,进行最表层的检查时会出现反常情况,只有先治疗这一组织层,直到感觉正常后才可以继续施治。在产生这一现象的位点可以加大力度按压,以接近较深处的结构。这种治疗途径与剥洋葱极其相似。

当多层肌肉或结缔组织存在限制因素时,在治疗之初,可能不会准确地找到限制点,但基本操作步骤应相同;从皮肤表层逐渐过渡到第一接触限制点,纠正此限制点,进而循序渐进地找寻其他深层组织的限制点。但无论你应用何种按摩技术,在逐渐减小压力及每个区域的治疗即将结束时,再次施压并对每一层简单地操作一遍。这样可以重新评估较深层次按摩技术作用于表层组织产生的附加效果。

这里有一些应用表层按摩技术到较深层次的例子。如果机体出现了损伤性水肿,那么在水肿康复之前不可以尝试应用按摩技术治疗水肿部位之下的结构。通常在治疗前一天,在损伤部位可应用浅反射技术,而后再使用浅表流动技术治疗水肿周边的较近部位,以使患者可以耐受。在接下来的治疗过程中,在损伤处仍使用相同治疗模式,随着水肿的恢复,由表及里再到表进行治疗。每次进行干预时,均应循序渐进地接近较深处的组织层。

如果患者皮下组织正常,但肌肉表层组织存在受限,可以在2分钟内增加按摩技术的深度,并可以采用神经肌肉技术作用于此层。但如果问题存在于肌肉深层,则要按照上述例子循序渐进地处理较深的肌肉层,最后达到确定的限制点位置。

在治疗的任何时间、任何时长,均可使用浅反射技术,如静态接触、浅表滚揉法和适当的振动。医师经常在全身或局部治疗的初期或结束时使用这些技术,但如果肌肉或结缔组织是治疗重点,也可完全省略浅反射技术。

调整和重复从一般性到具体性再到一般性以及从表层到深层再到表层的技术

在实际操作中,应同步进行一般性到具体性再到一般性以及从表层到深层再到表层的技术。换言之,在一个治疗过程中,在按摩序列起始时先使用一般性按摩在大区域的体表组织操作,接下来在局部小区域较深处的组织使用具体性技术。在较小区域的治疗中,再次使用更一般性和更具体性的技术。如果时间允许的话,在某区域的按摩过程中,重复从深层到表层的过程。这样可以连续地评估组织产生的反应,在不同深度的层面,应全面探查正在治疗的区域。遵循这一准则,将减少因深层具体性按摩法治疗肌肉和结缔组织的慢性受限性疾病时引起的主动肌与拮抗肌失衡的现象(本章后面部分讲述)。

应用加强组织液回流的原则

当治疗目的在于加强淋巴或静脉回流时,将涉及以下原则。尽管这些原则在强调轻抚法和揉捏法的典型按摩中是很普遍的,但如果无需加强液体回流时则也可以忽视这些原则。

可能的情况下运用向心力和重力协助

向心力以及来回敲打时所用的最小力可以确保液体的机械流动性,在正常返回的方向上接受重力协助[3-7,9,10]。

从近端到远端,再回到近端,如此重复[2-5,7,9,10]

为了加强局部淋巴回流,如果时间允许,可逐渐从近端(近心处)开始敲打按摩,直到接近局部区域。确保每一次敲打的压力方向总是向心的。但对于四肢,至少要在靠近腋窝或腹股沟处的淋巴结处开始。在适合的时间内,按照由近及远的顺序按摩,尽可能频繁地重复应用这一过程。这种由近端开始的治疗途径创造了一个近端的储液囊,通过按摩可引导远端的液体流向近端的储液囊中[10]。如果患者在较近区域的淋巴结未受损伤,这表明作为储液囊的近端身体部分组织可以用于储存来自于远端管腔的液体。例如,这一区域可以存在于淋巴干的对侧或胸部的同侧。

最大限度地放松近端肌群

Mennell[11]指出深静脉和淋巴是包在骨骼肌中的。因此,肌肉的过度收缩可压迫深静脉和淋巴管腔,同时减轻静脉和淋巴的流动性。这就解释了为什么当确定正在做引流的心脏和身体部分肌肉处于最大弯曲度时,需要减轻被弯折的血管外部压力,以被动式地促进静脉淋巴回流。如果时间允许,可使用作用于神经肌肉和结缔组织的技术以增加一般流动性和胸部肌肉的放松。在这些情况下,例如患有继发于胸廓出口综合征的手部水肿,则首先要加强胸部的流动性和肌肉放松。实际操作中,如果时间有限,要将治疗重点快速转到患者的受累肢体上。但由于对近端区域的治疗可能更有效,因此要谨慎决定。

当使用浅反射、结缔组织、具体的神经肌肉和被动的运动技术时,这一按摩序列通常具有很强的灵活性。当治疗中无需特别注意循环时,可以应用离心按压(一些专家建议所有静脉均可使用,且无需特别注意[1,2]),可以先从远端区域开始使用。

调整过度

医师经常遇到这种情况:他们希望避免进行静脉的深部离心按压;而相邻的身体节段组织能够衔接在一起,而这些组织都存在于不同的深度。例如,对于创伤后的手腕肿大,应禁止或尽量少直接在损伤部位使用推拿技术,可视受伤程度与性质而定。在这种情况下,首先应对位于患者手臂肿块远端部位的表面组织层进行局部推拿,以增强表层淋巴回流;然后逐渐把手从远端移向肿块的局部近端边缘处。进一步使用强度更大的按摩技术对上臂深层组织进行按摩,这样做能够放松患者的肌肉并增强近端手臂深层淋巴回流。再选择作用于手臂近端的深层按摩技术或是作用于远端的表层按摩手法进行按摩。从身体的一个部位移动到另一部位时,对深层的冲击力就会减轻。最后要对治疗部位的整个肢体进行表层按摩。

从治疗部位的周围向中心进行按摩

当重点治疗一个病理性限制区域时,应从全面按摩开始,并逐渐靠近病理局部的周围,最后再到达病理部位。这种方法能触摸到远离病位的结缔组织病变和触之柔软的反应异常部位。

当治疗局部肿大时,可运用同样的原则,即从肿块周围不断深入中心进行按摩。具体来说就是往离心方向按摩肿块周围,当外周的液体被吸收之后,逐渐向肿块的中心靠近进行按摩。

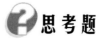 **思考题**

对于急性踝关节损伤的患者,应该怎样运用按摩技术的原则来设计一个按摩序列,以缓解患者局部的肿块和疼痛?

对主动肌、拮抗肌、协同肌进行按摩

使用神经肌肉或结缔组织手法时，必须要小心处理，以免让患者的肌筋膜系统失衡。当把这些按摩技术高强度、长时间地运用在小范围的局部时，这一点就显得尤为重要。例如，Simons和Travell[12]注意到松解疼痛激发点可能产生肌肉紧绷和抽筋，也可以激发其他的疼痛激发点。使用过结缔组织手法的医师通常都会注意到，在运用局部按摩技术后相关的身体节段位置会发生转变。

在不使用全身按摩技术的情况下，运用局部的具体性按摩技术，在治疗后的半个小时至3天之内，患者身体通常会产生一些不良反应。这些反应包括在一个或多个区域中产生的相应的紧绷和疼痛感，它们可以发生在治疗部位近端；邻近病位或远端的区域；位于相邻关节同侧的拮抗肌或协同肌群；不同关节的拮抗肌或协同肌群。反应性疼痛和限制对患者的临床症状不利。另外，它可能会进一步加重，除非因治疗引起的失衡已消除。为了避免这种情况，在一次治疗中还必须对同样可能引起反应的有关紧缩区域进行局部、深层和具体性地干预。经验不足的医师可运用全身神经肌肉手法，例如，广泛按压法或揉捏法。经验丰富的医师可运用姿势评估测定那些需要延长的相对短小的区域，以维持肌筋膜充分平衡。不管你的专业知识水平如何，都应该提醒患者这些治疗可能带来的影响，确保患者明白让医师知道治疗后疼痛的变化程度及其他症状出现的重要性。也可以指导患者一些合适的伸展运动以减少其反应性肌肉绷紧。

总的来说，用来平衡拮抗肌群和协同肌群所采用的按摩技术，其强度和持续时间与治疗主要区域的序列按摩法的特殊性、深度和持续时间成比例。这部分干预治疗可能需要10%~50%的治疗时间。测定哪组拮抗肌群和协同肌群最易产生反应性绷紧和判断得到结果所需时间的能力会随经验的累积而加快。

对侧部位的治疗

有可能在治疗患者一侧的损伤部位的同时，还需要治疗其对侧肢体。例如，在治疗患者一侧的梨状肌综合征时，可首先运用揉捏法、拨法和局部按压法等增强患者受损伤的梨状肌功能。但是，为了让骨盆两侧肌肉组织系统的张力分布均匀，还必须治疗患者未受损伤的臀肌和侧面的回旋肌。医师在治疗患者受损

部位之前还是之后对对侧肢体运用按摩法，关于这个问题存在着不同的意见。在治疗受损部位之后，判断与对侧肢体达到平衡所需治疗的深度和强度可能会更容易。当在治疗一侧的急性矫形损伤时，还需要治疗患者对侧的部分，作为改善肌肉功能的补充。

相关中轴骨骼的治疗

如果在患者的一段肢体（甚至可以是远端肢体）上进行深度的具体性神经肌肉或结缔组织按摩，那么也应该运用一般性技术治疗相关的中轴骨骼部位，即使操作简单。治疗下肢时，对腰部两侧的肌肉进行一般揉捏；而治疗上肢时，要对颈部两边的肌肉进行一般揉捏。例如，治疗一名多肌腱鞘囊肿的患者时，轻抚患者整个手臂，从上臂至下臂进行广泛揉捏；另外，对下臂运用具体性神经肌肉手法进行按摩。对解剖学上的鼻烟窝中的肌腱进行按摩，接下来对整个手臂进行广泛揉捏和表层轻抚。此外，在这一序列按摩结束以后或开始之前，对患者的对侧手臂和颈部肌肉进行简单的广泛揉捏或一般揉捏（大约需要占用25%的治疗时间）。

 思 考 题

为什么在治疗患者局部肌肉和结缔组织的同时，还必须治疗患者身体的其他部位？

序列按摩技术和其他适宜的治疗技术

在使用按摩技术的同时，经常会使用与患者临床症状相应的其他一些治疗技术，以下部分主要介绍如何将物理辅助疗法和按摩序列结合在一起。

使用按摩技术调整冷热时，不要改变按摩手法的顺序，而应在进行按摩手法序列之前或之后运用合适的物理辅助疗法。无论按摩力度大小，在按摩前均不宜使用冷疗法，冷疗法会导致患者对治疗区域的感觉下降，造成患者在接受按摩治疗时不能对相关组织的萎缩或疼痛作出准确的反应。但在按摩之后可使用冷疗法，以减轻患者的症状或过度处理导致的后果。例如，当你认为给患者进行了过度的摩擦治疗（此情况很少发生）时，可以冷敷此区域，也可以在进行按摩的同时对其他部位进行冷敷。就如同是治疗急性矫形损伤如扭伤的脚踝，可以在损伤处用冰袋冷敷，同时进行按摩以消除肿胀。

如果治疗健康的组织或慢性损伤，可在局部按摩

之前或之后运用热疗法。而治疗肌肉时,可在按摩之前运用热疗法,达到放松肌肉、降低组织黏性的效果,以便让按摩深入深层组织[13]。如果用更大的力量进行按摩来拉伸结缔组织,不要在按摩之前直接运用热疗法,因为这可能会导致胶原的破裂[14]。

在进行治疗性锻炼之前,常需要完成按摩序列。在这种情况下,通过使用按摩技术增加组织的可扩展性、提高主动肌/拮抗肌的平衡功能、增强患者的警觉性,从而促使患者的组织活动或抑制运动。也可以在被动运动之前进行按摩序列操作,例如,如拉伸或被动范围运动锻炼,以增强按摩技术效果。熟练的医师可以交替进行按摩操作和被动锻炼,使其在干预过程中完美地结合。最后,对于神经肌肉紧张异常的患者,可以使用按摩技术作为本体感受刺激以使神经肌肉紧张恢复正常,并使患者对治疗性锻炼和功能性活动产生反应[15]。

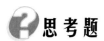 **思考题**

你采用的其他按摩形式是什么?你通过什么方法把这些按摩技术结合起来?

设计局部按摩序列

框13-3总结了设计局部序列的步骤。运用该方法,能够衍生出多种不同效果的按摩序列。

在执业要领13-1至执业要领13-9中,包括一些简单实例是关于指导学生和初学者在设计按摩技法流程上的问题和说明的。但绝不是只有这些例子在流程设计上存在可行性,这里仅简单说明如何运用本章讨论的指导方针。由于这种研究涵盖了各种不同按摩序列,而鼓励治疗时灵活选择更适应的方法,所以学生与初学者不应对练习内容操之过急。即使是表面上看起来很简单的局部流程设计,医师也需要花费大量的时间去思考和设计。从事短时间(10~20分钟)治疗的医师尤其需要掌握按摩设计的原则,因为他们往往没有额外的时间处理设计中的疏忽。

设计大面积按摩序列

大面积按摩序列最常见的是"全身按摩"序列。简单来说,全身按摩序列只是把一系列的局部按摩加以排序并运用到全身。这些局部按摩是根据本章前面的指导概述来设计的,应用了相似的技术和特点。框13-4对局部按摩所需步骤进行了详细阐述,从而能够把这些技术运用于更为广泛的按摩序列中。执业要领13-10至执业要领13-13介绍了局部按摩的大致相同的疗效,以及不同部位之间按摩时间的分配。

框 13-3	局部按摩序列设计步骤

1. 总结患者的检查结果
2. 确定恰当的功能诊断
3. 总结并确定结果的优先顺序
4. 选择处理不同损伤的相关按摩法
5. 确定局部序列所需时间
6. 选择技术框架
7. 选择按摩序列,记于心中:
   - 表面起反射作用的部位,如果包括的话
   - 从一般到特殊再到一般
   - 从浅层到深部再到浅层
   - 从近端到远端,如果想加快流体返回
   - 如果治疗局部受限症状时,从边缘到中心
   - 如果为了达到局部限制的放松而使用神经肌肉或组织技术,可以使主动肌\对抗肌\协作肌达到平衡

   其他部位也包括吗?如果包括,为这些部位设计序列并预留时间进行治疗

执业要领13-1

背部简便局部按摩序列[2,6]

目的:为患者腰椎关节运动手法和稳定性锻炼的准备,不要求除去患者衣物

结果:缓解背部紧张,增加肌肉收缩

时间:10分钟

基本技术:广泛性按压法

技法与应用流程:

1. 先让患者俯卧,用手掌进行广泛按压。左右对称地从患者的上背部按摩到臀部

2. 每次按压持续30秒,或者直到感觉组织开始软化为止

3. 鼓励患者深呼吸

4. 用前臀按压患者的腰部,一边一次,避免对患者突起部位的直接压迫

5. 用双拳按压臀部具体性肌肉,一边一次

6. 用两个拇指进行按压,集中作用在脊柱竖脊肌和臀肌,如果时间允许最好持续按压

7. 结束时,用手掌从患者的背部到臀部一线按压

执业要领13-2

腿部简便局部按摩序列[2,6,10]

目的:术后(全膝置换、韧带修复)准备进行关节运动手法,膝关节肌肉群大幅度伸展和运动范围能力锻炼;不要求除去患者衣物

结果:静脉回流增快,水肿减轻,肌肉伸展性增加,肌肉紧张减缓,疼痛减轻

时间:10分钟

基本技术:广泛按压法

技法与应用流程:

1. 让患者仰卧,将他受影响的腿抬高到至少与地面成30°角,膝关节宽松包裹

2. 鼓励患者用横膈膜呼吸

3. 在患者的胸上部用手掌进行数次按压,同时患者呼气

4. 按照与图9-8相似的流程,从腹股沟部位开始,在患者耐受范围内以适当力度广泛按压

5. 减少患者膝盖周围的压力,在水肿部位或是患者自觉疼痛时禁用此法

6. 时间允许即重复流程;改变按压重点,从大腿的中心到腿侧,特别是大腿中央部分

7. 如果肿胀只在膝盖前面而不在后面,可以继续轻柔挤压小腿肌肉,从中间到远端,再返回中央,连续多次

8. 结束时轻轻敲击患者的整个腿部

执业要领13-3

颈部简便局部按摩序列[2,6]

目的:对因颈部疼痛和活动范围受限的患者进行关节运动法、稳定的有姿势锻炼意识的补充治疗;不要求除去患者衣物

结果:有效止痛,减少活动,缓解骨骼肌紧张

时间:10分钟

基本技术:浅表轻抚法

技法与应用流程:

1. 让患者仰卧,松开患者的领子或使颈部尽可能裸露

2. 用少量无污染润滑剂,在患者颈部两边轻抚,再在前后表面分别轻抚。每次抚摸时加大力度,以达到对肌肉的治疗

3. 用广泛筋膜法按摩颈部的侧面和后面

4. 将胸部乳晕肌捏起,一边一次

5. 用指尖与拇指轮流按捏患者颈部的前后肌肉和颈椎

6. 用拨法或缺血式挤压治疗疼痛激发点;如果时间允许,可进行适当的伸展运动

7. 结束时采用浅表轻抚法,并温和牵引颈椎,支撑枕部

执业要领13-4

手臂简便局部按摩序列

目的:外上髁炎或内上髁炎进行关节运动法治疗,电疗形式与治疗性锻炼;不要求除去患者衣物

结果:有效止痛,结缔组织活动性增加,骨骼肌紧张缓解,胶原蛋白纤维重塑性增强

时间:10分钟

基本技术:肌筋膜松解法

技法与应用流程:

1. 让患者仰卧,开始以肌筋膜松解法牵引手臂

2. 对手臂前面的三角肌、二头肌和前臂的整个伸肌群进行更具体的肌筋膜松解法

3. 针对整只手臂运用广泛按压法与肌肉挤压法,以患者能够耐受的最大压力为度

4. 用少量润滑剂,轻抚患者手腕的伸肌;如果时间允许,最好也轻抚患者的屈肌

5. 给肌腱的最柔软部位施以1~2分钟的摩擦

6. 给双臂肌肉以全面的揉捏和广泛按压

7. 双向拉伸手臂,最后做颈椎牵引术

执业要领13-5

腹部局部按摩序列[2,6,16]

注意事项:切忌在经前期及经期使用此方法对腹部进行深度的按压。因为在此期间,女性的腹部是相当敏感的;同时腹部局部充血使医师无法充分按压。在经期,即使是轻度的腹部按摩,也会影响月经的正常持续流动。参见第3章"按摩的临床决策"中有关(禁忌证和注意事项)的详细论述。

效果:刺激肠道蠕动,放松,减缓腹部肌肉的紧张状态

时间:20~30分钟

基本技术:浅表轻抚法

技法与应用流程:

1. 静态触摸肚皮及枕部

2. 沿顺时针方向轻抚腹部表面

3. 由腹表逐渐深入,同样沿顺时针方向轻抚腹部

4. 扭转、提捏并用手掌按摩腹部

5. 针对腹部肌肉采用具体的揉捏法和拨法(只要有一个水平切力使力量集中于骨骼肌,那么适当力度的按摩是可采取的)

6. 膝盖弯曲并抬起,使腹腔壁处于松弛状态

7. 从乙状结肠至结肠瓣进行倒退式的深度按压

8. 手掌揉捏法

9. 扭转法

10. 大幅度振动法

11. 振摇法

12. 固定触摸肚皮及枕部

以上步骤需缓慢、有序地进行。每个按摩手法的使用要基本维持1~2分钟。使用轻抚按摩法之后,加用每个新的按摩手法之前,需要返回来再使用轻快手法按摩几下。根据需要变换身体两侧进行按摩。深度的手指按压和放松必须缓慢进行,而且,医师必须密切关注患者的舒适程度。资料显示,腹部按摩对肠壁蠕动具有反射或机械作用[17-26]。广泛运用此按摩技术的医师一致认为腹部按摩可以有效地促进结肠的排空。然而,人们对此众说纷纭。因为肠壁蠕动的神经控制本身是极其复杂的。以下按摩技术或许能促进肠壁蠕动:

1. 作用于腹腔壁的浅反射技术

2. 非特定性的神经肌肉按摩技术——缓解腹腔壁骨骼肌的紧张度,并通过内脏的反射能力影响肠液流动

3. 深度按摩技术——可以机械地舒张内脏,使肠道平滑肌产生反射性的生理收缩

4. 具体性的深度按摩技术——有利于结肠按肠液流动的方向蠕动(Mennell[11]认为这是可能的)

以上这四种按摩技巧通常采用的是轻度按摩法,例如,沿着结肠肠液的流动方向对腹部表面进行轻抚按摩。神经肌肉及结缔组织的按摩技术如扭转法,都能按照所治疗部位的肌纤维方向进行,从而使腹部组织得到有效伸展,只要这种轻抚按摩不会直接阻碍结肠液的流动。最后,使用深度按摩技术,可以进行倒退式的从乙状结肠至结肠分解,沿肠壁蠕动方向施压,促进肠内物质沿结肠道移动[1,2,6]。最后一种技术应用的前提是:构建腹腔壁的骨骼肌已处于完全放松状态,并允许外界压力生理性地作用于内脏。切记,促进副交感神经回应是一种非特定式的有助于肠壁蠕动的方式。在任何部位,均可以随时做此按摩。

进一步练习:

1. 以床单为模拟练习对象,设计练习20分钟的腹部按摩序列。

2. 让患者侧躺,从单侧或者双侧练习类似的腹部按摩序列。

3. 当患者俯卧时,怎样按摩才会起到治疗效果?例如,腰部扭转法按摩会起到怎样的效果?

腿部局部按摩序列[2,6,10]

结果:促进腿部淋巴液的回流——有利于建立一个完好的淋巴系统,身体松解

条件:滑石粉、玉米粉或润滑剂直接涂在皮肤表面,然后进行按摩

时间:20~30分钟

基本技术:浅表和深层轻抚法

技法与应用流程:

1. 让患者仰卧,双腿抬高至30°~45°

2. 指导患者进行腹式深呼吸

3. 用手掌有规律地推拿上部肋骨2~3分钟

4. 对整个腿部轻抚法按摩

5. 在大腿近端开始浅表淋巴按摩法,然后随着按摩逐渐向远端延伸,直至足部(在此按摩过程中,附加轻敲法)

6. 深层轻抚法

7. 开始一系列向心式的手掌按摩——类似于步骤5中的按摩技术

8. 从臀部开始直至脚踝,对所有关节做放松运动

9. 浅表轻抚法

虽然这里所运用的技巧不多,但必须重复按摩。频繁的重复按摩可以促进体液流动。另外,重复的按摩节律使医师更加镇静。注意,这里主要运用了两种按摩技巧:配合体表淋巴按摩的轻抚按摩法和配合按压的深度按摩法。运用这些按摩可以减缓腿部的局部外伤性水肿,如脚踝扭伤、四头肌挫伤或肌腱扭伤。这里还需要做一些改进:要避免急性组织损伤,减小对这些局部组织的压力,避免将体液推向充血部位,并且只能在不会引起疼痛感的部位做放松运动。

进一步练习:

1. 在按摩过程中,怎样处理使用润滑剂带来的损害?若不使用润滑剂,又该如何做?

2. 沿着胸部某个指定的部位,直至同侧的腋窝,做类似的按摩。

3. 如果对患者的脚踝部位使用机械按摩属于禁忌,那么应该对按摩顺序做怎样的调整?

4. 如果将该按摩法用于治疗后腿水肿(例如,小腿急性挫伤或跟腱断裂),那么该对按摩顺序做怎样的调整?

5. 如果要将该按摩技巧用于其他近端部位或对侧腿部,那么有必要改变按摩顺序吗?

执业要领13-7

颈部、头部及面部局部按摩序列[2,6]

效果：具有高效的止痛作用，降低疼痛激发点的活跃性，缓解骨骼肌紧张，增大活动幅度，身体放松

条件：勿用润滑剂

时间：20~30分钟

基本技术：

技法与应用流程：仰卧位

1. 体表手掌轻抚法

2. 从颈上部至锁骨，进行一系列的单侧推拿，然后推拿头部（头转至另一侧，然后重复按摩）

3. 按压颈部肌肉

4. 对脊椎两侧及下枕部肌肉进行具体性按压，然后再给予适度的拉伸

5. 对上斜方肌及胸锁乳突肌以疼痛激发点进行具体性按压（用钳子按压胸锁乳突肌），然后给予适度的拉伸

6. 用指尖轻轻按摩面部，转而用指尖加大力度按摩头皮

7. 用指尖按摩面部并短暂轻抚头皮

8. 从颈部至腋窝再次进行轻柔推拿

9. 用手掌及指尖做体表轻抚按摩

每个步骤需持续2~4分钟。要频繁的转动患者头部，如果必要的话，为了患者舒适，可以用一个小枕头来支撑颈部。从脖颈至腋窝，在每步按摩技巧之间都应使用手掌推拿法。在众多的肌肉紧张及头痛病例中，这种做轻微改变的按摩技巧对病情的治疗相当有效。

执业要领13-8

背部局部按摩序列[2,6]

效果：缓解背部肌肉紧张，增强肌肉扩张性能，增强脊柱关节和肋部活动能力，减轻疼痛，身体放松

时间：20~40分钟

基本技术：浅表按摩法和深层轻抚法

技法与应用流程：

1. 运用于骶骨和枕部的静态接触

2. 手掌浅抚摸脊柱

3. 按摩过程由浅至深

4. 扭转、捏提及掌揉按摩整个背部

5. 前臂施力进行深层按摩，用大拇指与其余手指推揉至竖脊肌处

6. 用肘部沿着竖脊肌肉按摩

7. 沿着竖脊肌的两侧对称施加压力——分为10个部位，每个部位按摩20秒左右

8. 掌揉背部

9. 扭转法

10. 浅表掌敲击法，速度逐渐放慢

11. 固定按摩骶骨和枕部

按摩速度要匀缓，动作要有节律。上述每个步骤持续1~2分钟。采用浅表按摩方法之后，在采取其他技术之前，都要用浅表按摩的方法按揉几次。每隔几分钟就转换按摩方向。如果仅在患者病变部位的一侧使用技巧而没转换方向，那么很有可能会加重肌肉的机能失调。短暂停止按摩后，绕到治疗床的另一侧，再重新开始。医师可以用这种按摩序列为背部疼痛和肌肉紧张的患者治疗，同时该方法也适用于长期卧床的患者和有慢性竖脊肌紧张或腰部神经疼痛的患者。

进一步练习：

1. 在施行了这些技巧后，为什么要特别注意伸至髋关节？怎样转换整个流程从而把这些包含在内？

2. 对于相似的治疗目的与技巧，如何把这个流程运用到其他病患部位？在相似的时间段做几个这样的练习。

3. 为达到同样的治疗效果，对于穿着衣物的患者应该如何选择不同的按摩技术？在脑中想象并练习如何在这样的限制下施行背部按摩。

4. 如果只有15分钟，你该如何调整这个按摩过程？如果只有10分钟呢？

执业要领13-9

肩膀局部按摩序列

效果：降低骨骼肌紧张，分离并延长浅筋膜层，提升肌肉性能（间接的），关节灵活性增强

条件：使用最小量的润滑剂

时间：超过30分钟（按摩双肩）

基本技术：节律性运动

技法与应用流程：

1. 节律性运动

2. 广泛接触肌肉神经技术（按压和挤压）

3. 手臂肌筋膜放松，推拿肩关节，从中部至整个肩关节

4. 直接按摩整个筋膜组织需大面积的接触手法，采用平缓的手臂及肩部动作手法

5. 挤压回旋肌，并紧接着进行相关的肌肉伸展按摩

6. 节律性运动

附注：在施行按摩时，让患者先仰卧后俯卧来进行整个治疗流程，或者也可以让患者侧卧（两侧）来接受治疗。按摩时要从胸廓中部到枕部，并从远端再到肘部。包括肩关节和肩胛骨与轮廓交接处的所有具有活动能力的肌肉。使用最少量的润滑油，否则在结缔组织处的按摩会没有足够的阻力。要经常进行有节律的滑动，但要保证刺激性不要太强。即使按摩部位不同，肩膀两侧应该接受相同时间的按摩。通常，患者利手侧肩膀的前侧肌肉更为紧张，而非利手侧的肩膀则是靠近背部的肌肉更为紧张。在按摩完患者一侧肩膀后，让患者坐起来活动

两侧肩膀，比较两侧肩膀的能动性。当完成了两侧肩膀的按摩，至少花5分钟对颈部进行常规性的伸展护理、肌筋膜松解和牵引。对于囊状限制，这是一个较好的治疗。如果患者有焦灼的感觉，则必须在按摩后再进行以下的步骤：疼痛激发点、扳机点按摩（特别是肩胛以下的部位[12]）。肌腱相关摩擦[27]和关节活动。

如果患者的某一部位有特殊的病情从而需要不同的技术方法，那么按摩序列就会与其他有所不同，因此需要在这一部位投入更多时间。针对每个部位的按摩序列可以帮助解决不能在给定的时间内完成全身治疗的问题。此外，还必须优先考虑既定的干预治疗效果，因为需要做的事情总是比能够完成的多。清楚地优先考虑治疗效果以及确切时间能够尽量少在其他方面浪费精力并耽误时间。

这种在干预治疗中对患者全身进行按摩的方法在"保健按摩"（全身放松按摩）中十分常见[1,2,6]。治疗中遗留的不被治疗的部位，依据社会准则、所接受的训练以及患者的个人喜好而有所不同。虽然在45~60分钟内不可能对患者身体的每个部位进行治疗，但至少可以进行简单治疗。由于在治疗中许多情况下需要延长局部治疗的时间，并且临床治疗有时间限制，因

框 13-4　大面积按摩技术序列设计步骤

1. 总结患者的检查结果
2. 确定恰当的功能诊断
3. 总结并确定结果的优先顺序
4. 选择处理不同损伤的相关按摩法
5. 确定整个治疗所需时间
6. 选择按摩部位或排除按摩部位
7. 确定开始时间及各个部位的按摩顺序
8. 选择大致要用到的技术
9. 选择局部按摩序列大致顺序，并记于心中：
   - 如果可以包含在内，适当安排浅表条件反射性按摩
   - 由一般性到具体性再到一般性按摩
   - 由浅表到深层再到浅表
   - 如果要想增强体液回流，则从近端至远端按摩
   - 如果要想治疗局部疾病，则从外周至中心部位按摩
   - 如果要采用神经肌肉或结缔组织技术来缓解局部受限，通过主动肌/拮抗肌/协同肌按摩来维持平衡

如果想采用局部序列法来处理特殊疾病，需要调整开始的时间安排吗？

执业要领13-10

当不能除去衣物时的解压焦虑按摩序列

效果：放松，降低可感知的焦虑（皮质醇水平），增强免疫机能，缓解骨骼肌紧张，松解

条件：患者穿着衣服

时间：所有部位共20、40或60分钟

基本技术：振摇、广泛按压法

从俯卧开始，将以下按摩技术有序地运用到每个部位：

1. 静态触摸
2. 振摇
3. 广泛按压所有部位（可以在胸廓按摩时与患者的呼吸同步）
4. 在肌肉紧张度较高的部位，可以交替使用广泛按压和具体性按压手法
5. 振摇、微振从而分散压力
6. 以振摇和静态触摸方式结束每个部位的按摩

施加的压力越大（特别是特殊的部位），患者的肌肉紧张度就会更大程度地减轻。尽管采用具体性按压法的次数有限，但了解如何在短短20分钟内完成整个序列是可行且有效的。这样，无论时间长短都能保证整个按摩序列的一致性。当按摩时间不充足时不能加快按摩速度，而是应该减少重复推拿，增加整体技术运用。整个按摩流程可以减少肌肉紧张和压力的影响。伴有内科疾病的情况下，如哮喘（间歇发作）、肌腱纤维或慢性颈椎损伤，如患者因症状恶化而产生焦虑和压力时，可以把上述按摩序列应用到更长时间的治疗中。

进一步练习：

1. 按摩过程中，你会在哪个部位应用浅表叩击法与肌肉按压法相结合的技术？
2. 设计一个运用润滑剂来达到治疗效果的序列并加以练习。
3. 设计一个让患者侧卧来接受这个治疗的流程（例如，先左侧卧再右侧卧），并加以练习。

此需要忽略掉身体的某些部位，或者用一般性按摩法对其进行治疗。因此，初次见面时应该对患者是否想要一个全身性的长时间的按摩序列作出判断。

如果允许较长时间（30~60分钟）治疗，可以把局部具体性治疗序列与范围更广的全身性按摩序列结合起来。在这种情况下，按摩重点部位的时间应该比在没有重点的全身治疗的时间更长。在安排治疗时间时可以有两种选择：全身治疗和按比例缩短治疗时间，或者剔除某些部位，这样最终的按摩序列就不是针对全身进行治疗了（例如，仅仅对上半身进行治疗）。如果接受了有关保健按摩的全身性按摩序列练

执业要领13-11

加大运动范围的全身按摩序列

效果：普遍增加了关节的活动性，松解

条件：无润滑剂

时间：所有部位共用30、45或者60分钟

各部位的顺序：可采取多种顺序；背部、颈部和骨盆的按摩至少用15分钟完成

基本技术：所用的按摩法都是一般性手法，可以从中选择任何按摩法组成一组按摩序列

按摩方法以及在每个部位的应用顺序：

1. 使用一种或两种广泛接触式的直接筋膜技术

2. 进行一次肌筋膜拉伸

3. 舒展相应关节(手、脚作为一个伸展单位)

可以在劳累一天而腰酸背痛的健康人身上施用此按摩序列。60分钟的时间可以对全身15~20个局部区域进行治疗，除非某个关节出现了明显的运动范围受限。由于所选的按摩序列在患者的组织上产生持续的作用需要一定的时间，因此治疗速度要缓慢，并且强度要适中。与整个治疗过程中只集中治疗身体一个或者两个特定部位相比，这种疗法所获得的深透程度以及活动范围的扩大作用较小。我们不提倡在某个特定的关节周围对结缔组织进行按摩治疗，因为这样会增加赔偿的风险。

进一步练习：

让患者侧躺并采取同样的治疗步骤。预想一下可能会出现的问题，并在治疗前试着加以解决。

执业要领13-12

全身刺激性按摩序列

效果：全身刺激，强化意识，边缘肌肉静止紧张度减弱，感知放松增加

条件：无润滑剂

时间：所有部位共用20或40分钟

各部位的顺序：仰卧和俯卧，由头部到脚部

基本技术：粗略的扭转运动

按摩方法以及在每个部位的应用顺序：

1. 粗略快速的振法

2. 振法

3. 快节奏手掌按压和肌肉提捏法

4. 轻度侧击法

5. 浅表指尖抚法(最后的这步按摩要限制时间，否则患者可能会过于兴奋)

这个顺序与许多赛前运动序列具有类似的特点，可以用来暂时改善感觉迟钝和疲劳的状态。由于速度快，时间相对较短，神经肌肉按摩技术(第3步)不能透过表层肌肉而进入更深层的

部位。

进一步练习：

1. 针对赛前运动的情况拟订一个治疗大纲，并提供合理的按摩技术和治疗速度。

2. 如果可以使用润滑剂，你将如何改变按摩序列以达到相同的治疗效果？

3. 如何缩短治疗时间又使该按摩序列仍然适合患者？

执业要领13-13

减轻疼痛、维持关节活动范围的一般性按摩序列

效果：维持关节的活动性和完整性，预防与晶状体有关的韧带结构受限，增加淋巴回流，镇痛，松解，感觉清醒

条件：无

时间：所有部位共30~40分钟

各部位的顺序：先仰卧后俯卧，从头部/胸腔到四肢(例如，从近端到远端)

按摩方法以及在每个部位的应用顺序：

1. 干预开始时，充分利用膈肌和肋间部分呼吸

2. 抚法力度逐渐加深，直至作用到浅表肌层

3. 轻柔的推挤法和非特异性的揉捏

4. 轻柔的节律性运动和振摇法

5. 被动的放松运动(不加压)

6. 频繁的重复并最终以浅表轻抚结束

这一按摩序列与传统的非炎症期类风湿关节炎治疗中常提到的按摩序列类似[27]，特别是为了不让患者感到疲劳，按摩时间相对较短。正如执业要领13-7中所提到的，由于受到时间的限制，按摩所能达到的深度很有限。

进一步练习：

1. 如何对此按摩序列进行调整，才能使其适用于关节运动范围减小以及手部僵硬？

2. 怎样才能把热敷法与该按摩序列相结合？

3. 如果患者在接受此按摩序列治疗时感到疲倦，用哪种(轻柔的)按摩法将其唤醒？

习，这种设计按摩序列的方法还是很合理的。医师不能把以疗效为目的治疗具体损伤的治疗概念理解成为是略有改动的全身性健康按摩序列。很多时候必须改变一个基础的全身性序列，以至于更改后与用来放松的一般性按摩序列具有很少的相似性。

在全身性按摩序列中，针对患者身体每个部位的治疗顺序不是唯一的[1-4]。医师可以从患者的头部或者足部开始局部按摩序列，然后以俯卧位、仰卧位或

者侧卧位逐一对各部位按顺序进行治疗。然后让患者换体位,重复或者颠倒各部位治疗的顺序。如果治疗时明显侧重于某种按摩方法,那么在治疗顺序方面可能会受到限制(表13-4)。

健康型全身按摩序列

健康型全身按摩序列的方法

如果你已经完成了第7章至第12章按摩技术的序列练习,那么你已经掌握了一些能够取得特殊效果的、有一定难度的全身按摩序列方法。虽然这种"单一按摩术"的按摩序列范围比较局限,但是很有效,对患者和医师来说都比较有利。在实际操作中,全身性序列通常包括很多的按摩方法,医师需要用一定的速率和节奏来为患者创建一种连贯的、结构性强的感官经验。

经典式或者说是"瑞典式"按摩术是目前经常用的技术,最为常用的是浅表体液和神经肌肉技术,这两种技术需要在广泛的接触和中度向心力下有节律地进行[2,6](对于在北美接受训练的医师来说,该方法应用速率偏慢,而对于在欧洲接受训练的医师来说却过快)。当用这种技术进行治疗时,经典按摩术能够增加淋巴回流、降低肌肉紧张水平、缓解紧张感并加强患者的感觉灵敏性。在北美,这种有效的全身性序列按摩法仍然是健康按摩的原型。

由于受到其他文化和现代西方改革者所做的一系列工作的影响越来越大,激起了如今有关按摩术应用方面的文艺复兴运动。许多传统方法使用的是范围比较局限的按摩技术,并且在很大程度上把对患者的检查与触诊技术联系了起来。表13-5对这些方法进行了总结[1-3,6-9,28]。重视这些按摩法之间存在的哲学上的差异,把它们当做是对具体性按摩技术的精炼和应用,就能够取得特殊的治疗效果,并且能让患者有不同的感觉体验。如果运用这些技术进行对症治疗,那么任何一种方法都能取得很好的疗效。

表13-4 有重点地运用按摩技术时对按摩部位顺序的建议	
强调的技术	**按摩部位顺序的建议**
结缔组织	如果周围有广泛的结缔组织,那么以骶骨和髂骨作为开始或者结束点
结缔组织,被动运动	包括轴向骨架(如颈部、背部、骨盆、骶骨);如果按摩部位是深层的、具体的、范围广的腰椎/骨盆,最少应该包括下肢和脚
神经肌肉	如果按摩部位是深层的、具体部位的四肢,则以相关的轴向性骨架作为结束,例如,颈椎或腰椎部位
叩诊	如果以往很少重点运用全身按摩,并且长时间集中在胸部,则应该以镇静反射技术作为结束
浅表体液	以上胸部作为开始再进行远端重点部位;从另一个远端最近的淋巴结开始着手
浅反射	以骶骨、后头部、手面或足部作为开始或结束

注意:在前面的章节中(第7~12章)对这些建议进行了讨论。

表13-5 特色按摩技术的一些按摩相关方法[1-3,5-8,20]	
方法、系统或学派	**特色按摩技术**
(夏威夷语)按摩术	快速、表浅和深层轻抚法,以及快速、广泛的神经肌肉技术
手动淋巴引流	浅表轻抚法和浅表淋巴管技术
肌筋膜松解	肌筋膜松解、颅底骨技术
神经肌肉技术	具体的揉捏、拨法,具体的直接筋膜技术
极性	静态触摸和按压
罗尔夫按摩法,深层组织按摩	直接筋膜技术
指压按摩疗法	按压法、特定的(缺血)按压法、拉伸法
"灵气"疗法	静态触摸
扳机点	振摇法、镇静节律性运动和振动法

健康按摩最大限度的放松作用

当副交感神经起主导作用时,身体和脑功能的修复和再生作用就能更加有效地产生。在大多数情况下,能够获得全身性放松和镇静是健康按摩的一个主要前提。另一个主要前提是能够使骨骼肌紧张度降低。当你将此按摩技术应用于某些内科治疗时,你会发现事实也是真实的,尽管你和患者更期望与损伤有关的其他目标都能实现。

按摩实践中的一条很重要的真理是,想要让患者放松,医师必须先放松。其推论同样也是正确的:如果医师焦虑不安,那么患者则很难放松下来。这种情况就如同紧张或者放松的状态是可以传染的。尽管这条真理非常重要,但是在实践操作中很容易被忘记。因此我们建议施术时要保持深度冷静的状态,并不是不重视、不认真调查或者无任何目的或者暂停判断思维能力。好的医师能够使自己处于放松而又谨慎的状态,同时又能注意到治疗目的,并且能够应用精湛的技术进行治疗。在第6章"按摩的准备及体位调整"中,我们建议医师舒缓地伸展一下四肢,自觉呼吸,以及运用一些在工作中特别是使患者在进行按摩序列前几分钟镇定下来的方法。有意识的膈肌呼吸以及重复做几组正确的人体力学动作,也能使医师在进行按摩治疗时放松并冷静下来。

学生以及按摩新手通常都会学习如何在相对没有压力的环境下对患者进行全身性放松按摩序列。当面对患者给予的压力、处理复杂的临床情况以及在实际操作中控制时间问题时,医师通常都很难在施术过程中放松下来。尽管此次按摩序列施治的效果在技术方面已经足够了,可是对医师和患者来说可能都会感觉

有点脱节或者是没有什么效果,因为在施术过程中缺少了不论是对医师还是对患者来说都相当重要的一个因素——放松。

框13-5总结了一些能让医师在患者面前保持放松状态的方法。根据不同的时间、不同的患者,对表中的建议进行调整,以达到更好的放松效果。鉴于此,必须监测患者身体微妙的变化,询问患者对治疗的反应,并以此来判断治疗所达到的放松效果。

| 框13-5 | 使患者在接受按摩序列治疗时达到最大的限度放松的方法 |

触摸之前:

确定患者

☐ 需要并且希望得到放松

☐ 对按摩表现出了期望和偏好

☐ 感觉很舒服

☐ 呼吸充分且无外力,借助膈肌进行呼吸

保证你自己

☐ 进行的是膈肌呼吸且呼吸充分

☐ 对于该治疗有一个明确而合理的计划

☐ 思维冷静,避免分心自言自语

☐ 放松,避免紧张或疼痛

确保环境的安静并且越能保证隐私越好。

接触过程中,要保证:

☐ 类似持法的速率和节律要一致

☐ 持法之间过度时压力的转变要平缓

☐ 一种持法向另一种持法的转变要平缓

☐ 使交流最小化

☐ 每次变换姿势患者并未感到不舒服

☐ 施术过程中不能着急

接触治疗之后,有10~60分钟的休息时间

按摩序列:深入研究与实践

处理压力的影响

尽管自主神经系统和骨骼肌之间并没有直接的联系,但研究表明肌肉静息张力的总体提高是压力和交感神经系统激活的影响之一[29,30]。因此,降低肌肉静息张力的按摩法对于治疗短期或长期的压力有一

定作用。因为神经肌肉按摩手法、结缔组织按摩手法以及运动按摩手法都能够影响骨骼肌的静息张力。显然这三种手法是使患者的身体在经受了一段时间压力后重新回到稳态的理想选择。

尽管所运用的按摩手法大体相同,通过改变肌肉静息张力来处理压力影响的方法与放松疗法并不相同。另外,如果治疗健康人的压力问题,应该试着达到

(至少)以下三点治疗效果:在进行按摩序列的过程中让患者得到放松;降低骨骼肌的肌肉静息张力水平;改善运动的数量和质量,因为运动总是受到与压力有关的肌肉张力的限制。如果在施术过程中仅仅让患者感到放松,患者很快就会觉得接受按摩治疗前后的状况并没有什么差异。如果在让患者感到放松的同时,能够降低患者的肌肉静息张力水平,改善患者骨骼肌的运动方式,那么按摩得到的镇静效果就会持续更长时间。一名好的临床医师能够完美地将这些技巧选择性地或者同时结合起来,在达到这些疗效的同时取得其他更广泛的疗效。

需要压力治疗的其他详细资料,参见第14章"运用按摩疗法获取临床疗效"。

连贯的艺术

在以疗效为基础的按摩中,连贯性指的是干预治疗的顺序或结构的一致性。对于临床医师而言,连贯性是有着明确和一致的治疗目的的结果。维持连贯性即是保持所有按摩序列的相关性。然而,施术时间超过15分钟并且使用多种按摩技术的按摩序列时,由于强调多重临床效果,序列的连贯性就显得尤为重要。连贯的序列可以让患者在受术过程中和干预治疗后感觉到全方位的和谐感和平衡感。不连贯的全身按摩序列的后果不难想象:一条腿用快速的振动法按摩,另一条腿做平稳、缓慢的浅表轻抚,对上肢做同样的按摩,背部做肌筋膜松解按摩,面部做轻度敲击按摩。框13-6中还讨论了另一种导致连贯性缺失的按摩序列。

在本章的前面,我们介绍了几种序列法,可以帮助你建立具有连贯性的干预治疗。当然,最重要的还是在按摩床旁边必须保持放松的状态。治疗过程中保持放松是指动作应该连贯,同时还要注意接触患者的方式,不要在干预治疗的技术内容上投入太多的注意力。另一种取得干预治疗连贯性的方案是,干预治疗过程中在患者体内达到并且普遍维持的精神反应。而我们所期待的精神反应通常是指患者放松的状态。第三种加强按摩序列连贯性的方法是在干预治疗过程中用相同框架的一般性按摩法(触诊敲打、连续敲打)接触患者身体的各个部位。如果在干预治疗过程中的每个间隔都回归同一按摩术,就会让整个序列显得更有规律,患者也会处于放松状态。触摸患者身体部位

时,即使只是简单地进行一般性的滚揉按摩,也会使患者感觉你是把他的颈部当成一个完整体来对待,而不仅仅是当成患者或者是患者的部位来处理。如果患者已经经受了长时间的痛苦或者生理上的不适,这时通常需要重点关注。不过,关键的不是你触摸了患者身体的多少部位,而是用什么方式来触摸。如果使用了太多的按摩技术,速度、压力、触诊的重点变化太频繁,就会在不知不觉中降低按摩序列的连贯性。框13-7总结了增强全身按摩序列连贯性的方法。

框 13-6　不愉快的按摩体验:不具备连贯性的按摩序列

时间:大概20分钟

- 俯卧位或仰卧位
- 选择的按摩法治疗目的有所冲突
- 随机快速地改变按摩速度、节奏和压力
- 一个部位一个部位地来回随意变换
- 不顾及你的体位,瘫坐在座位里或者不予控制地倾靠
- 想到什么就与患者交谈什么
- 通常对每一次按摩不足5分钟即停止。一旦患者停止按摩,就用镇静的按摩技术帮助他返回自我平衡状态

框 13-7　加强更广泛按摩序列连贯性的方法

- 在整个按摩过程中让自己彻底并且持续得到放松
- 选择一小部分临床结果并且坚持干预下去
- 以患者身上普遍性神经反应作为目标(例如,镇静或觉醒)
- 对所有按摩部位施用相同框架的按摩技术
- 在所有按摩部位保持按摩节律的持续性和一致性
- 尽可能使序列中所有的按摩技术都保持有可比性的节奏
- 所有的按摩部位施用类似的按摩技巧(不一定是相同的按摩法)
- 谨防在按摩序列中掺杂太多不同的感觉而使其超过限度。医师还应该积累经验或者学习表13-5中提到的许多其他优秀医师的与按摩技术相关的方法。他们的许多实践方法通常能够巧妙地反映加强按摩序列连贯性的一些方法

全身按摩序列技术练习

刚刚入门按摩技术的学生一般都要学习一个精心设计的、连贯的、通用的序列,此序列包涵了大量以按摩的一般原则为依据的按摩技术(主要是神经肌肉技术)[6-9]。这种方法既有优点又有缺点。学习过程中,学生们会不自觉地吸收一些好的按摩原则。相反,学生们通常会发展出一套可能对以后的临床实践不利的死板的按摩技术方式,并且很难扭转。一般对刚开始接触按摩技术的学生和临床医师新手来说,更好的方式还是设计练习多种具有连贯性的全身按摩序列,

这些按摩序列强调不同的临床效果,且按摩时间不等,如45分钟、50分钟、60分钟。这种练习可以教会学生如何灵活按摩,有效控制按摩,不必牺牲对患者进行全身治疗的机会来培训,只有这样的按摩治疗才能算得上是好的治疗方法。

全方位的训练能够让学生掌握大量不同序列的按摩序列,并且严格按照序列的特点和所需时间进行治疗。我们告诫学生不要过早形成一种特定的模式,因为通常是技术局限,或者反映了医师自己的个人喜好。最好的方法是尝试掌握多种不同按摩技术,并且弄明白具体的临床疗效是如何决定以疗效为基础的按摩治疗过程的。

参考文献

1. Fritz S. *Mosby's Fundamentals of Therapeutic Massage*. 3rd ed. St. Louis: Mosby; 2004.
2. Benjamin PJ, Tappan FM. *Tappan's Handbook of Healing Massage Techniques*. 4th ed. Upper Saddle River, NJ: Pearson Prentice Hall; 2005.
3. Fritz S. *Fundamentals of Therapeutic Massage*. St Louis: Mosby-Lifeline; 1995.
4. Salvo SG. *Massage Therapy: Principles and Practice*. 2nd ed. Philadelphia: WB Saunders; 2003.
5. Quality Assurance Committee of the College of Massage Therapists of Ontario. *Code of Ethics and Standards of Practice*. Toronto: College of Massage Therapists of Ontario; 2006.
6. de Domenico G, Wood EC. *Beard's Massage*. 4th ed. Philadelphia: WB Saunders; 1997.
7. Holey E, Cook E. *Evidence-Based Therapeutic Massage*. 2nd ed. Edinburgh: Churchill Livingstone; 2003.
8. Beck MJ. *Milady's Theory and Practice of Therapeutic Massage*. 3rd ed. Albany, NY: Milady; 1999.
9. Wood EC, Becker PD. *Beard's Massage*. 3rd ed. Philadelphia: WB Saunders; 1981.
10. Lederman E. *The Science and Practice of Manual Therapy*. 2nd ed. Edinburgh: Churchill Livingstone; 2005.
11. Mennell JB. *Physical Treatment by Movement, Manipulation and Massage*. 5th ed. Philadelphia: Blakiston; 1945.
12. Simons DG, Travell JG, Simons LS. *Myofascial Pain and Dysfunction. The Trigger Point Manual, Volume 1*. 2nd ed. Baltimore: Williams & Wilkins; 1999.
13. Michlovitz S. *Thermal Agents in Rehabilitation*. 3rd ed. Philadelphia: FA Davis; 1996.
14. Cummings GS, Tillman LJ. Remodeling of dense connective tissue in normal adult tissues. In: Currier DP, Nelson RM, eds. *Dynamics of Human Biologic Tissues*. Philadelphia: FA Davis; 1992:45–73.
15. O'Sullivan SB. Strategies to improve motor control. In: O'Sullivan SB, Schmitz J, eds. *Physical Rehabilitation, Assessment and Treatment*. 2nd ed. Philadelphia: FA Davis; 1988.
16. Hollis M. *Massage for Therapists*. 2nd ed. Oxford, England: Blackwell Science; 1998.
17. Kim MA, Sakong JK, Kim EJ, Kim EH, Kim EH. Effect of aromatherapy massage for the relief of constipation in the elderly. *Taehan Kanho Hakhoe Chi*. 2005;35:56–64.
18. Jeon SY, Jung HM. The effects of abdominal meridian massage on constipation among CVA patients. *Taehan Kanho Hakhoe Chi*. 2005;35:135–142.
19. Emly M, Wilson L, Darby J. Abdominal massage for adults with learning disabilities. *Nurs Times*. 2001;97:61–62.
20. Le Blanc-Louvry I, Costaglioli B, Boulon C, Leroi AM, Ducrotte P. Does mechanical massage of the abdominal wall after colectomy reduce postoperative pain and shorten the duration of ileus? Results of a randomized study. *J Gastrointest Surg*. 2002; 6:43–49.
21. Preece J. Introducing abdominal massage in palliative care for the relief of constipation. *Complement Ther Nurs Midwifery*. 2002;8:101–105.
22. Shirreffs CM. Aromatherapy massage for joint pain and constipation in a patient with Guillain Barré. *Complement Ther Nurs Midwifery*. 2001;7:78–83.
23. Ernst E. Abdominal massage therapy for chronic constipation: a systematic review of controlled clinical trials. *Forsch Komplementarmed*. 1999;6:149–151.
24. Emly M. Abdominal massage. *Nurs Times*. 1993;89:34–36.
25. Resende TL, Brocklehurst JC, O'Neill PA. A pilot study on the effect of exercise and abdominal massage on bowel habit in continuing care patients. *Clin Rehabil*. 1993;7:204–209.
26. Klauser AG, Flaschentrager J, Gehrke A, Muller-Lissner SA. Abdominal wall massage; effect on colonic function in healthy volunteers and in patients with chronic constipation. *Z Gastroenterol*. 1992;30:246–251.
27. Wale JO. *Tidy's Massage and Remedial Exercises in Medical and Surgical Conditions*. 11th ed. Bristol: John Wright & Sons; 1968.
28. Stillerman E. *The Encyclopedia of Bodywork*. New York: Facts on File; 1996.
29. Hoehn-Saric R. Psychic and somatic anxiety: worries, somatic symptoms and physiological changes. *Acta Psychiatr Scand Suppl*. 1998;393:32–38.
30. Millensen JR. *Mind Matters: Psychological Medicine in Holistic Practice*. Seattle: Eastland Press; 1995.

延伸阅读

American Physical Therapy Association. *Guide to Physical Therapist Practice.* 2nd ed. Alexandria, VA: American Physical Therapy Association; 1999.

Arvedson J. *Medical Gymnastics and Massage in General Practice.* London: JA Churchill; 1930.

Baumgartner AJ. *Massage in Athletics.* Minneapolis: Burgess; 1947.

Beard G. History of massage technique. *Phys Ther Rev.* 1952;32: 613–624.

Bohm M. *Massage: Its Principles and Techniques.* Gould E, trans. Philadelphia: JB Lippincott; 1913.

Claire T. Bodywork: *What Type of Massage to Get and How to Get the Most Out of It.* New York: William Morrow; 1995.

Collinge W. *The American Holistic Health Association Complete Guide to Alternative Medicine.* New York: Warner Books; 1996.

Cyriax J. Theory and practice of massage. In: *Textbook of Orthopedic Medicine, Volume 2. Treatment by Manipulation, Massage and Injection.* 11th ed. London: Bailliere Tindall; 1984.

Cyriax JH, Cyriax PJ. *Cyriax' Illustrated Manual of Orthopaedic Medicine.* 2nd ed. Oxford: Butterworth-Heinemann; 1993.

Hoffa A. *Technik der Massage.* Stuttgart: Verlag von Ferdinand Ernke; 1897.

Kellogg JH. *The Art of Massage.* Battle Creek, MI: Modern Medicine Publishing; 1923.

Kellogg JH. *The Art of Massage: A Practical Manual for the Nurse, the Student and the Practitioner.* Battle Creek, MI: Modern Medicine Publishing; 1929.

King RK. *Performance Massage.* Champaign, IL: Human Kinetics; 1993.

Licht S, ed. *Massage, Manipulation and Traction.* Baltimore: Waverly Press; 1960.

Loving J. *Massage Therapy.* Stamford, CT: Appleton & Lange; 1999.

Macias Merlo ML. Abdominal massage: therapy for the control of chronic constipation. *Rev Enferm (Spanish).* 1985;8:16–19.

McMillan M. *Massage and Therapeutic Exercise.* 2nd ed. Philadelphia: WB Saunders; 1925.

Meagher J. *Sports Massage.* Barrytown, NY: Station Hill Press; 1990.

Prosser EM. *A Manual of Massage and Movement.* 2nd ed. London: Faber & Faber; 1941.

Rattray F, Ludwig L. *Clinical Massage Therapy.* Toronto: Talus Inc.; 2000.

Seyle H. History and present status of the stress concept. In: Goldberger L, Breznitz S, eds. *Handbook of Stress: Theoretical and Clinical Aspects.* New York: Macmillan; 1982.

Seyle H. *The Physiology and Pathology of Exposure to Stress.* Montreal: Acta; 1950.

Tappan FM. *Healing Massage Techniques.* Norwalk, CT: Appleton & Lange; 1988.

Tidy NM. *Massage and Remedial Exercises.* London: John Wright; 1932.

Westland G. Massage as a therapeutic tool, parts 1 and 2. *Br J Occup Ther.* 1993;56:129–134, 177–180.

Yates J. *A Physician's Guide to Therapeutic Massage.* 3rd ed. Toronto: Curties Overzet; 2004.

Ylinen J, Cash M. *Sports Massage.* London: Stanley Paul; 1980.

Zhang Y, Zhang YL, Cheng YQ. Clinical observation of constipation due to deficiency of vital energy treated by massage and finger pressure methods. *Chung Hua Hu Li Tsa Chih (Chinese).* 1996; 31:97–98.

第14章

运用按摩疗法获取临床疗效

循证按摩疗法的基础研究目前呈现增长的趋势，这就说明按摩在促进健康和治疗日益增多的临床疾病方面的优点越来越突出[1-9]。循证按摩疗法中，医师要反复运用四步诊断法（即评估病情、制订治疗计划、实施治疗、康复出院四个阶段）以达到有效施治的目的，并通过按摩法获取特殊的临床疗效。本章第一节将介绍针对促进健康和治疗损伤的实践指南，也就是运用按摩术这一发展性干预手段以获取特殊临床疗效。第二节将列举针对不同损伤有治疗价值的方式和手法。

促进健康和治疗损伤的实践指南

损伤和病理在治疗计划中的作用

就古代按摩术在治疗疾病中的应用而言，临床医师通常会针对各类疾病制订规范化治疗方案[1,9]。相比之下，现代的循证按摩疗法则要求医师先明确患者当前的损伤情况以及病理状况，并确定针对性治疗[10,11]。换言之，医师可以直接运用现代循证按摩实现同病异治而非拘泥于规范化操作。而每名患者的治疗方案取决于其当前损伤程度、损伤遗留反应以及其自述治疗目标。运用此按摩术时，医师还要了解伤者信息以确定按摩方法、治疗过程、治疗禁忌以及特殊的治疗须知。为了阐明循证按摩疗法，本章将列举一些应用此种方法治疗特殊损伤的病例。医师可以把个人治疗方案放到一个综合治疗计划中，记录每名患者单独的临床表现和治疗目标。

综合不同机体结构和功能的治疗

亟待治疗的患者很少只有单一损伤或是康复目标。因此，医师必须将多种损伤和康复目标统一进行综合治疗[1,11]。与此同时还必须把不同的损伤和机体结构统一到一个治疗计划中。以下原则能够帮助医师选择并综合针对不同损伤和机体结构的治疗方案。医师可以将这些原则整合到临床诊断过程中，诊断步骤参见第3章"按摩的临床决策"和第5章"患者的按摩治疗检查"。

对不同损伤和健康目标的治疗方法进行整合的原则

1. 列举计划纳入治疗方案的患者相关损伤情况及健康目标。

2. 应注意针对每个损伤、健康目标及按摩治疗的禁忌证和注意事项。基于此，医师有时需排除一些操作手法或适当调整手法。应确保你所筛选出的每项按摩手法对患者均无损害，但同时也必须至少对某一损伤或健康目标有效。有时，最终的治疗计划并非是治疗损伤最有效的方式，因为更优的方法可能与患者其他损伤或健康目标冲突。

3. 相对首要考虑的损伤或康复目标也将会指导按摩方法的选择和治疗过程的展开。首要任务是处理更为严重（损伤程度高）或易引起二次伤害的损伤。此外，患者的主观愿望也应考虑。你可以通过以下方法对优先治疗的损伤或健康目标加以强调：

- 用一系列治疗方法首先治疗它。
- 在每一项治疗过程中首先治疗它。
- 在治疗计划中选取大量手法强化治疗。
- 在每种治疗中分配更多的时间治疗它。

4. 如果同等考虑损伤和康复目标，那么就要决定在一个治疗单元中以及在整体治疗的一个阶段是同时治疗还是相继治疗它们。

治疗过程

疾病的治疗过程

治疗患者损伤情况主要经过几个阶段，这些阶段能反映出疾病过程及其预后转归。医师要综合各方面信息指导治疗过程，如实践指南、患者体检的情况及临床经验。

职业医师通常会对疾病的治疗建立广泛的实践原则，以便提供一个治疗计划、过程的大致模型。这些具体情况的治疗原则和专业的实践原则决定了诊断的大体方向、每个治疗阶段的预期治疗次数、疗效评估以及一系列疾病相关的治疗手段。本章以美国物理疗法协会的《理疗师实践指导》[10]为例说明。此书出版时，我们还不能对书上列举的大范围疾病确立一个具有可比性、系统性、国家级的实践原则具体供医师参

考。表14-1列举了对肌骨骼和神经紊乱进行物理疗法干预的实践原则[10]。美国物理疗法协会并没有用这些原则广泛地指导医师的按摩术，而是把其他的临床技术当做最初的辅助疗法。此外，这些原则也适用于这种情况，即医师把更广泛的损伤及功能受限纳入治疗中，而并不是局限于特殊的运用按摩治疗的情况。因此，治疗同一种疾病时，理疗师运用按摩术的次数要比一般医师少。

事实上，按摩术治疗的适宜次数也受其他因素影响，包括病因、严重性、损伤程度、患者病情的复杂性、整体的治疗方式以及患者整体的健康状况和年龄因素。因此，即使是同一种疾病，医师也应尽量避免对所有患者都使用同一种治疗计划。相反，在实践中需要坚持以疗效为目的，并针对患者当前的损伤、功能受限情况和康复目标，对康复的某一阶段到下一阶段进行评估，严格监测治疗过程，注意患者损伤和功能受限情况的改善，而不是仅测定患者从发病到症状改善的情况。在每一阶段，医师都应及时修改治疗计划，以便能符合患者当前阶段的损伤和功能受限情况。

随着临床经验的增加，医师开展有效治疗的能力也在逐步提高。他们通过观察患者对治疗的反应和疾病的特征性进程来确定治疗方案。此外，实习医师和学生能同步应用临床诊断过程和循证按摩技术，更好地配合有经验的医师提高治疗技能。

康复治疗过程

包括康复治疗或以康复为主要目的的治疗，应遵

表 14-1	物理疗法的持续时间以及某些整形外科和神经科疾病的预期治疗次数	
病情	预期物理疗法的持续时间	治疗次数
腱炎、滑囊炎、筋膜炎	8~16 周	6~24
姿势不良	12 个月	6~20
扭伤、拉伤、脱臼	2~16 周	3~21
简单的关节成形术	6 个月	12~60
椎间盘突出	1~6 个月	8~24
脑血管意外（中风）	直到获得最大程度的自理能力	10~60
周围神经损伤	4~8 个月	12~56

Data from American Physical Therapy Association. *Guide to Physical Therapist Practice.* 2nd ed. Alexandria, VA: American Physical Therapy Association; 1999.

照一个提前制订的过程。在进行康复治疗之前，医师应判断当前的患者损伤情况。在下列情况中患者会要求对当前损伤进行康复治疗，如压力、身体变形、姿势不良、静息张力增大、潜在疼痛激发点以及功能活动受限。在开始康复计划前，医师需要讨论、评估以及治疗损伤；并运用本章介绍的指导原则，将以上几项合理地纳入到治疗计划内。一旦医师能够区分损伤和相关康复治疗效果，就可以运用诊断过程(见第3章"按摩的临床决策")来指导开展康复治疗。

在对患者进行检查期间，医师应该明确进行性治疗功能的康复目标，如强健肌肉、全身放松、自由活动和达到最佳的精神状态。根据检查结果，医师在与患者交谈期间可针对每一项康复目标商定合理的长期或短期预期治疗效果。通过对患者多次复检，医师就能够获得患者机体和功能或者功能状态改变的信息，从而采取康复治疗。他们也会随时修改治疗计划，以便治疗能够和患者当前的状态保持一致，并使患者过渡到下一个康复阶段。运用这种方法，医师就可以进行反复诊断以促进患者的康复进程。

相对治疗疾病而言，康复目标的治疗时间与预期治疗次数都缺少实践的指导原则。此外，拟诊次数也受多种因素影响，包括所确定的问题的数目和性质、患者康复目标的复杂性、目前损伤与潜在或相关的损伤情况和治疗，以及患者整体的健康状况和年龄因素。此外，康复治疗通常应包含指导性教育。相应地，患者学习并实现生活方式的转变也会影响治疗进度。

在进行康复治疗时，医师不应省略四步诊断法

(评估病情、制订治疗计划、实施治疗和康复出院)。此外，不应盲目制订康复治疗计划。随着病情的进展，治疗过程应最终实现康复出院。如果一名康复的患者有合理的原因想要继续治疗，那么医师可遵循康复计划完成第一阶段治疗，然后对患者进行常规的复检，并开始进入另一阶段治疗。这可确保患者和医师明确每个治疗计划所实现的治疗价值，避免了重复安排不确定目的的治疗，而使患者觉得难以接受。

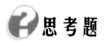 **思考题**

怎样区分以损伤为主(医疗推拿)进行的治疗与根据康复目标展开的治疗过程？它们有何相似性？

康复出院

如果医师遵循本章和其他章节介绍的治疗原则，那么从治疗阶段到康复出院阶段的转变将会极其自然，几乎不可察觉。第3章"按摩的临床决策"与第4章"按摩中的人际关系及道德规范问题"概述了医师为患者身体和精神上接受康复出院做准备而应遵循的步骤。另外，还有一些值得注意的临床问题。通过连续的复检，医师能够确定治疗患者损伤的原因，并运用技术在实践允许的范围内治疗患者的功能受限，如功能性训练。最后，在康复出院时，医师要保证能够把患者的各种需要都列在实践的范围内，如自我疗法的教育、设备、转诊至其他康复专家、服务者及其他相关事项。

损伤的治疗:基本原理

以下关于治疗损伤的例子,既考虑了传统的治疗方法,又考虑了日益完善的按摩技术。尽管它们已经历了临床医医师、教师及学生们一遍又一遍的检验,我们依然不能保证它们就能够作为实践的指导原则。因为对于所有这些治疗手段,医师应记住患者可能会出现其他损伤或疾病,而它们都有独立的禁忌证和注意事项。

心理－神经－免疫系统损伤的治疗

压力:放松能力受到损伤,普通适应综合征早期

预期疗效

- (在各种情况下)减轻压力或苦恼[12,13-72]。
- 提高放松能力。
- 增强压力适应性[73]。
- 改善行为[42,72,74-78]。
- 提高免疫力[3,5,17,18,20,24,30,34,38,44,79-82]。

临床相关疾病

研究表明压力与疾病的发生有很大的关联性[83-85]。而且创伤后易导致压力和应激障碍[86-88]。此外,很多亚健康患者主诉压力太大,或是身体无法放松。减压及其相关疗效成为免疫功能降低患者的主要关注点[3,5,18,24,30,34,38,44,80-82]。

治疗注意事项

治疗初期,应确定患者当前阶段的一般适应证[89-91],这一步很重要,因为患者在治疗一般适应证的后期,会接近筋疲力尽或虚脱,将会增加更多的禁忌证和注意事项,不如在患者早期还处于觉醒或抵抗阶段及时治疗;还要确定患者是否需要进行临床抑郁和焦虑或其他精神专科的诊断。另外,应确保自己对患者相关体征、当前疾病治疗以及其他健康状况,都有全方位的深入了解。如果对于治疗有任何的不确定,可请教

其他专家。此外,无论患者是否患有精神疾病,如果通过治疗,患者压力水平和身体状况没有改善,应建议他去咨询医师。最后,患者的生活习惯和思考过程都会对他们处理压力的能力有很大影响,这种情况应当注意并加以考虑[84]。

按摩技术的使用原则

- 首先,预备阶段,完全放松。
- 确保治疗部位温暖、安定并有亲和的光照。
- 话语轻柔。
- 提供几种放松的音乐[92](你的或是患者自己的)供患者选择,或是保持安静状态。
- 选择患者最舒适的体位。
- 可以选用以下任何一种镇静或放松的按摩术[4],如浅反射[41,93]、浅表液体技术[94]、神经肌肉、结缔组织及被动活动技术[95]。此外,少量的叩诊法可能对一些患者较合适。熟练的振动手法可能是所有具有镇静效果按摩术中最佳的选择[96]。
- 典型的镇静按摩术相当缓慢,有节奏性,并有已知疗效。在重复运用揉捏法时,可尝试以每分钟50~70次的频率进行敲击[97]。
- 许多接受过按摩治疗的患者更偏爱力度适中或力度较大的操作[98]。他们会发现轻柔的操作易令人烦躁[9],因为这样不能让他们的肌紧张得到放松。因此医师应诚恳地询问患者对治疗深度的反映情况并使自己的操作深度符合患者需要。
- 应确保所施用的技术不会引起疼痛(最大力度在个人痛觉量表3/10~5/10);即使是在更深的结构上运用神经肌肉按摩术或结缔组织按摩时,也不应引起患者疼痛。
- 治疗时有几处关键部位,如手、足和头(包括面部和耳),这些都是高度敏感区,因为有大量神经分布;只要时间允许应对此部位进行治疗[21,36,39,43,56,64,74,99-103]。颅骨和骶骨含有副交感神经分泌物,如果医师在这些敏感区域持续操作或用手重复敲击枕骨部到颅骨区域的时间足够长,就可能人为影响其分泌情况[104,105]。在臀深部,尤其在骶骨和耻骨联合处,也会产生明显的反应。此外,沿着轴性轮廓运用的任何技

术都可能产生反射性自律效应,最终会降低交感神经活动[106,107]或增强副交感神经活动[3]。

■ 治疗时间超过30分钟产生的镇痛可能更好[4],低于15分钟疗效可能不明显[46]。

■ 在润滑剂中加一点芳香精油(50mL瓶中大约5~20滴)[108]可促进机体放松[32,33,66,108,109]。具有镇静作用的精油有:蜜蜂花精油、橙花油、西番莲、橘花、橙叶以及薰衣草[108]。

■ 治疗其他损伤时可结合这个基础的放松步骤,这样可以更进一步提高镇静的效果。例如,治疗适应性肌缩短、结缔组织、疼痛激发点以及肩部肌肉静息张力增高。

辅助疗法

在放松治疗期间,可以选用以下辅助疗法。

■ 腹式呼吸和放松技术,如意识引导、进行性肌肉放松、自主训练、形象和思考,使治疗有一个良好的开始和结束[21,110]。也可同时运用本书中提及的按摩技术。如果在使用这些放松方法引导患者时不够自信,也可使用指导原则供其在诊所或家庭中使用[111,112]。

■ 被动运动和长时间的柔和伸展也是可采取的。

■ 全身加热(蒸汽、桑拿、涡流或沐浴)也是按摩术前可行的一种良好的方法[113,114]。可在从温转变为热的范围内[113]产生镇静效果。此外,局部湿热疗法(蒸汽加热或保温器)对整个身体加热也有效。

■ 压力处理教育也是很有益的[73]。

在治疗期间,患者可以选用以上或以下所列出的任意手法作为辅助疗法:

■ 适度锻炼,如散步。

■ 注重放松和意识性的运动,如Feldenkrais放松法、太极或气功、瑜伽。

一般适应综合征后期

预期疗效

■ 恢复自身动态平衡。

临床相关疾病

在一般适应综合征发展到第三阶段,那些出现身体疲惫、机能衰退或虚脱情况的患者,往往会成为明显不同的群体。他们可能正经历着严重的健康风险,要求他们此时暂停工作,进行药物治疗或住院治疗[89]。

治疗注意事项

医师进行性治疗与咨询其他相关健康专家相结合。

按摩技术的使用原则

■ 对所应用的技术的刺激程度和运用次数要谨慎。

■ 治疗时间宜短,20~30分钟即可,手法要轻而柔和,可采用浅反射技术、浅表轻抚法、轻度(最好是适中深度)神经肌肉技术。

■ 避免引起疼痛。

■ 无论在治疗中还是在治疗后,均应仔细监测疗效。

■ 在患者表现出疲劳感有所缓解和治疗耐受力提高时,可采取对一般适应综合征早期的患者应用的技术。

辅助疗法

■ 在患者可以承受的范围内,建议患者做一些简单而不费力的活动,如散步。

验证

2004年,伊利诺伊州大学的一组心理学家公布了一个重大的关于按摩疗法调查的荟萃分析。经过严密的调查并依据选择的标准条件进行37项研究,参与者1802人,其中有795人接受过按摩疗法。心理学家们考察了单次按摩对状态性焦虑、消极情绪、疼痛、皮质醇水平、血压和心率的影响。他们发现按摩疗法总体上对状态性焦虑、血压和心率有重要影响。还发现复合型按摩疗法总体上对特质性焦虑、抑郁症、痛觉感受迟缓症有重要意义。并在有关按摩疗法疗效的普遍性理论的文章中探讨了他们的成果。他们提出按摩术的一些疗效可归功于患者和医师的良好预期和良好的医患关系,而非使用某种特殊的技术或是特殊的按摩场所。这类似于精神疗法的某些疗效。这种假说可以解释与精神经免疫学和疼痛相关的一般疗效,却不能对按摩疗法对生理损伤,如疼痛激发点或瘢痕组织的显著影响提供确切的依据。

Moyer CA, Rounds J, Hannum JW. A meta-analysis of massage therapy research. *Psychol Bull*. 2004;130:3-18.

■ 对一般适应综合征早期患者所使用的水疗法步骤进行修改，即运用无变化或温和热法[113]进行中期治疗。局部则以能承受的温度进行治疗。

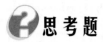 **思 考 题**

怎样区分一般适应综合征的早期和晚期阶段？

失眠、睡眠减少或紊乱

预期疗效

■ 改善睡眠模式，提高睡眠质量[5,19,23,33,48,49,111,115-126]。
■ 延长睡眠时间[49,116,119,127-129]。

临床相关疾病

压力常导致睡眠紊乱。此外，睡眠紊乱经常出现在疾病的危重阶段或是晚期、手术（术前和术后）、住院[129]、慢性疼痛、抑郁症和瘾症[128,130]。

治疗注意事项

治疗前先了解患者睡眠紊乱的原因。要依据压力、临床抑郁症、瘾症、慢性疼痛和疾病的注意事项进行治疗。许多患者自身情况不同，需参考医师的建议。

按摩技术的使用原则

■ 所有用于压力的治疗策略均适合。

辅助疗法

■ 所有用于压力治疗的辅助方法均适合。
■ 患者可能在晚间需要减少兴奋以纠正不良睡眠习惯，培养一种有效的睡前准备活动，并认真地保持有规律的睡眠时间，避免白天打盹。
　■ 睡前患者可运用以下方法促进睡眠。
　　■ 轻柔的伸展（尤其是身体的后侧）。
　　■ 膈式呼吸和放松练习。
　　■ 泡一个温水浴，水温不宜过高，可选择性添加一些必要的舒缓精油，如薰衣草油、洋甘菊油、柏树油、杜松油、橙花油、马郁兰油和蜂蜜花油，也可以不加[108,109,113,114,131]。
　　■ 腹部冷洗[113,114]。
　　■ 腹部热敷[113,114]。

疲劳、嗜睡、低唤醒

预期疗效

■ 缓解疲劳。
■ 提高唤醒水平。
■ 为活动做准备。

临床相关疾病

单纯的疲劳是压力或缺乏睡眠的典型表现。疲劳也是疾病的一个症状，如贫血、甲状腺疾病、疾病恢复期、类风湿性关节炎及相关的全身性结缔组织疾病、癌症和抑郁性精神病。另外，在运动和艺术表现方面，提高唤醒水平通常是达到最佳的要求。这些相关疾病的治疗，都可通过物理刺激提高唤醒水平。

治疗注意事项

在对疲劳患者进行治疗之前，要了解患者疲劳的原因。如果长时间疲劳而没有明显的诱因，需考虑是否会涉及全身性疾病症状或精神病症状，需要向患者的医师询问。如果患者的疲劳伴有精神方面的疾病，要向患者的医师或其他健康保健专家咨询，了解他们是否有自我伤害行为。在某种意义上，医师能够通过按摩术缓解单纯的疲劳，然而对患者而言，最好的治疗也许就是获得更多的睡眠。

按摩技术的使用原则

■ 从传统上讲，缓解疲劳的按摩术是快节奏的、轻柔的和具有节律性的[1,98]。一般情况下，刺激按摩术的速度和深度类似于竞赛前按摩术的速度和深度[137]。虽然很多研究报道经过按摩术之后疲劳有所缓解，但在治疗过程中，这种按摩手法并没有被采用。在给精力不足的患者进行镇静按摩时需要谨慎。
■ 缩短治疗时间。例如，对整个机体或大部分区域进行20分钟左右的按摩。
■ 运用有一些疗效的按摩方法进行刺激，包括轻抚法、轻揉法、广泛按压法、揉捏法、粗振动按摩法、非镇静摇法以及叩法。避免使用速度较慢的技术如筋膜运动，以及可能导致不适感的技术如激发点松解法。
■ 为了达到一定的速率，按摩的深度应该只在机体的浅表层。

辅助疗法

■ 在按摩的前后可使用水疗法,用冷水、冷热对比和摩擦(即用一块粗布或刷子摩擦)。根据患者的忍耐力调整使用力度,可使力度逐渐增大的方法有:干刷、冷洗、盐敷、冷手套摩擦和高对比选择性温度振动喷射流[113,114,138]。使用时可以通过增加或减少按摩接触面来改变刺激强度。这些技术可能对免疫功能有额外的益处[139]。

■ 在治疗期间,可以指导患者在其耐受范围内做轻快的有氧运动。

损伤相关疼痛的治疗

疼痛治疗前

在病情评估阶段,通过询问下列重要问题了解疾病。

1. 有哪些禁忌和注意事项需要咨询其他健康保健专家?

如果患者的疼痛较为严重,发生较突然,不常发生,有全身性的或神经性症状,或和活动无关,均为"红色警示",提示应立即让患者咨询外科医师做进一步诊疗。

2. 疼痛是急性还是慢性的?

急性伤害性疼痛通常处于疾病的急性阶段,但不总是处于疾病的急性阶段。慢性疼痛和慢性疼痛综合征可能不会轻易有明显的体征。可以通过框 14-1 中总结的疼痛类型进一步区分。

3. 引起疼痛的原因是什么?

令人感到意外的是,医师经常会忽视这个问题。

运用检查技术来确定患者疼痛的原因。尽管按摩术可以通过过激止痛或镇痛法来减轻不明诱因的疼痛的程度,但是无论怎样,最好直接根据疼痛诱因进行治疗。

在制订治疗计划阶段,试着回答下面的问题:

1. 疼痛的原因是否是机体的一处损伤,运用按摩术可以直接治疗吗?

运用适宜的按摩术可直接治疗引起患者疼痛的损伤,如水肿、结缔组织流动性减弱、静息张力增强、痉挛、隐痛点。

2. 可以运用过激止痛法吗?

减少疼痛的另一种方法就是运用按摩术过激止痛或抗刺激止痛,如在损伤的皮部延长机械震动时间也可减少疼痛(见第 7 章"浅反射技术"中有关振动的内容)[141]。也可以运用热疗、冷疗和主动运动来达到止痛效果。

3. 在运用按摩术时,镇静止痛是唯一的策略吗?

运用按摩术缓解疼痛时,最常用的方法是放松或镇静止痛。例如,医师运用按摩术来缓解癌症疼痛。

疼痛可以导致损伤,如静息张力增加和刺激点出现。如果有可能,用按摩术治疗相关的损伤。

急性伤害性疼痛

预期疗效

■ 减轻疼痛[3,13,17,25,27,32,37,46,48,54,55,58,60,63,64,68,70,101,120,134,135,141-177]。

■ 止痛。

临床相关疾病

此类疼痛与急性损伤、外伤及诸多全身性疾病相关。

框14-1	疼痛的分类和举例(来自 Wittink 和 Michel[140])
分类	**举例**
急性伤害性疼痛	急性炎症;近期骨科损伤
亚急性伤害性疼痛	部分痊愈的骨科损伤
复发的急性伤害性疼痛	类风湿性关节炎加重
继发的急性伤害性疼痛	恶性肿瘤
慢性非恶性顽固性(超过 6 个月)的伤害性疼痛	未手术的椎间盘损害引起的神经根病;一些处于慢性阶段还未完全治愈的炎症
慢性非恶性顽固性(超过 6 个月)的非伤害性疼痛	腰背部特殊的慢性疼痛
许多亟待治疗的患者属于最后两种类型	

治疗注意事项

在治疗急性伤害性损伤时，一些紧急情况需要求助于外科医师。另外，还要确定患者的疼痛类型：急性伤害性疼痛、复发的急性伤害性疼痛、慢性炎症伴发的伤害性疼痛，以及其他原因导致的慢性疼痛、慢性疼痛综合征伴发的疼痛或肌筋膜疼痛。如果需要划分患者的疼痛类型，可以咨询其他的健康专家。另外，如果患者的急性伤害性疼痛是全身性疾病伴发的，那么就要考虑表3-2列出的相关禁忌证和注意事项（见第3章"按摩的临床决策"）。

按摩技术的使用原则

■ 如果组织处于炎症的急性阶段，则是由于近期骨科损伤造成的：

　■ 保证患者已受到适当的治疗。

　■ 治疗引起患者疼痛的损伤，如水肿和肌肉痉挛时，可以运用本章相关小节介绍的步骤。

　■ 依据损伤级数，患者也许不能承受对急性损伤部位或邻近部位的触按。注意：不要引起疼痛或加重患者的疼痛。

　■ 为了达到过激止痛或抗刺激止痛的效果，可以对远离受损部位的组织进行浅反射或神经肌肉技术，治疗的部位也可以是相关的皮层、肌节或对侧部位[13,121,144]。近期荟萃分析研究了过激止痛的机理（门控理论）并得出结论，按摩术的即时止痛效应并不大[4]。

　■ 此外，加强放松的技术能缓解患者的疼痛。

■ 如果运用按摩术不能直接缓解患者的疼痛，如癌症引起的急性伤害性疼痛[13,18,20,25,29,32,37,48,64,103,117,133-135,144,154,162,169,173,174,178-189]，应保证患者有适当的治疗，并仔细注意和患者特殊病情相关的注意事项和禁忌证。这样操作时可以在一个适当的深度运用一般按摩术来达到全身放松和过激止痛的效果。要考虑到这些患者可能有引起疼痛的其他诱因，如激发点，则可以用按摩术直接治疗。

辅助疗法

■ 抬起患者的伤肢，用冷水疗法治疗骨科损伤的急性炎症期。

■ 可以用热疗、冷疗和冷热对比通过脊髓门控通路达到过激止痛的效果。

■ 用全身或局部热疗法止痛。

■ 为了产生过激止痛的效果，在受损伤的结构或其周围，根据患者的耐受程度、相关操作禁忌和操作范围运用被动运动、关节牵引和关节活动术。

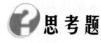

思考题

对于框14-1中列出的各种不同种类的疼痛，哪种按摩法最为适宜？

循环系统损伤的治疗

静脉回流受损、淋巴回流受损、水肿、淋巴水肿

预期疗效

■ 改善静脉循环[190,191]。

■ 改善淋巴循环。

■ 减轻水肿或淋巴水肿[117,184,191-200]。

临床相关疾病

本章把静脉回流受损、淋巴回流受损、水肿和淋巴水肿总结在一起，因为可以用类似的治疗手法治疗这些损伤。这些损伤可能涉及的疾病包括依赖性水肿、外伤导致的急性炎症、静脉曲张、静脉机能不全、静脉曲张性溃疡、淋巴水肿二期放射或手术治疗阶段、充血性心力衰竭。

治疗注意事项

这些损伤伴发的疾病都有各自的注意事项和禁忌，这与患者选择的治疗和药物治疗有关。除了这些问题外，还要考虑下面的注意事项：治疗外伤性水肿须依据其当前阶段和临床表现[201,202]（见本章炎症的讨论）。在有营养障碍的皮肤或周围区域操作要轻，避免过于靠近静脉曲张性溃疡或静脉曲张的部位[1,8]。在没有咨询上级医师的情况下，不要治疗充血性心力衰竭的患者，因为按摩增加的体液回流可能使患者心脏功能受损[203]。最后，医师不能用按摩术处理某些类型的淋巴水肿，如由于缺乏蛋白质导致的水肿[94]。

按摩技术的使用原则和补充程序

■ 参考第7章"浅反射技术"和第13章"按摩法

的序列性"中关于增加体液回流原则的具体细节和临床实例。一般步骤是由近侧开始,然后逐渐向远侧推移[95],重复几次或多次。治疗自始至终运用向心压力。

■ 在增加体液回流的治疗时,最好只用现代技术或只用传统技术。不要把现代技术(浅表淋巴引流术或人工淋巴引流术)和传统技术(浅表轻抚法和叩诊法)用于同一个治疗中,除非你有足够的经验将两种方法同时进行。

■ 对现代技术和传统技术方法都熟悉的医师可以考虑将以下方法结合使用的效果。让患者进行深度的腹式呼吸,并在治疗过程中鼓励坚持这种呼吸。开始时标记出人工淋巴引流的界点[94],之后在患者胸腔上部进行广泛按压。在水肿区域,从最近侧表层开始,运用一或两种表层技术,采取从近侧到远侧的基本形式进行,然后慢慢过渡到深层的轻抚法和揉捏法,方法亦是从近侧到远侧。最后,再次运用一或两种临床技术。在整个按摩过程中,选择从近侧到远侧按摩法反复进行四次,周期性经过界点或胸廓按压处。

■ 肌肉静息张力和结缔组织紧密度增高可能对血管产生压力,并阻碍体液回流。因此,医师需要考虑治疗这类损伤。

辅助疗法

■ 通过体位和被动活动促进体液回流[1,191,205]。
■ 运用关节牵拉术并辅助关节移动法加强关节处的营养供应[204,205]。
■ 肌肉收缩是淋巴回流的主要原因;应根据患者的病情和活动量选择一些主动运动[206,207]。在淋巴水肿的治疗中,会运用到复杂的减轻充血疗法,活动及绷带压迫[191,207]可以增强这种疗法的效果[184,194,195,208,209]。
■ 患者可以运用压气泵[191]或筒形滚子[210]进行自我按摩以促进淋巴引流。
■ 可运用冷水疗法治疗炎症或损伤急性期的外伤水肿,热水疗法治疗炎症或损伤慢性期的外伤水肿。在这些情况下,可以采用水疗法,如洗浴、敷疗或包裹法进行治疗[113,114]。

 思考题

运用浅表体液技术促进体液回流。你会用哪种方式指导按摩:从近侧到远侧,还是从远侧到近侧?加压是向心还是离心的?并解释你选择的原因。

呼吸道损伤的按摩治疗

呼吸道清除功能损伤

预期疗效

■ 提高呼吸道清除功能[211-213]。
■ 减轻呼吸道阻塞[214]。

临床相关疾病

呼吸道清除功能损伤与肺部疾病如慢性阻塞性肺病、慢性支气管炎、肺气肿、哮喘、肺囊性纤维化、肺炎、手术后复原、普通感冒等疾病相关。

治疗注意事项

除普通感冒外的上述疾病,都需要医治和服药,因此需要谨慎考虑治疗中的注意事项和禁忌证[215]。导致呼吸道清除功能损伤的其他呼吸系统损害,在本章其他部分论述。

在严重的肋骨骨折、未治疗的张力性气胸、确诊或有潜在风险的冠状动脉血栓形成、肺栓塞、心脏状况不稳定中禁止叩击胸部,在胸部和脊柱手术后或哮喘的急性发作期都易引发出血。体位引流法可能导致需氧量增加,二氧化碳大量释放,血压改变,心输出量增加。因此,医师必须谨慎使用头低位。单独使用敲击手法也会使心率加快和血压升高[216]。

按摩技术的使用原则

标准的按摩方法是体位引流法和叩法,虽然这种方式的有效性尚有争议[211,213,217]。将患者置于相关的引流位,然后用拍打、肋骨按压、节律性运动和粗振动结合按压法治疗胸腔相关部位(见第11章"被动运动技术")。在治疗时和治疗后鼓励患者用力呼气、咳嗽和咳痰[202]。医师应教导患者如何开始咳嗽[202]。用标准化的预防措施来收集和处置患者的痰液[218]。整个治疗过程可能需要50~60分钟或者更长的时间。可以在治疗期间选择性地排出一个肺叶的痰液。

辅助疗法

■ 在体位引流法或者叩法之前或之后引导患者喝水。

■ 在体位引流法或者叩法之前使用蒸汽治疗，也可在蒸汽治疗中加用5滴桉树或者薄荷油[108]产品。

■ 在前胸或后背（避开心包）使用湿热袋敷法代替蒸汽治疗[113]。

■ 可以在家中使用整个治疗程序，由看护人员或者患者自己进行叩击和自我拍打。

■ 在医院中使用有效的机械方法替代体位引流和叩法，如肺内击打通气和高频胸壁压缩[211]。

呼吸肌静息张力升高

预期疗效

■ 减轻呼吸肌静息张力。

■ 减轻肌张力。

临床相关疾病

以下是本章关于治疗静息张力增高的一个特殊观点。因为它是治疗呼吸系统疾病的一种重要辅助治疗方法，故在此介绍，如慢性阻塞性肺病、哮喘和囊肿性纤维化，这些疾病导致患者的呼吸延长并且费力。这些治疗方法也可用于卧床患者和做有氧或耐力训练的运动员。

治疗注意事项

疾病累及的呼吸肌包括斜角肌、胸锁乳突肌和膈肌。应学习寻找和辨别这些疼痛激发点的类别，因为临床治疗中这些是需要经常用到的（见第9章"神经肌肉按摩疗法"）。在治疗激发点和其他共有损伤时，也应治疗原发性损伤，如受累肌肉的应激性和适应性收缩。一些与肥厚性呼吸肌有关的疾病，在治疗和用药时应注意使用事项和禁忌证。

按摩技术的使用原则

可将特定的神经肌肉和结缔组织技术用于斜角肌、胸锁乳突肌和膈肌。如果有必要，可回顾第9章"神经肌肉按摩疗法"和第10章"结缔组织按摩疗法"中关于揉捏法、拨法、特殊按压法、肌筋膜松解法和直接筋膜技术的一般说明，以及图9-10、图9-20、图9-23、图9-29、图10-2、图10-9和图10-16及其他相关局部按摩图的文字说明[219-222]。

辅助疗法

■ 相关的治疗性锻炼包括伸展斜角肌和胸锁乳突肌。

■ 指导患者进行膈式呼吸和其他呼吸锻炼[112,202]。

■ 指导患者正常或者外力下利用膈肌、斜角肌、胸锁乳突肌和腹肌的作用呼气和吸气。

■ 医师可能会发现有氧锻炼对于某些疾病的治疗是有帮助的。

肌肉相关损伤的治疗

不必要的肌紧张

预期疗效

■ 使不必要的肌紧张自主释放。

■ 提高对不必要的肌紧张的意识性。

临床相关疾病

不必要的肌紧张是情境压力（见本章压力部分）所致的静息性紧张性升高常见的原因或结果。

治疗注意事项

目前还没有与不必要的肌紧张相关的禁忌证的记载。在治疗前需要了解两个问题：一是了解有可能导致患者的情境压力的生活环境；二是了解有可能影响患者病情的用药状况[215]。

按摩技术的使用原则

■ 以辅助技术开始治疗，提高患者对不必要的肌紧张意识性。

■ 用按压法部分所介绍的放松疗法进行治疗。

■ 一旦患者使不必要的肌紧张放松下来，就可以试用可降低静息性肌紧张的按摩技术（见本章后面所述提升静息性肌紧张部分）。当静息性肌紧张明显改变时，应提醒患者注意体会这种肌肉放松的感觉。

■ 患者会感到促使不必要的肌紧张释放和静息性紧张降低到一个水平，是一个长时间的过程。在患者局部多次进行约1小时的治疗，使患者认识到并开始引导她在压力情形下放松肌肉以形成身体和情绪的变化,这可能需要花费几个月的时间[84,223]。如果患者正处于压力不断增加的状态,则可能要花费一次或多次治疗更新她先前获得的降低肌肉紧张的意识。

辅助治疗

■ 治疗开始时,患者可能意识不到自己有不必要的肌紧张。有时你只需举起患者的一只手臂或者将手放在患者某个部位1分钟, 便能使患者意识到她的肌肉正处于不必要的收缩。如果这种方法不起作用,则可以直接将患者的注意引到不必要的肌紧张部位,并用语言引导患者, 例如,"你能意识到这里僵持吗?""你能意识这里紧张吗?""你能想办法使这种紧张消失吗?"注意变换引导用语,可以直接提示患者让其认识到只有努力改变才是正确的。

■ 被动运动技术(见第11章"被动运动技术")通常有助于改善患者的肌紧张。

静息张力升高

预期疗效

■ 减轻静息张力[224]。

临床相关疾病

骨骼肌的静息张力升高是人们寻求按摩治疗的常见原因之一。这种损伤与几种内科疾病相关或与活动相关,如压力[223]、运动员参赛、过用性损伤、矫形损伤、姿势不良、激发点、纤维肌痛、关节炎和结缔组织疾病。

治疗注意事项

治疗前应确保患者释放了不必要的肌紧张,减少肌肉静息张力。可以应用在"不必要的肌紧张"中所描述的方法。静息性肌张力是一种复杂的现象,包括被动性(实质性)和主动性(收缩性)两种(见第5章"患者的按摩治疗检查"中有关静息性肌张力的介绍)。因此需要通过触诊或者更高的技术来评估正常情况下由神经支配的肌肉静息张力增高的程度和情况。另外,还需要鉴别患者内科疾病注意事项和禁忌证。

按摩技术的使用原则

■ 对肌肉和相关筋膜可采用按摩技术,尤其是神经肌肉技术、结缔组织技术和被动运动技术。在使用神经肌肉技术如揉捏和拨法时,必须深入到静息性张力升高的肌肉层中。

■ 结缔组织技术如筋膜松解和直接筋膜技术对静息张力升高有局部治疗效果, 由于筋膜层相互交叉,也会产生区域性的治疗效果。

■ 用抚慰的手法如摇法达到镇静目的的同时,可能产生静息张力升高而边缘系统减低的效果。

辅助治疗

■ 无论是整体热疗还是局部热疗,都可暂时缓解静息张力升高[113,225]。

■ 系统的伸展运动也可缓解静息张力升高。

■ 有氧锻炼和伸展锻炼也可能会暂时升高静息性肌张力。锻炼后的伸展可缓解这种状态。

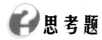 **思考题**

不必要的肌紧张和静息张力升高有何异同? 可采取哪种方法治疗这两种状态?

激发点、肌筋膜痛

预期疗效

■ 降低激发点疼痛频率[191,226-228]。
■ 降低肌筋膜疼痛[229,230]。
■ 增加活动范围。

治疗注意事项

肌筋膜痛令人困扰。所以在检查和治疗时,必须重视患者的痛苦。激发点疼痛类似内脏疼痛如心脏病[230],并导致不同寻常的疼痛转移和与活动不相关的症状[232,233]。在外伤或反复性拉伤患者中,准确找出损伤的机制有助于发现激发点。

单一激发点的疼痛转移方式和图9-45所示相同。临床实践中常见的疼痛转移方式包括:斜方肌、胸锁乳突肌、髂肋肌、长肌、斜角肌、胸大肌和胸小肌、颈部夹肌、肩胛下肌、冈下肌、臀中肌、阔筋膜张肌、腿筋、四头肌、胫骨前肌和胫骨后肌转移。表14-2描述了常见的肌筋膜疼痛综合征。当患者有多个激发点疼痛时,转移部位将会同时受疼痛累及。结果导致患者感到大范围疼痛,与任何一个激发点疼痛的转移范围不一致。确认并治疗主要的激发点,因为对主要激发点治疗可排除对周围小激发点的治疗[230]。另外,要尽量

| 表 14-2 | 纤维肌痛综合征[229,230] |

激发点可能引起多种软组织损伤疼痛和功能障碍，如扭伤、重复性劳损和骨折。激发点疼痛也可单独出现，如激发点综合征和纤维肌痛综合征。由于一些纤维肌痛综合征相当普遍，已有固定的名称。下表中列举了一些激发点是引起疼痛的单一原因或主要原因的病症。

综合征	涉及的激发点
紧张性头痛	5 个紧张性头痛的激发点 ■ 上斜肌 ■ 胸锁乳突肌 ■ 头夹肌及颈夹肌 ■ 枕骨下 ■ 颞肌
颞下颌关节功能紊乱	颞下颌关节紊乱可能包含实际的病理性改变，也可能是由于翼外肌激发点的活动与次要的内侧翼状肌肉、咬肌和颞肌参与的结果。
冻结肩	冻结肩是一个临床术语，包括肱骨关节炎(关节粘连)，它可能是由于肩胛下肌和其他相邻肌群的激发点导致的
胸廓出口综合征	胸廓出口综合征激发点通常是由包在或在胸小肌之前或前后的臂丛神经干引起的疼痛
扳机指	这种综合征可能涉及在前臂的手指长屈肌的激发点
除草指	这种综合征可能涉及对向肌的激发点
腰痛或背痛	"腰痛"是一个传统的术语，腰痛的原因有很多，需要不同的诊疗，下腰痛可能由于臀中肌、骶展肌(骶棘肌肉、多裂肌)或者腰大肌或者腰方肌的激发点导致
虚性坐骨神经痛	Travell 和 Simons 用这个词来指代一个由臀小肌激发点引起的腰椎神经根痛
梨状肌损伤综合征	这个复杂的综合征，可能累及包在梨状肌的坐骨神经，可由梨状肌或对侧旋肌的点引起
神经压迫综合征	神经压迫综合征包括外周神经不断受压或者神经机能麻痹导致的神经系统症状，如由疼痛激发点引起的胸廓出口综合征，还有一些不典型的例子在其他章节中介绍[290,230]

确认这些主要激发点长期存在的因素。

需要鉴别纤维肌痛压痛点和激发点[234]。纤维肌痛压痛点并不是激发点。另外，纤维肌痛至少需要11个压痛点，并已对睡眠造成影响。然而，肌纤维痛患者也可能有对治疗反应良好的激发点[136]。

按摩技术的使用原则

■ 可采用任何方法，且在活动范围内达到全痛或无痛的结果。

■ 拨法和特殊按压法(激发点压力释放)都是为治疗激发点设计的按摩技术(见第9章"神经肌肉按摩疗法")。可以在这之前或之后配合局部按摩技术，包括揉捏法、肌筋膜松解法或者广泛接触的直接筋膜技术。

■ 尽可能确认并治疗原发激发点，因为对其采取治疗可以减少伴随症状，应对其功能性部位的所有激发点进行鉴别和治疗，包括主动肌、拮抗肌和协同肌[230]。

辅助疗法

■ 对疼痛激发点释放的按摩治疗后，立刻对此肌肉的活动范围进行被动运动(禁止过度伸展)、主动运动和湿热疗法[229,230]。

■ 治疗前使用湿热疗法或者单独使用湿热疗法都是有益的[235]。

■ 冰敷会增加激发点的活动性，所以不要在激发点周围使用该疗法，除非治疗急性外科损伤时。一旦急性期损伤治疗完毕，即恢复这章之前介绍的有关激发点的治疗。在特殊环境下采取的"冰和伸展"疗法将在其他章节介绍[230]。

■ 使用使展运动或伸展运动和后PNF组合技术(主动肌技术、紧张放松和节律稳定术)，以及等长收缩后之放松术[230]。进行拉伸时应确保沿着受累肌肉纤维，并避免引起相关的关节疼痛（"积极拉伸标志"）[228]。

■ 摆位放松术(位置释放)和高速、小幅度的技术可能是有价值的[236]。

■ 自我保健,教会患者局部热疗、自我按摩、自动冲洗、用一个稳定小球自我加压、拉伸(或紧张放松术)、全关节范围内活动[235]。

■ 当患者用球进行自我加压时,应限制治疗时间30秒,然后采取适当的拉伸和热疗。患者常常因为感觉良好而容易过度自我加压,这可能会导致反应性痉挛或关节功能的不平衡。如果患者不得不经常压缩肌肉以保持放松,应对患者进行复查,确定引起永久性疼痛激发点的因素。

结缔组织损伤的治疗

结缔组织移动性下降

这个类别包括损伤的结缔组织结构失常或正常结缔组织移动性差,如瘢痕和粘连、皮肤和(或)筋膜移动性降低、筋膜抵抗和挛缩。医师对此类损伤采用类似的治疗方法。

预期疗效

■ 增加结缔组织移动性,包括减少粘连、提高瘢痕组织移动性、增加皮肤和筋膜移动性、减少筋膜抵抗、减少挛缩[237]。

■ 增加关节活动度[238,239]。

临床相关疾病

有几个可能的原因会降低结缔组织移动性。首先,它经常发生在慢性炎症的修复期,与骨损伤如骨折、扭伤、多种类型的关节炎、结缔组织炎性疾病、外伤、手术、烧伤有关。结缔组织移动性降低有可能与持续很久的组织移动性减低的疾病或者住院患者有关。最后结缔组织流动性降低和姿势有关,如适应性组织缩短。小的瘢痕和调节能力的降低有可能和重复性劳损如肌腱炎和肌腱变性有关[210]。

治疗注意事项

治疗结缔组织移动性受限的注意事项和禁忌证

包括恶性肿瘤、蜂窝织炎、发热、全身或局部感染、急性循环疾病、骨髓炎、动脉瘤、水肿、急性类风湿性关节炎、开放性创伤、手术缝合后、血肿、骨折愈合后、骨质疏松症、应用抗凝疗法、糖尿病进展期、皮肤过敏[240]。

治疗前必须先确保患者没有急性炎症的体征。在一些矫形疾病,如反复扭伤或者关节炎,可能导致关节松弛或者失稳。不要采用使结缔组织变弱或者使之延长的技术治疗这种关节炎。最后,不要在任何只有结缔组织的区域治疗,局部治疗可能导致系统的姿势性的改变。

按摩技术的使用原则

■ 皮肤揉捏法、筋膜释放术、直接筋膜技术、摩法(见第10章"结缔组织按摩疗法")是治疗结缔组织移动性下降的主要方法[221,222,241-245]。当作用于姿势适应性缩短和大关节挛缩这种大量组织时,需要采用广泛接触技术或者更通用的技术。这些包括大范围手部筋膜释放技术和前臂的直接筋膜技术。治疗少量组织如肌腱[246]和关节囊[238]的局部纤维化时,需采用专门的技术,如手指或者拇指按摩法。另外,你将会发现缓慢并且充分拖拽的揉捏法和拨法十分有效。为了达到治疗目的,应尽量避免使用过多的按摩油。

■ 通过浅层带动深层,使多层组织被治疗。

■ 在烧伤的早期,为了防止或减少瘢痕组织的形成,需要高度专业化的技术,这超出了本书所述范围[237,247]。框14-2中所列的"瘢痕技术"可能适用于成熟的瘢痕。

■ 在治疗结缔组织后,采用节律性运动按摩可以提高患者的运动方式。

■ 肌筋膜激发点往往并存于许多移动性受限的结缔组织中[229,230,248-250]。请参照本章和第9章"神经肌肉按摩疗法"拨法和特殊按压法中有关激发点的治疗。

■ 如果缔结组织移动性受限和姿势不良相关,则参考本章适应性缩短内容进行治疗。

■ 在治疗前或者治疗后,使用体位扫描监测治疗效果。

■ 只要按摩技术使用正确,则能持久延长结缔组织。事实上,几分钟之内就可以看到积极的治疗效果。因此,小的、简单的、刚刚成熟的瘢痕会在一段时间内就产生效果,而长期的瘢痕则需要几个局部的治疗单元来实现持久的治疗效果,也可以用一般的方法治疗

框14-2	成熟瘢痕组织的瘢痕技术

　　常用于成熟瘢痕的"瘢痕技术"简单来说就是第10章中描述的结缔组织技术:将这些技术由浅层到深层地进行按压。记住,移动性减少的部位往往远离瘢痕两侧或者表层。

皮肤滚揉法:波浪式地按摩皮肤及浅筋膜,并且以不同的力度和方向重复这些动作。采用这个技术作为引导术,并且在治疗过程中定期评估浅表组织移动度[201]

肌筋膜松解法:用手指尖或手掌接触,抓起松弛的皮肤和皮下组织[201]。然后保持这个位置不要滑动,持续90秒或者更长时间。之后缓慢向前移动,持续增加不同方向的压力使其作用于更深层的组织。如果这种结缔组织限制在更广泛的区域,就要使用双手扩大面积

直接筋膜技术:使用一或两个手指滑动按摩瘢痕组织,使其成为一个C字形或者S形[9,201],或者将其弄成J形[244]进行敲击。如果结缔组织限制在更广泛的区域,就要使用手指或者全掌部分

摩擦法:用指尖或拇指在比较硬的区域进行摩擦法,直到其明显变软。东方的手法是横向、平行或者环形按摩[201]。如果结缔组织限制在更广泛的区域,就要使用手掌来获得更大的按摩面积

存在于患者身体的代偿。广泛的筋膜限制见于姿势综合征,治疗时间超过15个小时。

辅助疗法

■ 采用全方位的伸展运动[202]。

■ 如果关节囊出现粘连,使用高等级的关节松动术[201,202]。

■ 在肌肉长度恢复后,采取主动的、全关节活动度的运动。主动运动和拉伸运动都是患者有效的自我保健方法。

■ 按照与体位变化的意识练习(参见"减少体位和动觉意识"部分)。

■ 一旦恢复移动性,则应考虑增加肌肉性能的运动治疗(强度、耐力和力量)[247]。

■ 在按摩前(在治疗前可以采取几分钟)局部热疗或伸展前局部热疗是必要的。在用热疗之前,先确保没有急性炎症迹象。

姿势损伤的按摩疗法

由于骨畸形导致的姿势不良

预期疗效

■ 提高姿势端正性。

临床相关疾病

骨畸形如骨盆小、双腿长短不一可能会导致脊柱后凸、脊柱前凸、脊柱侧凸[229]。系统性疾病如Scheuermann病、骨结核、骨癌可能会引发姿势改变。

治疗注意事项

转诊患者到合适的卫生保健专家,用矫正术、修复术和外科手术纠正患者的不对称骨骼。

按摩技术的使用原则

■ 如果可能的话,在患者的骨畸形得到矫正后再治疗组织挛缩或适应性收缩。

■ 在需要缓解症状性疼痛的部位,如静息张力升高、疼痛激发点等区域,可在中等深度使用神经肌肉技术或结缔组织技术[251]。

■ 在矫正骨畸形后可使用本章相关部分描述的按摩技术治疗适应性收缩、适应性伸长及姿势意识下降。

辅助疗法

在矫正骨畸形后,可使用本章相关部分描述的辅助疗法治疗适应性收缩、适应性伸长及姿势意识下降。

主动肌/拮抗肌平衡功能受损引起的适应性收缩

预期疗效

■ 增加肌肉及筋膜的伸展性。

■ 改善主动肌/拮抗肌的平衡功能。

■ 改善姿势端正性[252]。

临床相关疾病

软组织的适应性收缩可能与脊柱后凸、脊柱前凸、脊柱侧凸、髂胫束挛缩、膝关节外翻、髌骨关节综合征、扁平足等疾病有关[1,2,202]。

治疗注意事项

在开始治疗适应性收缩之前,应确保不是因为骨结构不对称导致的,如腿长差异[251]或骨盆偏小。如果是骨结构不对称导致的,请参考之前的姿势畸形章节部分来改进治疗方法。充分研究解剖书中有关不同筋膜层面之间的关系[253]。松解收缩的结构可以导致患者的姿势很快发生变化。相反,这些变化可改变其他结构的机械负重,从而改善患者的症状。

按摩技术的使用原则

■ 在姿势性疾病中,患者的疼痛常常是由于对抗收缩肌筋膜单元的拮抗肌拉伸所致。一种标准治疗方法是首先治疗收缩的结构[254]。如果患者疼痛严重,可首先治疗伸长的结构或者同时治疗表现出适应性收缩的结构。

■ 也可选择结缔组织技术治疗适应性收缩[220-222,244]。神经肌肉技术虽然效果较差,但必不可少(见第9章"神经肌肉按摩疗法"中关于揉捏法的证据和结果部分)。浅反射和浅表液体技术都不能作用到与肌肉及筋膜相关的组织层。此外,被动运动和叩击技术都不能给组织提供足够的阻力。注意肌筋膜松解及直接筋膜技术需要沿筋膜层的持续水平牵引力来拉伸筋膜(见第10章"结缔组织按摩疗法")。在包含激发点的适应性收缩结构[229,230,255],可使用特定的按压和拨法[252]。最后,在使用结缔组织技术和神经肌肉技术之后,应用被动运动技术如节律性运动法,帮助患者恢复更广泛的运动形式[95]。

■ 在治疗前后分别采用姿势扫描评估患者的姿势。仔细记录治疗效果。

■ 框14-3显示的是适应性收缩的一种简单治疗方案。

辅助疗法

■ 局部热疗适用于按摩技术或拉伸之前。在使用结缔组织技术前可以先静息几分钟让热量消失。

框14-3　治疗适应性收缩的一种简单按摩方案

以下是一种简单的方案,单次治疗时间可以是30分钟、45分钟或者60分钟

1.进行姿势扫描

2.选择出现适应性收缩的目标肌肉群作为治疗部位

3.在此区域简单地应用广泛的、常用的直接筋膜技术或肌筋膜松解术

4.采用特定的结缔组织技术来伸长目标肌肉群,然后拉伸它们

5.采用神经肌肉技术(如揉捏法)治疗整个区域,然后使用节律性运动技术

6.在第3~5步骤后,采用同样的方法治疗目标肌肉群的对侧肌肉

7.采用广泛的结缔组织技术和神经肌肉技术(如捏揉法)治疗相关的骨骼中轴

8.在第7步中一定要包括腰部及颈部肌肉组织

9.使用姿势扫描监测变化

10.指导患者站立姿势端正,详见第6章

在每次治疗时选择不同的适应性收缩肌肉群进行以上治疗

■ 采用治疗性锻炼方法来拉伸收缩的组织[202]。

■ 在恢复肌肉的长度后,可采用全关节活动范围内的主动锻炼方法。

■ 患者可通过拉伸及主动锻炼来进行自我护理。

■ 采用治疗性锻炼来改善肌肉的性能是必要的;详情可参考本章治疗性运动的相关内容[202]。

■ 姿势矫正后可采用姿势性意识锻炼来维持(见第6章"按摩的准备及体位调整")。

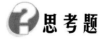 **思考题**

在姿势性疾病的治疗干预中,为什么要早期治疗收缩的区域?

炎症相关损伤的治疗

炎症急性期

预期疗效

■ 减轻炎症迹象与症状,如减轻水肿。

■ 减轻疼痛。

■ 增加活动范围。

临床相关疾病

急性炎症与骨科各种疾病密切相关,包括肌肉骨骼创伤、重复性劳损和骨性关节炎。急性炎症同样可在手术后发生,此外,它还可伴随各种全身性疾病如类风湿性关节炎和相关的结缔组织疾病发生。

治疗注意事项

在治疗创伤性骨损伤之前,首先需要确保患者的解剖结构是稳定的。如果不能确定,可推荐患者到相应科室做评估与治疗。当重复性劳损继发炎症时,应找出与此炎症有因果关系的活动,看看是否患者能减少或者停止这些活动。当炎症与骨性关节炎或者其他任何全身性疾病相关时,则需弄清患者的医疗、药物治疗与炎症的过程、疼痛、肿胀以及痉挛之间的关系。

按摩技术的使用原则

急性炎症不是一种损伤,相反,它是与一组损伤相关的生理过程。这些损伤包括原发性水肿、急性伤害性疼痛以及痉挛。本章介绍了与炎症相关的原发性损伤的治疗方法,并举例说明如何将多项治疗技术结合在一个单独的治疗措施之中。

初始治疗

■ 首先需要治疗水肿,因为消除水肿同样可以起到减轻疼痛的作用。

■ 可以采用多种技术来帮助消除水肿。在胸部大淋巴管和下腔静脉的交界处采用广泛按压或浅表淋巴引流(末端指打法)。在近炎症区域(作用于肿胀外周边缘的远端)重复应用浅表体液技术,每次20分钟或更长,以消除水肿(见第8章"浅表体液按摩疗法")。采用神经肌肉技术开放深部淋巴引流。

■ 抑制痉挛,可在经过炎症区域而未受影响的肌肉使用非常轻柔的揉捏法和轻柔的具体的按压法(见本章痉挛部分)。

■ 抑制疼痛,在患者可耐受的情况下,在疼痛部位应用浅反射技术。当患者的病情更加严重并且疼痛局部禁止接触的情况下,医师可以应用这些技术作用于拮抗肌群,或者是对侧的相关皮区近端以达到抗激镇痛的效果。

■ 在远离损伤的部位可能还存在各种其他的损伤,如运动活动度受限、静息张力增高以及激发点。这些损伤可以应用合适的按摩技术加以治疗(见活动范围、静息张力增高以及激发点章节)。对于水肿以外的区域进行治疗时,不要试着将液体推过充血的区域,并且避免施加过度的机械压力作用于通过损伤点的较远部位。

炎症亚急性期按摩技术的进展

■ 当损伤部位水肿减轻并且局部敏感性下降时,可在接近损伤中心的部位应用浅表体液技术。此外,一旦损伤局部的水肿消除,要加大按摩力度,可通过浅表组织作用于深部筋膜,再作用于浅表肌层来实现。通过轻柔的神经肌肉和结缔组织技术以及小幅度的被动运动技术对新形成的结缔组织施加压力。

■ 在亚急性期,可以对远离损伤的区域施加比急性期更大的力度,只要医师能掌握相关注意事项即可。

辅助疗法

初始治疗

■ 水肿治疗,使患者身体抬高30°~45°,并给予冰敷。冰敷能促进消肿,起到镇痛和减轻痉挛的作用[113,225]。

■ 鼓励患者进行深度腹式呼吸。

■ 为了抑制稳定关节部位的疼痛,可根据患者的耐受情况和医师操作的允许范围实施被动的关节运动和轻柔的关节松动技术[202]。

■ 为了维持肌肉功能,可根据患者的耐受情况让其通过炎症区域的肌肉进行等长肌肉收缩。

■ 让患者了解疾病的特点、休息的必要性以及使用抬高身体、冰敷、压缩绷带和辅助设施如夹板或拐杖来减轻疾病[202]。

炎症慢性期

预期疗效

■ 减轻炎症的症状和体征,如提高结缔组织的可塑性、减轻疼痛、增加全关节主动活动度。

临床相关疾病

炎症慢性期和多种疾病有关,如外伤、骨损伤、重复性劳损、手术、骨关节炎、类风湿性关节炎和相关的结缔组织病。

治疗注意事项

评估慢性或亚急性炎症在以下的治疗方式下进展的情况,从而判断这种治疗是否合适和成功。根据患者的检查结果确定损伤的临床分期[201,202]。确保再损伤没有加重骨科疾病的急性期。最后,当损伤与骨关节炎或其他全身性疾病有关时,应明确患者的体格检查和治疗用药如何影响炎症进展、疼痛和其他相关症状。

按摩技术的使用原则

■ 慢性炎症并不是一种损伤;相反,它是和损伤相关的生理进程,与急性炎症不同。主要的损伤出现在结缔组织较薄的炎性点,这些损伤包括粘连、瘢痕、顽固性水肿、筋膜束缚、紧张度改变、结缔组织移动性减轻。可以用类似的疗法治疗这些损伤,如结缔组织和神经肌肉技术。

■ 运用结缔组织和神经肌肉技术治疗确诊为炎症进展急性期的患者时,可逐渐增加在损伤点的力度。在治疗早期,可加大力度充分按摩以提高组织可塑性。而对于二期或者三期损伤,从损伤急性期到慢性期的全部按摩时间大概4周或更久。

■ 本书不认为如果损伤后有长期存在的肌肉骨骼痛,旧的损伤处不应充分治疗或者不用治疗。

长期慢性组织活动受限患者的治疗进展

■ 在这种情况下,可能必须用加大力度或者同时运用几种方法才能治疗存在于肌肉和结缔组织不同层面的活动受限。另外,代偿性改变和多源性疼痛可能会使对患者的治疗复杂化。

代偿性改变

■ 肌肉骨骼系统的代偿性改变随着局部损伤而发展,如移动性受限、运动和协调受限、复杂的慢性损伤[256]。代偿性改变的严重程度往往反映原发性组织损伤的严重程度和损伤治愈的时间。患者可能认为慢性炎症损伤是代偿改变的结果,但没有意识到一个被遗忘的损伤和目前主诉的关系。

■ 治疗时应首先确定原发性损伤所在的层面。必须确认和治疗原发性损伤后出现一系列机械性改变的软组织,这样才能使患者的损伤和功能受限取得满意的疗效。治疗和慢性损伤相关的代偿形式[256]

可能要比治疗原发性损伤花费更长的时间。

多源性疼痛

■ 患者目前有肌肉、筋膜、关节的局部疼痛和牵涉性痛,因为长期慢性疾病可能导致软组织抵抗多层广泛的进展。因此,不能确定任何一个组织或结构作为治疗的基本点。

■ 在这种情况下,开始治疗时可考虑采用几种逐渐加深的神经肌肉和结缔组织技术,以减少全身表层肌肉和结缔组织的紧张。这种方法既可以减少代偿性变,又可减轻多源性疼痛。当逐渐减少表层和深层组织紧张时,患者可能感受到一系列熟悉的或不熟悉的症状变化,这种变化会持续几天或者几周。最终医师和患者将可能确定一个组织或结构作为治疗的基本点。

在慢性损伤中实现足够深度治疗的策略

■ 在治疗损伤时,无经验的医师经常尝试用一个通常的点治疗一个广泛的区域,由于在某个区域没有达到足够的深度,因此他们的治疗常常容易失败。这种特定深度的治疗技术是不可缺少且旷日持久的。一个单独的区域如肩部,可以治疗60~90分钟。需要广泛应用深层的、具体的治疗时,可将患者的身体分为一些小的区域,,并针对这些区域制订一个治疗计划,采取两个或者更多疗程。

■ 确保治疗包括一般的按摩技术,治疗患者的拮抗和协作肌群以减少肌筋膜系统不平衡潜在的危害。

辅助疗法

■ 慢性炎症的辅助治疗技术包括各种形式的伸展、关节牵引和关节移动术。

■ 力量和耐力的薄弱和慢性炎症有关,可以采取循序渐进的力量训练和有氧运动来改善这种状况。

 思考题

对于炎症的急性期和炎症的慢性期,治疗应有什么异同?

损伤活动度受限的治疗

主动活动度受限

治疗注意事项

主动活动度受限是一种常见的损伤，必须先治疗一个或多个相关的损伤或疾病。

在进行治疗之前，确定引起活动度受限的原因尤为重要，以下的任何一种损伤都会导致出现关节活动度的缩小：

■ 适应性收缩。

■ 关节或骨骼畸形。

■ 炎症(外伤和手术是两个最常见的原因)。

■ 机械性不稳定性骨折或骨裂。

■ 瘢痕组织、结缔组织缩短、粘连。

■ 疼痛(疼痛往往继发于其他组织损伤)。

■ 激发点。

■ 肌肉静息张力增加。

■ 肌肉痉挛。

■ 肌肉无力。

■ 全身疲劳(严重时)。

■ 水肿。

■ 痉挛性瘫痪。

■ 迟缓性瘫痪。

■ 肌肉僵硬。

■ 肌肉萎缩(失用性或治疗不当)。

参见本章中有关治疗这些损伤原则的部分。

神经功能损伤的治疗

诊断与治疗神经功能损伤需要更先进的手段，将在损伤治疗的"深入研究与实践"中提及。

执业要领

判断各种功能障碍

患者资料

患者是一名50岁事业有成的建筑师，目前由于家庭责任和健康问题，从事兼职工作。疼痛日益加重。在一年前被医师诊断为纤维肌痛综合征，另一名神经科医师诊断为腕管综合征。因此，她希望寻求一种可减轻痛苦及消除由纤维肌痛综合征引发疲劳的治疗方法。

临床表现

主观感受：

■ 主诉症状是肌肉骨骼弥漫而持续的疼痛、头部僵直和频繁的疼痛。

■ 疼痛：VAS疼痛基线约为3/10，但会频繁地上升至6/10或7/10，夜间疼醒数次。

■ 感觉异常：腕部刺痛并不严重，只在长时间电脑绘图后出现，夜间仅偶尔因此而疼醒。

■ 疲劳：患者还主诉疲劳，这不仅限制了她的工作能力，也妨碍了参与家庭娱乐活动。

■ 睡眠：胎儿体位。

客观诊断：

■ 体态：驼背、头部前倾，以及上交叉综合征。

■ 观察结果：上肢未见明显肿胀。

■ 活动范围：颈部的活动范围明显受限，向一侧弯曲、旋转和伸展受限。

■ 神经检查：颈部的活动受限并非导致手部感觉异常的原因，双侧胸廓上部的检测并未出现导致手部症状的脉冲波。腕管检测如哈伦(Phalen)手法检测15秒后引发右手刺痛。

■ 触诊：由纤维肌痛综合征会引发压痛点。在肌肉组织的周围发现数处触痛点及硬结区域。

治疗方法

■ 此患者的病症很多，包括：紧张、睡中痛醒、疲劳、体形改变、剧烈疼痛、慢性疼痛、可能存在的生理功能失调、静息张力增加、触痛点、适应性收缩及舒张本体觉减弱。

■ 为完善治疗方案，可回顾相关的治疗思路及按摩术的指导原则。比如，对于有疲劳感的患者应采用轻柔的手法，切忌过于用力。

■ 最初，可将按摩时间限制于30分钟之内，力度由轻度至中度，依据患者对于治疗的反应，可逐渐增加按摩时间及力度。照此方法，尝试所有的按摩技巧，包括神经肌肉与结缔组织的技术。

■ 最主要的部位包括头部、颈的前后部、前胸、手臂及背部。在每次治疗时，将每个部位都达到一定的深度是不可能的。因此，前5次或10次治疗应依次选取特定的部位进行重点按摩，每次治疗应留出点时间按摩当天的不适部位。如果可能的话，在每次治疗都按摩全身，只需熟练地运用滚揉按摩或其他的基本手法大略地按摩即可。

■ 考虑到患者患有慢性疼痛的可能性，可建议其咨询卫生保健机构，比如当地的纤维肌痛综合征协会，以及其他医护人员。

■ 在家庭护理方面，可指导患者做伸展运动，特别是颈部及上半身的运动，还有一些放松的技巧，比如膈式呼吸，以及在耐受范围内尽量步行，这对夜间腕部的疼痛有缓解作用。

■ 可在其耐受范围内逐渐地加大按摩的力度及时间，以便逐步深入地治疗。在家庭护理方面，也应加入更多的保健方法以便更全面地开展治疗。

■ 在每一疗程，比如6周或8周，让患者（及所有慢性病患者）进行一次全面的复查。在每次复查后，应回顾一下既定的目标及治疗重点。如果有必要的话，可加制订新的治疗方案或改进方案（见第3章"按摩的临床决策"）。当已达到该阶段所制订的所有目标时，即可结束治疗。

损伤的治疗:深入研究与实践

心理神经免疫疾病的治疗

形体改变

预期疗效

■ 改善形体[53,67,128,257-258]。

临床相关疾病

形体改变可能是由于进食障碍[53]、情志抑郁[128]、危重病情、癌症[258,260,261]、乳房切除[257]、手术、截肢、外伤或烧伤毁容、卒中、衰老、长期劳累或性欲过度[87,259,262,263]及创伤后应激障碍等多种因素所导致[88,264]。

治疗注意事项

上述列出的每一种疾病，不包括复杂的年龄、医疗需求和（或）精神治疗。如果涉及这些患者，应咨询其他健康保健专家[128]。

按摩技术的使用原则和辅助疗法

■ 当对这些患者进行治疗时，对于患者本身及其所处困境的感同身受的态度比所运用的按摩手法更加重要。尤其要给予他们支持和理解，与他们进行耐心的交流，并在治疗过程中认真地征得他们的同意。

■ 在考虑患者禁忌证后，应尽可能地进行大范围按摩[88]。另外，治疗中应同时涉及病变部位及健康部位。

■ 此类患者可能会很长时间甚至几年未触及伤口或疼痛部位，或手术切口，在这些部位的按摩应分步进行。由健康部位开始，逐渐移向病变部位。

■ 以基本按摩手法敲击按摩全身以达到放松的目的。

■ 以静态接触和意识引导的方法将患者的注意力集中于病变的部位。

■ 某些经历过创伤的患者在治疗过程中可能会出现情绪失控，但这种情况很罕见[86]。框14-4介绍了解决患者在治疗中出现情绪失控问题的方法。

■ 整个治疗可分三步骤:首先，增加患者的信任和安全感，允许患者梳理倾诉自己的情感，最终逐渐康复[88]。有关细节可参看第4章"按摩中的人际关系及道德规范问题"。

损伤所致疼痛的治疗

慢性疼痛、慢性疼痛综合征

预期疗效

■ 增加活动功能[140,266]。

■ 止痛[16,267,268]。

■ 减轻抑郁。

治疗注意事项

■ 治疗慢性疼痛及慢性疼痛综合征最主要的目的是增加功能活动性。当然，我们都希望疼痛可以减轻，但并非总能如愿。因此，能否止痛并非衡量治疗成功与否的标准。

| 框 14-4 | 当患者情绪失控时 |

以下是为初学者提供的在治疗过程中患者出现情绪失控的应对方法

应做

1. 尊重但不鼓励这种情绪失控,应坦然地面对

2. 使情绪失控的患者知道这是一种正常现象,可简要地解释一下组织记忆及触发的记忆

3. 询问患者是否要暂停按摩或把手从患者身上移走

4. 放松,让患者自然发泄,一般在10分钟内即可停止

5. 鼓励患者面对所发生的一切

6. 可以为患者提供倾诉的机会,但不要强求

7. 在治疗结束时,用镇静按摩法按摩骶骨和双足以安抚患者的情绪

8. 随身携带解释何为触发记忆力的小册子,当情况允许时,可加以参考

9. 在患者离开之前,要确定患者可独自驾驶或乘坐交通工具

禁做

1. 将治疗中心转移到引发情绪失控的部位

2. 强迫患者解释究竟发生了什么

3. 试图分析解释患者情感方面的问题

4. 在患者平静下来可以继续治疗之前离开患者

■ 注意当遇到紧急情况时,需要及时咨询专业医师。另外,遵循本章的指导原则来诊断患者疼痛的类型。

■ 慢性疼痛是一种独特的、复杂的症状,需多种疗法作为参考[140,269]。尤其是对于慢性疼痛综合征,想达到止痛效果并非主要依赖对于其他某种损伤的治疗,例如,水肿或肌肉紧张,尽管这些治疗会对疼痛减轻有所帮助。

■ 慢性疼痛的患者可能会表现出异常的行为,但在临床上会被忽略[270]。因此,如果一名患者被诊断为疼痛,但你对他的异常行为表示怀疑,应咨询内科医师以便找到更合适的治疗方法。

■ 要注意以防患者对按摩方法产生依赖[271]。

■ 注意患者对于按摩疗法的期望值会影响按摩的疗效[266]。

 思考题

治疗急性伤害性疼痛及慢性疼痛综合征的疗法及预期疗效有何异同?

按摩技术的使用原则

■ 确定已按摩到对疼痛可能有治疗作用的部位。

■ 可尝试运用所有按摩手法,或许其中的某种方法可能会取得良效。

■ 在患者的耐受范围内,手法由轻到重进行治疗。

辅助疗法

■ 频率100Hz的按摩仪价格并不昂贵,医师可将此运用于按摩疗法中,以节省亲自按摩的时间。它们也同样适用于家庭护理保健。

■ TENS可缓解多种疼痛[272-278],而且患者也可自己操作。

■ 患者会发现自我按摩很有效。

■ 对患处的水疗可能会取得不错的疗效,包括局部热敷或冷敷法、旋流温水浴疗法、旋流温水浴疗法后进行冷水冲浴,振动冲洗疗法[113,114,279],长期使用这些疗法有助于恢复机体平衡[141,279]。

■ 建议患者多进行有氧运动以缓解亚健康。

■ 指导患者做伸展运动、膈式呼吸及其他的放松疗法,尝试以某种视觉疗法来帮助患者缓解疼痛。

■ 尽可能地将按摩方法教授给患者,使患者可进行自我治疗,并使其了解自我治疗在提高活动功能及生活自理能力方面的重要意义。

循环系统损伤的治疗

动脉供应障碍

预期疗效

■ 改善动脉供血[127,280-283]。

■ 提高组织氧水平。

治疗注意事项

有局部动脉供应障碍的患者往往伴有心血管疾病,因此治疗过程中要特别注意禁忌证。另外,此类患者(如糖尿病患者)应禁止对四肢进行热疗法,因为局部加热可加快组织的新陈代谢,使之超出循环系统的供应能力[138],从而导致组织损伤。对于此种情况,有些医师认为应禁用循环按摩方法[203],尽管按摩增加动脉供应的效果程度还属未知(见第9章"神经肌肉按

摩疗法"中有关揉捏疗法的证据和疗效)。最后,由于糖尿病感觉障碍和神经病变相关,因此患者当应禁用热疗法及按摩法。

按摩技术的使用原则

■ 目前,对于按摩疗法是否可增加动脉供应还没有可靠证据[3,127,281,282,284-289],浅反射技术不大可能增加动脉供应。某些按摩方法,比如广泛按压及揉捏法的改善作用是有限的,除非医师的手法准确无误。例如,轻叩按摩法引发的充血只能说明血流灌注有所改变,却无法确定供应组织的血流量是否有所增加[290]。

■ 欧洲按摩疗法学校的专家阐述了反射循环的疗效,主要是通过广泛而精准地运用各种神经肌肉及结缔组织按摩法起效[106,107,291]。

■ 重复按压的按摩仪可增加血液供应[291]及血液回流。

辅助疗法

■ 运动,尤其是有氧运动,是增加动脉供应的最有效途径。

■ 医师可对健康者进行局部热疗法以增加动脉供应[225],但对于严重心血管疾病及糖尿病患者应禁用。

■ 对于不能在受累区域给予热疗法的患者,在接近供血动脉处快速用凉水冲洗或施以热疗法也有一定的效果[113,138]。

呼吸系统损伤的治疗

胸壁紧张

预期疗效

■ 增加胸壁活动度。

治疗注意事项

这类损伤往往继发于导致呼吸受限的疾病之后,比如压力、体形改变(如脊柱侧凸及后凸)、某些肌肉激发点、呼吸系统疾病(如肺气肿)及长期卧床缺乏运动。因为治疗时需要按压患者的胸壁,因此首先要了解患者的病情是否允许胸部按压。骨质疏松、骨软化、胸部外伤或连枷胸的患者,需注意长期畸形或脏器病变如肺气肿导致的桶状胸,这些疾病可能会限制胸壁的活动性改善。

按摩技术的使用原则

■ 治疗第一阶段,即缓解肋骨表面肌肉及结缔组织的紧张状态。按摩时,依次让患者侧卧、仰卧和俯卧,每个姿势都施以一般神经肌肉及结缔组织按摩技术,如扭按、筋膜松解术,由耻骨或骶骨向锁骨做拉伸动作[129]。

■ 在所有肋间隙处施以专门的神经肌肉及结缔组织技术,以指尖及拇指(将或耙)进入肋间部位及锁骨与肋弓周围按摩。总共大约1~2个小时,可将其分为几个阶段来进行治疗。

■ 在缓解肌肉及结缔组织紧张后,有节奏地施以松动术(肋间弹跳)、肋间挤压及向肋廓揉推。

辅助疗法

■ 伸展或促进胸腔伸展的运动可增加胸廓的活动性[202]。

■ 教会患者将深呼吸和自我保健联合应用,在深呼吸的同时进行胸部大肌肉群的伸展运动,如胸肌及脊伸肌伸展。

■ 可在按摩或运动之前进行局部热疗法。

■ 对于胸壁紧张的患者,瑜伽是一个能够在家锻炼的好方法。

呼吸方式异常或改变

预期疗效

■ 改善与正常化呼吸方式。

临床相关疾病

人群中普遍存在一种欠佳的呼吸方式,即过多使用吸气附属肌群而较少使用膈肌。此外,异常的呼吸方式常与各种损伤及呼吸抵抗,包括压力、形体改变、某些肌肉激发点、呼吸系统疾患、过度吸烟及长期卧床或缺乏运动。

治疗注意事项

在开始治疗前,先要确定患者的呼吸方式是否存在异常。判断其是否以"相反"的方式进行呼吸,即吸气时腹部直径减小[229]。另外,弄清患者呼吸异常与呼吸系统疾患的关联。

按摩技术的使用原则

■ 在训练患者正确的呼吸方式之前，应以相关的按摩手法治疗其他呼吸系统异常，如胸壁紧张及呼吸肌静息张力增加。

辅助疗法

■ 引导和教授患者正确的呼吸方式是矫正呼吸异常最主要的手段。首先，应帮助患者意识到当前呼吸方式存在错误。可让其触摸某些部位（斜角肌、胸锁乳突肌、胸壁及腹壁）以感受吸气呼气时肌肉的收缩和改变情况。让患者在镜子中观察自己的呼吸也是一种不错的方法。让患者充分了解自己的呼吸方式后，再教授如何进行膈式呼吸，使其意识到膈式呼吸方式与上胸部呼吸及侧肋部呼吸的不同之处[202]。

■ 加强膈肌运动（进行负重呼吸训练、"沙袋负重呼吸"）[202,293]是治疗呼吸系统疾病极为重要的手段[202]。

■ 改正姿势意识有助于建立正常的呼吸方式。

肌肉损伤的治疗

肌肉痉挛

预期疗效

■ 减轻肌肉痉挛[294]。

临床相关疾病

肌肉痉挛由多种原因导致，如痉挛性斜颈、骨科外伤、椎间盘病变，运动员运动后出现的肌肉痉挛内脏疾病如阑尾炎、动脉硬化如间歇性跛行、怀孕期等。也可能是某些疗法所引发的副作用，如锂放射疗法，也可在营养不良性疾病中出现。受寒、脱水及先前存在的激发点可加剧肌肉的痉挛。

治疗注意事项

如果患者表现为急性肌肉痉挛，如跑步运动员新近的肌肉拉伤或代谢失衡，应咨询查找病因。此外，准确评估患者病情可以指导治疗方法。

按摩技术的使用原则

■ 不要拉伸处于极度痉挛状态的肌肉。

■ 在非痉挛处，可采取各种缓解紧张的方法，如膈式呼吸及运用放松或镇静的按摩手法。

■ 在痉挛处，在患者可耐受范围内依次运用下列手法进行按摩，但要保证不再增加患者的痛苦。

1. 收缩拮抗肌，主动拉伸痉挛处的肌肉使其处于舒张状态，在两种手法之间重复这种拉伸疗法。

2. 在肌肉的连接处施以专门的按压及纤维间的揉捏手法，在患者的耐受范围内将此手法与主动运动疗法相结合[241,294]。

3. 运用专门的按压手法，用拇指将处于痉挛部位的肌肉向附近平展[218]。

4. 在痉挛处使用浅反射手法（力度及振动适中），如轻击。

5. 在痉挛处施以轻柔的揉捏法。

6. 让患者做轻柔的伸展运动。

7. 运用放松控制技术按摩肌肉。

8. 运用拉紧放松或位置释放技巧[295]。

9. 调整第1、5、6、7步中的技术，使患者可进行自我治疗。

■ 根据患者病情及对治疗的反应，采取冷疗或热疗法。

■ 加强患者拮抗肌的拉伸应是一个长期而合理的目标。

由静息张力减弱或神经肌肉紧张度下降所致的肌无力

预期疗效

■ 加强肌肉力量。

临床相关疾病

肌无力可继发于外伤、骨科损伤、手术、疾病及长期卧床，同时也常见于老年人缺乏运动。另外，还可见于神经系统的疾病，如帕金森综合征或半身不遂。

治疗注意事项

治疗前要首先明确引发肌无力的原因及相关注意事项，同时，区分肌无力、疲劳和虚弱也十分重要。

例如,某些神经系统疾病的患者,如帕金森综合征或半身不遂患者,往往表现出其他运动系统损伤的次要症状,如肢体震颤。

按摩技术的使用原则

■ 目前尚没有一种按摩方法可增强正常神经支配的肌肉组织的力量。

■ 医疗锻炼是治疗正常神经支配的肌无力最基本的疗法。

■ 对于神经系统疾病如腕管综合征、脊髓损伤及多发性硬化的患者[31,70,102],可使用常规按摩技术。直接增加肌肉力量的物理治疗部分介绍了辅助疗法(参见其后的辅助疗法),这些治疗方法可暂时提高非正常神经支配肌肉的收缩能力[296]。在运用此疗法之后,应紧接着进行可提高萎缩肌肉收缩力的体育锻炼。

■ 在进行体育比赛之前,医师通常使用局部或整体按摩手法使运动员的肌肉处于备战状态[137]。

辅助疗法

■ 使用可增强肌肉能力的运动疗法,方法详见有关运动疗法的各章节[202,297,298]。

■ 关节牵引、快速牵拉、微细振动按摩法、轻触及反复振动法可增加神经肌肉的紧张度并改善其运动状况[296]。

■ 短时间的冷疗法可激发觉醒,间接地辅助对抗性运动[225]。

■ 相反,长时间的热疗和冷疗法可暂时削弱肌肉力量[225]。

结缔组织损伤的治疗

关节或韧带活动受限

预期疗效

■ 增加关节或韧带的活动度[299]。

临床相关疾病

关节或韧带活动受限常伴随关节囊炎、粘连性囊炎、骨关节炎、其他的关节性炎症、系统性结缔组织疾病如狼疮,也常出现关节受累。

治疗注意事项

在对结缔组织损伤治疗之前,首先要确定患者无急性炎症情况。某些骨科疾病,如多次关节扭伤或类风湿性关节炎,可能会导致关节松弛或关节不稳定。在治疗此类疾病累及的关节时,不要使用拉伸的按摩手法,以免使已伸长或不稳定的结缔组织损伤更加严重。

按摩技术的使用原则

■ 这种损伤是结缔组织活动受限的一种特殊情况。

■ 在患者关节周围的所有筋膜层施以一般结缔组织按摩手法。最有效的方法就是在受限的关节囊或韧带处施以专门按摩手法,如摩擦法[300]。

辅助疗法

除了曾提到过的水疗法及运动法外[201,202],可根据个人经验,尽可能多地使用关节牵引及关节松动术,以增加关节的活动性,从而治疗结缔组织损伤。

关节囊或韧带的过度活动(松弛)

预期疗效

■ 增加关节紧密性。
■ 增加关节稳定性。

临床相关疾病

关节囊或韧带松弛往往继发于关节多次脱位、扭伤、外伤、关节炎、系统性结缔组织紊乱、妊娠期或者长期从事于增加关节慢性负担的职业如舞蹈或体操。

治疗注意事项

当对关节囊或韧带松弛进行治疗时,首先应考虑的注意事项和禁忌与患者病情有关,如疼痛程度及药物。如果关节不稳定,有发生脱位或损伤的可能,可根据临床经验采用轻敲的按摩手法,如需要的话,也可咨询患者的医师。

按摩技术的使用原则

■ 没有一种按摩手法可使过度拉伸或不稳定的结缔组织紧绷。运动疗法是最主要的治疗方法。

■ 在进行按摩时，应避开关节囊松弛及不稳定的部位。在松弛部位，禁止施以结缔组织手法或侵入性神经肌肉手法进行按摩。当仅一侧关节松弛，如踝向内侧扭伤，在关节缩短一侧谨慎施以结缔组织按摩手法，可促进其功能性活动的恢复。

■ 不要试图减弱关节周围肌肉的静息张力，因为在缺少其他支持的情况下，它们可以起到稳定关节的作用。若功能性不稳定，就像在治疗体位损伤的章节中所提到的，一般的按摩手法可提高机体的运动觉及位置觉。

辅助疗法

■ 在运动疗法中，可通过主动运动来增强肌肉性能及控制力，以增强关节的稳定性。在治疗初期，应选择中度的运动疗法，避免过度锻炼。有关运动疗法的章节详细论述了增强稳定性的标准[201,202]。

■ 对于功能性不稳定，应注意提高姿势意识。

对于体位性损伤的治疗

与伸展无力[202]并存的适应性伸长及主动肌与拮抗肌的功能失衡

预期疗效

■ 加强力量。
■ 提高主动肌与拮抗肌功能的平衡性。
■ 加强定位能力。

临床相关疾病

当一组肌群适应性地收缩，其拮抗肌也会适应性地伸长。适应性伸长常伴随脊柱后凸、脊柱前凸过度、脊柱侧凸、髂胫挛缩、膝关节外翻、髌骨综合征及扁平足等[202]。

治疗注意事项

当肌肉及筋膜适应性伸长时，它们必定处于一种被拉伸的机械性不利状态。因此，它们不能发挥最大收缩能力。这些肌肉会伸展无力并易于疲劳、痉挛及产生筋膜激发点。切忌使用高强度的结缔组织及神经肌肉按摩技术拉伸这些肌肉。

按摩技术的使用原则

■ 首先，依据与"主动肌与拮抗肌的功能失衡所致的适应性收缩"章节中所述的方法，治疗适应性收缩的结构。

■ 没有任何一种按摩手法可以改变正常神经支配组织中的肌肉无力。可使用各种改善肌肉性能的锻炼方法来伸长肌肉[202,297,298]。

■ 叩击法可短暂增强异常神经支配组织的紧张性。但并没有叩击法可在正常神经支配的已拉伸肌肉发挥作用的证据（见第12章"叩击技术"中有关叩击法的疗效及证据的介绍）。

■ 叩击法往往会使适应性伸长的肌肉中的绷紧区和激发点受到刺激[249,255]。另外，在治疗适应性缩短的拮抗肌时，这些激发点会消失[230,301,302]。如果激发点没有消失，可以使用缺血性按压手法及短程且轻快的振法。

辅助疗法

■ 采用适当的运动疗法来增强肌肉的性能[202]。

■ 在以按摩手法治疗激发点之后，可施以湿热疗法、轻触法及主动活动方法[230]。

位置觉及运动觉的减弱

预期疗效

■ 增强位置觉。

临床相关疾病

位置觉的减弱常常由脊柱后凸、脊柱前凸、脊柱侧凸等其他体位性病变引起[202]。

治疗注意事项

位置觉减弱往往与位觉失准并发。多由于肌肉适应性缩短或伸长所致。偶尔，位置觉的减弱、"位觉失误"会是患者唯一表现出的体位性病变[202]。

按摩技术的使用原则

■ 用一般按摩手法来增强患者的位置觉[303-305]。

■ 在按摩过程中，将适应性缩短的部位伸长时，患者一旦起立将会很快觉察到。尽管如此，单纯靠按摩手法本身并不能对位置觉的改善产生长久的影响，还需要医师对患者进行引导。

■ 我们的临床经验表明,在按摩结束,患者将要站起之前,对其脚部施以深部按摩手法将有助于患者适应并整合由于结缔组织或神经肌肉按摩手法所引起的位置觉的改变。

辅助疗法

■ 位置觉的锻炼加以口头和触觉的暗示是增强位置觉的最主要的方式[202]。将患者置于或引导其身体处于一个更为正确的体位,帮助患者意识到这种纠正的位觉定位可使患者维持这种姿势一段时间,以提高肌肉控制力。

■ 不要让患者过长时间地进行位置觉锻炼,以免导致不可预期的肌肉紧张。最好建议患者一天进行1~2次位置觉锻炼,每次持续约10分钟。患者的位置觉会在每天的活动中逐渐提高。

■ 以下是几种简单的位置觉锻炼方法:

1.让患者以正确的姿势躺在按摩床上。被动地将患者置于接近最佳正确的姿态,并维持10分钟或更长时间。这是开展其他锻炼方法的序曲。

2.采用第6章"按摩的准备及体位调整"中介绍的正确的站姿和坐姿。诊所中或家里的落地镜将有助于患者在进行锻炼时进行自我监督。患者也可以坐在瑞士球上进行正确坐姿训练。

3.骨盆倾斜。对患者进行逐渐升级的形体训练:膝盖屈曲仰卧(屈卧),完全仰卧,让后背及骨盆后部紧贴墙壁站立,最后为自由站立[222]。

神经损伤的治疗

痉挛、痉挛性瘫痪

预期疗效

■ 缓解痉挛状态[102,234]。
■ 改善或使运动姿势正常化[306]。

临床相关疾病

痉挛是由脑血管意外、脑瘫、多发性硬化、颅脑损伤及其他神经系统疾患造成的。

治疗注意事项

痉挛是中枢神经系统损伤的结果。尽管机体无法修复已损伤的上运动神经元,可根据外界刺激或活动而发生变化。但神经系统是具有可塑性的。医师的治疗可以改善或重新建立中枢系统损伤后的运动模式便是基于这种机制。尽管有影像诊断作为参考,医师仍然无法确定患者中枢系统的损伤范围和预测其功能的恢复能力。因此,医师应帮助患者尽可能多地恢复并维持功能。

神经系统疾病的治疗相当复杂,超出本章所述的范围。治疗痉挛的按摩手法主要是对神经肌肉张力状态的调节及对继发性疾病的治疗,如挛缩、疲劳、激发点及形体改变。以下即是继发于神经系统损伤后疾患的例子:多发性硬化的患者会伴有疲劳、共济失调及触痛点;严重的痉挛的患者可能还会有挛缩。另外,神经疾病的患者可能在交流方面存在缺陷,因而在教育及知情同意方面存在障碍。最后,患者可能存在功能受限,还需要进行安全指导。

按摩技术的使用原则

■ 此节介绍的治疗是针对痉挛的,可参阅本章其他节的内容以进行并发损伤的治疗。

■ 让患者保持正确的姿势使将要被按摩肌群的肌肉不被拉长[307]。

■ 肌肉痉挛处的肢体对猛烈的拉伸很敏感,因此要用缓慢而轻柔的手法。

■ 当按摩四肢时,应从痉挛或挛缩较轻的肌肉开始[307]。由痉挛处相邻的大关节开始,随着痉挛的缓解,向远端移动到小关节。适当的按摩手法包括缓慢的、深度适当、连续且有节奏[307]的摩擦法,以及揉捏法[1]及广泛按压法[308]。将这些按摩手法和缓慢的、无抵抗的移动和拉伸法相结合,再于痉挛肌的原点及中间部分配合特殊的按压和摩擦法[307],也可使用拨法和轻柔的节律性运动[9]。另外,在相关骨骼中轴及自身主要作用肢体处施以表面轻擦法。

■ 锻炼之前,在与痉挛肌相对立的拉伸肌群处施以轻叩法,有助于收缩与主动运动[296]。

■ 有作者建议将治疗时间限制在30分钟之内[307]。

辅助疗法

■ 因为紧张状态将会加剧痉挛,因此在治疗过程中可运用镇静疗法结合膈式呼吸和其他放松疗法。

■ 运用缓慢而有节制的主动及被动伸展手法[1,9]。

如果适宜,可于拉伸时施以轻微的"抽吸"手法[307]。

■ 在患者无多发性硬化症的前提下,可施以系统热疗法(有助于放松),以及局部深部湿热疗法(以减轻肌肉静息张力)进行辅助按摩[203]。

肌肉松弛,弛缓性麻痹

预期疗效

■ 维持失神经支配组织的紧固性。

■ 防止或缓解弛缓性麻痹并发症[309]。

临床相关疾病

弛缓性麻痹是由脊髓灰质炎、脊髓灰质炎综合征以及长期神经压迫或神经损伤引发的周边神经损伤等神经系统疾患所致。也可发生于压迫性神经失用症如腰椎间盘突出、胸廓出口综合征、腕管综合征及激发点压迫综合征等。

治疗注意事项

当对弛缓性麻痹进行治疗时,应考虑到以下几个方面。首先患者的损伤部位和严重程度决定其肌肉的功能水平。如果患者有周围神经手术修复史,其预后将取决于术后情况及神经再生的速度。然后,如果患者的组织已经剥离了神经,无论剥离时间多长,脆弱程度如何,都应在治疗中使用轻度按压手法[1]。肌肉松弛区域可能会伴有感觉损伤,因此治疗中应注意治疗禁忌。最后,治疗重点可能会在伴发的症状,如水肿、虚弱或拮抗肌过强的挛缩[1]。

按摩技术的使用原则

■ 传统方法:运用浅表的、相对有刺激性的手法,以极小的力度进行按摩,防止拉伸患者的组织。

■ 对于正常神经支配的拮抗肌,施以中等力度的神经肌肉手法,并尽量减少对患者失去神经支配组织的拉伸。

■ 当治疗神经再生时,对于伴发的水肿及挛缩的治疗可能更为重要。本章有关水肿和挛缩的部分已论述了相关的治疗指导原则。

■ 运用按摩手法可以减轻神经或神经根的压力。可缓解瘫痪。例如,你可以运用按摩手法进行以下治疗:

1.通过减弱腰部痉挛来缓解在腰椎间盘突出中腰神经根所受的压力。

2.降低斜角肌及胸小肌的静息张力,以缓解在胸廓出口综合征中臂丛神经所受的压力。

3.减小水肿及筋膜的抵抗,以缓解在腕管综合征中正中神经所受的压力。

4.消除疼痛激发点活动,以缓解周围神经压迫的神经失用症。

辅助疗法

■ 如果患者无力进行自主运动,应使用被动或主动的辅助运动。

■ 随着患者运动机能的恢复,逐步进行主动辅助运动、主动运动及对抗性运动。

参考文献

1. Wale JO. *Tidy's Massage and Remedial Exercises.* 11th ed. Bristol: John Wright and Sons Ltd.; 1968.
2. Thomson A, Skinner A, Piercy J. *Tidy's Physiotherapy.* 12th ed. Oxford, England: Butterworth Heinemann; 1991.
3. Field TM. Massage therapy effects. *Am Psychol.* 1998;53: 1270–1281.
4. Moyer CA, Rounds J, Hannum JW. A meta-analysis of massage therapy research. *Psychol Bull.* 2004;130:3–18.
5. Field T. Massage therapy. *Med Clin North Am.* 2002;86: 163–171.
6. Field T. *Massage Therapy Research.* 1st ed. Edinburgh: Churchill Livingstone Elsevier; 2006.
7. Rich, G. *Massage Therapy: The Evidence for Practice.* 1st ed. Edinburgh: Mosby; 2002.
8. MacDonald G. *Massage for the Hospital Patient and Medically Frail Client.* 1st ed. Philadelphia: Lippincott Williams and Wilkins; 2005.
9. Rattray F, Ludwig L. *Clinical Massage Therapy.* Toronto: Talus Incorporated; 2000.
10. American Physical Therapy Association. *Guide to Physical Therapist Practice.* 2nd ed. Alexandria, VA: American Physical Therapy Association; 1999.
11. Goodman CC, Boissonault WG, Fuller KS. *Pathology: Implications for the Physical Therapist.* 2nd ed. Philadelphia: Saunders; 2003.
12. Reader M, Young R, Connor JP. Massage therapy improves the management of alcohol withdrawal syndrome. *J Altern Complement Med.* 2005;11:311–313.
13. Post-White J, Kinney ME, Savik K, Gau JB, Wilcox C, Lerner I. Therapeutic massage and healing touch improve symptoms in cancer. *Integr Cancer Ther.* 2003;2:332–344.
14. Phipps SP. Reduction of distress associated with paediatric bone marrow transplant: complementary health promotion interventions. *Pediatr Rehabil.* 2002;5:223–234.

15. McRee LD, Noble S, Pasvogel A. Using massage and music therapy to improve postoperative outcomes. *AORN J*. 2003;78:433–442,445–447.

16. Hernandez-Reif M, Field T, Krasnegor J, Theakston H. Lower back pain is reduced and range of motion increased after massage therapy. *Int J Neurosci*. 2001;106:131–145.

17. Hernandez-Reif M, Field T, Ironson G, et al. Natural killer cells and lymphocytes increase in women with breast cancer following massage therapy. *Int J Neurosci*. 2005;115:495–510.

18. Hernandez-Reif M, Ironson G, Field T, et al. Breast cancer patients have improved immune and neuroendocrine functions following massage therapy. *J Psychosom Res*. 2004;57:45–52.

19. Hernandez-Reif M, Field T, Largie S, et al. Parkinson's disease symptoms are differentially affected by massage therapy vs. progressive muscle relaxation: a pilot study. *J Bodywork Movement Ther*. 2002;6:177–182.

20. Hernandez-Reif M, Field T, Ironson G, et al. Natural killer cells and lymphocytes increase in women with breast cancer following massage therapy. *Int J Neurosci*. 2005;115:495–510.

21. Hattan J, King L, Griffiths P. The impact of foot massage and guided relaxation following cardiac surgery: a randomized controlled trial. *J Adv Nurs*. 2002;37:199–207.

22. Dicker A. Using Bowen therapy to improve staff health. *Aust J Holist Nurs*. 2001;8:38–42.

23. Cullen LA, Barlow JH. A training and support programme for caregivers of children with disabilities: an exploratory study. *Patient Educ Couns*. 2004;55:203–209.

24. Boylan M. Massage boosts immunity in breast cancer patients. *J Aust Trad Med Soc*. 2005;11:59–62.

25. Chu JJ. Managing cancer symptoms with massage therapy. *Am J Nurs*. 2005;105:72G–72H.

26. Doellman D. Ease a child's anxiety during PICC insertion—without sedation. *Nursing*. 2005;35:68–68.

27. Chang MY, Wang SY, Chen CH. Effects of massage on pain and anxiety during labour: a randomized controlled trial in Taiwan. *J Adv Nurs*. 2002;38:68–73.

28. Chang M, Chen CH, Huang KF. A comparison of massage effects on labor pain using the McGill Pain Questionnaire. J Nurs Res. 2006;14:190–197.

29. Clifford P. Outcome based treatment planning for clients with cancer. *J Soft Tissue Manipulation*. 2003;11:3–12.

30. Diego MA, Field T, Hernandez-Reif M, Shaw K, Friedman L, Ironson G. HIV adolescents show improved immune function following massage therapy. *Int J Neurosci*. 2001;106:35–45.

31. Diego MA, Field T, Hernandez-Reif M, et al. Spinal cord patients benefit from massage therapy. *Int J Neurosci*. 2002;112:133–142.

32. Fellowes D, Barnes K, Wilkinson S. Aromatherapy and massage for symptom relief in patients with cancer. *Cochrane Database Syst Rev*. 2004;2:CD002287.

33. Field T. Massage and aroma therapy. *Int J Cosmetic Sci*. 2004;26:169–170.

34. Field T, Cullen C, Diego M, et al. Leukemia immune changes following massage therapy. *J Bodywork Movement Ther*. 2001;5:271–274.

35. Field T, Delage J, Hernandez-Reif M. Movement and massage therapy reduce fibromyalgia pain. *J Bodywork Movement Ther*. 2003;7:49–52.

36. Oh HJ, Park JS. Effects of hand massage and hand holding on the anxiety in patients with local infiltration anesthesia. *Taehan Kanho Hakhoe Chi*. 2004;34:924–933.

37. Sola I, Thompson E, Subirana M, Lopez C, Pascual A. Non-invasive interventions for improving well-being and quality of life in patients with lung cancer. *Cochrane Database Syst Rev*. 2004;4:CD004282.

38. Baskwill A, Kilty M, Hamilton A, Atkinson H. Massage therapy positively impacts quality of life for HIV+ individuals. *J Soft Tissue Manipulation*. 2003;11:4–6.

39. Kober A, Scheck T, Schubert B, et al. Auricular acupressure as a treatment for anxiety in prehospital transport settings. *Anesthesiology*. 2003;98:1328–1332.

40. Rakel B, Barr JO. Physical modalities in chronic pain management. *Nurs Clin North Am*. 2003;38:477–494.

41. Research: Reiki induces relaxation, liminal state of awareness. *Massage Magazine*. 2002;129.

42. Diego MA, Field T, Hernandez-Reif M, et al. Aggressive adolescents benefit from massage therapy. *Adolescence*. 2002;37:597–607.

43. Jirayingmongkol P, Chantein S, Phengchomjan N, Bhangganananda N. The effect of foot massage with biofeedback: a pilot study to enhance health promotion. *Nurs Health Sci*. 2002;4:A4.

44. Lovas JM, Craig AR, Raison RL, Weston KM, Segal YD, Markus MR. The effects of massage therapy on the human immune response in healthy adults. *J Bodywork Movement Ther*. 2002;6:143–150.

45. Mamtani R, Cimino A. A primer of complementary and alternative medicine and its relevance in the treatment of mental health problems. *Psychiatr Q*. 2002;73:367–381.

46. Okvat HA, Oz MC, Ting W, Namerow PB. Massage therapy for patients undergoing cardiac catheterization. *Altern Ther Health Med*. 2002;8:68–70,72,74–75.

47. Rexilius SJ, Mundt C, Erickson Megel M, Agrawal S. Therapeutic effects of massage therapy and handling touch on caregivers of patients undergoing autologous hematopoietic stem cell transplant. *Oncol Nurs Forum*. 2002;29:E35–E44.

48. Smith MC, Kemp J, Hemphill L, Vojir CP. Outcomes of therapeutic massage for hospitalized cancer patients. *J Nurs Scholarsh*. 2002;34:257–262.

49. Field T. Fibromyalgia pain and substance P decrease and sleep improves after massage therapy. *J Clin Rheumatol*. 2002;8:72–76.

50. Williamson J, White A, Hart A, Ernst E. Randomised controlled trial of reflexology for menopausal symptoms. *BJOG*. 2002;109:1050–1055.

51. Brady LH, Henry K, Luth JF 2nd, Casper-Bruett KK. The effects of shiatsu on lower back pain. *J Holist Nurs*. 2001;19:57–70.

52. Hadfield N. The role of aromatherapy massage in reducing anxiety in patients with malignant brain tumours. *Int J Palliat Nurs*. 2001;7:279–285.

53. Hart S, Field T, Hernandez-Reif M, et al. Anorexia nervosa symptoms are reduced by massage therapy. *Eat Disord*. 2001;9:289–299.

54. Hernandez-Reif M, Field T, Krasnegor J, Theakston H. Lower back pain is reduced and range of motion increased after massage therapy. *Int J Neurosci*. 2001;106:131–145.

55. Hernandez-Reif M, Field T, Largie S, et al. Children's distress during burn treatment is reduced by massage therapy. *J Burn Care Rehabil*. 2001;22:191–195.

56. Kim MS, Cho KS, Woo H, Kim JH. Effects of hand massage on anxiety in cataract surgery using local anesthesia. *J Cataract Refract Surg*. 2001;27:884–890.

57. Cooke B, Ernst E. Aromatherapy: a systematic review. *Br J Gen Pract*. 2000;50:493–496.

58. Fischer RL, Bianculli KW, Sehdev H, Hediger ML. Does light

pressure effleurage reduce pain and anxiety associated with genetic amniocentesis? A randomized clinical trial. *J Matern Fetal Med.* 2000;9:294–297.

59. Hernandez-Reif M, Field T, Krasnegor J, Theakston H, Hossain Z, Burman I. High blood pressure and associated symptoms were reduced by massage therapy. *J Bodywork Movement Ther.* 2000;4:31–38.

60. Hernandez-Reif M, Martinez A, Field T, Quintero O, Hart S, Burman I. Premenstrual symptoms are relieved by massage therapy. *J Psychosom Obstet Gynaecol.* 2000;21:9–15.

61. Petry JJ. Surgery and complementary therapies: a review. *Altern Ther Health Med.* 2000;6:64–74.

62. Preyde M. Effectiveness of massage therapy for subacute low-back pain: a randomized controlled trial. *CMAJ.* 2000;162:1815–1820.

63. Richards KC, Gibson R, Overton-McCoy AL. Effects of massage in acute and critical care. *AACN Clin Issues.* 2000;11:77–96.

64. Stephenson NL, Weinrich SP, Tavakoli AS. The effects of foot reflexology on anxiety and pain in patients with breast and lung cancer. *Oncol Nurs Forum.* 2000;27:67–72.

65. Zeitlin D, Keller SE, Shiflett SC, Schleifer SJ, Bartlett JA. Immunological effects of massage therapy during academic stress. *Psychosom Med.* 2000;62:83–84.

66. Wilkinson S, Aldridge J, Salmon I, Cain E, Wilson B. An evaluation of aromatherapy massage in palliative care. *Palliat Med.* 1999;13:409–417.

67. Hernandez-Reif M, Field T, Fielt T, Theakston H. Multiple sclerosis patients benefit from massage therapy. *J Bodywork Movement Ther.* 1998;2:168–174.

68. Field T, Hernandez-Reif M, Taylor S, Quintino O, Burman I. Labor pain is reduced by massage therapy. *J Psychosom Obstet Gynaecol.* 1997;18:286–291.

69. Field T, Quintino O, Henteleff T, Wells-Keife L, Delvecchio-Feinberg G. Job stress reduction therapies. *Altern Ther Health Med.* 1997;3:54–56.

70. Field T, Diego M, Cullen C, et al. Carpal tunnel syndrome symptoms are lessened following massage therapy. *J Bodywork Movement Ther.* 2004;8:9–14.

71. Field T, Diego MA, Hernandez-Reif M, Schanberg S, Kuhn C. Massage therapy effects on depressed pregnant women. *J Psychosom Obstet Gynaecol.* 2004;25:115–122.

72. Field T, Pickens J, Prodromidis M, et al. Targeting adolescent mothers with depressive symptoms for early intervention. *Adolescence.* 2000;35:381–414.

73. Haraldsson K, Fridlund B, Baigi A, Marklund B. The self-reported health condition of women after their participation in a stress management programme: a pilot study. *Health Social Care Commun.* 2005;13:224–230.

74. Remington R. Calming music and hand massage with agitated elderly. *Nurs Res.* 2002;51:317–323.

75. Rowe M, Alfred D. The effectiveness of slow-stroke massage in diffusing agitated behaviors in individuals with Alzheimer's disease. *J Gerontol Nurs.* 1999;25:22–34.

76. Field T. Violence and touch deprivation in adolescents. *Adolescence.* 2002;37:735–749.

77. Field TM, Quintino O, Hernandez-Reif M, Koslovsky G. Adolescents with attention deficit hyperactivity disorder benefit from massage therapy. *Adolescence.* 1998;33:103–108.

78. Khilnani S, Field T, Hernandez-Reif M, Schanberg S. Massage therapy improves mood and behavior of students with attention-deficit/hyperactivity disorder. *Adolescence.* 2003;38:623–638.

79. Henrickson M. Clinical outcomes and patient perceptions of acupuncture and/or massage therapies in HIV-infected individuals. *AIDS Care.* 2001;13:743–748.

80. Shor-Posner G, Miguez MJ, Hernandez-Reif M, Perez-Then E, Fletcher M. Massage treatment in HIV-1 infected Dominican children: a preliminary report on the efficacy of massage therapy to preserve the immune system in children without antiretroviral medication. *J Altern Complement Med.* 2004;10:1093–1095.

81. Goodfellow LM. The effects of therapeutic back massage on psychophysiologic variables and immune function in spouses of patients with cancer. *Nurs Res.* 2003;52:318–328.

82. Birk TJ, McGrady A, MacArthur RD, Khuder S. The effects of massage therapy alone and in combination with other complementary therapies on immune system measures and quality of life in human immunodeficiency virus. *J Altern Complement Med.* 2000;6:405–414.

83. The relation of stress and psychiatric illnesses to coronary heart disease. *Acta Psychiatr Scand.* 2006;113:241–244.

84. Brosschot JF, Pieper S, Thayer JF. Expanding stress theory: prolonged activation and perseverative cognition. *Psychoneuroendocrinology.* 2005;30:1043–1049.

85. Shepshelovich D, Shoenfeld Y. Prediction and prevention of autoimmune diseases: additional aspects of the mosaic of autoimmunity. *Lupus.* 2006;15:183–190.

86. Heller DP, Heller L. Somatic experiencing in the treatment of automobile accident trauma. *J Soft Tissue Manipulation.* 2003;11:7–11.

87. Price C. Characteristics of women seeking body-oriented therapy as an adjunct to psychotherapy during recovery from childhood sexual abuse. *J Bodywork Movement Ther.* 2004; 8:35–42.

88. Fitch P, Dryden T. Recovering body and soul from post-traumatic stress disorder. *Massage Ther J.* 2000;39:40–45.

89. Leidy NK. A physiologic analysis of stress and chronic illness. *J Adv Nurs.* 1989;14:868–876.

90. Selye H. Stress and the reduction of distress. *J S C Med Assoc.* 1979;75:562–566.

91. Selye H. Forty years of stress research: principal remaining problems and misconceptions. *Can Med Assoc J.* 1976;115:53–56.

92. McCaffrey R, Locsin RC. Music listening as a nursing intervention: a symphony of practice. *Holist Nurs Pract.* 2002;16:70–77.

93. Brooks WW, Conrad CH, Nedder AP, Bing OH, Slawsky MT. Thoracic massage permits use of echocardiography in unanesthetized rats. *Comp Med.* 2003;53:288–292.

94. Foldi M, Strosenreuther R. *Foundations of Manual Lymph Drainage.* 3rd ed. St. Louis: Elsevier Mosby; 2005.

95. Lederman E. *Harmonic Technique.* Edinburgh: Churchill Livingstone; 2000.

96. Andrade CK, Clifford PC. *Outcome-Based Massage.* Baltimore: Lippincott Williams & Wilkins; 2001.

97. Hendrickson T. *Massage for Orthopedic Conditions.* Baltimore: Lippincott Williams & Wilkins; 2003.

98. Research: Moderate-pressure massage increases relaxation. *Massage Magazine.* 2004:154.

99. Lens epithelial cell outgrowth studied. *Rev Ophthalmol.* 2001;8:65.

100. Pattillo MM. Therapeutic and healing foot care: a healthy feet clinic for older adults. *J Gerontol Nurs.* 2004;30:25–32.

101. Wang HL, Keck JF. Foot and hand massage as an intervention for postoperative pain. *Pain Manag Nurs.* 2004;5:59–65.

102. Siev-Ner I, Gamus D, Lerner-Geva L, Achiron A. Reflexology treatment relieves symptoms of multiple sclerosis: a randomized controlled study. *Mult Scler.* 2003;9:356–361.

103. Kohara H, Miyauchi T, Suehiro Y, Ueoka H, Takeyama H, Morita T. Combined modality treatment of aromatherapy,

footsoak, and reflexology relieves fatigue in patients with cancer. *J Palliat Med.* 2004;7:791–796.

104. Cottingham JT, Porges SW, Lyon T. Effects of soft tissue mobilization (rolfing pelvic lift) on parasympathetic tone in two age groups. *Phys Ther.* 1988;68:352–356.

105. Cottingham JT, Porges SW, Richmond K. Shifts in pelvic inclination angle and parasympathetic tone produced by rolfing soft tissue manipulation. *Phys Ther.* 1988;68:1364–1370.

106. Turchaninov R. *Therapeutic Massage: A Scientific Approach.* Phoenix, AZ: Aesculapius Books; 2000.

107. Turchaninov R. *Medical Massage.* 2nd ed. Phoenix, AZ: Aesculapius Books; 2006.

108. Price S, Price L. *Aromatherapy for Health Professionals.* 2nd ed. Edinburgh: Churchill Livingstone; 1999.

109. Lee SY. The effect of lavender aromatherapy on cognitive function, emotion, and aggressive behavior of elderly with dementia. *Taehan Kanho Hakhoe Chi.* 2005;35:303–312.

110. Payne RA. *Relaxation Techniques.* 3rd ed. Edinburgh: Elsevier Churchill Livingstone; 2005.

111. Hanley J, Stirling P, Brown C. Randomised controlled trial of therapeutic massage in the management of stress. *Br J Gen Pract.* 2003;53:20–25.

112. Bay E. *Empowered Breathing.* Toronto: The Relaxation Response Ltd; audiotape.

113. Nikola RJ. *Creatures of Water.* 3rd ed. Salt Lake City: Europa Therapeutic; 1997.

114. Fowlie L. *Heat and Cold as Therapy.* Toronto: Curties-Overzet Publications; 2006.

115. Escalona A, Field T, Singer-Strunck R, Cullen C, Hartshorn K. Brief report: improvements in the behavior of children with autism following massage therapy. *J Autism Dev Disord.* 2001;31:513–516.

116. Tsay SL, Rong JR, Lin PF. Acupoints massage in improving the quality of sleep and quality of life in patients with end-stage renal disease. *J Adv Nurs.* 2003;42:134–142.

117. Williams AF, Vadgama A, Franks PJ, Mortimer PS. A randomized controlled crossover study of manual lymphatic drainage therapy in women with breast cancer-related lymphedema. *Eur J Cancer Care (Engl).* 2002;11:254–261.

118. Field T, Hernandez-Reif M, Diego M, Feijo L, Vera Y, Gil K. Massage therapy by parents improves early growth and development. *Infant Behav Dev.* 2004;27:435–442.

119. Shen P. Two hundred cases of insomnia treated by otopoint pressure plus acupuncture. *J Tradit Chin Med.* 2004;24:168–169.

120. Soden K, Vincent K, Craske S, Lucas C, Ashley S. A randomized controlled trial of aromatherapy massage in a hospice setting. *Palliat Med.* 2004;18:87–92.

121. Weze C, Leathard HL, Stevens G. Evaluation of healing by gentle touch for the treatment of musculoskeletal disorders. *Am J Public Health.* 2004;94:50–52.

122. Dieter JN, Field T, Hernandez-Reif M, Emory EK, Redzepi M. Stable preterm infants gain more weight and sleep less after five days of massage therapy. *J Pediatr Psychol.* 2003;28:403–411.

123. Wang XH, Yuan YD, Wang BF. Clinical observation on effect of auricular acupoint pressing in treating sleep apnea syndrome. *Zhongguo Zhong Xi Yi Jie He Za Zhi.* 2003;23:747–749.

124. Barlow J, Cullen L. Increasing touch between parents and children with disabilities: preliminary results from a new programme. *J Fam Health Care.* 2002;12:7–9.

125. Ferber SG, Laudon M, Kuint J, Weller A, Zisapel N. Massage therapy by mothers enhances the adjustment of circadian rhythms to the nocturnal period in full-term infants. *J Dev Behav Pediatr.* 2002;23:410–415.

126. Tsay SL, Chen ML. Acupressure and quality of sleep in patients with end-stage renal disease—a randomized controlled trial. *Int J Nurs Stud.* 2003;40:1–7.

127. Agarwal KN, Gupta A, Pushkarna R, Bhargava SK, Faridi MM, Prabhu MK. Effects of massage and use of oil on growth, blood flow and sleep pattern in infants. *Indian J Med Res.* 2000;112:212–217.

128. Cassar M. The application of massage in psychogenic disorders. *Positive Health.* 2004:45–45.

129. Richards K, Nagel C, Markie M, Elwell J, Barone C. Use of complementary and alternative therapies to promote sleep in critically ill patients. *Crit Care Nurs Clin North Am.* 2003;15:329–340.

130. Cassar M. *Handbook of Clinical Massage.* 2nd ed. Edinburgh: Churchill Livingstone; 2004.

131. Field T, Diego M, Hernandez-Reif M, et al. Lavender fragrance cleansing gel effects on relaxation. *Int J Neurosci.* 2005;115:207–222.

132. Cho YC, Tsay SL. The effect of acupressure with massage on fatigue and depression in patients with end-stage renal disease. *J Nurs Res.* 2004;12:51–59.

133. Yang JH. The effects of foot reflexology on nausea, vomiting and fatigue of breast cancer patients undergoing chemotherapy. *Taehan Kanho Hakhoe Chi.* 2005;35:177–185.

134. Cassileth BR, Vickers AJ. Massage therapy for symptom control: outcome study at a major cancer center. *J Pain Symptom Manage.* 2004;28:244–249.

135. Deng G, Cassileth BR, Yeung KS. Complementary therapies for cancer-related symptoms. *J Support Oncol.* 2004;2:419–426.

136. Offenbacher M, Stucki G. Physical therapy in the treatment of fibromyalgia. *Scand J Rheumatol Suppl.* 2000;113:78–85.

137. Archer P. *Therapeutic Massage in Athletics.* Philadelphia: Lippincott Williams & Wilkins; 2007.

138. Thrash AT, Thrash C. *Home Remedies.* Seale, AL: Thrash Publications; 1981.

139. Iwama H, Akama Y. Skin rubdown with a dry towel activates natural killer cells in bedridden old patients. *Med Sci Monit.* 2002;8:CR611–CR615.

140. Wittink H, Michel TH, eds. *Chronic Pain Management for Physical Therapists.* 2nd ed. Boston: Butterworth Heinemann; 2002.

141. Roy EA, Hollins M, Maixner W. Reduction of TMD pain by high-frequency vibration: a spatial and temporal analysis. *Pain.* 2003;101:267–274.

142. van den Dolder PA, Roberts DL. A trial into the effectiveness of soft tissue massage in the treatment of shoulder pain. *Aust J Physiother.* 2003;49:183–188.

143. Bag B, Karabulut N. Pain-relieving factors in migraine and tension-type headache. *Int J Clin Pract.* 2005;59:760–763.

144. Cook CAL, Guerrerio JK, Slater VE. Healing touch and quality of life in women receiving radiation treatment for cancer: a randomized controlled trial. *Altern Ther Health Med.* 2004;10:34–41.

145. Bodhise PB, Dejoie M, Brandon Z, Simpkins S, Ballas SK. Nonpharmacologic management of sickle cell pain. *Hematology.* 2004;9:235–237.

146. Huntley AL, Coon JT, Ernst E. Complementary and alternative medicine for labor pain: a systematic review. *Am J Obstet Gynecol.* 2004;191:36–44.

147. Norrbrink Budh C, Lundeberg T. Non-pharmacological pain-relieving therapies in individuals with spinal cord injury: a patient perspective. *Complement Ther Med.* 2004;12:189–197.

148. Simkin P, Bolding A. Update on nonpharmacologic approaches to relieve labor pain and prevent suffering. *J Midwifery Womens Health.* 2004;49:489–504.

149. Yildirim G, Sahin NH. The effect of breathing and skin stimulation techniques on labour pain perception of Turkish women. *Pain Res Manag.* 2004;9:183–187.

150. Chung UL, Hung LC, Kuo SC, Huang CL. Effects of LI4 and BL 67 acupressure on labor pain and uterine contractions in the first stage of labor. *J Nurs Res.* 2003;11:251–260.

151. Dudley G, McGrath KN, Pheley AM. Length of stay and medication use in hysterectomy patients treated with a single massage treatment. *J Bodywork Movement Ther.* 2003;7:222–227.

152. Piotrowski MM, Paterson C, Mitchinson A, Kim HM, Kirsh M, Hinshaw DB. Massage as adjuvant therapy in the management of acute postoperative pain: a preliminary study in men. *J Am Coll Surg.* 2003;197:1037–1046.

153. Sakurai M, Suleman MI, Morioka N, Akca O, Sessler DI. Minute sphere acupressure does not reduce postoperative pain or morphine consumption. *Anesth Analg.* 2003;96:493–497.

154. Stephenson N, Dalton JA, Carlson J. The effect of foot reflexology on pain in patients with metastatic cancer. *Appl Nurs Res.* 2003;16:284–286.

155. Stephenson NL, Dalton JA. Using reflexology for pain management. A review. *J Holist Nurs.* 2003;21:179–191.

156. Taylor AG, Galper DI, Taylor P, et al. Effects of adjunctive Swedish massage and vibration therapy on short-term postoperative outcomes: a randomized, controlled trial. *J Altern Complement Med.* 2003;9:77–89.

157. Bellieni CV, Bagnoli F, Perrone S, et al. Effect of multisensory stimulation on analgesia in term neonates: a randomized controlled trial. *Pediatr Res.* 2002;51:460–463.

158. Dryden T, Menard MB, Hunter W. The effect of a single massage on pain sensation and pain unpleasantness. *J Soft Tissue Manipulation.* 2002;10:20–22.

159. Le Blanc-Louvry I, Costaglioli B, Boulon C, Leroi AM, Ducrotte P. Does mechanical massage of the abdominal wall after colectomy reduce postoperative pain and shorten the duration of ileus? Results of a randomized study. *J Gastrointest Surg.* 2002;6:43–49.

160. Lemstra M, Stewart B, Olszynski WP. Effectiveness of multidisciplinary intervention in the treatment of migraine: a randomized clinical trial. *Headache.* 2002;42:845–854.

161. Akbayrak T, Citak I, Demirturk F, Akarcali I. Manual therapy and pain changes in patients with migraine—an open pilot study. *Adv Physiother.* 2001;3:49–54.

162. Billhult A, Dahlberg K. A meaningful relief from suffering experiences of massage in cancer care. *Cancer Nurs.* 2001;24:180–184.

163. Gentz BA. Alternative therapies for the management of pain in labor and delivery. *Clin Obstet Gynecol.* 2001;44:704–732.

164. Kim J, Jang S, Kim Y, Lee S, Song J. Developing CD-ROM based multimedia digital textbook of san-yin-jiao (SP-6) pressure for reducing the labor pain and shortening the labor time. *Medinfo.* 2001;10:1038–1041.

165. Kubsch SM, Neveau T, Vandertie K. Effect of cutaneous stimulation on pain reduction in emergency department patients. *Accid Emerg Nurs.* 2001;9:143–151.

166. Shirreffs CM. Aromatherapy massage for joint pain and constipation in a patient with Guillain-Barré. *Complement Ther Nurs Midwifery.* 2001;7:78–83.

167. Field T, Peck M 2nd, et al. Postburn itching, pain, and psychological symptoms are reduced with massage therapy. *J Burn Care Rehabil.* 2000;21:189–193.

168. Gallagher G, Rae CP, Kinsella J. Treatment of pain in severe burns. *Am J Clin Dermatol.* 2000;1:329–335.

169. Grealish L, Lomasney A, Whiteman B. Foot massage. A nursing intervention to modify the distressing symptoms of pain and nausea in patients hospitalized with cancer. *Cancer Nurs.* 2000;23:237–243.

170. Kubsch SM, Neveau T, Vandertie K. Effect of cutaneous stimulation on pain reduction in emergency department patients. *Complement Ther Nurs Midwifery.* 2000;6:25–32.

171. Pan CX, Morrison RS, Ness J, Fugh-Berman A, Leipzig RM. Complementary and alternative medicine in the management of pain, dyspnea, and nausea and vomiting near the end of life. A systematic review. *J Pain Symptom Manage.* 2000;20:374–387.

172. Uher EM, Vacariu G, Schneider B, Fialka V. Comparison of manual lymph drainage with physical therapy in complex regional pain syndrome, type I. A comparative randomized controlled therapy study. *Wien Klin Wochenschr.* 2000;112:133–137.

173. Wilkie DJ, Kampbell J, Cutshall S, et al. Effects of massage on pain intensity, analgesics and quality of life in patients with cancer pain: a pilot study of a randomized clinical trial conducted within hospice care delivery. *Hosp J.* 2000;15:31–53.

174. Sellick SM, Zaza C. Critical review of 5 nonpharmacologic strategies for managing cancer pain. *Cancer Prev Control.* 1998;2:7–14.

175. Apostle-Mitchell M, MacDonald G. An innovative approach to pain management in critical care: therapeutic touch. *Off J Can Assoc Crit Care Nurs.* 1997;8:19–22.

176. Barnes J. Myofascial release in treatment of thoracic outlet syndrome. *J Bodywork Movement Ther.* 1996;1:53–57.

177. Goffaux-Dogniez C, Vanfraechem-Raway R, Verbanck P. Appraisal of treatment of the trigger points associated with relaxation to treat chronic headache in the adult: relationship with anxiety and stress adaptation strategies. *Encephale.* 2003;29:377–390.

178. Gray RA. The use of massage therapy in palliative care. *Complement Ther Nurs Midwifery.* 2000;6:77–82.

179. Crawford JS, Simpson J, Crawford P. Myofascial release provides symptomatic relief from chest wall tenderness occasionally seen following lumpectomy and radiation in breast cancer patients. *Int J Radiat Oncol Biol Phys.* 1996;34:1188–1189.

180. Szuba A. Literature watch. The addition of manual lymph drainage to compression therapy for breast cancer related lymphedema: a randomized controlled trial. *Lymphat Res Biol.* 2005;3:36–41.

181. Yates JS, Mustian KM, Morrow GR, et al. Prevalence of complementary and alternative medicine use in cancer patients during treatment. *Support Care Cancer.* 2005;13:806–811.

182. Roy L. Massage therapy for people with cancer: a practitioner's experience. *Positive Health.* 2004:48–50.

183. Klein J, Griffiths P. Acupressure for nausea and vomiting in cancer patients receiving chemotherapy. *Br J Community Nurs.* 2004;9:383–388.

184. McNeely ML, Magee DJ, Lees AW, Bagnall KM, Haykowsky M, Hanson J. The addition of manual lymph drainage to compression therapy for breast cancer related lymphedema: a randomized controlled trial. *Breast Cancer Res Treat.* 2004;86:95–106.

185. Shin YH, Kim TI, Shin MS, Juon HS. Effect of acupressure on nausea and vomiting during chemotherapy cycle for Korean postoperative stomach cancer patients. *Cancer Nurs.* 2004;27:267–274.

186. Wilcock A, Manderson C, Weller R, et al. Does aromatherapy

massage benefit patients with cancer attending a specialist palliative care day centre? *Palliat Med*. 2004;18:287–290.

187. Dunwoody L, Smyth A, Davidson R. Cancer patients' experiences and evaluations of aromatherapy massage in palliative care. *Int J Palliat Nurs*. 2002;8:497–504.

188. Gecsedi RA. Massage therapy for patients with cancer. *Clin J Oncol Nurs*. 2002;6:52–54.

189. Robin K. Pediatric cancer patients turn to alternative therapies. *HerbalGram*. 2002:13.

190. Gwilt M, Athis J. Treating venous leg ulceration with complementary therapy. *Community Nurse*. 2000;6:51–53.

191. Felty CL, Rooke TW. Compression therapy for chronic venous insufficiency. *Semin Vasc Surg*. 2005;18:36–40.

192. Kessler T, de Bruin E, Brunner F, Vienne P, Kissling R. Effect of manual lymph drainage after hindfoot operations. *Physiother Res Int*. 2003;8:101–110.

193. Harén K, Backman C, Wiberg M. Effect of manual lymph drainage as described by Vodder on oedema of the hand after fracture of the distal radius: a prospective clinical study. *Scand J Plast Reconstr Surg Hand Surg*. 2000;34:367–372.

194. Andersen L, Højris I, Erlandsen M, Andersen J. Treatment of breast-cancer-related lymphedema with or without manual lymphatic drainage: a randomized study. *Acta Oncol*. 2000; 39:399–405.

195. Badger C, Preston N, Seers K, Mortimer P. Physical therapies for reducing and controlling lymphoedema of the limbs. *Cochrane Database Syst Rev*. 2004;4:CD003141.

196. Campisi C, Boccardo F, Casaccia M. Post-mastectomy lymphedema: surgical therapy. *Ann Ital Chir*. 2002;73:473–478.

197. Campisi C, Boccardo F, Zilli A, et al. Lymphedema secondary to breast cancer treatment: possibility of diagnostic and therapeutic prevention. *Ann Ital Chir*. 2002;73:4931498.

198. Casley-Smith JR. Changes in the microcirculation at the superficial and deeper levels in lymphoedema: the effects and results of massage, compression, exercise and benzopyrones on these levels during treatment. *Clin Hemorheol Microcirc*. 2000;23:335–343.

199. Kasseroller RG, Schrauzer GN. Treatment of secondary lymphedema of the arm with physical decongestive therapy and sodium selenite: a review. *Am J Ther*. 2000;7:273–279.

200. Kriederman B, Myloyde T, Bernas M, et al. Limb volume reduction after physical treatment by compression and/or massage in a rodent model of peripheral lymphedema. *Lymphology*. 2002;35:23–27.

201. Hertling D, Kessler RM. *Management of Common Musculoskeletal Disorders*. 4th ed. Philadelphia: Lippincott Williams & Wilkins; 2006.

202. Kisner CK, Colby LA. *Therapeutic Exercise: Foundations and Techniques*. 4th ed. Philadelphia: FA Davis; 2002.

203. Werner R. *A Massage Therapist Guide to Pathology*. 2nd ed. Philadelphia: Lippincott Williams & Wilkins; 2002.

204. Dery MA, Yonuschot G, Winterson BJ. The effects of manually applied intermittent pulsation pressure to rat ventral thorax on lymph transport. *Lymphology*. 2000;33:58–61.

205. Lederman E. *The Science and Practice of Manual Therapy*. 2nd ed. Edinburgh: Elsevier Churchill Livingstone; 2005.

206. Petermans J, Zicot M. Musculo-venous pump in the elderly. *J Mal Vasc*. 1994;19:115–118.

207. Kelly DG. *A Primer on Lymphedema*. Upper Saddle River, NJ: Prentice Hall; 2002.

208. Harris SR, Hugi MR, Olivotto IA, Levine M, Steering Committee for Clinical Practice Guidelines for the Care and Treatment of Breast Cancer. Clinical practice guidelines for the care and treatment of breast cancer: 11. Lymphedema. *CMAJ*. 2001; 164:191–199.

209. Johansson K, Albertsson M, Ingvar C, Ekdahl C. Effects of compression bandaging with or without manual lymph drainage treatment in patients with postoperative arm lymphedema. *Lymphology*. 1999;32:103–110.

210. de Godoy JM, Batigalia F, de Godoy MF. Preliminary evaluation of a new, more simplified physiotherapy technique for lymphatic drainage. *Lymphology*. 2002;35:91–93.

211. Varekojis SM, Douce FH, Flucke RL, et al. A comparison of the therapeutic effectiveness of and preference for postural drainage and percussion, intrapulmonary percussive ventilation, and high-frequency chest wall compression in hospitalized cystic fibrosis patients. *Respir Care*. 2003;48:24–28.

212. Oermann CM, Sockrider MM, Giles D, Sontag MK, Accurso FJ, Castile RG. Comparison of high-frequency chest wall oscillation and oscillating positive expiratory pressure in the home management of cystic fibrosis: a pilot study. *Pediatr Pulmonol*. 2001;32:372–377.

213. Fink JB. Positioning versus postural drainage. *Respir Care*. 2002;47:769–777.

214. Maa SH, Sun MF, Hsu KH, et al. Effect of acupuncture or acupressure on quality of life of patients with chronic obstructive asthma: a pilot study. *J Altern Complement Med*. 2003;9:659–670.

215. Persad R. *Massage Therapy and Medications*. Toronto: Curties-Overzet Publications; 2001.

216. de Domenico G, Wood EC. *Beard's Massage*. 5th ed. Philadelphia: WB Saunders; 1997.

217. Hess DR. The evidence for secretion clearance techniques. *Respir Care*. 2001;46:1276–1293.

218. Fritz S. *Fundamental's of Therapeutic Massage*. 3rd ed. St. Louis: Mosby; 2004.

219. Clay JH, Pounds DM. *Basic Clinical Massage Therapy*. Philadelphia: Lippincott Williams & Wilkins; 2003.

220. Cantu RI, Grodin AJ. *Myofascial Manipulation: Theory and Clinical Application*. 2nd ed. Gaithersburg, MD: Aspen Publishers; 2001.

221. Stanborough M. *Direct Release Myofascial Technique*. Edinburgh: Churchill Livingstone; 2004.

222. Smith J. *Structural Bodywork*. Edinburgh: Churchill Livingstone; 2005.

223. Lundberg U. Muscle tension. *J Soft Tissue Manipulation*. 2006;13:3–9.

224. Hernandez-Reif M, Field T, Largie S, et al. Cerebral palsy symptoms in children decreased following massage therapy. *Early Child Dev Care*. 2005;175:445–456.

225. Michlovitz SL. *Thermal Agents in Rehabilitation*. 3rd ed. Philadelphia: FA Davis; 1996.

226. Hou CR, Tsai LC, Cheng KF, Chung KC, Hong CZ. Immediate effects of various physical therapeutic modalities on cervical myofascial pain and trigger-point sensitivity. *Arch Phys Med Rehabil*. 2002;83:1406–1414.

227. Archer PA. Three clinical sports massage approaches for treating injured athletes. *Athletic Ther Today*. 2001;6:14–20.

228. Kostopoulos D, Rizopoulos K. *The Manual of Trigger Point and Myofascial Therapy*. Thorofare, NJ: Slack Inc; 2001.

229. Travell JG, Simons DG. *Myofascial Pain and Dysfunction: The Trigger Point Manual. Volume 2*. Baltimore: Williams & Wilkins; 1992.

230. Simons DG, Travell JG, Simons LS. *Myofascial Pain and Dysfunction: The Trigger Point Manual. Volume 1*. 2nd ed. Baltimore:

Williams & Wilkins; 1999.

231. Lucas KR, Polus BI, Rich PA. Latent myofascial trigger points: their effects on muscle activation and movement efficiency. *J Bodywork Movement Ther.* 2004;8:160–166.

232. Weiss JM. Pelvic floor myofascial trigger points: manual therapy for interstitial cystitis and the urgency-frequency syndrome. *J Urol.* 2001;166:2226–2231.

233. Delaney JPA, Leong KS, Watkins A, Brodie D. The short-term effects of myofascial trigger point massage therapy on cardiac autonomic tone in healthy subjects. *J Adv Nurs.* 2002;37:364–371.

234. Simoñs DG, Mense S. Understanding and measurement of muscle tone as related to clinical muscle pain. *Pain.* 1998;75:1–17.

235. Michelotti A, Steenks MH, Farella M, Parisini F. Short-term effects of physiotherapy versus counseling for the treatment of myofascial pain of the jaw muscles. *J Oral Rehabil.* 2002; 29:874.

236. McPartland JM. Travell trigger points: molecular and osteopathic perspectives. *J Am Osteopath Assoc.* 2004;104:244–249.

237. Rochet JM, Zaoui A. Burn scars: rehabilitation and skin care. *Rev Prat.* 2002;52:2258–2263.

238. Guler-Uysal F, Kozanoglu E. Comparison of the early response to two methods of rehabilitation in adhesive capsulitis. *Swiss Med Wkly.* 2004;134:353–358.

239. Wies J. Treatment of eight patients with frozen shoulder: a case study series. *J Bodywork Movement Ther.* 2005;9:58–64.

240. Barnes JF. Myofascial release. In: Hammer WI, ed. *Functional Soft Tissue Examination and Treatment by Manual Methods.* 2nd ed. Gaithersburg, MD: Aspen; 1999:533–548.

241. Sefton J. Myofascial release for athletic trainers, part 3: specific techniques. *Athletic Ther Today.* 2004;9:40–41.

242. Smith FR. Causes of and treatment options for abnormal scar tissue. *J Wound Care.* 2005;14:49–52.

243. Brosseau L, Casimiro L, Milne S, et al. Deep transverse friction massage for treating tendinitis. *Cochrane Database Syst Rev.* 2002;4:CD003528.

244. Mannheim C. *The Myofascial Release Manual.* 3rd ed. Thorofare, NJ: Slack Inc; 2001.

245. Sefton J. Myofascial release for athletic trainers, part 2: guidelines and techniques. *Athletic Ther Today.* 2004;9:52–53.

246. Boisaubert B, Brousse C, Zaoui A, Montigny JP. Nonsurgical treatment of tennis elbow. *Ann Readapt Med Phys.* 2004;47: 346–355.

247. Roques C. Massage applied to scars. *Wound Repair Regen.* 2002;10:126–128.

248. Davies C. Self-treatment of lateral epicondylitis (tennis elbow): trigger point therapy for triceps and extensor muscles. *J Bodywork Movement Ther.* 2003;7:165–172.

249. Gerwin RD. A review of myofascial pain and fibromyalgia: factors that promote their persistence. *Acupunct Med.* 2005;23: 121–134.

250. Fredericson M, Guillet M. Quick solutions for iliotibial band syndrome. *Phys Sportsmed.* 2000;28:53.

251. Alexander D. Myofascial therapy response: leg length inequality. *J Bodywork Movement Ther.* 1999;3:191–197.

252. Hawes MC, Brooks WJ. Reversal of the signs and symptoms of moderately severe idiopathic scoliosis in response to physical methods. *Stud Health Technol Inform.* 2002;91:365–368.

253. Myers T. *Anatomy Trains: Myofascial Meridians for Manual and Movement Therapists.* Edinburgh: Churchill Livingstone; 2001.

254. Kisner C, Colby LA. *Therapeutic Exercise: Foundations and Techniques.* 3rd ed. Philadelphia: FA Davis Company; 1990.

255. Moore MK. Upper crossed syndrome and its relationship to cervicogenic headache. *J Manipulative Physiol Ther.* 2004;27: 414–420.

256. Alexander D. Unravelling compensatory patterns. *J Soft Tissue Manipulation.* 2005;12:6–12.

257. Bredin M. Mastectomy, body image and therapeutic massage: a qualitative study of women's experience. *J Adv Nurs.* 1999;29: 1113–1120.

258. van der Riet P. Massaged embodiment of cancer patients. *Aust J Holist Nurs.* 1999;6:4–13.

259. Price C. Body-oriented therapy as an adjunct to psychotherapy in childhood abuse recovery: a case study. *J Bodywork Movement Ther.* 2002;6:228–236.

260. van der Riet P. Ethereal embodiment of cancer patients. *Aust J Holist Nurs.* 1999;6:20–27.

261. van der Riet P. The sexual embodiment of the cancer patient. *Nurs Inq.* 1998;5:248–257.

262. Healing triumphs over domestic violence. *Massage Bodywork.* 2001;16:17.

263. Mattsson M, Wikman M, Dahlgren L, Mattsson B, Armelius K. Body awareness therapy with sexually abused women. Part 2: evaluation of body awareness in a group setting. *J Bodywork Movement Ther.* 1998;2:38–45.

264. Fitch P. Creating sound treatment plans for complex conditions. *J Soft Tissue Manipulation.* 2002;10:3–7.

265. Erickson S. How to understand tissue memory and its implications. *Massage Ther J.* 2003;42:70–77.

266. Kalauokalani D, Cherkin DC, Sherman KJ, Koepsell TD, Deyo RA. Lessons from a trial of acupuncture and massage for low back pain: patient expectations and treatment effects. *Spine.* 2001;26:1418–1424.

267. Hsieh LL, Kuo CH, Yen MF, Chen TH. A randomized controlled clinical trial for low back pain treated by acupressure and physical therapy. *Prev Med.* 2004;39:168–176.

268. Quinn C, Chandler C, Moraska A. Massage therapy and frequency of chronic tension headaches. *Am J Public Health.* 2002;92:1657–1661.

269. Main CJ, Spanswick CC. *Pain Management: An Interdisciplinary Approach.* 1st ed. Edinburgh: Churchill Livingston; 2000.

270. Fitch P. Massage strategies for depressed clients. *Massage Ther J.* 2003;42:58–67.

271. Geisbrecht D. Third party series: credibility, accountability and third party payers. *The Body Politic.* 2004;2:7–9.

272. Amole Khadilkar. Transcutaneous electrical nerve stimulation for the treatment of chronic low back pain: a systematic review. *Spine.* 2005;30:2657–2666.

273. Barker R, Lang T, Steinlechner B, et al. Transcutaneous electrical nerve stimulation as prehospital emergency interventional care: treating acute pelvic pain in young women. *Neuromodulation.* 2006;9:136–142.

274. Brosseau L, Yonge K, Marchand S, et al. Efficacy of transcutaneous electrical nerve stimulation for osteoarthritis of the lower extremities: a meta-analysis. *Phys Ther Rev.* 2004;9: 213–233.

275. King EW, Audette K, Athman GA, Nguyen HOX, Sluka KA, Fairbanks CA. Transcutaneous electrical nerve stimulation activates peripherally located alpha-2A adrenergic receptors. *Pain.* 2005;115:364–373.

276. Miller L, Mattison P, Paul L, Wood L. The effects of transcutaneous electrical nerve stimulation on spasticity. *Phys Ther Rev.* 2005;10:201–208.

277. Resende MA, Sabino GG, Cândido CRM, Pereira LSM, Francischi JN. Local transcutaneous electrical stimulation (TENS) effects in experimental inflammatory edema and pain. *Eur J*

Pharmacol. 2004;504:217–222.

278. Sarzi-Puttini P, Cimmino MA, Scarpa R, et al. Osteoarthritis: an overview of the disease and its treatment strategies. *Semin Arthritis Rheum.* 2005;35:1–10.

279. Brüggeman W. *Kneipp Vademecum Pro Medico.* Wurzburg, Germany: Sebastian Kneipp Publications; 1982.

280. Sabir'ianov AR, Sabir'ianova ES, Epishev VV. Trends in slow wave variability of the central circulation in healthy individuals in response to massage of the collar cervical region. *Vopr Kurortol Fizioter Lech Fiz Kult.* 2004;6:13–15.

281. Liu Y, Xu S, Yan J, et al. Capillary blood flow with dynamical change of tissue pressure caused by exterior force. *Sheng Wu Yi Xue Gong Cheng Xue Za Zhi.* 2004;21:699–703.

282. Tsarev AI, Ezhova VA, Kunitsyna LA, Slovesnov SV, Chukreeva LN, Kolesnikova EI. Aromamassage of the cervical collar region in the combined treatment of patients with atherosclerotic dyscirculatory encephalopathy. *Vopr Kurortol Fizioter Lech Fiz Kult.* 2004;5:6–7.

283. Drust B, Atkinson G, Gregson W, French D, Binningsley D. The effects of massage on intra muscular temperature in the vastus lateralis in humans. *Int J Sports Med.* 2003;24: 395–399.

284. Hinds T, McEwan I, Perkes J, Dawson E, Ball D, George K. Effects of massage on limb and skin blood flow after quadriceps exercise. *Med Sci Sports Exerc.* 2004;36:1308–1313.

285. Mur E, Schmidseder J, Egger I, et al. Influence of reflex zone therapy of the feet on intestinal blood flow measured by color Doppler sonography. *Forsch Komplementarmed Klass Naturheilkd.* 2001;8:86–89.

286. Martin NA, Zoeller RF. The comparative effects of sports massage, active recovery, and rest in promoting blood lactate. *J Athl Train.* 1998;33:30–35.

287. Perle SM. Effleurage massage, muscle blood flow and long-term post-exercise strength recovery. *J Sports Chiropractic Rehabil.* 1996;10:102.

288. Robertson A, Watt JM, Galloway SDR. Effects of leg massage on recovery from high intensity cycling exercise. *Br J Sports Med.* 2004;38:173–176.

289. Kniazeva TA, Minenkov AA, Kul'chitskaia DB, Apkhanova TV. Effect of physiotherapy on the microcirculation in patients with lymphedema of lower extremities. *Vopr Kurortol Fizioter Lech Fiz Kult.* 2003;1:30–32.

290. Morhenn VB. Firm stroking of human skin leads to vasodilatation possibly due to the release of substance P. *J Dermatol Sci.* 2000;22:138–144.

291. Turchaninov R, Prilutsky B. Massage therapy: a beneficial tool in treating fibromyalgia. *Massage Bodywork.* 2004;19:

82–93.

292. Allegra C, Bartolo M Jr, Martocchia R. Therapeutic effects of vascupump treatment patients with Fontaine stage II B arteriopathy. *Minerva Cardioangiol.* 2001;49:189–195.

293. Alexander D, ed. *Massage Therapy Self Care Manual.* Ottawa, Ontario; 2005.

294. Vaughn BF. Integrated strategies for treatment of spasmodic torticollis. *J Bodywork Movement Ther.* 2003;7:142–147.

295. Wheeler L. Advanced strain counterstrain. *Massage Ther J.* 2005;43:84–95.

296. O'Sullivan SB. Strategies to improve motor control. In: O'Sullivan SB, Schmitz J, eds. *Physical Rehabilitation, Assessment and Treatment.* 2nd ed. Philadelphia: FA Davis; 1988.

297. Bandy WD, Sanders B. *Therapeutic Exercise: Techniques for Intervention.* Baltimore: Lippincott, Williams & Wilkins; 2001.

298. Nyland J. *Clinical Decision in Therapeutic Exercise.* Upper Saddle River, NJ: Pearson Prentice Hall; 2006.

299. Jurgel J, Rannama L, Gapeyeva H, Ereline J, Kolts I, Paasuke M. Shoulder function in patients with frozen shoulder before and after 4-week rehabilitation. *Medicina (Kaunas).* 2005;41:30–38.

300. Lowe W. *Orthopedic Massage.* Edinburgh: Mosby; 2003.

301. Simons DG, Mense S. Diagnosis and therapy of myofascial trigger points. *Schmerz.* 2003;17:419–424.

302. Simons DG. Understanding effective treatments of myofascial trigger points. *J Bodywork Movement Ther.* 2002;6:81–88.

303. Gyllensten AL, Hansson L, Ekdahl C. Patient experiences of basic body awareness therapy and the relationship with the physiotherapist. *J Bodywork Movement Ther.* 2003;7: 173–183.

304. Fitch P. Depression: how massage therapy can help. *J Soft Tissue Manipulation.* 2002;10:5–12.

305. Henriksen M, Højrup A, Lund H, Christensen L, Danneskiold-Samsøe B, Bliddal H. The effect of stimulating massage of thigh muscles on knee joint position sense. *Adv Physiother.* 2004;6:29–36.

306. Zhou XJ, Zheng K. Treatment of 140 cerebral palsied children with a combined method based on traditional Chinese medicine (TCM) and Western medicine. *J Zhejiang Univ Sci B.* 2005;6:57–60.

307. Wine ZK. Russian medical massage: massage for spasticity. *Massage Magazine.* 1996;1:80–84

308. Tips for working with paralysis, other disabilities. *Massage Bodywork.* 2000;15:30.

309. Wang XH, Zhang LM, Han M, Zhang KQ, Jiang JJ. Treatment of Bell's palsy with combination of traditional Chinese medicine and Western medicine. *Hua Xi Kou Qiang Yi Xue Za Zhi.* 2004;22:211–213.

艾滋病:是由于感染了人体免疫缺陷病毒的获得性免疫缺陷综合征。

安慰剂:一种非特殊疗效型干预,通常用在实验中,用于代替某种干预。

按摩的机械效能:通过压迫、拉紧(伸展)、坚硬、弯曲或扭转来生理性移动各组织引起的效应。

按摩术(结构整合性的按摩手法):Rolf 开创的与以下特殊手法相结合的按摩术,包括:肌筋膜联合组织的延长性和平衡性是为了提高动作和运动性,并强调组织方式的联合性,十部分手法的连续性,充分运用动作的意识性。

案例集锦:对非随机对照实验有相似特征或获得相同治疗的研究报告的总结。

凹陷水肿:由于水肿,按压时会引起凹陷。

摆位放松术:参见姿势放松。

瘢痕:正常组织由于火烧、手术、辐射或疾病等原因而成为纤维状的组织。

半蹲并倾斜:按摩时,治疗专家半蹲并向前倾斜的一种把重心转移到前腿上的动作。

半蹲并伸开手:按摩时,治疗专家半蹲把重心转移到他的前腿上,并沿脐的水平线伸开两臂的动作。

保持:参见非必需肌肉的紧张。

背部缓慢按摩:一种简单的方法,经常被医院中的护士所采用。适用于许多患者的治疗。

被动抑制运动:见被动运动幅度。

被动运动幅度:患者完全放松状态下,检查者在解剖学和生理学范围内移动患者关节所能达到的最大值。

被动运动技术:按摩技术,主要是触碰组织结构使其运动,引起肢体软组织相关关节的不同程度运动。

本体感受激发技术:按摩技术的一种应用,如轻叩或其他技术。如突然使肌肉紧绷以加强其收缩,对于中枢神经系统异常的患者见效很快。

变节:外界刺激引发生物节律的改变。

变形:当受到压力时,组织或结构在形状上的变化。

变形:改变形状。

变硬:变硬的。

辨别:临床医师区分细小感觉信息的能力。

标准预防措施:用于预防传染病的一系列标准操作,包括处理血液、浆液和任何与之接触的材料。这些预防措施包括洗手和穿着防护装备(如手套、面具和服装)。

冰推拿(冷冻推拿):用冰块低温包裹或特定工具局部降低疼痛或消炎而进行的表面推拿。

病理生理学:身体生理上的改变。

病例:研究院和医师系统总结临床护理信息的方式。

病例报告:是一种描述疾病的方法,内容精确简明并且在系统的版式中详细叙述特别案例或重大事件的报告。

病例监督研究:研究鉴定每名患者是否有相同结果并检查他们的病史,以确定他们是否接受过相同治疗的学习方法。

病例库:由 Jonas 提出的一种方法,包括许多精确的研究方法,而不是 Sackett 分等级类别的模型。由 Jonas 提出的方法包括各种研究方法论,如定量研究方法,可以提供一种关于如何按摩和按摩由何组成的更加平衡和完善的方法。

拨法:一种缓慢、特殊的滑动神经肌肉技术,作用于肌肉原点至插入点,目的是降低疼痛激发点。

补充性治疗手法:治疗师用于对主要疗法起到补充作用的辅助治疗手法。在按摩治疗中,主要治疗手法是按摩,其他的手法就是补充性手法。

不滑动性:手作用在皮肤上不运动的一项技术。

残疾:当一个人无法完成他或她的社会任务、行动或期望中的角色。

残疾模型:医学模型的扩大,拓宽了医师对功能局限和残疾以及他或她损伤部位检测、评估和治疗的手段。

长轴牵制:牵制时,牵引力与四肢平行。

超声:参见"治疗性超声"。

超声疗法:使用高频声波治疗肌肉骨骼损伤的一种治疗方法。效果可能由于组织升温、增加血流量和刺激愈合。

超压:随着对按摩技术的重视,用于在某些特殊结构上的给予的力量,通常用于中风后期淋巴阻塞患者。

沉郁:一种由于慢性焦虑引发的状态,以身体与精神疲倦为特征;并且有时伴有临床抑郁或疾病。

成骨细胞疼痛:成骨细胞的疼痛感,一个神经元支配骨骼、纤维的部分,使之疼痛。

程序设计准则:治疗应有的准则,以及患者与医师之间的相互联系,包括患者自身的作用与患者-医师的相互作用,还有技术方面的作用。

齿轮僵硬:像齿轮结构那样应对被动活动,在松弛与抵抗中交替进行。

充血:流经身体某部血液的增加,表现为红色。其可由按摩、加热或冷却等引起。

抽搐反应:指处于紧张状态下的肌肉纤维的一种短暂痉挛反应,包括触发点。这是由触发点的扪诊引起的。

触变性:属于一些胶体的性质,当受到停滞或寒冷时,或者当受到热流体和流体的流动时,它们更加液体化。

触发点:参见"肌筋膜触发点"。

触发点疼痛:该种疼痛源自触发点,但感觉却和触发点有一定距离,甚至经常与出发点相距甚远。这种疼痛的描述模型是器官征候。触发点疼痛很少多处同时发生,与周围神经系统的分布完全一致。

触发点疼痛的按压缓解:持续按压可以减轻触发点疼痛。

触发点疼痛综合征:参见"肌筋膜疼痛综合征"。

触摸力度:触摸过程能中,手部作用在组织上力的方式和方向,会使组织的挤压、拉伸、剪切、弯曲和扭曲。

触诊:一种检查方法,即医师用手或手指搜集关于病位、大小、形状、坚硬度、温度、组织结构敏感度的信息。

触诊对象:触诊过程中,医师所关注的被选的感觉传递区域。实验对象的按触并非必须;相反,一些特征,如体温,一些现象,如抵抗运动,这些才是必需的。

刺激:感觉输入。

刺激性按摩:快速按摩以减轻疲劳、增强唤醒,或者进行活动准备。

促循环按摩:按摩手法的运用,如表面揉捏、推挤等,以增加局部或系统的静脉和淋巴回流与动脉血流的供应。

催产素:一种神经传递素荷尔蒙,它能促进分娩时的子宫收缩和乳汁的分泌。

错位(脱臼):关节中的骨头从正常位置滑脱、移位。

代偿策略:对于不适宜积极治疗的损伤的一种补偿性治疗手法。

代偿性改变:受伤后,整个人体的疼痛或者瘢痕组织逐渐积累的生物力学的改变。

抵抗力:机体固有的能力,即机体组织抵消破坏的作用

力趋势以产生组织的改变。

定量分析:用数字收集分析数据。定量分析表明有一个单独存在于人类中的现实。

定位:临床医师在准备按摩前,支撑与对准患者身体。

定性研究:以文字而非数字为基础,收集、观察与分析数据。定性研究是人类定义现实的体现。

动脉供应:有动脉承载的血氧含量。

端点敲击:在锁骨上方,与锁骨下静脉连接处的右淋巴管和胸导管进行敲击。该方法开始一个对身体任何部位的引流序列。

对焦虑的认识和处理模型:Lazarus 和 Folkman 的焦虑模型,即在一个人与自己所在的环境交互活动时使他感觉到环境与自身生理、心理或社会系统发生矛盾。

惰性组织:不能收缩的组织(如韧带、被膜和神经)。

(发炎)的慢性阶段:巩固期和成熟期肺部病变以约束肺组织间隙的扩张为标志。慢性发炎常在整形外科手术中出现,患者抱怨当做某一特定动作时就会出现固定疼,或在中间一小部分或在结束时出现。

反冲充血:由于短时间内接触寒冷而造成的充血。

反冲压缩/固定:在肌肉组织或拮抗肌的推拿过程中,通过治疗而产生的未被意料到的剩余组织水平。这意味着对于一个潜伏的姿势再平衡的激活。

反射技术:一种按摩手法,其效果大部分或完全是反射效应。

反射性交感神经营养不良:参见复杂的区域性疼痛症候。

反射学:一种用于操作的系统学,应用于对足诊反射点的特殊按压,以使身体的远距离部位或器官的机能恢复正常。

反移情作用:在治疗师以某种方式对神志不清、不能表达的患者投入感情或美化患者时发生。

反应效应:一种效应,它是通过神经系统来调节的功能性改变,看做是与机械效应相反的一种效应。

芳香疗法:治疗时用植物精油治疗损伤或其他不适症状的方法。在应用时,芳香油需与其他介质混合或稀释。

非必要肌肉紧张:无意识的肌肉抽搐或紧张,该状态可被随意控制。

非肌肉筋膜作用点:指位于瘢痕组织、筋膜、韧带或与紧张状态下的袋装物中的超敏感小瘤相连的关节囊处的过敏位置。

非特殊的微生物影响:一种积极的治疗反应,并非由特殊微生物的作用所干预,而是由于实验对象本身的有益渴望,即安慰剂反应。

肥大:器官或组织结构形态的增大,通常是由于单个细

胞的增大而不是细胞数目的增多。

分散:参见牵引力。

分腿站立:按摩的一种姿势,按摩师以一种放松的方式站立,同时脚直接接触地面。

分析:通过对患者检查获得信息的综合。

分析阶段:分析阶段包括规范和确定的临床问题和健康目标。

附属关节的运动:滑液和附属组织关节在运动范围内不能自主运动,只能在医师的帮助下被动运动。这些运动通常被称作是关节活动,是全部无痛运动范围的基础。

复查:再次进行检查的过程,以确定患者疾病的进展。

复杂的充血缓解疗法:治疗淋巴水肿的一套治疗方案,包括按摩、绷带包扎、衣物加压、特定运动以及卫生教育。

复杂性局部疼痛综合征:患者出现持续的、严重的疼痛,和(或)触摸痛(非疼痛刺激即可引发疼痛反应),营养不良的改变,严重的受伤或手术后交感神经不稳定引发的血管收缩舒张功能紊乱。

副交感神经:自主神经系统和存在于穿过脑神经和第2到第4骶骨神经的传出纤维的分支。它能显示心率,增加肠分泌液及促进肠的蠕动,收缩支气管,参与生物体的全身性舒张反应,即"静止与消化"。

副交感神经反应:见副交感神经。

腹式呼吸:一种训练患者有意识地用横隔膜呼吸的练习。

覆盖:治疗过程中,临床医师覆盖和未覆盖患者身体的一部分,是保持端庄并尊重正常的医患关系之间的界限。

概念框架:一套经验概括,可用于将在特殊环境下观察到的一系列特殊行为进行组织和融合的方法。

概念模型:观念认为每个人与特定健康问题相关,用于表明这一系列观念因果关系的图表。

干涉:1. 医师照顾患者的建议;2. 一种手法或一系列手法,用来说明患者受损情况或健康目标。

干拭:用僵硬的钢毛刷对皮肤进行系统的擦拭,以使皮肤脱皮并刺激皮肤的水液代谢。

干预电流:两条独立频率的交叉电流,并在交叉点产生不同的频率,被用来阻碍沿脊髓的神经冲动和阻碍疼痛感觉的传递。

干预后的疼痛:干预后疼痛,就按摩来说,是由于操作过程太快引起的轻微红肿,潜伏目标点活化,在紧张状态下进行姿势重整转换。

割裂:连带肌肉的损害。

功能不稳定性:负重下,关节的不稳定性。

功能、伤残及健康的国际分类:人类的功能、健康和伤残的模型,用来展示个人与疾病过程,生活环境之间的互动。

功能受限:在理想状态下,个体完成任务或动作的能力受限。

功能效果:效果与患者的功能受限有关。

共鸣:通过激活自主神经系统的交感神经分支引起的反应,其传出纤维通过胸腰段脊髓神经。影响包括增加心率、皮肤和内脏血管收缩、骨骼肌血管舒张、细支气管扩张,以及肾上腺素和去甲肾上腺素的分泌。

共性研究:一群参与者在研究结果后的讨论学习,即确认已经获得治疗和另一群获得相似特征,但却没有获得的研究员之间的讨论学习。对接受治疗和具有相同症状但没有接受治疗的参与者结果的研究。

姑息疗法:任何形式的医疗保健方法或治疗方法,旨在减缓而非治疗病症。

骨折:连续骨的断裂。

固定水肿:参见坚固性水肿。

关键体征:对整形手术起关键作用的检测结果。

关节活动范围能力:以关节运动性为基础,关节在解剖生理学的范围内活动的能力,以及关节连接组织变形的能力。活动的范围反映了收缩功能、神经、惰性以及骨组织的功能,还可以反映患者对活动的意愿。

关节松动:理疗师控制在一定范围内的力量,产生关节附件运动的手法。这种手法可恢复目标关节受损的生物机能(恢复正常的关节运动),减轻疼痛并增大关节运动幅度。

关节推拿:高级的关节松动法。

关节完整性:关节在期望解剖与生物常规中的符合度。

关节微动:在滑液的关节表面产生的微小运动,对于正常关节的功能是必需的。这些运动可在被动的理疗过程中产生,但不受自主控制,也不能由患者自己执行。

关节位置感:只运用感觉信息准确给关节定位的能力(也就是说,当蒙住眼时感觉)。

惯性抵抗性:受力物体的抵抗性受这个物体的质量影响。

灌注法:通过特定组织器官的局部血液循环。

广泛接触揉捏法:用滑动揉捏手法以广泛接触面如手掌,做圆形或椭圆形运动。

广泛接触式按摩:一种非滑动的神经肌肉疗法,首先以广泛接触面作用于患者身体,以便于对患者施加压力而减少垂直作用于患者身体上的作用力。

过度刺激止疼法:通过加热、冷却、触摸、振动或移动的方式刺激胞体感觉神经以减少疼痛现象。参见疼痛入门原理。

过度反射:过大深度的肌紧张。

过度僵硬:一个曾经用来描述肌肉硬度的术语。它由于超过肌肉正常硬度而失去其机械机能。

过度兴奋:一种超越一般兴奋状态的非正常表现。

过渡性击打:指一种按摩击打手法,被用于不同部位之间或不同按摩技术转换之间。表面轻抚法和表面击打经常被用于过渡性击打。

过敏:当医师接触患者时,患者出现的一种突然疼痛、活动、怕痒或不舒服的反应。过敏可由多种因素引起,如未复原的旧伤或精神创伤或过度的慢性防护或躯体机能障碍等引起。

哈他瑜伽:在西方练习中,哈他瑜伽通常是展现各种姿势的练习,叫做姿势瑜伽。传说中印度人的哈他瑜伽是一种综合的训练,包括精神指导、姿势、呼吸练习和熟悉度。

含蓄记忆(组织记忆):不可描述的、非语言的感觉运动神经记忆,主要记录在杏仁核,当其中隐含的记忆被激发,患者会感到记忆中的事情似乎正在发生。

合并:联合或被组合在一个单元中。

合并水肿:水肿在慢性缓解期阶段,炎性分泌物已被致密纤维结缔组织所代替。

合法行医权:理疗师依患者情况进行施治的权利。

红旗:一种表明须要引起医疗上的高度关注的征象。

呼吸节奏:呼吸时有节律的胸腔壁运动。

呼吸困难:呼吸短,呼吸沉重或困难,或呼吸时有不适的感觉。

护理计划:由临床医师所选择一系列系统综合的疗法,目的是为了达到明确疗效或以患者健康为目标。

护理期:从开始一系列治疗后进入另一个特殊的时期接受的特殊对待。

滑动:医师的手在患者身体表面滑行的运动。

滑囊炎:滑囊发炎。

化脓(结缔组织的):慢性炎症的最后阶段(从受伤后第2个月到1年),这时胶原更新速度减慢,瘢痕组织大部分变坚硬。

缓解疼痛:止痛。有效运用缓解疼痛的方法,会缩短站立时疼痛侧身体的疼痛。

唤醒水平:敏捷度。

患者价值:在治疗关系中,给患者带来与众不同的喜好、目的和愿望。

患者检查:即通过患者的病例、病史、系统参考、检测和分析来对患者的临床状况和身体健康状况进行系统的信息采集。

恢复:由于医疗作用,患者机体的好转。

恢复健康的睡眠:安稳的睡眠有利于健康。由不同原因引起的睡眠不安将会影响睡眠质量,这样的睡眠不能达到恢复体力的作用。

恢复性触摸:一种与接触治疗相似有活力的方法,从事者用最简单的触摸手法来作用于患者身体有能量或有磁性的部位。

回复抚摩:在病患部位以椭圆形或圆形抚摩。轻轻用手滑至原发病位。

活到老学到老:要用一生来学习专业知识的思想。

活动术:参见关节活动术。

机能性麻痹(神经应用症):由压迫引起的神经传导丧失,在轴突处没有结构变化。

机械感受器:接受有关运动、拉紧、压力或触摸等信息的接收器。

机械技巧:用来压迫、拉紧(伸展)、坚硬、弯曲或扭转脉管的巧妙方法。

肌电描记法(EMG):一种记录肌肉舒张和收缩时的电(生理)运动。

肌腱变性:与肌腱炎不同,肌腱炎是一种炎症反应;而肌腱变性是指肌腱的过度使用,组织病理学与非炎症性、不明病因的退化过程一致。

肌筋疗法:治疗肌筋膜痛点的方法,由 Bonnie Prudden 推广。运用特定的压力和积极的锻炼使肌肉的修复到完整、无疼的运动状态。

肌筋膜触疼点:在骨骼肌与韧带上可触小节相连处的应激性过度点。受压力时,这个地方会疼痛,并能引发各种症状,如关节痛,有关联触痛,运动机能障碍和自发现象。

肌筋膜单位:一块肌肉及其附属的肌腱、腱膜和筋膜包绕结构。

肌筋膜平衡:在肌筋膜网状结构的结缔组织中张力的适当分布。良好的肌筋膜平衡能促进直立姿势的有效性和运动的舒适性。

肌筋膜松解:1.通过牵拉筋膜使可触及的粘连延展,发生可塑性变化的筋膜技术。2.一种治疗体系,把肌筋膜放松和交感神经、整骨术以及其他软组织技巧结合起来。

肌筋膜疼痛综合征:由肌筋膜触痛点引起的感觉、运动和自主的症状。

肌筋膜网状结构:运动系统中的肌肉及其附属的结缔组织(肌腱、腱膜和筋膜),这些网状结构形成了身体所有结缔组织更大系统的一部分。

肌紧张度:静息张力和对主动伸展或拉伸的肌肉应答。

肌力:一块肌肉或一组肌肉群产生的最大收缩力。

肌耐力:在超过一段时间的收缩后,肌肉仍保持收缩的能力。相反的,肌疲劳是肌指超过一定时间后无法保持收缩或丧失力量。

肌能:单位时间(加量乘以速度)内肌肉产生的工作量。

肌能操作:整骨术的操作方法。促进患者肌肉放松的多种方法中的一种。患者的位置和持久性,方向及收缩的力量可被医师控制。

肌肉的电刺激(EMS):从皮肤某一点对肌肉进行电刺激以使其收缩。

肌肉紧张放松:参见肌肉放松。

肌肉痉挛:由肌肉不随意收缩引起,肌张力增加而无法随意释放。

肌肉静息张力:在平静状态下观察到的正常神经支配肌肉的坚定性。传统来说,肌肉静息张力通常被描述为肌肉的生理属性,如黏滞度、弹性和可塑性,而不是由运动单位引起的。

肌肉劳损或撕裂:在外伤中出现的肌肉纤维的损害或红肿。

肌肉伸展性:关节在解剖范围内运动时,肌肉及其连属筋膜能经受长时间变形的能力。

肌肉推挤:一种揉捏技巧。用一只或两只手来抓、举和挤压或非滑动的挤压一块肌肉群。

肌肉推拿:一种圆形或椭圆形的轻滑按摩神经肌肉的手法,即将表层组织或肌肉挤压向下层结构,然后放松,如此反复。

肌肉完整性:在一定程度上,肌肉符合所期望的结构和生物力学标准。

肌肉性能:肌肉基于其长度、紧张度等工作的能力。神经刺激、能量损耗、能量运送及平衡性,同步性和肌肉收缩都能影响肌肉的完整性能。

肌伸张单位:主动肌和对抗肌形成的功能单位。

基础物质:参见基质。

基于病例的练习:以集临床专门医学知识与患者价值为一体,以研究最佳病例为基础,治疗每一名患者的练习方式。

基于病例的医学(EBM):即集临床专门知识与患者价值为一体的最佳研究病例学科。

激发:刺激或使人振奋的手法。

极性疗法:由 Randolph Stone D.O.D.C. N.D.(1890-1981)发明的一项积极疗法,用静位接触来治疗人体生物磁效应区域的阻滞。

急性(发炎)期:组织受损的早期应是以血管扩张和白细胞聚集为标志。急性发炎通常发生在整形外科手术期间,患者主诉休息时感到弥散式疼痛并因运动而加剧。

急性疼痛:疼痛是由受伤或(和)疾病引起的不良刺激所导致的,并伴有不适感觉和情绪问题。

技术率:测定力量快慢的指标,技术率由患者手部运动的速度或者其反复频率或用两者同时表示。

技术引起组织变化:按摩师直接使用敲击法作用于目标组织或组织层,并通过该技术产生机械变形。

继发性的疗效:一种不直接的治疗效果。

继发性调查:由初步调查总结出的调查结果。有或无系统的文学回顾的一种变形的分析。

继发性疾患:除了主症之外,其他任何患者躯体结构的异常或功能障碍。

继发性资源:在原始资源上表现出的一种信息总结。继发性资源包括继发性的调查研究,文学回顾及变形分析。另外,继发性资源还包括练习册、媒体、网络、专家课程和专家笔记。

加压衣物:一个塑料袖管或相似的衣服,包裹在局部水肿的部位并加压,从而减少水肿的产生。

假动作:是一种安慰疗法,模仿真实的治疗方法但却非能引起真实的疗效。

间接:理疗师对患者施力或移动患者时,远离筋膜与运动受限部位。

间隙分泌物压力:由间隙中液体和细胞间隙所产生的压力,间隙分泌物压力反映了组织含水量,控制它的力量在法则中有描述。

肩部脱位:在肩峰锁骨关节和喙锁韧带关节损害,甚至撕裂。

肩周炎节奏:在肩下外展肌之间,肱关节与肩胸关节的运动比例,正常的速率为两个肱关节的运动,一个肩胸关节的运动,同时运动20下。

检查:通过患者以往病史进行系统参详、检测和分析,收集患者身体健康状况和临床资料。

检查与触诊:在整体皮肤上进行一种反复的快速检查,治疗者用这样的方法收集广泛的信息资料。

健康:一种多维度的动态过程,包括个人身体、情感、社会、智力等。除此之外,一些健康的定义强调个人完成他或她社会角色与回应环境刺激的能力。

健康:一种围绕心理、身体、精神三者相平衡以及个人感觉良好的状态,但与所谓的"健康"不同。

健康按摩: 以健康为目的的按摩,其效果主要是减轻紧张、缓解压力和肌肉紧张。

健康干预: 一种系统的治疗技术,用以达到患者健康的目的,而不仅是损伤的修复。

健康目标: 临床上要使患者身体结构和功能最佳化,以增强其将康水平的目标。

健康相互作用模型: 指一种表示一直在进行中的存在于个人、健康和周围环境之间的相互作用的模型。在该模型中,个人健康水平影响着各个方面,反之亦然。与此同时,个人存在于环境之中,其阻碍和推动健康的因素会影响其健康水平。

健康行为: 个人因素在健康中起主导地位,例如:个人精心调养、健康的生活方式、应对变化的准备和健康的身体。

腱鞘炎: 拇长伸肌与拇短伸肌的肌腱与滑膜腔内的过度炎症反应。

僵硬: 由于脑干或椎骨关节损害而导致的肌肉张力增高会引起兴奋肌与拮抗肌的固着性,导致肌肉紧绷,身体部分运动性不协调,与快速刺激无关。

僵直: 对施力的抵抗,强直。

胶原: 是结缔组织非常重要的结构蛋白,它的强大拉力可坚固韧带、肌腱、筋膜和软骨。

胶原联合: 存在于相邻两胶原的化学键,用于减少相邻两胶原之间的移动性。联合的频率随着年龄、损伤程度和牢固性增加,可以保证整个组织的牢固性。

接触激发式记忆: 一种通过接触来触发的记忆。参见"潜记忆与躯体精神放松"。

接触面: 临床医生施术时,手与手臂的部分。

节段脊柱功能障碍: 毗连部分涉及邻近区域的异常运动关节,使脊柱表现为活动异常。

节奏性运动: 一种按摩手法,所有的步骤都需重复进行以使软组织和相关的内脏一起运动。

结缔组织: 这种组织由纤维原细胞、脂肪细胞、弹力蛋白和镶嵌于胶状物中的胶原细胞所组成,由于不同的因素,其一致性有所改变。神经、血管、淋巴管、肌原纤维与器官都被发现含有结缔组织。

结缔组织基质: 由蛋白纤维与基质组成的结缔组织细胞间的部分。

结缔组织疾病: 一组影响肌肉、软骨、肌腱及皮肤等结缔组织的自身免疫性及炎性疾病, 如系统性红斑狼疮、类风湿性关节炎、干燥综合征、硬皮病与混合结缔组织疾病。

结缔组织技术: 用于触摸、拉伸、促进结缔组织结构重塑的推拿手法。

结缔组织区域: 由于内脏的病变,身体后背特定区域的肌肉及筋膜的肌张力增高。结缔组织推拿通过作用在相关联的皮肤及筋膜区域,从而改善器官功能。

结缔组织推拿: 由 Elizabeth Dicke 发明,其严格按照一定的顺序作用在皮肤与筋膜层以产生特定的生理反射效果,因疗效好而风靡于欧洲。

结构护理: 可用于提供护理的人力、物力和财力资源。

结构整合法: 按摩系统常用术语,由 Ida Rolf 描述,在 10 次以上的干预中,操作者使用结缔组织技术并教授患者调整身体。

解剖训练: 一条连续连接而且排列成直线的筋膜小路穿梭于身体中,11 条这样的小路已经在 Thomas Myers 的 *Anatomy Trains*《解剖训练》一书中详细介绍过。

筋膜: 由粗糙的纤维膜构成的相关厚组织。浅筋膜含有脂肪神经和血管,并构成皮肤的皮下组织。深筋膜起支持并隔离肌肉的作用。稀薄的筋膜在深筋膜和体腔之间。

筋膜夹板: 筋膜局部加厚加硬,以承受更大的生物机械负重。

筋膜黏合: 参见筋膜受限。

筋膜鞘: 可以包绕在另一个结构的外面,如肌肉信封状结构。

筋膜室综合征: 在外伤或类似跑步这种持续性运动后,封闭的筋膜空间内液体压力增加所引起。缺氧、神经损伤以及肌肉坏死可引起灌注减少。

筋膜受限: 由于失去体液和胶原质构成的润滑物质,一处筋膜与另一处筋膜间失去运动性,恢复期的组织受损和拉伸变形均可导致筋膜受限。

筋膜炎: 筋膜发炎。

紧急阶段: 由 Hans Selye(1907–1982)着重描述的普通适应综合征或非特异性反应的第一阶段,由神经和内分泌系统控制调控组织"逃走或对抗"组成。

紧缩: 通过广泛式揉捏、按压以延展或展平肌肉的膨胀部位,然后在回捏时再提起肌肉。

紧张: 一种忧虑不安、恐惧的状态,并有外在身体的症状,比如坐立不安、肌肉紧张、心率加快和呼吸困难。

紧张错杂: 一组相关的精神错杂的症状,包括对焦虑做出的一系列紧张反应。

进行性: 以技术的不断发展变化来治疗疾病或加强患者对战胜疾病的信心。发展的阶段反应医疗的水平以及患者预后情况。临床医师使用几种不同来源的信息以指导治疗的过程。这些来源包括实践指南、患者的检查报告以及医疗经验。

进行性放松：一种减少压力和放松肌肉紧张的方法。这一方法是Edmund Jacobser于20世纪20年代开创的，是使患者交替不断地进行放松紧张肌肉组织的活动。

禁忌：某种迹象、症状、评估或诊断提示治疗师不宜使用某种治疗步骤。

经典按摩和标准按摩：参见瑞典按摩。

经络：在中医中，能量（气）所在的导管和管沟，通过此能量能精确地巡行于全身。

经皮电刺激神经疗法（TENS）：通过皮肤将特定的低频脉冲电流输入人体以治疗疼痛的电疗方法。

经皮电神经刺激器：参见经皮电刺激神经疗法（TENS）。

经验前后测试设计：一种实验的研究设计，在干预前后对某物进行测试。

精神物理学整合的载体方法：一种通过主动振动和节奏性活动来达到放松的方法，由Milton Trager医师发明。桌前活动是对其的补充，这种类似舞蹈的动作，患者可在家中完成以达到同样的目的。

痉挛：一种在肌肉或骨骼上突然的、快速的、不自主的收缩而造成的肌力紧张增加并伴有疼痛。肌肉骨骼系统会有快速的神经元反应。

痉挛：抵抗快速拉紧刺激的相拮抗肌肉，周期性和频率性的运动过度。

静脉回流：经由静脉流回心脏的血液。

静脉溃疡：一种愈合很慢的溃疡，由静脉受损造成，经常发生于内踝之上。

静脉曲张：指被扩大扭曲的静脉，经常发生于腿部。

静脉血不足：指静脉血从下肢回流不足，这是由于机体瓣膜不全和静脉血压引起的。

静态触诊：触诊时手不做运动，最适合触诊移动现象（如脉搏或呼吸节律）。

静态接触：是一种浅反射技术，按摩师用双手接触按摩身体，但不产生活动，用力较轻。

救济院：一个在一定时期内对患者和他的家人提供护理以及身体、精神和经济帮助的组织机构。

局部反应体征：神经系统调整所产生的特定部位的反应，例如，皮肤变色（苍白或变红）或更普遍的反应，如发汗、呕吐。

剧烈振动：振幅达1cm甚至更高并伴随摇晃的振动。

可知的满足：患者从治疗中得到的清楚的可知的满足，需要保证患者理解理疗的意图与目的。在这个过程中，理疗师需要向患者正确解释他或她所需要做的以

及患者所感受到的结果，还需要患者听取并理解理疗师的解释，否则患者也会同意其错误理解的意图。

控制意识：一种医师指导患者将他的思想意识集中到自己的身体某部位或全过程的疗法。

叩抚法：参见叩击法。

叩诊法或叩诊技术：一种按摩技术，可通过可控的、重复的、有节奏的轻击来使组织收紧或放松。

宽容练习：有调节心肺方面的能力。

宽膝盖弯曲姿势：一种被用于按摩的姿势。此时，医师两脚开立较宽，通过弯曲和伸展膝盖来降低和提高躯干。

框架体系：这种方式也包括治疗时涉及的时间控制、位置、预约设定、一般反应、花费和私密问题。同样也记述了医师允许做出决定的道德界限。当患者明白医师的框架体系后，就会清楚自己的身份，以及医师将会做何治疗。

扩张受限现象：医师致力于通过触摸施加压力于组织受限处。如果医师维持这个压力于组织受限处，那么"扩张"现象就会继潜伏期之后出现。它不同于正常健康组织，这种扩散导致的阻力减小会有助于医师移动组织，超越其原始组织的运动范围而不用增加触诊压力。

拉力：1.沿单层组织层施加的张力、拉力或牵引力；2.抵抗这种力的固有组织。

肋骨的可动性：肋骨群在有效的组织结构运动范围内运动，依据关节的收缩度及肠部脊椎的收缩度，同时也依靠组织连接的可收缩变形程度。

冷包：装有局部应用以缓解疼痛和水肿的冷水、冰冻凝胶与压碎冰块的容器。

冷摩擦法：粗糙的毛巾或海绵沾满冷水在身上摩擦的一种方法，该方法被作为一种滋补的方法，全身应用通常需要20~30分钟。

离心：1.直接远离心脏或远侧端；2.与静脉回流或淋巴回流系统反向；3.直接远离病变部位。

梨状肌综合征：由紧缩的梨状肌引起的髋部后外侧综合征和腿痛，可依次引起髋骶关节机能障碍和坐骨神经压迫症。

理论：解释事物现象之间关系的一系列事实。

力量：参见肌肉力量。

力量刺激：循环柔和的推拿技术，其压力作用于患者的组织，通常通过手按摩，有时加上身体的力量来起到治疗作用。

连贯性：依据医师清晰连贯的治疗目的，给予患者有次

序、有组织的治疗。

联合:当称一种手法与另一种相结合时,这意味着同时执行这两种手法。

联合:见胶原联合。

疗效测量:为估计患者好转情况而测量变量。

疗效或护理疗效:一个干预或在整个护理计划中的全部干预所产生的效果。

临床发现:患者损伤部位、身体结构和功能受限、活动受限及评估和测量总结结果。

临床发炎期:临床医师通过患者症状和检测结果的严重性,如运动范围,以判断受伤部位的发炎期。

临床关怀:医师进行检查和治疗时给予的临床关怀。

临床经验:医师在临床环境中治疗患者获得的经验。临床经验(专业知识)最好的研究证据和患者价值均是循证实践的组成部分。

临床决断:临床医师综合分析和处理患者状况的信息,并且使用这些信息给患者制订治疗方案,也称作临床分析和临床治疗。

临床推测:医师对患者主要临床问题的推测。

临床问题:患者正忍受的痛苦或功能局限。

临床问题总结:对被列入护理计划之内的患者的损伤和功能局限的总结。

临床抑郁:以悲哀、绝望或冷漠为特征的情绪紊乱,其足以严重影响一个人的社会、工作、生活或活动能力。

临床诊断模型:帮助临床医师综合分析和处理患者状况的信息,并且使用这些信息对患者提出有步骤的治疗方法的框架纲领。

临床指征:指导临床医师的某一特定标志、症状、分析或诊断手法。

临床专门经验:医师运用其临床技巧和过去经验辨别每个病例中的每一名患者的不同健康状况,以及治疗后潜在风险和益处。

淋巴回流:一定量的淋巴液通过淋巴管流回静脉系统。

淋巴水肿:由于淋巴管的梗阻,破坏和发育不全引起的非正常淋巴液的累加,伴随的皮下组织的肿胀。

淋巴引流术:参见引流术。

流动治疗法:湿热纤维颗粒悬浮在干燥空气中,通过加热机体受损部位做运动的治疗方法。

颅底的节奏:由脑脊液有节律地通过中央神经系统而产生,一分钟出现6~14次的轻微且易被察觉的节奏。

颅底治疗:包括评定及调整脑脊液的流动,其可因精神创伤及压力而改变。在颅骨、脊柱、膈肌和筋膜上轻微的柔和的施术。通过颅底施术由整骨疗法家 William

Sutherland发明,之后被整骨疗法家约翰发展应用。

挛缩:由于纤维变性或肌肉失衡等一系列生理改变而使得肌肉永久变短。

脉搏:脉管壁时段性地、有规律地舒张和收缩,与心脏收缩泵出血液的波动频率一致。

慢性焦虑:在长时间较大刺激后出现的消极的心理或生理影响。

慢性疼痛:疼痛的时间比急性疼痛更久,或比正常受伤恢复所需的时间更长一些,作者以疼痛时间的长短定义慢性疼痛,疼痛时间介于6个星期和6个月之间为慢性疼痛。其他人则以增加的病原和疼痛部位扩大定义慢性疼痛。

慢性疼痛综合征:临床症状表现为患者有高强度疼痛,即处于慢性的持续期的功能损害和抑郁。

慢性炎症:参见(炎症)慢性阶段。

慢性阻塞性肺病:肺部病变,以呼吸道的阻力增加为特征。

每搏量:左心室射血量。

模式:1.用来解释世界上作品思想的框架结构或系统。2.代表一种思想、现象、可变量关系的表格。

摩擦:1.一个重复、局部、非滑动、相关组织的手法,作用在两个原纤维组织上,使其产生运动,增加其延展性;2.传统上,摩擦这个术语实质上被广泛模糊地应用,包括任何形式作用在两个表面之间的摩擦。

摩擦音:肌腱或者腱鞘的粗糙滑行面或关节的咬合面产生的轻微振动。摩擦音可被听到与察觉到。

末端感觉:1. 医师在关节运动范围末端触摸时感受到的运动或阻力的效果;2.对于按摩手法,末端感觉在推拿师进一步叩击用力时所感受到。末端感觉与组织成分,如脂肪、相连接组织、肌肉等等有关。

难对付性:对治疗无反应。

囊紧绷:关节囊的生理或病理性缩短。

囊松弛:关节囊的生理或病理性拉长。

囊炎和滑囊炎:关节囊炎症,并伴有内部韧带和滑囊的炎症。

内啡肽:一组由大脑产生的酪氨酸神经递质,作用到神经末梢联合阻断剂以减少痛苦。

内容物:是指某人的体格,以高百分比的脂肪充满丰满的躯干。

内脏躯体反射:指由于内脏机能障碍影响肌肉骨骼组织功能而引起的反射。参见"连接组织区"。

内脏疼痛:指发生于分布着神经的内脏的疼痛。

能量的途径:所有治疗方法如按触中,通过简单形式的接触来作用患者有能量或有磁性的身体。同样参见有东方特色的按摩疗法。

逆行：从终点持续倒走。如果在腹部逆时针地运用此方法，就意味着从乙状结肠开始，然后再到降结肠，然后到横结肠，然后再到升结肠。

黏弹性：表示具有黏性、弹性、可形成新组织的行为。对于黏弹性的拉伸动作，一些组织的长度会随着拉伸而增长，当拉力停止时，又可以自动恢复。

黏弹性变形：指作为对外力反应的一种变形，当外力移走后，变形仍旧存在。黏弹性变形与弹簧状、腻状行为相联系。

黏性囊炎：引起关节囊运动范围受限的发炎和纤维变形。

黏滞或流体黏滞：指流质和半流质的性质，与流动相对。

黏着力：本应滑动或移动的组织与周围紧密相连，然后慢慢地失去运动性，如瘢痕，黏着力最终可能来自正常组织的更新，更新那些由烧伤、枪伤、手术、辐射或疾病而相连的组织。

拧：一种揉捏的按摩技术，使肌肉在表面提高并向相反方向移动。

扭伤：由外伤所引起的过度牵拉、局部撕裂或肌腱的完全断裂。

帕金森僵化：僵化产生于基底节病灶，临床表现为运动时主动肌和拮抗肌的紧缩（导致管状僵化）。

拍击：用机械敲诊来疏散肺中分泌液，以促进呼吸道的通畅。

排液手法：任何一种按摩手法或相关手法，如提高肢体，能增加血清或静脉血液的回流。

喷雾药剂的治疗：用喷药雾的方法治疗呼吸性疾病。

皮肤：包括表皮、真皮及皮下组织。

皮肤反射：通过刺激皮肤上的感受器引起的不自主的反射。

皮肤滚揉术：是抓住浅表组织的深层筋膜，像海浪一样放开并碾过基本组织的轻滑结缔组织手法。

皮节：背根神经节所支配的皮肤区域。

皮节疼痛：皮肤的疼痛。背根神经节的损伤使皮肤丧失感觉功能，或感觉灼痛或电击痛。

皮质醇：由肾上腺皮质产生的荷尔蒙（氢化可的松），具有抵消压力等多种生理作用。

疲劳：过度劳累或疲劳，精神和体力工作能力的减弱。

疲劳阶段：由 Han Selye（1907—1982）提出的关于焦虑一般适应证或非特殊反应的第三和最后一个阶段。它是以身体和精神疲劳为特征，有时候会伴有疾病。

气：在传统医学中，它是生命的动力，它在人体内的循环是通过经络巡行，即轮廓清晰的导管或管道。

气道清除：通过清除和使用黏液纤毛的升降的常用工具而有效地清除分泌物的能力。

牵拉：肌肉和（或）肌腱过度拉伸或剧烈收缩导致的损伤。可能存在纤维撕裂，肌肉可触及凹陷。

牵涉性痛：在身体的另一个部位也能感受到的疼痛，这一部位与引起疼痛的部位有一定距离。

牵引术：指一种持续拉力。人工牵引术常被用于分离关节表面或使其与相应肢体长轴平行。

前庭反射作用：一种依赖于内耳迷路前庭信息的反射。

潜在触发点：如果不被触碰就不会疼痛的触发点。

浅表淋巴引流技术：一种非滑动技术，沿淋巴流动方向使用短的、节奏均匀的按压，使皮下组织变形，但不累及肌肉。

浅表轻抚法：一种滑动技术，使用轻微的向心压力使皮下组织变形，深达至深筋膜层。

浅表体液引流法：用于浅表肌肉组织的按摩方法，目的是增加淋巴和静脉血回流。

浅反射技术：抚触皮肤并影响唤醒、自主平衡和痛觉。

浅筋膜：位于皮肤深层的结缔组织层，积累脂肪和水；提供神经和血管通路；在身体某些位置，可能包含横纹肌，以控制皮肤的运动，如颈阔肌。

切诊（触诊）：触诊的一种形式。医师用本体检测患者损伤组织的方式。

轻抚法：一种浅反射技术，使用单向压滑动患者的皮肤，皮下组织发生最小的变形；适用于大面积区域。

轻抚法：一组常规压和集中压的滑行操作手法。

清晰的记忆：语言和叙述的记忆源自大脑的海马区。当一个人叙述故事的时候就会被唤醒兴奋。

情感转移：在患者理想化地想象并将感觉转嫁到医师身上时发生。当未解决的感受或儿时的问题被转移到医师身上时，患者就会出现情感转移。

屈身站立：按摩的一种运动方式，按摩师屈身站立，直接接触患者，将其体重直接转移到患者身上。

去脑强直：强直因脑干损伤而产生。临床上表现为身体及下肢在伸展过程中的持续收缩与姿势固定。

全系统检查：一种从总体上检测推拿干预和推拿效果的方法，其内容是检测其特殊与普遍之间的复杂的相互关系。

拳击扣法：两拳放置成便于按摩的姿势，然后双手同时向对侧缓慢挤压，这种扣法有助于促进体液的回流。

缺血性挤压：见于特定挤压术与扳机点压力释放。

热水袋：一个装有热水、凝胶或黏土用来促进循环和止疼的装置。

人类工程:与提高工人健康相关的车间设备的设计与应用。

人体结构功能的疗效:与患者身体结构或功能损坏有关的疗效。

韧带功能不完全:解剖学或病理学中韧带膜的不足。

韧带疏松:解剖学或病理学中韧带膜被拉长而不致密。

柔韧性:组织固有的弯曲、扭转、切、伸展、压缩的特性。

揉捏法:一组关于神经肌肉的技术,可通过用不同的力度拉、抬、推,重复地压、切来放松肌肉。

乳酸:糖无氧降解过程中的副产物,剧烈运动时聚积于肌肉中,乳酸的堆积不再被认为与运动后疼痛有关。

入门测试:从事者按摩和感受地面的感觉,第 6 章中描述的姿势和校正训练可增强这种感觉。

软组织:柔软的组织,如肌肉、肌腱、筋带、韧带、滑液囊、软骨及神经。

软组织的弹性阻碍:即医师在组织被动运动范围的终点处拉出组织"松弛部位"所感受到的阻力。

软组织的活动范围:软组织的正常活动范围类似于关节的活动范围。在这个活动范围中,正常的软组织受限制以控制活动范围。

软组织的解剖承受范围:正常组织运动范围的最后阻力来自于骨骼、韧带或软组织;当运动超过解剖学的承受范围,就会导致组织损伤。

软组织功能障碍:软组织功能失常,如由于肌肉、筋、韧带、滑液囊、软骨成骨和神经损伤以及病理生理损害所导致的异常。

软组织生理障碍:这种抵抗性决定了在正常情况下软组织的有效运动范围。换句话说,在两种生理障碍之间的组织运动范围,有很明显的微量抵抗。

软组织限制性的病态的阻碍:当软组织功能损坏,阻碍作用就会出现。它们存在于任何两个生理障碍中,能够限制软组织的活动,同时能够改变中等长度范围的位置。限制性的障碍将会改变动作的质量与组织运动范围最末端的感觉。这种感觉和关节异常感觉相似。

锐利的振动:一种表面反射手法,在患者皮肤表面做快速振动和颤动,以使皮下组织产生微小的变形。

瑞典按摩:一种按摩系统,由 Per Henrik Ling (1776-1839)进行了综合,包括抚触、揉捏、摩擦、拍打和振动。它是疗效按摩技术的基础之一。

润滑剂:理疗师用来控制手与患者之间滑动、摩擦、拉伸量的物质,如油。

赛前运动按摩:在赛前运动超过 24 小时内按摩,能够增加机体的兴奋性及觉醒度,同时使骨骼肌放松。

伤害感受性:疼痛感受器接受刺激并引起疼痛信息向中枢神经系统的传输。伤害性的信息能在中枢神经系统受到调制以使疼痛的感觉得到加剧或减轻。

伤害性疼痛:由于肌肉或关节受伤引起周围疼痛感受器敏感,进而引起神经递质在脊髓灰质后角的释放增加。这种敏感的灰质后角增加了本体放射性,增加了感受域的大小和对于周围刺激的反映。

上交叉综合征:一种体位姿势综合征,该状态下胸腔、上斜方肌和上掣肌肩胛骨收紧并缩短,这时长菱形的前、中、下斜方肌以及颈屈肌都会变弱。

上皮:紧贴圆柱状或鳞片状的一层细胞,胞间有极少的物质。

上下连接:一种推拿技术如何转到另一种的简洁论述。

社会因素引发的限制性:由于在社会中的物理或态度障碍引起的人体的功能水平限制。

身体功能:人们自主调节系统的生理功能。

身体和情感释放:一是遇到触摸治疗时的情绪失控,如叹息、哭喊、大笑或肌肉痉挛。二是由 Upledger 研究院开创的服务性方法,教授应对此现象的技巧。

身体结构:人体不同的解剖结构和系统。

身体形象:一个人所认识的他或她自己的体形。

深部筋膜层:表层皮肤与肌肉之间致密的致密结缔组织。

深层组织推拿:非精确术语,即结缔组织和(或)神经肌肉技术,通过足够作用力,使深筋膜之下的筋膜组织变形。

深触抚法:一段时间由轻到重的向心力,使表面与深层的肌肉变形的一种滑动操作。

深筋膜:存在于肌肉纤维表面或之间的结缔组织层。其主要作用是使肌肉自由运动,稳固神经与血管,填充肌肉间空隙与提供肌肉基础物质。

神经根病:产生神经根痛的神经根的病理状态。

神经根痛:由于脊神经或神经根的影响而产生的躯体皮肤、肌节的疼痛,也可被理解为神经根痛。

神经肌肉操作法(NMT):按照 Chaitow 和其他人所下的定义,这是一种复杂的按摩体系,其包括特定手指和拇指的操作,与剥离和直接筋膜操作法相似。

神经肌肉技巧:触摸肌肉,影响肌肉静息张力和心理神经免疫效果的一种按摩技巧。

神经肌肉紧张度:肌肉静息张力和对被动伸长或拉伸的肌肉应答。

(神经肌肉)纤维束:通过刺激某个运动肌肉的轴突而引起肌肉细胞的收缩,导致局部细胞而不是整块肌肉下意识收缩。

神经肌肉抑制:按摩的应用技巧,如静止接触或其他按摩方法,如冷冻延长,以此来减轻收缩力或肌肉紧张度。这些技巧通常优先用于锻炼有中枢神经系统紊乱的患者。

神经肌肉易化法:用来加强肌肉收缩的方法,如捕捉和快速拉伸法。这些技巧通常优先用于锻炼有中枢神经系统紊乱的患者。

神经压迫综合征:在神经末梢或神经根部的压迫。

神经元痛:由外周神经中枢或中央神经中枢的非炎性机能障碍引起的疼痛,这不会引起感受器的兴奋或损伤。

渗透:过多的滑液在关节囊内,说明发炎或滑膜发炎。

升举:将组织抬至与身体成同一高度。

生活方式:一个(或一组)人的生活方式,包括他的态度、价值观、世界观、社交圈、消费水平、娱乐方式及穿着打扮。

生活压力模型:Holmas 和 Raha 设计的用来检测生活中消极因素与其所造成结果的模型,并指出社交压力可增加疾病的可能性。

生活质量:参见与健康相关的生活质量。

生物反馈法:一种影响自身身体自动过程的方法。从检测器上获得信息,该仪器懂得控制基础参数,如心率,进而影响其他相关活动,如血压等。

失觉:感觉受损时常伴有情感失去知觉或部分时间失忆。患者如果失觉可能表现出极其冷漠或无能力做出决定或不会运动或做动作。患者也可能意识不到或感觉不到声音与围绕他的运动或失去痛觉。

湿热:伴随有少量蒸气的表面热量,可以蒸汽加热敷料整理器或储热器中获得。

识别:是指临床医师区别健康与机能障碍,以及区别组织和结构及其对外的反应的能力。

实践指南:即疾病的治疗指南,通常会给临床医师提供一个大概的治疗框架。他们已有计划地进行调整,这些特殊的实践指南和专业的实践指导为治疗提供了一个宽泛的指引以及医药指引。

适应力:机体组织的固有能力,用来重新生成畸形损伤之前的组织。

收缩性组织:肌肉、肌肉包裹着的筋膜层、关联的肌腱和骨膜附件组织。

收缩障碍:经常性抵抗被动运动。

手法持续时间:是指称职医师为实现某种效果而运用一种单一的方法的有效时间长度的估计。

手法淋巴引流术:用来增加淋巴回流的全面按摩系统(如Vodder, Leduc)。作为体表淋巴引流术,这一系统可混合不同的按摩技巧,但通常主要依赖本章中所涉及的手法。手法淋巴引流术也会用到揉捏法、直接筋膜操作等按摩方法来处理慢性疾病合并的水肿。

手法融合:逐渐地将一个手法合并入另一个手法。当一种技术合并入另一种,那么这两种手法就会被连贯地应用,渐渐地形成第三种,因为产生了存在于两种手法中并集合两种手法的中间混合手法形式。

手法压力:临床医师施加作用力于体表单位面积的压力。

手法指导:应用力的指导。在手法描述中提到的是用最大力度的叩击法施压的指导。

手法作用范围:手法作用部位范围的大小。

受控的倾斜姿势:在治疗过程中,治疗师运用自身重量施力于患者的一种倾斜且均衡的姿势。

受损结果:患者身体结构或功能受损所产生的结果。

瘦型体质:指人纤细、倾斜和少量肌肉的体格。

数字比率标尺:数字比率标尺是患者用于测量疼痛程度或其他主观病症的仪器。0即无疼,10即可想象的或先前经历过的最大程度的疼痛。患者将比率文字化或使用一种可视标尺,如可视指针式标尺。

双重关系:当两个人的职业身份和社会身份相互重合。当医师治疗家人、朋友或同事时,这时可能出现双重关系,不是错误的或不道德的,但这种关系确实会导致不舒服的情形或医师和患者利益的冲突。

水合作用:水分子与另一种化合物的结合。

水肿:体液在细胞、组织或血窦之间流动。水肿主要有4大诱发因素:微血管渗性增加,淋巴液中蛋白质渗透性降低,微血管和小静脉血压升高,以及淋巴流动受阻。

塑身:是一个当代术语,它包括通过接触或移动患者组织来实现教育或治疗作用的按摩相关方法。

塑性变形:施加外力后,外力撤销,仍保持的变形,类油灰行为。

随机对照实验(RCT):一种医疗实验,其参与者被随机分配到实验组与对照组。RCT是定性研究方法中的一种较高层次的实验,有时被叫做随机控制实验。

损害:受感染者由最初或随后的病理生理改变而引起的结构或功能的损失或异常。

损伤等级:受伤的严重性,一个畸形的损伤可以被分为一、二、三类,即轻微、中等、严重损伤。

损伤治疗:指通过医药手段旨在减少损伤的治疗。

弹性:被拉伸或变形后能恢复到原形态和大小的能力。

弹性变形:变形是由于受到力的作用,当力移去时又恢复到原形态;回春效应。

弹性反作用力:能返回到原始的形态大小是由于弹性反作用力。

弹性拉伸:当拉力消失时,拉伸也会消失。

太极:一种东方的运动规律,与武术相关,其中编排序列的慢舞般的动作以发展意识、灵活性、力量和平衡。

泰式按摩:一种东方的按摩方法,患者穿衣平躺在地板上,使用特殊按压法沿经络被动伸展。

特殊按摩手法:局部小范围或很小接触面积的按摩手法。

特殊的痉挛压缩:一种特定的神经肌肉技术,直接垂直压迫在指定肌肉的表面。

特殊揉捏法:用拇指腹部按圆圈或椭圆不停地揉捏的疗法。

特征性紧张:一种作为持续特征的紧张,与状态性紧张相适应,后者指某一特定的瞬间下紧张的经历。

疼痛:对实际存在的或潜在组织损坏产生的一种不良身体感受,被通向脑(他的意识被诸多因素改变)的神经纤维所调控。

疼痛的入门原理:首先由 Melzack 和 Wall 在 20 世纪 60 年代提出之后被广泛应用的理论,他提出在大脑上部产生痛觉的刺激可以被大的向心纤维的刺激所阻断。

疼痛级别:一种语言的或是可见的模式尺度,用 0~10 的数字来测量患者的疼痛感受。

提提:肌肉被抬起、挤压,用食指和外展的大拇指把肌肉夹起、挤压,并在此处应用单手或双手的推揉捏技术。

体内平衡:体内的稳定平衡是由健康的生理功能完整的器官保持的,以对抗身体内部和外部的变化。

体位不平衡:体位情况下,主动肌和拮抗肌群长度以及强度难以维系平衡状态。

体位练习:任何(如伸展、加强或意识)被设计应用于改进体位的练习。

体位扫描:一种测试,医师观察患者身体结构的排列对称情况及肌肉均衡情况。体位扫描要求患者站好,从正面、后面、侧面分别进行观察。

体位行列不齐:在一个骨中,由于软组织失调或变形引起的异常关节排列。

体位意识:见体位。

体位引(导)流法:促进支气管分泌物通过肺排出,通常与叩诊法联合使用。

体位引(导)流法和叩诊法(PDP):应用体位引(导)流法合并拍打(拔火罐),以机械方式使肺部分泌物松散并促进由导气管排出。拍打后,紧接着换成胸廓压迫和

释放。

体位状态:任何受损的或有缺陷的姿势状态,如脊柱前凹、脊柱后凸、脊柱侧凸、过上或过下的交叉综合征。体位状态包括(至少)适应的延长、缩短的损坏,体位意识的破坏。

体形的变化:当饮食不规律或事故损伤后人身体形态的改变。

跳跃体征:是一种疼痛的行为。例如,抽痛或试图退缩,出现在患者扳机点受挤压时。

同事指导者:当医师治疗过程中的某些方面产生困惑时,他们可以去咨询资深的同事或指导者帮他解决问题。这种自我关注的方法能够帮助医师远离道德困境并保证他们能用有效的资源提供适当的治疗。

同意:见知情同意。

痛觉检测器:能检测组织对按压敏感度的仪器。

透明质酸:一种存在于结缔组织细胞外基质中的氨基酸,对滑液和软骨组织有重要润滑作用。

外伤后压力紊乱:严格意义上是心里痛苦的一种。一般在目击或直接感受死亡或重大伤害后产生。已消失的症状如记忆、恐惧、无助感、愤怒、回避行为等再次复发。

外伤水肿:由外伤引起的水肿。

弯曲性:在不损伤的情况下,有弯曲的特性。

危险点:即人体上一些区域,不能直接或连续按压。

卫星触痛点:由一个中心触痛点所引发的触痛点,此点可能是由中心触痛点的协同肌或拮抗肌引起。

物理疗法:任何形式的治疗法。物理疗法包括热敷、冷疗、紫外线照射TENS(总排泄氮)、牵引、针灸、按摩、关节活动术和医疗体操。

系统性回顾:使用统计技术对个体研究评估结果和结合这些研究的结果进行的一种二级研究。

系统性结缔组织疾病:参见结缔组织疾病。

细胞间质(细胞外的基质):在细胞间的部分结缔组织内,包括蛋白多糖、基质蛋白和水,但不包括蛋白纤维,如胶原。

纤维化:在恢复期中形成过多相关纤维组织。

纤维化组织水肿:参见硬化水肿。

纤维肌痛:慢性风湿症状,以大面积肌肉骨骼疼痛为特征,并出现特定点的疼痛、严重疲劳和失眠。

纤维质炎沉淀或团块:一个过时的术语。曾经用来描述肌肉和相关细胞中豌豆大的坚固的沉淀物质,现在被认为可能是表层肌肉的触发点。

向心:指向心脏的方向或近端。

象征：一种记号、评价、症状或诊断，用来指导理疗，使之符合特定的程序。

斜颈：指头部向某一侧倾倒而转头后又倾向对侧的状况。斜颈可能由先天因素、单侧痉挛等引起。

心理神经免疫学：一种研究神经与免疫系统的关系以及此关系是如何影响人体行为的科学。

胸壁：所有胸腔内结构与肺外的结构均随呼吸做运动，包括肋骨、肋间肌肉、横膈膜、筋膜和皮肤。

胸壁的运动性：胸壁及其结构和组织自由运动的能力。

胸廓出口综合征：锁骨下血管及臂丛神经干受压引起的一组禁忌证，主要在锁骨区、第一肋、前斜角肌小肌和胸部。症状可能包括下肢疼痛、肿胀及神经系统症状。

询问触觉：智能触觉术需要询问触觉感受。一个好的医师应不断地询问患者，也需要这种询问。这种询问的使用并不是表明医师的触觉是犹豫的或不确定的。

压力刺激：参见力量刺激。

压力生理学模型：是以肾上腺皮质、神经内分泌和免疫系统在压力下的反应为基础的 Hans Selye 压力模型。压力被看做为身体所需的反应(斗争或逃离)。

压缩：使得组织或身体结构变短或更紧密的任何力量。

延迟性肌肉酸痛：由于运动激烈或不经常运动而出现24~72小时的肌肉酸痛，可能由于肌肉纤维的轻微拉伤。

延展：当受到明显的较大压力时，结缔组织的弹性抻拉。

延展性：可以加宽和加长的能力。

研究能力：进行展开研究的能力。

研究文学：发现、理解、批判性的评估研究用于专业实践的证据。

盐擦：用湿盐在患者的皮肤上进行摩擦，全身摩擦用时20~30分钟，起到滋补的作用，可强烈地促进血液循环。

一般按摩手法的框架：在连续治疗过程中，一般按摩手法会经常被重复使用。将一个框架手法作为原则性触摸的方法并结合另一种方法，并告诉患者每一个步骤的意义。

一般按摩(一般全身按摩)：包括全身各部的按摩，普遍按摩通常需要耗时60~90分钟，但是它可以在15分钟内完成。

一般技术：应用在全部或大部分身体或用大面积接触，如手掌或双手掌的手法。

一般适应证：对压力的非特异性反应。首先由澳大利亚——加拿大内分泌学家Hans Selye (1907–1982)提出，有三个连续的精神免疫阶段组成，即惊慌、抵抗和疲惫。

一致：治疗师与患者在过程、治疗方式与效果上意见一致。同样也适用于指治疗师通过外在行为与语言表现出的内在的正直。

医患关系：按摩师和患者之间形成的一种相互信任和相互需要的医患关系，治疗师的伦理思考，以及治疗结果的内容。

医疗按摩：用来治疗疾病的按摩。

医疗模式：不特殊考虑患者的其他因素，只专注于度量和治疗患者当前损伤的临床模式。

依从：患者与研究人员协商治疗问题并遵从指导的程度。

以患者为中心的护理：这种方法的护理不只是提供服务，还包括支持、允许、尊重患者的意愿和共同参与的决定。当医师也同意这个观点后，那么医师和患者共同商议决定治疗方案。

以疗效为基础的按摩：判定临床疗效并以此为依据选择技术，在有效的神经运动技术之上开展这些技术。

异常结缔组织密度：在结缔组织修复时的巩固和成熟期阶段，异常结缔组织重新分布。

抑郁：见临床抑郁。

易化区：脊髓的一段关节出现机能障碍，则可能导致内脏功能紊乱或出现病变，接近易化区的肌肉表现出静息肌张力增高，也可能出现水肿或纤维化。同样参见相连组织区和内脏胞体的反射作用。

阴和阳：中医中的两种性质能量。阴，常用以描述为雌性、消极，进而描述空腔器官，如胃。阳，常用以描述雄性、积极，进而描述实质性器官，如肝。健康就是阴阳的平衡，而阴阳在人体内通过经络循环往复。

应激反应：个体的认知、情感、生理或行为对应激或应激引发剂的反应。

应力：任何物理、生理或心理刺激，可破坏动态平衡。

婴儿推拿：专为婴儿设计的一种缓和的传统推拿方式，婴儿推拿有助于发展婴儿与父母之间的联系，也可用来治疗腹部绞痛。

营养变化：指组织健康状况的变化。

硬化：多发性硬化与静息状态下肌张力逐渐提高有关。

有东方特色的按摩体系：按摩体系起源于亚洲，是以完全不同于西医的人体概念模型，如精(气)和经络。有东方特色手法如Shiatsu(指压按摩疗法)，泰式按摩针灸和 JinShinDo(禁食疗法)。

有效不应期：在舒张时，增加刺激肌肉的力度，仍不反应。

有效电刺激：参见肌肉的电刺激。

有序按摩：缓解部分或全身的筋络的一种有条理的连续的按摩技术。

诱发型神经性疾病:神经受挤压,可由多骨状变形或肌肉和相关组织的缩短和触发点的发炎、筋膜受限、过度使用和其他临床情况诱发。

与健康有关的生活质量:在人体健康受损情况下,适应性、满足程度与社会角色等主观与客观方面。

预后:预测患者的恢复水平及时间与过程。

原生质纤维化:当成纤维细胞成长时细胞外基质和胶原质原生纤维化,出现在发炎期和康复期之前。

跃:按摩中所应用的一种姿势,即理疗师通过弯曲与伸直后面一条腿,慢慢将重心前移保持躯干的平衡姿势。

越轨的界限:即医师超越已经和患者达成的治疗协议,超越道德和人际关系的层面。

运动按摩:运动员在赛前、赛中或赛后所做的按摩,以使准备充分、体力恢复、耐力持久及创伤恢复。

运动点:运动神经元进入到肌肉的地方。

运动链:连接上肢或下肢的骨骼的一系列关节。

运动神经元兴奋:参见 H-反射作用。

运动时放松:即动作舒适而且要求用尽可能小的力度。

韵律:节奏。

占用:为进入并与之接触。在这个部分中,在应用每一个手法时,如这个组织有明显的变形,就被称为"被占用"。

张力或拉力:为延长组织或结构的任何力量。

张力减退:是指肌力低于正常水平的一个术语,不包括肌力下降的机理。

针灸:一种通过在皮肤表面扎针来治疗疾病或止痛的方法,然后捻转针体,加热,或施加弱电流。传统中医学中,针灸法用于治疗疾病,但在西医学中,针灸通常应用在止痛方面。

针灸按压法:按摩中有一种典型的手法,运用特殊按压手法来刺激穴位和经络,从而使与穴位相对应但相距很远的部位达到其生理功能的复杂效果。

针灸穴位:在传统中医以及相关体系中,经络上的穴位可以通过多种方法来刺激,以使与其穴位相距很远的部位达到复杂的生理效果。

诊断:从患者检查到的症状表现进行分析而得出结果的过程。

真皮:结缔组织的第一层。

震颤:当患者说话或发音时,医师可将患者手按在胸廓以感受肺部振动。

震颤:指关节有节奏的活动,这是由拮抗肌肉群的不自主痉挛引起的。

震动:一种被动的按摩手法,在软组织主要是肌肉组织上反复地深入骨骼并来回移动,尽量减少关节的移动。

震动手法:从身体的中侧部到身体的侧面和偏侧部反复地按压骨盆,引导身体温柔反复地震动的手法。

镇静作用:镇静神经系统,表现为放松疗法。

整骨术:1.是治疗的一个分支,即人工理疗法。这是除了诸如药物治疗和手术等一系列治疗方法以外的用来广泛治疗的方法。整骨术的中心原则是良好的结构关系能够对功能产生积极影响。2.可选择的一种治疗方法,即采用不同的人工技术如颅骶骨技术来对肌肉骨骼系统进行治疗。

证明等级:由 Sackettetal 创制,将不同形式的研究分级。等级越高的研究,对治疗与疗效之间的因果关系的证明就越有力,反之亦然。

支撑物:按摩期间使用枕头和垫子等支撑物来使患者更舒适、稳定或易感。

脂肪瘤:良性的脂肪肿块。

直观类比标度:指患者用来评价疼痛强度或其他一些客观症状。患者在一个10cm长的线上标明比率。

直接:在相关组织的手法中,透过主要组织直接用力。这恰好和非直接组织手法相反,是医师避开筋膜或运动阻碍而施力。

直接筋膜疗法:一种缓慢滑动相关组织的手法,用中等持续拉紧的力度作用在浅筋膜或深筋膜和相关肌肉,它产生的结果可触摸到拉长的有黏滞性筋膜变性的筋膜。

直接效果:直接的治疗作用。

直接抑制施压:作用在肌腱的一种短期内抑制相关肌肉变硬的特殊按压。

直立站立:参见分腿站立。

直线排列:排列成一条直线,正常排列的脊柱更靠近肌肤表面,甚至弯曲并两侧对称。

止痛法:减轻痛苦的方法。

指压按摩法:一种来自日本的基于经络学说并广泛使用一些特殊压力的复杂方法。

指诊研究会(迈阿密大学):该学会于1992年由 Tiffany Field博士在迈阿密大学医学院正式建立。此后,无数的研究人员于此发表了数十篇研究在广泛人群和临床实践中按摩效果的论文。

治疗:1.指对于存在于患者身体结构或功能中的损伤的直接介入手段。2.指一系列治疗性介入。

治疗关系:按摩师和患者之间相互信任和同情的一种关系。

治疗过程:选择预定按摩技术,以达到一定的医疗效果。

治疗计划期:治疗计划期包括:治疗前确认身体结构和功能;选择治疗方法以改善患者在身体结构与功能上的损伤、解决功能不足或保证全面健康。

治疗期:指治疗、复查和治疗过程的周期,从医师完成治疗计划开始。

治疗太过:技术使用的时间太长或用力太过,以致产生不好的效果。

治疗性接触:由 Delores Kreiger 创立的一种充满力量的按摩方法。操作者使用最简单的接触形式,也可以把手放在患者身体表面,以控制患者身体的磁场和能量场。

治疗性接触:治疗师和患者之间达成的协议,内容包括治疗目标、如何开展治疗以及个人的期望。

治疗作用:用于实现临床结果的按摩技术所产生的影响。一种按摩技术可以产生多种治疗作用。可能仅在治疗部位产生效果,或者也可在患者全身产生效果。按摩技术的治疗作用可以分为6类:机械、生理、心理、反射、精神神经免疫学和活力。

智能触觉:成功的临床按摩必学的一种技能,包括关注、集中注意力与鉴别力、询问以及意图。

中型身材者:有着匀称肌肉体型的人。

中医:一种古老、丰富、成熟的科学临床治疗体系,近几十年,因为针灸在镇痛中的效果,中医受到了西方的关注。中医理论的基本要素在西医中找不到对应。中医认为,"气"在人体中通过经络循环往复。

肿胀:身体某一部位的异常增大。

重复拉伤:反复的运动损伤,聚积损伤综合征,由于固定于某一姿势和反复的一种活动,如操作电脑而致使肌肉、肌腱或上肢的损伤。

重心:物体中心的一点,能代替整个物体重量的一点,身体直立的成人的重心在S2(第二骶椎)前面。

主动肌拮抗肌的平衡:作用相反的肌肉通过全方位的主动运动控制交叉神经肌肉的收缩和拉伸。

主动聆听:以聆听者自己的语言复述讲述人的思想与感受,通常也叫做意译,是一种明白患者愿望和目标的有效途径。

主动运动:在无外力作用下的自主运动。

主动运动的范围:患者在无任何帮助下关节自运动时的关节运动量。

主要扳机点:能够激活一个或更多的扳机点,它的不活跃会抑制与它关联。

主要调查:医师或研究人员原始的研究。研究类型包括临床实验、调查、人种论以及许多其他的条件设计。

主要损伤:由于医疗条件的影响,患者机体结构或机能的任何损伤或失常。

主要资源起因:医师或研究人员的一种原始调查研究,主要资源包括专业医师记录、会议内容的再现,有时会是书本。

注意:标志、症状、推断、诊断均指导医师改变惯有的治疗程序以及降低类似治疗时的风险。

注意:医师不只通过他/她的手感知信息的能力。

转变阶段:临床决断的最后一个阶段的过程,包括患者从一名医师护理到个人护理或另一名医师护理的转变。

转换:患者从一名医师护理到个人护理或另一名医师护理的转换。

状态焦虑:患者在按摩期间感受到的一种焦虑。与特质焦虑相反,是一种更为持久的特质焦虑。

撞伤:见擦伤。

坠积性水肿:在下垂部位,如下肢,出现的细胞外液体容量的增加。

姿势:骨骼及相关软组织的定位与校准,与重力、重心及身体支撑有关

姿势紧张:骨骼肌中肌肉的结实程度有助于维持不同部位骨骼的恒定。小脑控制肌肉的健壮,不像肌肉的其他组织,姿势体位的维持需要不断的肌肉力量。另外,运动神经的适当刺激可能会减少突触延长的需要。

姿位松弛:一组相关的整骨疗法技术,能够通过在固定位置施加柔和和持续的压力缓解肌肉紧张和疼痛。

自动平衡:自主神经系统支配交感神经和副交感神经分支所特有的、健康的功能状态。

自动现象:自主神经系统的变化,如头晕眼花,表层某一特定肌肉的触发点也同样存在问题。

自动运动:患者自己运动关节。

自我保护活动:患者所采取的活动以促进自身及治疗损伤的恢复。

自我调节:参见自主运动。

自主触发点:触发点能反应疼痛肌肉是处于工作还是休息状态。

自主放松:一套由脊髓指压师 Michael Leahy 创造的治疗慢性和反复扭伤的软组织系统疗法。对个体肌肉运用主动或被动刺激和特定深部的神经肌肉疗法相结合的主动放松方法。

综合性比较分析:一种将结果相同或不同的研究合并在一起并进行对比分析的研究形式。

阻碍效应:一种医疗方法,侧重于阻止身体机能衰退,而

不是完全治愈疾病。

组织记忆: 当按摩师以一种方式唤起患者另一个早期和经常性的生活经验时,就会发生组织记忆。患者发生一系列的情感和生化反应,可能会引起担忧、恐惧和困惑。

最佳研究证据: 检测了研究准确性、安全性以及诊断的有效性、评价测试、预后市场以及治疗方法,以患者为中心,是一种最有利且有效的研究。

坐立动作: 一种被用于按摩术中的动作,治疗者以一种放松的姿势坐直,并可感受到自己的骨盆贴在椅子上。

Alexander, F. Mathias: (1869-1955) 在舞台表演时遇到了困难进而建立了一套培训运动的一位澳大利亚演员。

Alexander 手法: 一种由专业指导师一对一教授的再培训运动。Alexander 手法着重强调运作的协调、放松以及平衡,同时脊柱应保持竖直平展。

Barnes, John F: (1939-) 美国治疗专家,在"缓解表层肌肉"的发展中做出了巨大贡献,并且广泛教授该疗法,其基本原理和手法以及相关内容已经在第10章"结缔组织按摩疗法"中进行了详细介绍。

Chaitow, Leon: 英国按摩治疗家,自然疗法家,以及《身体和运动疗法》杂志的编辑,在精神治疗和自然恢复方面做了大量记载工作。

Cochrane 系统评价数据: 系统评价和荟萃分析的总结,准确地总结和解释了高质量医学研究的结果,通常是随机对照实验。

Dicke, Elizabeth: 德国心理治疗家,由于自身疾病,在1930年创立了结缔组织按摩疗法(粘连网状组织按摩)。

Eyal: 英国整骨医师,曾著有理疗方面相关的书籍及文章。

Feldenkrais 方法: 由 Moshe Feldenkrais (1904-1984)建立的体系,主要为功能活动和精神运动的有效方式。由专业医师在个体或群体环境中指导。

Gyriax, James H: (1904-1985) 英国的整骨外科治疗师,同时也是一部热销整骨书籍的作者。他因检查关节运动范围明确骨骼状况和应用交叉纤维摩擦对过度使用状况进行治疗而出名。

H 反射: 对脊髓反射(运动神经)兴奋性的指导,以时间为基础,要求刺激作用到传入神经,经传出神经到达效应器。H反射在头脑麻痹瘫痪后反射加强。

Kellogg. J. H: (1985-1943)美国的一位内科医师,他开设Battle Creek疗养院,是一个强调素食、灌肠剂和运动的健康中心。他写了一篇著名的有关推拿和水疗法的文章,他还开设了一家公司,专门经营全麦的谷类食品。

Lomilomi (按摩术): 源自夏威夷萨满教的传统按摩方式,用来治疗疾病以及标记生命历程,这种按摩形式是重复向中心轻滑拉伸并敲打的手法,这个过程一般持续2个小时或更长。

Mennell, James, Beaver: (1880-1957)英国医师,曾于1912年到1935年期间在伦敦的圣·托马斯医院教授医疗按摩课程,并编写了一本此学科内相当有影响力的教科书。他在一战期间治疗伤员的经历使他成为医疗按摩领域的领导人物。

Myotomal 痛: 在肌节或由神经根供应的肌群处的疼痛。

PIR 放松法: 由 Kalet Lewit 发明的一项技术,患者通过收缩紧张的肌肉来抵制抵抗性,当医师要求放松再完全放松。

P 物质: 参与调节抑郁、焦虑和疼痛以及身体对压力和伤害性刺激的一种肽神经递质。

Reiki: 与医疗触摸法相似的一种精力训练法,实践者以最简单的触摸形式控制人体的能量区域或机体磁性区域。

Rolf Ida P: 美国生物化学家,结构性整合术和 Rolf 按摩治疗法的创始人,《人类结构整合性》的作者,是很有影响力的改革者。她十分擅长并主张按摩肘部和前臂的浅表部位,并提倡积极的运动与按摩疗法相结合。

Simons, Dr.David: 美国医学家与 Janet 共同执笔著述《肌肉膜疼痛与功能障碍》,该书是对于触痛点研究最早也是最深入的一本学术著作。

Travell, Dr. Janet: (1901-1997)美国医师,与 David 医师一同合作,写成《肌筋膜疼痛和机能障碍》,该书是关于"触发点"的首部也是最权威的著作。

T 耙: 一种手握式 T 型工具,按摩时用来减少手应力。

Upledger, John: 美国正骨医师,同时也是无数有关颅骶骨副交感神经及其治疗的文章的作者。他是佛罗里达州Upledger学会的创立者,该学会提供了大量手工治疗方案。

Vodder, Emil: 于 20 世纪 20 年代创立,其后被称作 Vodder手工淋巴引流术。该方法影响了无数淋巴研究学会。

5-羟色胺: 一种广泛的神经递质,是一种与抑郁、胃口、恶心、耐力、能动性、睡眠规律、强烈的强迫性及紊乱有关的物质。